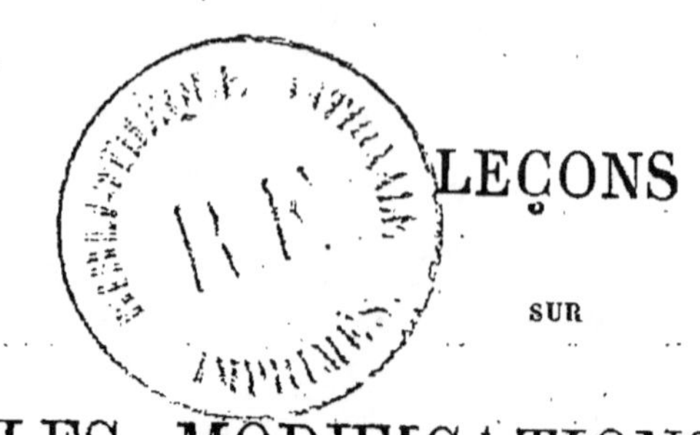

LEÇONS

SUR

LES MODIFICATIONS DU SANG

A LA MÊME LIBRAIRIE

DU MÊME AUTEUR :

RECHERCHES SUR L'ANATOMIE PATHOLOGIQUE DES ATROPHIES MUSCU-
LAIRES. 1 volume in-4° de 162 pages avec 10 planches.

RECHERCHES SUR L'ANATOMIE NORMALE ET PATHOLOGIQUE DU SANG.
1 volume in-8° de 144 pages avec figures dans le texte et
1 planche.

COURS DE THÉRAPEUTIQUE EXPÉRIMENTALE

FACULTÉ DE MÉDECINE DE PARIS (Semestre d'été 1881)

LEÇONS

SUR

LES MODIFICATIONS DU SANG

SOUS L'INFLUENCE DES AGENTS MÉDICAMENTEUX ET DES PRATIQUES THÉRAPEUTIQUES

ÉMISSIONS SANGUINES. — TRANSFUSION DU SANG. — FER

PAR

GEORGES HAYEM

Professeur de thérapeutique et matière médicale,
Médecin de l'hôpital Saint-Antoine.

Recueillies et rédigées par **L. DREYFUS-BRISAC**

Médecin des hôpitaux.

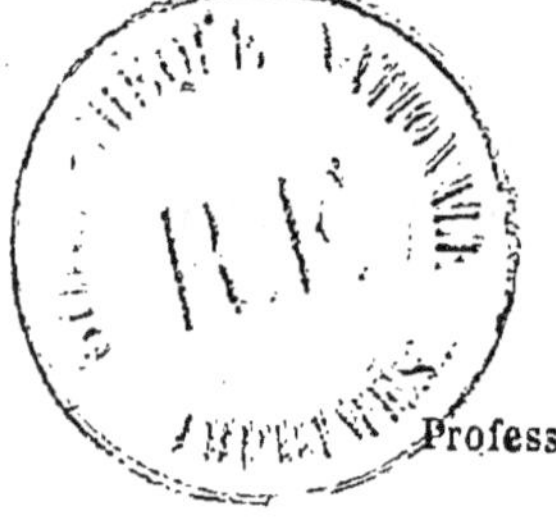

Avec 43 figures dans le texte et une planche.

PARIS

G. MASSON, ÉDITEUR

LIBRAIRE DE L'ACADÉMIE DE MÉDECINE

120, BOULEVARD SAINT-GERMAIN, EN FACE DE L'ÉCOLE DE MÉDECINE

MDCCCLXXXII

AVANT-PROPOS

Depuis que les théories médicales, au lieu de reposer sur des conceptions systématiques, s'appuient uniquement sur les faits cliniques et les faits expérimentaux, l'enseignement du grand amphithéâtre a perdu considérablement de son intérêt et de son importance.

Il tend nécessairement à être remplacé, au moins en grande partie, par un enseignement plus topique, c'est-à-dire par des démonstrations pratiques faites à la salle de dissection ou d'autopsie, par des manipulations exécutées dans les laboratoires, par des leçons professées au lit du malade, en un mot par ce qu'on a appelé, dans l'enseignement élémentaire, *des leçons de choses*. En quelques années, on a fait sous ce rapport à la Faculté de médecine d'importantes innovations. L'étudiant, étroitement suivi et dirigé dans ses études anatomiques, pénètre maintenant dans les laboratoires d'histoire naturelle, de chimie, de physiologie, d'histologie normale et pathologique, et il s'y livre à des travaux pratiques. Il aborde la clinique après avoir reçu une instruction scientifique assez forte pour lui permettre de faire l'analyse si délicate, si difficile et compliquée, des phénomènes morbides, à l'aide des procédés les plus précis et les plus sûrs. L'étude de la médecine se trouve ainsi singulièrement rehaussée.

Cette nouvelle tendance a déjà porté ses fruits. D'auditeur crédule, l'étudiant ne tarde pas dans notre Faculté à devenir un observateur avisé. Il n'écoute les savants exposés du grand amphithéâtre que d'un air distrait et indifférent. C'est à peine si ses regards s'attachent un instant aux figures, aux planches qui lui sont soumises, s'il prête une certaine attention aux pièces les plus intéressantes de nos musées. Une nécessité nouvelle a surgi pour lui ; il faut qu'une préparation originale, sortie de ses propres mains, lui démontre l'exactitude des dessins, qu'une pièce fraîche disséquée par lui, lui révèle les mérites d'une pièce plus ou moins habilement conservée. En apprenant à observer des faits de plus en plus com-

plexes, il se prépare à l'observation la plus difficile de toutes, celle des malades.

Nous devons nous féliciter de ces résultats, mais la réforme de l'enseignement médical resterait incomplète si elle ne s'étendait pas à bref délai à toutes les branches qui peuvent tirer profit des démonstrations faites dans les laboratoires ou au lit des malades. La thérapeutique est de ce nombre. Elle doit, elle ne peut même être enseignée qu'à l'hôpital.

Aussi ma première pensée, lorsqu'on me fit l'honneur de me confier la chaire de thérapeutique et matière médicale, fut-elle de demander l'installation de cet enseignement dans un des grands hôpitaux fréquentés par les élèves de la Faculté. Mais bientôt, il me sembla, peut être à tort, que le moment de cette importante modification n'était pas encore venu. Les esprits étaient tournés d'un autre côté, et la création coup sur coup de plusieurs chaires nouvelles de cliniques spéciales paraissait être un obstacle à la transformation immédiate du cours théorique de thérapeutique en un cours clinique. L'avenir est là cependant et il est permis de dire que bientôt on enseignera à l'hôpital, au grand bénéfice des élèves, tout ce qui peut y être enseigné.

On pouvait objecter que la thérapeutique ne représente qu'une partie de mon enseignement très complexe, trop complexe même, et que la matière médicale réclamait également mes soins.

Je commençai donc par me préoccuper des moyens d'enseigner la matière médicale ou pharmacologie, et j'émis le désir de faire entrer cet enseignement dans la voie expérimentale. De ce côté encore, tout ou presque tout était à faire.

Mon prédécesseur, malgré sa compétence en matière médicale, ne me laissait même pas une collection de matière médicale. Je n'avais à ma disposition que les échantillons pour la plupart défraîchis qui font le continuel voyage, aller et retour, des vitrines du musée Orfila aux tables d'examens.

Cette collection eût-elle existé, aurais-je pu étudier sur les animaux les propriétés physiologiques des nombreuses substances qui l'eussent composée, et faire au moins de la pharmacologie expérimentale à défaut de pharmacothérapie ? Pas davantage. Le laboratoire de thérapeutique et matière médicale, admis en principe, était resté en quelque sorte à l'état de projet. Un modeste local lui était réservé, mais il n'était même pas meublé ; encore moins possédait-il un chenil pour les animaux, et des appareils et instruments de recherches. Cependant, je me hâte de

le dire, il me suffit de vouloir un laboratoire et de faire appuyer ma demande par notre éminent doyen, M. Vulpian, pour obtenir que la Faculté fût enfin mise en possession d'une installation que je considère comme indispensable.

Dès que cela fut possible, j'entrepris quelques recherches qui m'ont permis de consacrer une partie du cours de 1881 à la thérapeutique expérimentale.

Ce sont les premières leçons faites dans cette direction que je me propose, malgré leurs imperfections, de soumettre au public médical.

M. Dreyfus-Brisac, mon collègue dans les hôpitaux, a bien voulu recueillir ces leçons et les rédiger avec un soin que je ne saurais trop apprécier. Qu'il reçoive ici l'hommage de ma reconnaissance pour son active et obligeante collaboration.

Je dois également l'expression de mes remerciments à mon chef de laboratoire, M. Journiac, à mon préparateur, M. Féry et à deux de mes externes, MM. Cadet et Reyne, qui tous m'ont aidé avec zèle et n'ont pas hésité à consacrer un grand nombre d'heures à l'examen long et difficile du sang des animaux soumis à nos études.

En inaugurant un enseignement nouveau je n'ai

fait qu'obéir à l'impulsion qui m'a été communiquée par mes maîtres durant le cours de mes études. J'ai hautement affirmé cette influence dès ma première leçon, et il m'a semblé que cette leçon d'ouverture devait servir d'introduction ou en quelque sorte de préface à cette première publication de thérapeutique expérimentale. J'ai cru également utile d'ajouter aux leçons de cette année qui concernent les émissions sanguines et la transfusion, celles que j'ai consacrées l'année dernière à l'étude générale du fer. Le lecteur aura ainsi l'occasion de voir que certains problèmes de pharmacothérapie peuvent être résolus à l'aide des procédés que nous utilisons dans les laboratoires.

On remarquera, de plus, que je n'ai pas craint, pour combler quelques lacunes, de relater plusieurs expériences faites depuis la fin du cours et qu'il avait été impossible d'exécuter d'une manière convenable en temps opportun.

GEORGES HAYEM.

Paris, le 15 décembre 1881.

BIBLIOGRAPHIE

I. Cl. Bernard. Leçons de pathologie expérimentale, 1872.

II. Magendie. Examen de l'action de quelques végétaux sur la moelle épinière. (Acad. des sciences, 24 avril 1809.)

III. Cl. Bernard. Leçons sur les effets des substances toxiques et médicamenteuses, 1857.

IV. Vulpian. L'école de médecine. Études de pathologie expérimentale sur l'action des substances toxiques et médicamenteuses. Premier fasc. Jaborandi ; curare ; strychnine. — Leçons sur l'action physiol. des substances toxiques et médicamenteuses. T. I, fasc. 1, 1881.

V. Brown-Séquard. Comptes rendus de la Soc. de biologie, p. 101, 103, 144 et 164, 1851 et mém. de la Soc. de biol., p. 147, 1851. — Recherches sur l'irritabilité musculaire. (*Journal de la physiologie*, t. II, p. 75-83, 1859.)

VI. P. Bert. La pression barométrique, 1878.

VII. H. Beaunis. Nouveaux éléments de physiologie humaine. Première partie, 1880.

VIII. J. Dubois (d'Amiens). Des émissions sanguines, de leurs partisans et de leurs détracteurs aux différentes époques de la médecine. (*L'Expérience*, t. II, p. 305, 356, 518, 1838). Consulter également :

Malgaigne. Esquisse historique sur la saignée. (*Revue méd. chir.*, t. IX, p. 123 et 182, 1851.)

GUERSANT. Art. saignée du Dict. de médec. en 30 vol.

IX. C. VINAY. Des émissions sanguines dans les maladies aiguës. *(Thèse d'agrégation,* 1880.)

X. J. BOUILLAUD. Essai sur la philosophie médicale, suivi d'un parallèle des résultats de la formule des saignées coup sur coup, etc. Paris, 1836. —Traitement de la pneumonie, art. pneumonie. *(Dict. de méd. et de chir. pratiques,* t. XIII, p. 408.) — Nouvelles recherches sur le rhumatisme articulaire aigu en général et spécialement sur la loi de coïncidence, etc., ainsi que sur l'efficacité de la formule des émissions sanguines, coup sur coup, dans son traitement. Paris 1836.

XI. HARVEY. Exercitatis anat. de motu cordis et sanguinis in animalibus et generatione animalium, 1737.

XII. ALLEN MOULIN. A conjecture of the quantity of Blood in men. *(Philosophical transact.,* n° 191, p. 433, 1687.)

XIII. HALLER. Physiologie, t. II, 1769.

XIV. WANNER. Expériences sur la quantité du sang relativement à la masse du corps chez les mammifères. *(Journal de chirurgie,* p. 232, 1844.)
     Consulter également MALGAIGNE. *(Traité d'anatomie chirurgicale,* t. I, p. 411 et suiv., 1859.)

XV. LEHMANN. Lehrbuch der physiologischen Chemie, t. II, S. 259, 1850.

XVI. H. WELCKER. Blutkörperchenzählung und farbeprüfende Methode. *(Vierteljahrschrift f. die prakt. Heilkunde,* Bd. IV, S. 11, 1854.) — Bestimmungen der Menge des Körperblutes u. der Blutfärbekraft, etc. *(Arch. f. rationn. Medicin,* Bd. IV, S. 145, 1858.)

XVII. BISCHOFF. Bestimmung der Blutmenge bei einem Hingerichteten. *(Zeitschrift f. wissenschaft. Zoologie,* Bd. VII, S. 331, 1856.)

XVIII. R. HEIDENHAIN. Zur Physiologie des Blutes. *(Arch. f. physiol. Heilkunde,* S. 506, 1857.)

XIX. PANUM. Experimentelle Untersuchungen über die Verän-

derungen der Mengenverhältnisse des Blutes durch die Inanition. (*Arch. f. path. Anatomie u. Phys.*, Bd. XXIX, S. 241, 1864.)

XX. Panum. Die Blutmenge neugeborener Hunde; même travail. (*Arch. f. path. Anat. u. Phys.*, S. 283, 1864.)

XXI. O. Spiegelberg u. R. Gscheidlen. Untersuchungen über die Blutgehalt trächtiger Hunde. (*Arch. f. Gynäkologie*, t. IV, S. 112, 1872.)

XXII. R. Gscheidlen. Studien über die Blutmenge u. ihre Vertheilung im Thierkörper. (*Unters. aus dem phys. Labor. im Würzburg*, Bd. II, S. 148, 1868.) — Bemerkungen zu der Welcker'schen Methode der Blutbestimmung. (*Arch. f. die gesammte Phys.*, t. VII, S. 530, 1873). — Physiologische Methodik, S. 335.

XXIII. Preyer. Annalen der Chemie u. Pharmacie, CXL, S. 187, 1866. — Blutkrystalle, S. 131, Iena 1871.

XXIV. J. Steinberg. Ueber die Bestimmung der absoluten Blutmenge. (*Arch. f. die gesamm. Phys.*, t. VII, S. 101, 1873).

XXV. Brozeit. Bestimmung der absoluten Blutmenge im Thierkörper. (*Arch. f. die gesamm. Physiologie*, t. III, S. 353, 1870.)

XXVI. L. Malassez. Nouveaux procédés pour apprécier la masse totale du sang. (*Arch. de phys. normale et pathologique*, 2ᵉ série, t. I, p. 797, 1874.) — Recherches sur quelques variations que présente la masse totale du sang. (Même recueil, p. 261, 1875.)

XXVII. Jolyet et Laffont. Recherches sur la quantité et la capacité respiratoire du sang par la méthode colorimétrique. (*Soc. de biologie; Gaz. méd.*, p. 349, 1877.)

XXVIII. Herbst. Comment. hist. crit. et anat. phys. de sanguinis quantitate. Gœttinguen, 1822.

XXIX. Valentin. Versuche über die in dem thierischen Körper enthaltene Blutmenge. (*Repert. für Anat. u. Phys.*, III, S. 281, 1838.)

XXX. Blake. Philadelphia medical examiner, 1849, cité par H. Beaunis, VII.

XXXI. K. Vierordt. Zwei neue Methoden der quantitativen mikroskopis. Analyse des Blutes. (*Arch. f. phys. Heilk.*, t. XI, S. 26, 327, 547 et 854, 1852.) Beiträge zur Physiologie des Blutes. Untersuchungen über den Einfluss der Blutenziehung auf die Mengenverhältnisse der Blutkörperchen. (*Arch. f. phys. Heilk.*, XIII, S. 274, 1874.)

XXXII. K. Vierordt. Die Erscheinungen und Gesetze der Stromgeschwindigkeiten des Blutes. S. 104, 1858. Consulter également l'ouvrage suivant.

XXXIII. H. Milne Edwards. Leçons sur la physiologie et l'anatomie comparée de l'homme et des animaux, t. IV, p. 362 et suiv.

XXXIV. Foa et Pellacani. Studi citometrici sul sangue. (*Lo Spallanzani, fasc.* 1 et 2, anno IX, 1880.)

XXXV. J. Tarchanoff. Die Bestimmung der Blutmenge am lebenden Menschen. (*Arch. f. die gesammte Physiol.*, S. 548, Bd. XXIII u. S. 203-229, Bd. XXIV, 1880.)

XXXVI. L. Malassez. De la numération des globules rouges du sang; des méthodes de numération; de la richesse du sang en globules rouges dans les différentes parties de l'arbre circulatoire. (*Thèse de doctorat*, Paris, 1873.)

XXXVII. L. von Lesser. Ueber die Vertheilung der rothen Blutscheiben im Blutstrome. (*Arch. f. Anat. u. Phys.*, S. 41, ff. 1878.)

XXXVIII. Rollett. Physiologie des Blutes, in Handbuch der Physiologie von L. Hermann. 1880.

XXXIX. Schücking. Die Blutmenge der Neugeborenen. Ein neuer Beitrag zur Abnabelungstheorie. (*Berlin. klin. Wochenschrift*, n° 39, 1879.)

XL. Collard de Martigny. Recherches expérimentales sur les effets de l'abstinence, etc. (*Journal de Magendie*, t. VIII, p. 152, 1828.)

XLI. Chossat. Recherches expérimentales sur l'inanition. Paris, 1843.

XLII. Bidder u. Schmidt. Die Verdauungssäfte und der Stoffwechsel. Leipzig. u. Mitau, 1852.

XLIII. G. Hayem et A. Nachet. Sur un nouveau procédé pour compter les globules du sang. (*Comptes rendus de l'Acad. des sciences*, 26 avril 1875.)

XLIV. P. Regnard. Influence de l'eau oxygénée sur la fermentation. (*Soc. de biologie*, 26 juin et *Gaz. méd. de Paris*, p. 358, 1880.)

XLV. G. Hayem. Sur la numération des globules du sang. (*Gaz. hebd. de méd. et de chir.*, p. 291, mars 1875, et *Recherches sur l'an. normale et path. du sang*. Paris, 1878.)

XLVI. Gowers. On the numeration of Blood corpuscles. (*Lancet*, II, p. 797, 1877.)
— Apparatus for the clinical estimation of the hœmoglobulin in Blood. (*Lancet*, II, p. 751, 1878.)

XLVII. Hoppe-Seyler. Beiträge zur Kenntniss des Blutes des Menschen u. der Wirbelthiere. (*Med. chem. Unters.*, p. 169, 366 et 523. Berlin, 1866-71.)
— C. Schmidt in Böttcher. Ueber Blutkrystalle, p. 33. Dorpat, 1862.

XLVIII. Hoppe-Seyler. Dosage de l'hémoglobine du sang, in Traité d'Analyse chimique appliquée à la physiologie et à la pathologie. Édit. française, p. 436, 1877.

XLIX. Arcadius Rajewsky. Zur Frage über die quantitative Bestimmung des Hämoglobingehaltes im Blut. (*Arch. f. d. gesammte Physiol.*, Bd. XII, S. 70, 1876.)

L. G. Hayem. Du dosage de l'hémoglobine par le procédé des teintes coloriées. (*Arch. de physiol. norm. et path.*, p. 946, 1877, et *Rech. sur l'an. norm. et path. du sang*, p. 18, 1878.)

LI. Quinquaud. Nouveau procédé de dosage de l'hémoglobine dans le sang. (*Comptes rendus de l'Académie des scien-*

ces, t. LXXVI, p. 1489, 16 juin 1873.)—Chimie pathologique, 1880.

LII. Mantegazza. Del globulimetro, nuovo strumento per determinare rapidamente la quantità dei globuli rossi del sangue. Milano, 1865.

LIII. K. Vierordt. Die Anwendung des Spectral-apparates zur Photometrie der Absorptionspectren und zur quantitativen chemischen Analyse. (Tubingen 1871 et 1873.)

LIV. L. Malassez. Sur un nouveau colorimètre. (*Soc. de biol.*, oct. 1876, et *Gaz. méd.*, p. 553.)
— Sur les diverses méthodes de dosage de l'hémoglobine et sur un nouveau colorimètre. (*Arch. de phys. norm. et path.*, p. 1, 1877.)

LV. H. Quincke. Ein Apparat zur Blutfarbstoffbestimmung « Hæmo-chromometer. » (*Berlin. klin. Wochenschr.*, n° 32, S. 473, 1878.)

LVI. Bizzozero. Il cromo-citometro, nuovo strumento per dosare l'emoglobina del sangue. (*Atti della reale Accademia delle Scienze di Torino.* vol. XIV, 11 mai 1879.)

LVII. G. Hayem. Recherches sur la coloration du sang. (*Comptes rendus de la Soc. de biol.*, p. 316, 1876, *et Gaz. méd.*, p. 561.)
— Du dosage de l'hémoglobine par le procédé des teintes coloriées. (*Comptes rendus de la Soc. de biol.*, juin 1877.) Voir L.

LVIII. A. Dupérié. Globules du sang. Variations physiologiques dans l'état anatomique des globules du sang. (Thèse de Paris, 1878.)

LIX. Al. Cadet. Étude physiologique des éléments figurés du sang, et en particulier des hématoblastes. (Thèse de Paris, 1881.)

LX. L.-J. Sanson. Des hémorragies traumatiques. (Thèse de concours, 1836.)

LXI. Piorry. Expériences et recherches sur les pertes de

sang. Travail publié à la suite du Procédé opératoire à suivre dans l'exploration des organes par la percussion médiate, Paris, 1831.

LXII. MARSHALL HALL. An experimental Investigation on the effects of Loss of blood. (*Med. chir. Transact.*, t. XVII, p. 250, 1832, *trad. in Arch. gén. de méd.* t. II, p. 370, 1833.)

LXIII. E. KIRMISSON. De l'anémie consécutive aux hémorragies traumatiques et de son influence sur la marche des blessures. (*Thèse de concours, Paris,* 1880.)

LXIV. DECHAMBRE et VULPIAN. Mémoire relatif à l'influence des saignées abondantes sur la production de la pléthore sanguine, de l'anévrisme du cœur et des bruits de souffle cardiaque et vasculaires. (*Gazette hebd. de méd. et de chir.*, p. 195, 1866.)

LXV. HALES. Hæmostatique (*Traduct. Sauvages*). Genève, 1744.

LXVI. VOLKMANN. Hæmodynamik, 1850.

LXVII. F. NAWROTZKY. Ueber den Einfluss des Drucks auf das Centrum der Nervi vagi. (*Warschauer Universitäts Nachrichten*, n° 3, 1870.)

LXVIII. D. GATZUCK. Ueber den Einfluss der Blutentleerung auf die Circulation und die Temperatur des Körpers. (*Centralblatt f. med. Wissensch.*, n° 53, p. 833, 1871.)

LXIX. WORM MÜLLER. Die Abhängigkeit des arteriellen Druckes von der Blutmenge. (*Berichte d. K. S. Gesells. d. Wiss. Math. phys. Classe,* 1873.)

LXX. KUSSMAUL u. A. TENNER. Untersuchungen über Ursprung u. Wesen der fallsuchartigen Zuckungen bei der Verblutung sowie der Fallsucht überhaupt. (*Moleschott's Untersuchungen*, Bd. III, S. 3, 1857.)

LXXI. P. LORAIN. Des effets physiologiques des hémorragies spontanées ou artificielles (saignées). (*Journ. de l'anatomie*, p. 337, 1870.)

LXXII. P. LORAIN. Études de médecine clinique. Le pouls.

Ses variations et ses formes diverses dans les maladies, Paris, 1870.

LXXIII. Marey. Physiologie médicale de la circulation du
sang, p. 210, Paris 1863.

LXXIV. J. Bernstein. Zur Innervation des Herzens. (Centralbl. f. med. Wiss. n° 1, S. 1, 1867.)

LXXV. Traube. Zur Theorie des Cheyne-Stokes'schen
Athmungs-phänomens. (Berlin. klin. Wochenschr., S.
185 u. 208, 1874.)

LXXVI. O. Weber. Aderlass. (Handb. von Pitha u. Billroth.)

LXXVII. Otto Leichtenstern. Versuche über das Volumen
der ausgeathmeten Luft. (Zeitschr. f. Biologie ,
Bd. VII, S. 215, 1871.)

LXXVIII. Jos. Bauer. Ueber die Zersetzungsvorgänge in
Thierkörper unter dem Einflusse von Blutenziehungen. (Zeitschr. f. Biologie, Bd. VIII, S. 567, 1872.)

LXXIX. Paul Bert. Leçons sur la physiologie comparée de la
respiration, 1870.

LXXX. J. Choraszewski. Untersuchungen über den Einfluss
des Aderlasses auf die Körpertemperatur. Diss.
Greifswald, 1874.

LXXXI. Felix v. Bärensprung. Untersuchungen über die
Temperaturverhältnisse des Fœtus und des erwachsenen Menschen im gesunden und kranken Zustande. (Arch. f. Anat. Phys. u. wissensch. Med., S. 126,
1851.)

LXXXII. Wunderlich. De la température dans les maladies,
tr. française par Labadie-Lagrave , p. 136, 1872.

LXXXIII. Traube. Ueber Krisen u. kritische Tage. (Gesammelte Beitrge, Bd. II, S. 235, 1871, u. D. Klinik.,
n° 46 u. 48, 1851, n° 13 u. 16, 1852.)
Vom Einfluss der Blutenziehungen auf die Körper temperatur in fieberhaften Krankheiten. (D. Klinik., n° 9 u. 10, 1851, u. gesamm. Beiträge, Bod. II,
S. 212 ff.)

LXXXIV. Maurice. Des modifications morbides de la température animale dans les affections fébriles. (*Th. de Paris*, 1855.)

LXXXV. Billet. Étude clinique sur la température, le pouls, la respiration. (*Thèse de Strasbourg*, 1869.)

LXXXVI. L. Thomas. Ueber die Temperaturverhältnisse bei croupöser Pneumonie. (*Arch. d. Heilk.*, Bd. V, S. 30, 36.)

LXXXVII. Bleuler et F. Niemeyer. Dans F. Niemeyer. Ueber das Verhalten der Eigenwärme bei gesunden und kranken Menschen. (Berlin, 1869.)

LXXXVIII. P. Lorain. De la température du corps humain et de ses variations dans les maladies. Action des saignées, t. II, p. 456 et suiv.

LXXXIX. Beau. De la polyémie séreuse. (*Archives génér. de méd.*, p. 493, t. VIII, 4ᵉ série, 1845.)

XC. Jürgensen. Blutentziehungen. (*Handb. der allgem. Therapie*, Bd. I, p. 163, 1880.)

XCI. Joh. E. Buntzen. Influence de l'alimentation et des saignées sur la constitution du sang. (*Thèse de Copenhague*, 1879.) Travail cité par Jürgensen, dans l'article précédent, et analysé dans *Nordiskt med. Ark.*, Bd. XI, n° 33, p. 3.

XCII. Thachrah. An inquiry into the nature and properties of blood. London, 1819.

XCIII. Prévost et Dumas. Examen du sang et de son action dans les divers phénomènes de la vie. (*Annales de chimie et de phys.*, t. XXIII, p. 51, 1823.)

XCIV. Woltersom. De mutationibus in sano corpore sanguinis detractione productis. (*Diss. inaug.*, Arnheim, 1850.)

XCV. Zimmermann. Zur Dynamik des Aderlasses. (*Arch. f. physiol. Heilk.*, S. 65 u. 165, 1845.)

XCVI. Tolmatscheff. Notiz über den Einfluss wiederholter

Aderlässe auf die Ernährung. (*Hoppe-Seyler's med. chem. Unters.*, *Heft* III, S. 396,404, 1868.)

XCVII. MAGENDIE. Leçons sur les phénomènes physiques de la vie, t. III, p. 352, 1837.)

XCVIII. ANDRAL, GAVARRET et DELAFOND. Recherches sur la composition du sang de quelques animaux domestiques dans l'état de santé et de maladie. (*Annales de chimie et de phys.*, t. V, p. 304, 1842.)

XCIX. J. DAVY. Tentamen experimentale quædam de sanguine complectens. (*Edinburg*, 1814. *Traduct. in Meckel's A'rchiv* Bd. I, S. 109, 1815.)

C. NASSE. Das Blut in mehrfacher Beziehung. (*Habicht.* Bonn, 1836.) — Wagner's Handwörterb. d. Physiologie, I, p. 75. Braunschweig, 1842.

CI. BECQUEREL et RODIER. Recherches sur la composition du sang dans l'état de santé, etc., Paris 1844.—Traité de chimie pathologique, Paris 1845.

CII. D'ARSONVAL Sur la reconstitution du sang après les hémorragies. (*Soc. de biologie*, 14 février 1880 et *Gaz. médic.*, 27 mars, p. 164, 1880.)

CIII. HUNTER. Traité du sang. (*OEuvres*, t. III, p. 54.)

LEACOCK. De hæmorragia. (*Diss. in. Edinb.*, 1817), travaux cités par Milne Edwards, voir XXXIII, t. I, p. 264.

CIV. SCHEERER. Analyse du sang dans la pneumonie. (*In* SIMON. Animal Chemistry, I, p. 262.)

CV. BRICHETEAU. De la saignée, effets physiologiques et indications thérapeutiques. (*Bull. gén. de thérap.*, sept.-oct. 1868.)

CVI. E. BRÜCKE. Ueber die Ursache der Gerinnung des Blutes. (*Arch. f. path. Anat. u. Phys.*, S. 100 u. 172, 1857, Bd. XII.)

CVII. HERMANN VIERORDT. Die Gerinnungszeit des Blutes in gesunden und kranken Zuständen. (*Arch. d. Heilk.*, Bd. XIX, Heft 3, S. 193, 1878.)

CVIII. Cl. Bernard. Le plasma du sang et les globules rouges. (*Revue des cours scient.*, 2 déc. 1865.)

CIX. L. Meyer. Die Gase des Blutes. (*Ztschr. f. rat. Med.*, Bd. VIII, S. 256, 1857.)

CX. Mathieu et Urbain. Des gaz du sang, expériences physiologiques sur les circonstances qui en font varier les proportions dans le système artériel. (*Arch. de physiol.*, 1872.)

CXI. G. Noel. Étude générale sur les variations physiologiques des gaz du sang. (*Thèse de Paris*, 1876.)

CXII. P. Regnard. Recherches expérimentales sur les variations pathologiques des combustions respiratoires. (*Thèse de Paris*, 1879.)

CXIII. Finkler. Ueber den Einfluss der Strömungsgeschwindigkeit des Blutes auf die thierische Verbrennung. (*Dissert.* Bonn, 1875. Cité par Jürgensen, voir XC, p. 189.)

CXIV. Hüfner. Gaz du sang après les saignées. (Voir Jürgensen, XC, p. 186.)

CXV. P. Schützenberger et Gérardin. Nouveau procédé de dosage de l'oxygène libre. (*Comptes rendus de l'Acad. des sc.*, t. LXXV, p. 879.)

P. Schützenberger et Ch. Risler. Recherches sur le pouvoir oxydant du sang. (*Comptes rendus de l'Acad. des sc.*, t. LXXVI, p. 440, 17 fév. 1873.)

P. Schützenberger. Les fermentations. Paris 1875, p. 91 et suiv. — Traité de chimie générale, t. I, p. 414, 1880.

CXVI. N. Gréhant. Recherches sur l'absorption des gaz par le sang. Dosage de l'hémoglobine. (*Comptes rendus de l'Acad. des sciences*, p. 495, 1872.)

CXVII. Hünerfauth. Einige Versuche über traumatische Anämia. (*Arch. für path. Anat. u. Phys.*, S. 310, 1879.)

CXVIII. Henle cité par Jürgensen, XC, p. 180.

CXIX. REMAK. On the production of blood corpuscles. (*Microscop. Journal*, t. II, 1842.)

CXX. MOLESCHOTT. Ueber das Verhalten der farblosen Blutkörperchen zu den farbigen. (*Wiener med. Wochenschr.*, n° 8, S. 114, 1854.)

CXXI. MALASSEZ : Sur la leucocytose consécutive aux hémorragies. (*Gaz. méd. de Paris*, p. 465, 1880.)

CXXII. MANASSEIN. Ueber die Dimensionen der rothen Blutkörperchen unter verschiedenen Einflüssen. Tübingen 1872.

CXXIII. VON RECKLINGHAUSEN. Ueber die Erzeugung von rothen Blutkörperchen. (*Arch. f. mikr. Anat.*, Bd. II., S. 137, 1866.)

CXXIV. ERB. Zur Entwickelungsgeschichte der rothen Blutkörperchen. (*Arch. f. pathol. Anat. u. Physiol.*, Bd. XXXIV, S. 138.)

CXXV. R. LÉPINE et U. GERMONT. Note relative à l'influence des saignées sur l'apparition dans le sang humain de petits globules rouges. (*Soc. de biologie ; Gaz. médicale de Paris*, p. 296, 1877.)

CXXVI. MASIUS et VANLAIR. De la microcythémie. (*Bullet. de l'Acad. de méd. de Belgique*, p. 515, 1871.)

CXXVII. ALEX. GOLUBEW, aus St. Petersb. Ueber die Erscheinungen , welche elektrische Schläge an den sogenannten farblosen Formbestandtheilen des Blutes hervorbringen. (*Sitzb. d. K. Acad. d. Wiss.* — II. Abth. April-Heft, Jahrg. 1868.)

CXXVIII. A. VULPIAN. De la régénération des globules rouges du sang chez les grenouilles à la suite d'hémorragies considérables. (*Comptes rendus de l'Acad. des sciences*, t. LXXXIV, p. 1269, 4 juin 1877.)

CXXIX. G. HAYEM. Sur l'évolution des globules rouges dans le sang des vertébrés ovipares. (*Compt. rend. Acad. des sciences*, 24 nov. 1877.) — Sur l'évolution des globules rouges dans le sang des animaux supérieurs. (*Ibid.*, 31. déc. 1877.)—Recherches sur l'anato-

mie normale et pathologique du sang.(Paris, 1878.) —
Recherches sur l'évolution des hématies dans le sang
de l'homme et des vertébrés. (*Arch. de phys. norm.
et path.*, 1878—79.)

CXXX. G. Hayem. Note sur la réparation du sang à la suite
des maladies aiguës. (*Bull. de l'Acad. de méd.*,
2ᵉ série, t. VIII, n° 48 et *France médicale*, 17 janv. 1880.)
— Du processus de coagulation et de ses modifications dans les maladies. (*Soc. méd. des hôpitaux.* —
Union médicale, nᵒˢ 80, 82 et 84, 1881.)

CXXXI. Litten. Ueber einige Veränderungen rother Blutkörperchen. (*Berl. klin. Wochenschr.*, n° 1, S. 1, 1877.)

CXXXII. G. Hayem. Sur la nature et la signification des petits globules rouges du sang. (*Comptes rend.de l'Acad.
des sciences*, 28 *mai* 1877 et *Recherches sur l'anat. normale et path. du sang*, 1878.)

CXXXIII. R. Norris. On the origine and mode of develop-
ment of the morphological elements of mammalian
blood. Birmingham 1879, *an. in London med. Record*
jan. 1880.

CXXXIV. G. Pouchet. Note sur la régénération des hématies
des mammifères. (*Comptes rendus de Soc. de biol.*,
p. 37, 2 févr. 1878,et *Gaz. méd.de Paris*, p. 97.)

CXXXV. E. Neumann. Ueber die Bedeutung des Knochen-
markes für die Blutbildung.(*Arch. d. Heilk.*, Bd. X,
S. 68—102, 1869.) — Neue Beiträge zur Kenntniss
der Blutbildung. (*Arch. d. Heilk.*, 1874, S. 441.) —
Knochenmark und Blutkörperchen. (*Arch. f. mikr.
Anat.*, Bd. XII, S. 793.)

CXXXVI. Bizzozero. Sulla funzione ematopoetica del midollo
delle ossa. (*Gaz. med. lombardia*, n° 46, 1868.)— *Centralbl. f. med. W.*, S. 885, 1868 u. S. 149, 1869.) —
Sul midollo delle ossa. Napoli 1869.

CXXXVII. Rindfleisch. — Ueber Knochenmark und Blutbildung. (*Arch. f. mikr.Anat.*, Bd.XVII, S. 1 u. S. 21.)

CXXXVIII. Ch. Robin. Observations comparatives sur la moelle
des os. (*Journal de l'anatomie*, X, p. 35, 1874.)

CXXXIX. Litten et J. Orth. Ueber Veränderungen des Markes in Röhrenknochen unter verschiedenen pathologischen Verhältnissen. (*Berlin. klin. Wochenschr.*, S. 743 , 1877).

CXL. Le Diberder et Fauvel. De l'hématémèse. (*Recueil des travaux de la Soc. méd. d'observation*, 1858.)

CXLI. Sigmund Mayer. Ueber die bei der Blutgerinnung sich ausscheidenden Fibrinquantitäten. (*Sitzungsb. der Wiener Akad. Math.-naturw. Classe*, Bd. LVI, Abth. II, S. 103 ff., 1867.)

CXLII. Laforest. Influence des hémorragies sur la rate de l'homme. (*Thèse de doctorat*, Paris, 1873.)

CXLIII. Bizzozero et Salvioli. Blutkörperchen in der Milz (*Centralbl. f. die med. Wissens.*, S. 273, 1879.)

CXLIV. Foa et Salvioli. Sull' origine dei globuli rossi del sangue. (*Arch. per le Sc. mediche*, vol. IV, n° 1.)

CXLV. Pellacani. L'ematopoesi splenica nell' uomo. (*Lo Spallanzani*, fasc. III, anno IX, 2e série, 1880.)

CXLVI. Malassez et Picard. Recherches sur les fonctions de la rate. (*Comptes rendus des séances de la Soc. de biologie*, p. 94, 108, 114 et 370, 1875.)

CXLVII. Voit et Rauber. Cités par Bauer. (Voir LXXVIII, *in Zeitschrift f. Biologie*, Bd. VIII, S. 591, 1872.)

CXLVIII. Lépine et Flavard. Des effets de la saignée sur la composition de l'urine chez les chiens à l'inanition. (*Société de biologie; Gazette médicale de Paris*, p. 177, 1880.)

CXLIX. L. Perl. Ueber den Einfluss der Anemia auf die Ernährung des Herzmuskels. (*Arch. für path. Anat. u. Phys.*, Bd. LIX, S. 39, 1874.)

CL. Manassein. Chemische Beiträge zur Fieberlehre. (Première partie. *Arch. f. path. Anat. u. Phys.*, Bd. LV, S. 437, 1872.)

CLI. Ranke. Die Blutvertheilung und der Thätigkeitswechsel der Organe. (Leipzig, S. 116 u. 190, ff. 1871.)

CLII. Fränkel. Ueber den Einfluss der verminderten Sauer-
stoffzufuhr zu den Geweben auf den Eiweisszerfall
im Thierkörper. (*Arch. für path. Anat. u. Phys.*,
Bd. LXVII, 1876.)

CLIII. Richard Lower. The success of the Experiment of
transfusing the Blood of one animal into another
(*Philos. transact.*, vol. I, n° 19, p. 352, 1666).

CLIV. E. King. An account of an easier and safer way of
transfusing Blood. (*Philos. transact.*, n° 25, p. 449,
1667).

CLV. J.-B. Denis. Lettre à M. de Montmort touchant deux
expériences de la transfusion faites sur les hommes.
(*Journal des Savants*, p. 44, 65, 1667.)

CLVI. Paulus Manfredi. De nova et inaudita operatione san-
guinem transfundente de individuo in individuam.
Roma, 1668.

CLVII. Michele Rosa. Lettere fisiologiche. Napoli, 1788.

CLVIII. E. Hufeland. Dissertatio de usu transfusionis, præ-
cipue in asphyxia. Berolini, 1815.

CLIX. De Græfe. Dissertatio de novo infusionis methodo.
Berolini, 1817.

CLX. Chr. de Boer. Dissertatio physiologica medica de trans-
fusione sanguinis. Grœningæ, 1817.

CLXI. James Blundell. Researches physiological and patho-
logical on transfusion of blood. London, 1824.
— Transfusion.(*In The principles and practice of obstetric
medicine*, p. 209.)

CLXII. Prévost et Dumas. Examen du sang et de son action
dans les divers phénomènes de la vie. (*Annales de
chimie et de physique*, t. XVIII, 1821.)

CLXIII. Dieffenbach. Die Transfusion des Blutes.(Berlin, 1828,
et *trad. in Journal complément. du diction. des Sc.
méd.*, t. XXXV, 1829.)

CLXIV. Bischoff. Beiträge zur Lehre von dem Blute und der

Transfusion desselben. (*Müller's Archiv*, S. 347-382, 1835.)

CLXV. Oré. Études historiques, physiologiques et cliniques sur la transfusion du sang. Paris, 1876.

CLXVI. Moncoq. Transfusion instantanée du sang. Paris, 1874.

CLXVII. N. Duranty. De la transfusion du sang. (*Gaz. hebdom.*, n° 9, 1874).

CLXVIII. Jürgensen. Transfusion. (*Hdb. f. allgem. Therapie*, S. 240, 1880).

CLXIX. P. Berger. La transfusion du sang. (*Rev. des sc. médic.*; *Rev. gén.*, t. VII, p. 356, 1876.)

CLXX. J. Roussel (de Genève). La transfusion, Paris, 1876.

CLXXI. L. Landois. Die Transfusion des Blutes in ihrer geschichtlichen Entwicklung und gegenwertigen Bedeutung. (*Wiener med. Wochenschr.*, n°s 30, 32, 35, 37, 42, 43, 47, 50, 59, 1867.) — Transfusion mit dem Blute verschiedener Thierarten. (*Centralbl. f. d. m. W.*, Nr. 56 u. 57, 1873.) — Die Transfusion des Blutes, Leipzig, 1875.

CLXXII. Eulenburg u. Landois. Neue Experimente zur Transfusion. (*Centralbl. f. d. m. W.*, Nr. 46, 1865.) — Die Transfusion des Blutes nach eigenen Experimentaluntersuchungen und mit Rücksicht auf die operative Praxis, Berlin, 1866.

CLXXIII. Panum. Experimentelle Untersuchungen zur Physiologie und Pathologie der Embolie, Transfusion und Blutmenge. (*Arch. f. path. Anat. u. Phys.*, Bd. XXVII u. XXIX, S. 166 ff. u. 265.) — Experimentelle Untersuchungen über die Transfusion, Transplantation oder Substitution des Blutes in theoretischer und praktischer Beziehung. (*Arch. f. pathol. Anat. u. Phys.*, Bd. XXV, S. 240 u. 433, 1868.)

CLXXIV. L. v. Belina Swiontkowski. Die Transfusion des Blutes in physiologischer u. medic. Beziehung, Heidelberg, 1869.

CLXXV. F. Gesellius. Die Transfusion des Blutes. (Saint-Peterb. et Leipzig, 1873, et *Centralbl. f. d. m. W.*, Nr. 20, 1873.) — Zur Thierbluttransfusion beim Menschen. Petersburg und Leipzig, 1874.

CLXXVI. L. Jullien. De la transfusion du sang. (*Thèse de doct.*, Paris, 1875.)

CLXXVII. A. Schmidt. Ueber die Beziehung der Faserstoff-gerinnung zu der körperlichen Elementen des Blutes. (*Arch. f. die gesam. Phys.*, Bd. XI, Heft 1, S. 291; Heft 2, S. 515.)

CLXXVIII. A. Heynsius. Der directe Beweis dass die Blut-körperchen Fibrin liefern. (*Arch. f. die gesamm. Phys.*, Bd. III, S. 414, 1870.)

CLXXIX. Denis (de Commercy). Mémoire sur le sang. Paris, 1859.

CLXXX. P. Mantagazza. Ricerche sperimentali sull' origine della fibrina e sulla causa della coagulazione del sangue. (*Annali univ. di med.*, 1871.)

CLXXXI. M. Schultze. Ein heizbarer Objettisch und seine Verwendung bei Untersuchungen des Blutes. (*Arch. f. mikrosk. Anatomie*, Bd. I, 1865.)

CLXXXII. G. Hayem et A. Hénocque. Sur les mouvements dits amiboïdes observés particulièrement dans le sang. (*Arch. gén. de méd.*, juin et juillet 1866.)

CLXXXIII. Naunyn. Untersuchungen über Blutgerinnung im lebenden Thiere und ihre Folgen. (*Arch. f. experim. Path. u. Pharmak.*, Bd. I, S. 1-17, 1873.)

CLXXXIV. Plòsz et Györgyai. Zur Frage über die Gerinnung des Blutes im lebenden Thiere. (*Arch. f. exper. Pathol. u. Pharmak.*, 1874.)

CLXXXV. Du Cornu. Ueber die Wiederübertragbarkeit des längere Zeit aus dem Körper entfernten Blutes. (*Diss.* Greifswald, 1873.)

CLXXXVI. G. Polli. Ricerche ed esperimenti intorno alla formazione della cotenna nel sangue, Milano, 1844. (*An. in Annali universali di medicina*, 1849.)

CLXXXVII. Sutugin, in Rautenberg. Die Transfusion des Blutes. (*Petersb. med. Zeitung,* Bd. XIII, 1867.)

CLXXXVIII. Ponfick. Experimentelle Beiträge zur Lehre von der Transfusion. (*Arch. f. path. Anat. und Phys.,* Bd. LXII, S. 273.)

CLXXXIX. Magendie. Leçons sur le sang et les altérations de ce liquide dans les maladies graves. (*Leçons sur les phénomènes physiques de la vie,* vol. IV, p. 181, 1842.)

CXC. Armin Köhler. Ueber Thrombose und Transfusion, Eiter und septische Infection und deren Beziehung zum Fibrinferment. Dorpater Diss. 1877. Cité par Jürgensen, in Transfusion. (*Handb. d. allgem. Therapie,* p. 251, 1880.)

CXCI. A. Jakowicky. Experimenteller Beitrag zur physiologischen Wirkung von Bluttransfusionen. (*Denkblatt der Warschauer med. Gesellsch. Heft 1, 1874, u. Ref. in Centralbl. f. Chir.,* n° 16, 1874.)

CXCII. Max Edelberg. Ueber die Wirkung des Fibrinferments im Organismus. Ein Beitrag zur Lehre von der Thrombosisund vom Fieber. (*Arch. f. exp. Pathol. u. Pharmak.,* Bd. XII, *Heft* 4, 1880.)

CXCIII. Worm Müller. Transfusion und Plethora, eine physiologische Studie. Christiania, 1875.

CXCIV. Béhier. La transfusion du sang dans l'anémie, leçon clinique. (*Revue scientif.,* 7 mars 1874.)

CXCV. Casse. De la transfusion du sang. (*Mém. de l'Académie de médecine de Belgique,* 1873.)

CXCVI. L. Lesser. Die Lehre vom Blutersatz, mit Rücksicht auf neuere Experimentaluntersuchungen ueber Blutmenge und Blutvertheilung im thierischen Organismus. Leipzig, 1875.

CXCVII. Cohnheim et Lichtheim. Ueber Hydrämie u. hydrämische Œdem. (*Arch. f. path. Anat. und Phys.,* Bd. LXIX, S. 106 et Cohnheim's allgemeine Pathologie, Bd. I, S. 366.)

CXCVIII. Tschirlew. Der tägliche Umsatz der verfütterten und der transfundirten Eiweisstoffe. Aus dem physiolog. Institut zu Leipzig. (*Berichte über die Verhandlung d. Königl. Sächs. Gesellsch. der Wissensch. zu Leipzig. Mathem. phys. Classe*, Bd. XXVI, S. 441, ff., 1874.)

CXCIX. Forster. Beiträge zur Lehre von der Eiweisszersetzung im Thierkörper. (*Zeitschr. f. Biologie*, Bd. XI, S. 496, ff., 1875.)

CC. P. Liebrecht. Sur la fièvre après les transfusions. (*Journal de la Société royale des sciences méd. et nat. de Bruxelles*, 1875.)

CCI. Brown-Séquard. Recherches expérimentales sur les propriétés du sang chargé d'oxygène et du sang chargé d'acide carbonique. (*Comptes rendus de l'Académie des sciences*, t. XLV, p. 562 et 925, 1857; et *Journal de physiologie*, I, 1858.)

CCII. H. Mittler. Versuche über die Transfusion des Blutes. (*Wien. acad. Sitzb. Math. natur. Cl. Abth.* II, Bd. LVIII. *Nov.-Heft*, S. 14, 1868.)

CCIII. O. Hasse. Die Lammblut-Transfusion. St-Petersburg et Leipzig, 1874.

CCIV. Creite. Versuche über die Wirkung des Serumeiweisses nach Injection in das Blut. (*Zeitschr. f. rat. Med.*, Bd. XXXVI, S. 90, ff.)

CCV. Czerny. (*Centralbl. f. Chirurgie*, Bd. I, S. 68, 1874.) Cité par Menzel.

CCVI. W. Brügelmann. Ein Fall von Phtisis pulmonum, durch Inhalationem u. eine Lammblut-Transfusion geheilt. (*Berlin. klin. Wochenschr.*, n° 32, S. 395, et n° 34, S. 423, 1874.)

CCVII. Masing. Zwei Transfusionen. (*St-Petersb. med. Zeitschr.* Bd. IV neue Folge, Heft I, S. 68, 80, an. in. *Centralbl. f. Chirurgie*, S. 84, 1874.)

CCVIII. Goltz. Ueber der Tonus der Gefässe und seine

Bedeutung für die Blutbewegung. (*Arch. f. path. Anatomie. u. Phys.*, Bd. XXIX, S. 394.)

CCIX. BROWN-SÉQUARD. Cité par Landois. (*In Transfusion des Blutes*, S. 98.)

CCX. GAULE. Cité par Kronecker et Sander, voir CCXII.

CCXI. JOLYET et LAFFONT.Sur les effets des injections d'eau salée dans le système circulatoire des animaux exsangues. (*Soc. de biol. in Gaz. méd. de Paris*, p. 101, 1879.)

CCXII. H. KRONECKER et J. SANDER. Bemerkung ueber lebensrettende Transfusion mit anorganischer Salzlœsung bei Hunden. (*Berlin. klin. Wochenschr.*, nº 57, p. 768, 1879.)

CCXIII. J. REGNAULD et G. HAYEM. Étude clinique sur le ferrocyanure de potassium. (*Bull. de thérap.*, t. CIV, 30 mars 1878.)

ÉMISSIONS SANGUINES

ET

TRANSFUSION DU SANG

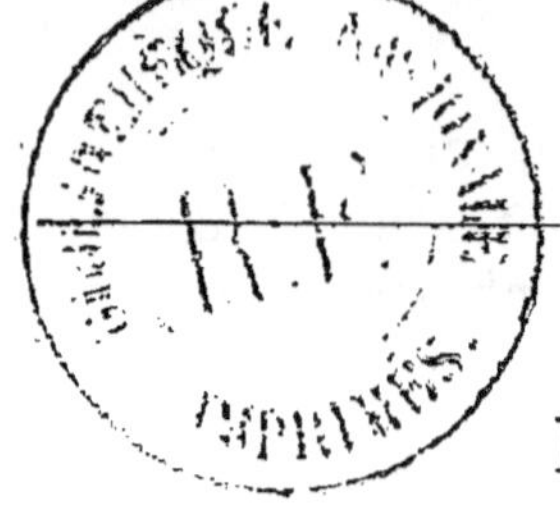

INTRODUCTION

DES DIVERSES BRANCHES DE LA THÉRAPEUTIQUE ET DE LA MATIÈRE
MÉDICALE, ET DES RAPPORTS DE LA SCIENCE AVEC LA PRATIQUE.

Messieurs,

On a donné de la thérapeutique la définition de la médecine elle-même en disant qu'elle est l'art de guérir ; on pourrait, avec plus de modestie, dire qu'elle est l'art de traiter les malades. Elle est le but de tous nos efforts, le couronnement de nos études ; en un mot, l'art d'appliquer l'universalité des connaissances médicales.

La confiance dont on m'honore en me chargeant de l'enseignement de la thérapeutique est donc considérable et je suis vivement préoccupé de la lourde responsabilité qui m'incombe, ainsi que des difficultés d'une tâche qui exigerait les connaissances les plus variées et les plus étendues. Le sentiment de mon insuffisance est encore avivé par le souvenir de mon éminent prédécesseur

Gubler, ce praticien consommé, ce maître dans l'art de bien dire, qui vient d'être si prématurément enlevé à la science et qui, dans sa trop courte carrière professorale, avait fait preuve de qualités si brillantes et si solides.

Avant d'aborder le sujet du cours de cette année, j'éprouve le besoin de réfléchir avec vous sur la manière dont on doit comprendre l'étude et l'enseignement de la thérapeutique.

Cette branche de nos connaissances a subi bien des fluctuations qui, naturellement, ont été liées à celles de la médecine ; et, pour nous rendre compte de son état actuel, il me paraît indispensable de suivre, au moins d'une manière très sommaire, les traits généraux de cette évolution à travers les âges.

Par la nature même de son objet, la pratique médicale a devancé la science, et c'est là un fait dont nous subissons encore aujourd'hui la loi fatale. Poussé par l'instinct de la conservation si vif chez tous les hommes, le premier malade a nécessairement demandé du secours à ses semblables et ceux-ci, obéissant à un sentiment de solidarité et de compassion, ont cherché à lui venir en aide. On trouve donc des guérisseurs dès le berceau de l'humanité, mais les obscurs débuts de notre art, les premières luttes contre la souffrance ne constituent pas encore les rudiments d'une science ; ils en représentent, en quelque sorte, les temps héroïques.

La médecine n'a réellement pris naissance, ainsi que l'a dit si justement Cl. Bernard, que le jour où, pour la première fois, des hommes de génie ont ouvert le grand livre de la nature pour chercher à y lire. Alors a débuté la période d'observation, qu'on fait remonter à Hippocrate. C'est à cette médecine d'observation, enrichie d'âge en âge, que nous sommes redevables de nos connaissances sur l'étiologie, les symptômes, la marche naturelle des maladies.

Prise dans son sens le plus rigoureux, l'observation s'en tient à la contemplation des phénomènes naturels ; elle les enregistre, les groupe et en tire des prévisions ou pronostics, de sorte qu'au point de vue pratique la médecine d'observation conduit à l'expectation. Telle était la pratique d'Hippocrate, telle est encore celle de quelques-uns de nos contemporains. Remarquons toutefois qu'il n'y eut jamais qu'un fort petit nombre de médecins limitant leur pratique à l'expectation. La nécessité d'agir s'est de bonne heure imposée aux praticiens, et la médecine n'a pas tardé à entrer dans la phase active.

Mais comment agir sur des phénomènes dont on ignorait les lois ? Intervenir dans ces conditions, c'était faire de l'empirisme. Surgissant dès l'enfance de l'art pour se perpétuer jusqu'à nous, cet empirisme a nécessairement subi une sorte d'évolution. Au début, il fut aveugle et grossier ; il reposa sur des données douteuses, des appréciations vagues, sur des préjugés bizarres auxquels bien souvent des maîtres de l'art ne craignirent pas de prêter l'appui de leur autorité.

Mais, du moment où l'empirisme suppose une action, il repose sur l'expérience (*experiri*) ; il compte avec les faits et on doit le considérer comme le premier degré de la science. Aussi la méthode empirique, en se perfectionnant, a-t-elle permis d'acquérir un grand nombre de notions exactes, et nous lui devons la plupart des vérités thérapeutiques.

Recueillir empiriquement un certain nombre de faits, chercher à les grouper avec méthode, ne pouvait suffire à l'intelligence humaine. Notre esprit ne se laisse pas ainsi enchaîner sans chercher à devancer l'acquisition lente et pénible des faits positifs. Il trouve en lui-même des solutions s'appliquant aux questions qui le préoccupent, et, s'appuyant sur quelques faits isolés, il crée des lois auxquelles les phénomènes à découvrir seront soumis par avance ; il forme, en un mot, des doctrines et des systèmes.

Il faut bien se garder de confondre l'histoire des doctrines et des systèmes avec celle du développement naturel et continu d'une science. Les doctrines sont des solutions préconçues substituant à la science proprement dite l'autorité personnelle : loin de contribuer au progrès de la pratique médicale, elles l'entravent et le compromettent. Aussi, en thérapeutique ont-elles conduit à la forme la plus fâcheuse de l'empirisme, à l'empirisme doctrinal ou systématique. C'est une étude bien attrayante et des plus instructives que celle des différentes doctrines qui ont régné tour à tour en médecine. Elle nous permet de suivre, à ce point de vue particulier, la marche de l'esprit humain. Mais ce n'est pas pour le moment le but que nous poursuivons. Nous ferons observer seulement que les médecins n'ont su s'affranchir que depuis peu de temps de la scolastique pour retourner à l'étude des phénomènes naturels.

La réforme scientifique moderne a été retardée à son début par un certain nombre de doctrinaires qui, au nom même des découvertes récentes de la physiologie, ont mis en péril l'existence de la pratique médicale. Tout près de nous, au moment où le physiologisme de Broussais avait réduit la thérapeutique à l'emploi des antiphlogistiques, Trousseau et Pidoux, en 1836, élevaient à cette science un véritable monument.

Leur œuvre ne constituait pas une révélation, mais elle ouvrait une ère nouvelle en reliant le présent à la chaîne momentanément interrompue de la tradition médicale des grands cliniciens. N'est-il pas intéressant de rechercher sur quelle base s'est faite cette rénovation de la thérapeutique ? Pour s'en rendre compte, il faut se reporter à l'époque où cet ouvrage a été conçu et en lire la première édition.

Élève de Bretonneau, un des grands praticiens de notre époque, Trousseau regarde la médecine comme un art où l'inspiration personnelle tient la première place, et, désireux de caractériser le talent de son maître, il compare Bretonneau à un artiste incomparable « qui fait de la médecine comme La Fontaine faisait des fables ». Ennemi des systèmes et des théories, et les considérant pour le moins comme inutiles, il ne vise que le but pratique à atteindre, et, tout en pressentant ce que peut faire la science pour notre art, il ne trouve pour guide, dans le milieu où il a vécu et pratiqué, que la méthode empirique.

C'est ainsi que tous les hommes d'action du commencement du siècle ont été forcément des empiriques, et nous devons reconnaître qu'aujourd'hui encore notre pratique journalière est fondée presque uniquement sur des connaissances empiriquement acquises.

Ce n'est donc pas au nom d'une doctrine que s'est accomplie la révision moderne de la thérapeutique, mais bien à l'aide d'un procédé, d'une méthode.

Si l'on veut se rendre un compte exact du rôle de l'empirisme, il ne faut pas oublier que la médecine comporte deux points de vue distincts : la pratique ou exercice de l'art, la médecine considérée comme science.

Je viens de vous montrer que la pratique avait nécessairement absorbé tout d'abord les médecins. Quelque espérance que les plus éclairés d'entre eux pussent fonder sur les découvertes de la biologie et sur l'avenir de la médecine scientifique, ils ne pouvaient pas attendre la constitution de la science pour intervenir dans le traitement des maladies. Dès lors deux partis s'ouvraient devant eux. Le premier consistait à subordonner la pratique à une doctrine, c'est-à-dire à des vues théoriques préconçues ; le second à s'en tenir à la constatation pure et simple des faits révélés par l'observation des malades.

Dans l'un et l'autre cas, c'était faire, en pratique, de

l'empirisme. Toutefois, l'empirisme systématique, doctrinal, était la négation de la science même à laquelle venait se substituer l'autorité du maître. L'empirisme pur révélait une science rudimentaire et chancelante, mais il reposait sur des faits nettement observés et d'une incontestable valeur.

On suscitait, il est vrai, au hasard, la production de ces faits et, de parti pris, on négligeait d'en rechercher le mode de production; mais l'on sauvegardait ainsi du système la question du *comment* pour lui réserver dans l'avenir une solution scientifique.

La pratique de l'empirisme à laquelle nous sommes pour longtemps encore condamnés est, en somme, une longue suite d'expériences dont les résultats ne recevront leur explication que lorsque la science sera parvenue à son plus haut degré de développement.

Comme branche de la biologie, la médecine est une science expérimentale, et c'est à l'aide de l'expérimentation qu'elle atteindra la forme explicative et théorique de sa dernière phase évolutive.

Ce mouvement a déjà commencé à s'accomplir; il s'affirme de jour en jour et son origine se trouve naturellement confondue avec l'évolution de la méthode expérimentale.

L'idée de chercher l'explication des phénomènes vitaux à l'aide d'expériences sur les animaux est très ancienne, et déjà nous voyons Galien faire des recherches extrêmement remarquables sur la physiologie du système nerveux.

Mais cet exemple n'a pas été suivi et la médecine devait encore traverser une longue suite de siècles sans s'approprier la méthode expérimentale. Il fallait que les principes généraux de cette méthode fussent introduits définitivement dans les sciences par Galilée, Torricelli.

Bacon avant que l'étude des êtres vivants pût entrer dans sa véritable voie.

En ne nous préoccupant que de l'histoire de la médecine, nous signalerons encore, parmi les précurseurs de la science expérimentale, Sanctorius (1561-1636), qui passa une partie de sa vie dans une balance, dans le but d'établir le bilan de la nutrition. Bientôt survint le grand Harvey (1654) qui, par son admirable découverte expérimentale de la circulation du sang, peut être regardé comme le véritable fondateur de la méthode expérimentale en médecine.

Mais l'œuvre d'Harvey est restée isolée et, [comme tous les grands novateurs, cet homme de génie était tellement en avance sur son époque, qu'il faut arriver jusqu'au commencement de notre siècle pour voir la médecine entrer d'une manière définitive dans la voie expérimentale.

Par ses célèbres recherches sur la vie et la mort, Bichat a eu la gloire de placer la France à la tête du mouvement moderne et d'être le précurseur de notre grande école physiologique, dont les plus illustres représentants sont Magendie et Claude Bernard.

Nul plus que ce dernier n'a contribué, par son cours du Collège de France, à fonder la médecine expérimentale et à en formuler les principes. Avec lui, nous arrivons à l'époque actuelle et nous pouvons chercher à nous rendre compte du rôle que la nouvelle méthode est appelée à jouer en thérapeutique.

La réforme moderne de nos connaissances ne pouvait débuter par l'étude de phénomènes aussi complexes que ceux qui ressortissent à la pathologie. De même l'étude des actions médicamenteuses devait avoir pour base la connaissance de faits plus simples.

La méthode expérimentale devait donc s'occuper d'abord des phénomènes de la vie normale, de la physiologie.

A cet égard, les progrès à réaliser étaient étroitement subordonnés à l'état de la science anatomique. Il fallait, en effet, connaître préalablement le terrain dans lequel s'accomplissent les actes dont on voulait découvrir les lois.

L'anatomie générale de Bichat était déjà une remarquable révélation ; elle entraînait de nombreuses conséquences physiologiques ; mais il était indispensable de pénétrer plus avant dans les profondeurs de l'organisation des êtres vivants et d'acquérir la notion des éléments constituants des tissus. La découverte toute moderne, toute contemporaine de la cellule, marque le commencement de l'ère actuelle en physiologie.

Il faut rendre à l'histologie la justice de proclamer qu'elle nous a mis en possession du terrain de la médecine expérimentale et qu'elle a permis à la thérapeutique de chercher à s'élever jusqu'à la hauteur d'une science proprement dite. C'est à elle qu'appartient la plus belle généralisation qui ait été faite, quant à présent, dans le domaine de la biologie.

Poussant l'analyse anatomique jusqu'à ses dernières limites, elle nous a conduits, en effet, à spécialiser les phénomènes de la vie dans le protoplasma, matière animée la plus simple, présentant les attributs principaux de la vie (nutrition, accroissement, reproduction) sans même revêtir la forme cellulaire, qui doit être considérée déjà comme un organisme complexe.

C'est jusqu'à ce protoplasma qu'il faut poursuivre aujourd'hui la localisation des faits biologiques.

En procédant au déterminisme de ces différents faits, les physiologistes ont été amenés à se servir d'un certain nombre de poisons, dont l'étude a jeté de vives lumières sur les phénomènes physiologiques. Entre leurs mains, ces agents sont devenus des moyens d'analyse d'une délicatesse extrême, grâce à l'énergie avec laquelle

plusieurs d'entre eux (curare, strychnine, ane sthési-
ques, etc.) impressionnent certains éléments de nos
tissus.

En même temps, les faits révélés par ces recherches
étaient appliqués par les physiologistes et par les médecins eux-mêmes à l'explication des actions médicamenteuses, et c'est ainsi qu'a pris naissance la thérapeutique
expérimentale dans les laboratoires de physiologie comme
complément et, en quelque sorte, comme corollaire des
études qu'on y poursuivait.

Il serait intéressant de rechercher les origines de
cette nouvelle science, la thérapeutique expérimentale.
On verrait que, dès le commencement du siècle, bien
avant l'œuvre de Trousseau et de Pidoux, quelques thérapeutistes, parmi lesquels je citerai Barbier et Schwilgué, ont tiré de la physiologie la notion de l'action des
médïcaments.

Mais les traités de Barbier et de Schwilgué ne pouvaient être que l'application à la pharmacologie de la
physiologie encore à peine ébauchée du commencement
du siècle, et ces ouvrages sont plus remarquables par
leurs tendances que par les fruits qu'ils ont portés.

Depuis, tandis que les autres branches de la médecine,
l'anatomie pathologique, la séméiologie, etc., prenaient
un essor considérable, la thérapeutique conservait la
forme empirique pure ou subissait l'influence néfaste de
l'empirisme doctrinal; elle ne participait que de loin au
mouvement moderne et demeurait en quelque sorte vic-
time d'une sorte de défaveur.

Les meilleurs esprits contemporains se sont préoccupés de ce délaissement et en ont cherché les raisons.
Celles-ci sont nombreuses et, bien qu'il y ait pour nous
un intérêt réel à les connaître, je dirai simplement que
la principale consiste dans la complexité extrême de la
thérapeutique. En raison de cette complexité, elle devait

nécessairement entrer la dernière dans la voie scientifique, parce qu'elle suppose connues toutes les autres
branches de la médecine dont elle est, en quelque sorte,
l'application. Il en résulte que l'époque actuelle est une
phase de transition, de tâtonnements, d'enfantement. Toutefois, cette phase se caractérise d'une manière toute
spéciale et très remarquable par l'indifférence que nous
avons acquise en matière de doctrine.

Débarrassés des préjugés anciens, ne reconnaissant
plus l'autorité du maître, nous demandons des faits bien
observés dont l'explication s'appuie sur des preuves incon-
testables, faciles à vérifier.

Vous le voyez, Messieurs, la thérapeutique subit, comme
l'a si bien montré Cl. Bernard, l'évolution commune à
toutes les sciences biologiques ; elle tend à se constituer
à l'état de science en s'appuyant sur l'expérimentation.
Mais ces vues générales sur son évolution ne peuvent
nous suffire, il nous faut maintenant rechercher l'influence
de cette tendance sur la thérapeutique appliquée et
agissante.

Notre enseignement doit comprendre à la fois la matière
médicale et la thérapeutique.

C'est là un champ immense à parcourir et, en général,
on n'a pas fait observer d'une manière suffisamment
nette que sous ces deux titres se trouvaient confondues
plusieurs branches de nos connaissances, parfaitement
distinctes, tant par le but qu'elles se proposent que par
la méthode qui convient à l'étude de chacune d'elles.

Afin de mettre convenablement en saillie ce point
capital, sans entrer dans une discussion toujours ardue
et peu attrayante des définitions, je préfère me transporter
avec vous au lit d'un malade et vous montrer les diverses
questions qui surgissent au moment où vous prenez la
responsabilité de rédiger une prescription.

Vous vous trouvez tout d'abord en présence de la question du diagnostic. Longtemps difficile ou insoluble, cette question n'arrête plus que rarement un médecin instruit.

La séméiologie a atteint un haut degré de perfection, et nous pouvons dire avec un juste sentiment d'orgueil que les Laënnec, les Corvisart, les Bouillaud, les Andral, les Piorry ont placé notre pays à la tête du mouvement clinique du commencement de ce siècle. Ces médecins éminents ont rendu relativement facile la première partie du problème à résoudre. Mais, au point de vue du malade et de son entourage, cette solution n'a qu'un intérêt de second ordre. Rarement le public exigera de vous une grande précision dans le diagnostic et la question qui vous sera posée avec empressement est celle-ci : Que faire ?

Absorbés par l'étude si attrayante du malade au point de vue du diagnostic ; d'autre part, découragés par les découvertes terrifiantes de l'anatomie pathologique qui a été également cultivée d'une manière brillante par la même école clinique, les médecins ont, en général, négligé la thérapeutique.

C'est elle cependant qui doit nous servir de guide dans nos déterminations.

En premier lieu, il nous faut poser les *indications*, c'est-à-dire déduire de la maladie, de sa marche particulière, de la période à laquelle elle est arrivée, de l'état présent du malade, en un mot de toutes les particularités cliniques du cas, le mode de traitement que l'on emploiera.

Vient ensuite le choix des moyens à l'aide desquels on cherchera à atteindre le but.

La *thérapeutique proprement dite*, ou thérapeutique appliquée, est donc la *science des indications et l'art de les remplir*.

La connaissance des indications se rattache en grande partie à la clinique, ainsi que nous aurons plus tard l'occasion de le montrer ; l'art de les remplir, qui est l'objet même de la thérapeutique, suppose la connaissance préalable des moyens utilisables, c'est-à-dire de la *matière médicale*, ou *pharmacologie*.

Voilà donc une première distinction importante à établir, et cependant, bien qu'elle paraisse naturelle, il est notoire que jusqu'à présent on a presque toujours englobé sous le nom de matière médicale toute la thérapeutique.

Les plus récents traités qui ont paru, tant en France qu'à l'étranger, ne sont que des ouvrages de matière médicale. Ils consistent en un ensemble de monographies sur les divers médicaments, lesquels sont étudiés suivant des plans toujours fort discutables, aux points de vue multiples de leur histoire naturelle, de leurs effets physiologiques, de leur emploi thérapeutique, de leur posologie. Que si vous y cherchez l'art de traiter les malades, vous serez surpris de constater qu'aucun d'eux ne se préoccupe de ce but essentiellement pratique.

L'emploi thérapeutique des médicaments y est même si souvent négligé que dans un de ces récents livres, écrit cependant pour les jeunes médecins (l'ouvrage de Buchheim), on ne trouve guère qu'une quinzaine de lignes sur les usages d'un des médicaments les plus merveilleux, l'iodure de potassium.

En acceptant comme synonymes les termes de matière médicale et de pharmacologie, usage qui a prévalu en France après avoir été consacré par Trousseau et Pidoux, il est indispensable de faire observer que la pharmacologie comprend, comme la pathologie elle-même, plusieurs branches distinctes.

De là, sans doute, les difficultés qui ont surgi toutes les fois que les thérapeutistes ont fait de vains efforts pour établir une classification pharmacologique des médicaments.

En premier lieu, les agents médicamenteux doivent être étudiés dans leurs caractères organoleptiques.

Tel est l'objet de la *matière médicale proprement dite*. C'est une branche scientifique artificiellement délimitée, qui tour à tour emprunte ses connaissances à l'histoire naturelle, à la physique, à la chimie, et qui ne réunit une série d'agents, dont le nombre indéterminé peut augmenter ou diminuer chaque jour, que parce qu'ils sont utilisés par les médecins dans le but de traiter des malades.

Encore encombrée de médicaments dont l'utilité est fort douteuse, la matière médicale tend chaque jour à se simplifier; mais, en même temps, elle s'enrichit par l'acquisition de substances nouvelles d'une valeur considérable, dont nous sommes surtout redevables aux progrès incessants de la chimie. A cet égard, elle est appelée à rendre encore d'immenses services dont l'étendue ne peut être prévue.

Mais le médecin ne s'occupe pas seulement des médicaments considérés en soi, il doit s'enquérir encore de l'action de ces substances sur l'organisme. L'étude de cette action forme une branche particulière, tant par son but que par sa méthode.

On peut donner à cette partie de la pharmacologie le nom de *pharmacodynamique*, bien que ce terme ait l'inconvénient de paraître consacrer l'idée doctrinale de l'action dynamique des médicaments.

De plus, l'étude de l'action des médicaments comprend deux parties distinctes : 1° l'action physiologique des médicaments ou *pharmacodynamique proprement dite;* 2° l'action des médicaments sur les malades, branche particulière qui pourrait être désignée sous le nom de *pharmacothérapie*.

Depuis longtemps les médecins ont compris la nécessité d'étudier l'action des médicaments sur l'homme sain, c'est-à-dire dans des conditions normales et, dans tous les traités de matière médicale, on trouve la description des effets physiologiques d'un grand nombre d'agents. Il y a même eu, au commencement du siècle, une grande émulation dans ce genre de recherches et il en est résulté des accidents fâcheux. Beaucoup de médicaments ne peuvent, en effet, s'étudier ainsi sans danger. De plus, ces expériences n'ont qu'une portée restreinte, car si elles permettent de constater certains effets et de fixer les doses actives, elles ne servent que bien rarement à éclairer le mécanisme de l'action médicamenteuse. Elles déterminent des phénomènes dont elles ne peuvent fournir l'explication et relèvent, par conséquent, d'une manière indiscutable, de la méthode empirique.

Pour analyser l'action intime des médicaments, ou mieux, pour établir les lois de cette action, il est nécessaire d'entreprendre des expériences sur les animaux, c'est-à-dire de se rendre maître des conditions dans lesquelles l'observation est faite, et de modifier ces conditions suivant les exigences de l'analyse physiologique. En un mot, il faut appliquer à cette étude les procédés de la physiologie. La pharmacodynamique est donc une science expérimentale : c'est, en réalité, une partie de la physiologie.

Mais, supposons qu'à l'aide de l'expérimentation on soit parvenu à connaître les effets dits physiologiques des médicaments, ainsi que les lois qui président à la production de ces effets, on sera fort éloigné du but que se propose le thérapeutiste.

Il s'agit pour lui, avant tout, de savoir quelles sont les modifications que produisent les remèdes sur l'homme malade. Or, les notions de cet ordre qui constituent la pharmacothérapie sont acquises au lit du malade. C'est assez dire que nous subissons alors étroitement les conditions dans lesquelles nous recueillons nos observations. La vie du malade nous est sacrée; nous ne devons agir que dans un but éminemment utile.

Nous faisons donc ici encore de l'empirisme, et toute une partie de nos études, que l'on considère à bon droit comme la plus importante, relève et relèvera probablement toujours de cette méthode. Mais il ne faut pas donner au terme empirisme le sens étroit qu'on lui accorde souvent. Malgré les remarquables développements que Claude Bernard a consacrés à la thérapeutique expérimentale, on se fait encore une idée fort imparfaite du domaine de cette science. On l'oppose souvent à la pratique médicale en cherchant à établir une sorte d'antagonisme entre l'empirisme et l'expérimentation. C'est là une erreur qui pourrait être préjudiciable à l'avancement de la thérapeutique.

Au-dessus de l'observation superficielle et grossière des faits, au-dessus de l'empirisme routinier et aveugle, il existe une observation scientifique à laquelle nous devons l'art tout moderne du diagnostic des états morbides et un empirisme scientifique qui commence à peine à être mis en pratique dans notre école.

Observation et empirisme sont des procédés essentiellement perfectibles, et nous sommes bien éloignés encore d'en avoir tiré tout le parti désirable.

L'empirisme des grands praticiens dont nous parlions tout à l'heure n'est qu'un procédé sommaire, à peine scientifique; ses perfectionnements peuvent nous faire espérer des conquêtes aussi importantes peut-être que celles qui seront acquises par l'expérimentation.

L'observation clinique faite à l'aide des procédés précis que les sciences physico-chimiques mettent chaque jour en plus grand nombre à notre disposition, alors même qu'elle s'exerce dans des conditions imposées, pourra, en devenant de plus en plus rigoureuse, jeter de vives clartés sur un grand nombre de phénomènes que l'expérimentation n'élucidera peut-être jamais, la maladie réalisant des expériences toutes faites, bien souvent inimitables.

Les études pharmacothérapiques sont d'une importance capitale, et, bien qu'elles soient cultivées à l'aide de méthodes simples, elles présentent des difficultés énormes sur lesquelles ni les empiriques doctrinaires, ni les physiologistes n'ont appelé l'attention.

La détermination de l'action thérapeutique d'un médicament exige, en effet, qu'on connaisse au préalable la marche de la maladie, mais non pas seulement la marche de la maladie considérée en tant qu'espèce nosologique, mais encore la marche souvent aléatoire que cette maladie présentera dans le cas particulier qui suscite notre intervention.

Voilà qui est déjà d'une difficulté parfois insurmontable. Ajoutez que, de plus, il sera souvent nécessaire, dans l'intérêt du malade, de changer de médication dans le cours d'un traitement. Comment attribuer alors à chacun des agents employés la part d'action qui lui revient?

Ces difficultés expliquent les erreurs fréquentes des praticiens sur la valeur de certains médicaments, ces engouements temporaires qui font de certaines médications de véritables questions de mode.

En réalité, la pharmacothérapie n'a pas encore été étudiée comme elle le mérite, et il est urgent de se préoccuper des procédés qui lui sont applicables, de recueillir avec soin tous les renseignements qu'elle peut fournir.

Ce sera une des parties les plus importantes de nos études.

Elle nous conduira à apprécier d'une manière précise

la valeur de chaque médicament dans un cas donné, et ce résultat sera considérable. Mais, arrivée à son plus haut degré de perfection, la pharmacothérapie ne nous livrera pas le secret du mode d'action des médicaments.

C'est à la pharmacodynamique proprement dite, ou thérapeutique expérimentale, qu'appartient la recherche de ce mécanisme.

Pour Claude Bernard, cette partie de la science comprend la série des lois sur lesquelles devra se fonder la pratique médicale ; elle sera la base scientifique de nos déterminations.

Lorsque nous remplissons une indication, nous nous appuyons sur la tradition médicale ou sur notre expérience propre, c'est-à-dire sur les faits recueillis par les cliniciens qui nous inspirent le plus de confiance ou bien sur ceux que nous avons eu l'occasion d'observer nous-même. Notre détermination, raisonnée ou non, est en quelque sorte sous la dépendance de notre éducation médicale tout entière, souvent elle revêt un caractère personnel qui échappe à l'analyse, et c'est à ce point de vue qu'on a pu dire avec raison que la médecine pratique est un véritable art.

La thérapeutique expérimentale s'élève aujourd'hui contre cette manière de procéder.

En fournissant au médecin l'explication de l'action des médicaments, elle lui demande de s'appuyer sur elle pour trouver les moyens rationnels de remplir les indications.

Dans quelle mesure ces prétentions sont-elles, pour le moment du moins, applicables à la pratique ? Pouvons-nous arriver par l'expérimentation au déterminisme de l'action médicamenteuse, de façon à faire de la thérapeutique une science rationnelle complètement constituée ?

Telle est la question fondamentale que soulève la tendance scientifique actuelle et que les développements dans lesquels je suis entré précédemment sur l'évolution de notre science me permettent maintenant d'aborder.

D'une part, la pharmacodynamique nous fait acquérir expérimentalement la connaissance du mode d'action des agents médicamenteux sur l'organisme sain.

D'autre part, la pharmacothérapie nous indique empiriquement, mais non moins sûrement, la valeur thérapeutique de ces agents. Quel rapport devons-nous établir entre ces notions ?

Ces deux branches que nous venons de distinguer sont-elles destinées à se développer parallèlement ? La connaissance des faits expérimentaux qui concernent l'organisme sain est-elle sans rapport avec les notions que nous fournit la pharmacothérapie ou bien, au contraire, l'expérimentation peut-elle servir à comprendre et à expliquer les effets thérapeutiques ? En d'autres termes, la thérapeutique est-elle condamnée à cotoyer la science sans y pénétrer, et la complexité des conditions dans lesquelles nous agissons nous obligera-t-elle à rester empiriques ou doctrinaires ?

Sur ce point important, grâce au progrès de la physiologie moderne, la lumière nous paraît faite. Pour vous faire partager nos convictions, il faudrait reprendre devant vous la question des rapports entre la physiologie et la pathologie, et suivre sur ce terrain notre illustre Claude Bernard.

Je me bornerai à vous rappeler quelques propositions générales qui me paraissent aujourd'hui indiscutables.

Quelque distance qui sépare l'état morbide de l'état normal, la maladie est une manière particulière d'exister, et les lois qui président aux phénomènes de l'état sain sont les mêmes que celles qui régissent l'état morbide.

Les phénomènes dont s'occupe la physiologie, comme ceux qui sont l'objet de la pathologie, sont soumis à des lois communes, d'où résulte que l'action thérapeutique d'un médicament est régie par les mêmes lois que son action dite physiologique. C'est donc, en dernière analyse, à la physiologie, c'est-à dire à la science expérimentale, qu'il faut demander l'explication des actions médicamenteuses.

Les différences que nous constatons entre les effets des médicaments sur l'homme sain et sur l'homme malade tiennent uniquement à la diversité des conditions d'action de ces substances, c'est-à-dire à la distance qui sépare le déterminisme physiologique du déterminisme morbide.

La pharmacodynamique et la pharmacothérapie sont donc comme deux branches issues d'un même tronc. Elles forment à elles deux une seule et même science. Toutefois la division que nous avons établie n'en a pas moins une importance capitale. Elle répond surtout aux deux points de vue distincts auxquels la médecine doit être envisagée, la pratique et la théorie.

Lorsque de la première on veut s'élever à la seconde, en appliquant les principes généraux que nous venons de rappeler, on ne saurait agir avec trop de prudence et de lenteur.

Pour procéder à coup sûr, il faudrait pouvoir reproduire, par l'expérimentation sur les animaux, les conditions si multiples, si complexes, dans lesquelles la maladie place les êtres vivants, et faire l'étude des médicaments dans chacune de ces conditions.

La pathologie expérimentale a exprimé la prétention de réaliser un tel plan, mais elle n'a pu y parvenir que dans une limite extrêmement restreinte. Il est même à prévoir qu'elle ne pourra jamais réaliser chez les animaux les types spécifiques et personnels de la pathologie humaine. Les problèmes soulevés par cette dernière ne pourront être résolus, pour la plupart, que d'une manière indirecte, détournée, et la pharmacothérapie ne sera jamais absorbée en entier par la thérapeutique expérimentale ; elle restera toujours l'objet de nos principales études et la base la plus solide de notre pratique.

Toutefois, si la thérapeutique expérimentale est essentiellement théorique, s'ensuit-il qu'elle n'ait aucun intérêt pour le praticien ?

Un assez grand nombre de médecins considèrent toute théorie comme absolument inutile, sinon nuisible, en thérapeutique.

Volontiers ils adoptent l'adage que Trousseau a placé en tête de son œuvre : « Que m'importe comment un médicament guérit, pourvu qu'il guérisse. » et ils dédaignent les explications fournies par une science encore dans l'enfance. Certes, ces praticiens sont plus dans la vérité que ceux qui, au nom d'une physiologie mal comprise et mal appliquée, donnent de leurs pratiques empiriques une théorie prématurée, pour ne pas dire fantaisiste. Mais il n'est pas difficile de démontrer que la thérapeutique expérimentale est destinée à rendre de grands services.

On a fait remarquer avec raison que toutes les découvertes de la thérapeutique ont été dues au hasard. Le sulfate de quinine, le mercure, l'iodure de potassium et tant d'autres agents de premier ordre sont des conquêtes de l'empirisme ; quelles sont, demande-t-on, celles de l'expérimentation ? Oui, certes, nous nous inclinons devant les bienfaits de l'empirisme et nous proclamons bien haut qu'il est réservé encore à cet empirisme d'importantes trouvailles ; mais en supposant même que la thérapeutique expérimentale, agissant loin du malade et dans un milieu qui ne convient guère aux découvertes pratiques, ne puisse servir qu'à éclairer l'action physiologique des médicaments, il est impossible de ne pas reconnaître tout le parti que la pratique peut retirer de cette étude. N'est-ce rien que de rationaliser l'emploi d'une substance médicamenteuse et de remplacer le doute et la controverse par des données scientifiques ?

Avant de demander compte de ses services à l'expérimentation, n'est-il pas utile de faire observer que l'empirisme a régné pendant plusieurs siècles sans partage ; que ce procédé est le seul sur lequel s'est appuyée la tradition médicale, tandis que la thérapeutique expérimentale est à peine sortie du laboratoire des physiologistes, à tel point que dans une Faculté aussi éclairée que celle de Paris, nous sommes restés jusqu'à présent privés d'un laboratoire de thérapeutique expérimentale ? Il serait injuste de demander à une science en voie de formation une grande somme de résultats définitifs et d'escompter son avenir avant même qu'elle ait affirmé son existence.

Reconnaissons donc que, si jusqu'à présent la pratique a devancé la science, si elle attend encore d'elle l'explication de la plupart des faits qu'elle a acquis empiriquement, la théorie pourra à son tour exercer une influence favorable sur la pratique. Soyons convaincus que les générations à venir demanderont de plus en plus à la physiologie la raison de leur intervention et qu'elles chercheront à s'inspirer des connaissances scientifiques dont la dissémination s'accentue de jour en jour.

Ces considérations sur les diverses branches de la matière médicale et de la thérapeutique, ainsi que sur les rapports réciproques de la théorie et de la pratique, vont nous permettre de délimiter exactement le champ de nos études.

Résumons tout d'abord les divisions que nous avons admises.

Envisagée dans son ensemble,, la *thérapeutique* est la science des *indications* et l'*art de les remplir*. Comme art, c'est-à-dire au point de vue exclusif de l'application, elle est le complément des études cliniques et doit s'enseigner au lit des malades.

Elle suppose acquises un certain nombre de connaissances préalables :

1° La connaissance des moyens d'action, qui est l'objet de la *matière médicale.*

Cette branche de vos études ressortit à divers autres enseignements et particulièrement à celui de notre éminent collègue M. Regnauld;

2° L'étude de l'action des agents médicamenteux ou *pharmacodynamique*, comprenant : 1° le mécanisme de l'action de ces agents, ou *pharmacodynamique* proprement dite; 2° l'action sur les malades ou *pharmacothérapie.*

Notre enseignement aura pour objet principal la pharmacodynamique; il comprendra à la fois des faits révélés par l'observation des malades (pharmacothérapie) et des faits expérimentaux.

Pour entreprendre l'étude de la pharmacothérapie, il serait à désirer que le professeur de thérapeutique eût à sa disposition un service hospitalier spécialement organisé à cet effet.

On sait avec quelle rigueur doit être pratiqué l'examen des malades lorsqu'on veut se rendre compte des effets médicamenteux, et nous aurons souvent l'occasion d'insister sur ce point.

Les conditions dans lesquelles se trouve placé un médecin d'hôpital, dans un service ordinaire, ne répondent en aucune manière aux exigences de semblables recherches. Les moyens de contrôle, l'outillage scientifique font défaut, le personnel du service est insuffisant.

Il faudrait, pour cultiver à l'hôpital la pharmacothérapie, être sûr de la manière dont sont préparés et dosés les médicaments, et prendre les dispositions nécessaires pour que l'administration de ces substances fût faite exactement et aux heures prescrites. Les observations des malades devraient être toutes prises d'une manière scientifique, avec la préoccupation d'y mettre en évidence les modifications produites sur la marche des phénomènes morbides par l'intervention des agents médicamenteux. Pour chaque malade, il serait indispensable de noter les modifications du pouls, de la température, des sécrétions; de pratiquer l'examen des urines, du sang et, au besoin, d'autres liquides pathologiques; de se livrer, en un mot, à des recherches souvent pénibles et compliquées.

Un travail de ce genre, sans lequel on est condamné à se contenter d'appréciations vagues et superficielles, exigerait un établissement scientifique convenablement aménagé et doté, ainsi qu'un nombre suffisant d'aides actifs et compétents.

Dans un service de clinique ordinaire, l'étude des agents thérapeutiques ne peut être qu'une des préoccupations du professeur. L'organisation dont nous parlons répondrait à d'autres besoins et le professeur de thérapeutique, faisant son cours entre la salle des malades et son laboratoire de recherches, pourrait donner à son enseignement le caractère à la fois pratique et scientifique qui lui convient. C'est ainsi d'ailleurs que l'enseignement de la thérapeutique est compris dans certaines universités étrangères dont, il faut l'espérer, nous ne tarderons pas à suivre l'exemple. En attendant, j'ai fait quelques efforts pour organiser mon service d'hôpital en vue de l'étude pharmacothérapique des médicaments et l'administration de l'Assistance publique a bien voulu faire en ma faveur les frais d'un petit laboratoire.

C'est avec plaisir que je saisis cette occasion de lui en témoigner ma reconnaissance. Malgré son insuffisance, cette modeste installation pourra nous faciliter notre tâche.

Mais les observations recueillies à l'hôpital ne nous renseignent que sur la pharmacothérapie; il reste encore à ténir compte de la pharmacodynamique proprement dite, dont la culture réclame l'intervention d'expériences pratiquées sur les animaux.

Nos prédécesseurs, M. G. Sée d'abord, puis le regretté Gubler, ont déjà donné à l'enseignement de la thérapeutique un caractère scientifique en se faisant les champions du mouvement moderne et en prenant pour base de leurs théories pharmacodynamiques les découvertes récentes de la physiologie.

Ils ont ainsi préparé la voie dans laquelle nous devons nous engager pour aborder la partie théorique de nos études.

Aussi notre premier soin a-t-il été de demander à l'administration centrale la création d'un laboratoire de thérapeutique. Grâce à l'intervention active de notre illustre maître et doyen, M. Vulpian, ce laboratoire est presque complètement organisé, et je suis heureux, en inaugurant mon enseignement, de vous annoncer cette importante innovation.

Iʳᵉ LEÇON

Messieurs,

Lorsqu'au début du cours de l'année dernière j'esquissai devant vous l'histoire de la thérapeutique, je vous fis voir par quelle évolution naturelle elle en est venue, comme du reste toutes les sciences biologiques, à demander à la méthode expérimentale les données précises que l'empirisme, son premier guide, ne pouvait lui fournir.

Aujourd'hui, en inaugurant ces leçons consacrées à la thérapeutique expérimentale, je crois indispensable de vous indiquer succinctement les rapports qui existent entre cette branche de notre science et la méthode expérimentale, et d'en délimiter exactement le domaine.

Si le médecin, qui circonscrit son champ d'observation à la clinique, se bornait à étudier les phénomènes par lesquels se révèlent les maladies, à suivre l'évolution des processus morbides, sans en déranger le cours par aucune intervention active, il ferait de l'*observation* pure. Or, telle n'est pas habituellement la ligne de conduite des cliniciens, à l'exception des homœopathes vrais. Le plus souvent au contraire, ils ne se cantonnent pas dans une stricte expectation, mais, par l'intervention thérapeutique, ils suscitent des conditions nouvelles et modifient dans une mesure plus ou moins large la marche naturelle des processus pathologiques. Dès lors, ils font en quelque sorte une *expérience* ; mais de là à faire de l'*expérimentation*, il y a encore loin.

En effet le clinicien, après avoir administré un médicament, se borne à noter avec toute la précision possible les phénomènes qui se produisent sous l'influence à la fois des conditions créées par la maladie et des conditions nouvelles imputables à cette substance active. L'observation est devenue plus complexe et la difficulté est grande de faire, dans la succession des manifestations qui se déroulent sous nos yeux, la part de la maladie et celle du médicament.

Tout autre est le procédé de l'expérimentateur.

Quelle que soit la complexité des faits qu'il étudie, il reste maître des conditions de son observation ; il les modifie à sa guise, et, mettant en œuvre toutes les ressources de l'analyse, il arrive à assigner à chacune d'elles son véritable rôle. C'est ainsi que l'expérimentation nous conduit, comme l'a dit Cl. Bernard[1], à la *loi des phénomènes*.

Médecin et physiologiste sont l'un et l'autre des observateurs ; mais, tandis que le premier observe par le procédé de la méthode empirique, c'est à la méthode expérimentale que le second s'adresse. L'empirisme pur se borne à établir des rapports entre les divers phénomènes constatés. L'empirisme systématique a de plus hautes visées ; il cherche à expliquer la genèse, la filiation des manifestations morbides, à formuler des lois ; mais ce n'est qu'à la faveur d'idées préconçues qu'il peut édifier une doctrine. Aussi, les explications qu'il invoque

[1] I, p. 397 et suiv.

restent-elles dénuées de toute démonstration scientifique. C'est à la méthode expérimentale qu'il faut faire appel quand, reconnaissant le néant des systèmes forgés *à priori*, le médecin cherche une solution définitive des problèmes de thérapeutique qui se posent devant lui.

La thérapeutique expérimentale est donc en quelque sorte la partie théorique ou explicative de notre science. Comme c'est à cette méthode que nous aurons à demander la justification des hypothèses qui se présenteront à nous dans le cours de ces études, il importe d'examiner, au moins sommairement, jusqu'à quel point, dans l'état actuel de la science, nos connaissances en thérapeutique sont susceptibles d'une interprétation scientifique.

La méthode expérimentale, appliquée à la thérapeutique, a déjà son histoire, bien que les premiers essais dans cette direction ne datent que du commencement de ce siècle. Entrevue par Bichat, qu'une mort prématurée empêcha de réaliser son vaste programme, elle entra dans le domaine des faits avec Magendie qui fut le fondateur de la pharmacologie expérimentale, et qui imprima par une série de remarquables travaux un rapide essor à cette branche de la science.

Pour vous donner une idée précise de la méthode de cet éminent physiologiste, je vous rappellerai ses recherches sur l'action de certains poisons. Prenons comme exemple son mémoire, fait en collaboration avec Delille (1809), sur l'upas tieuté [1].

L'upas tieuté est, vous le savez, un extrait végétal provenant d'une ou de plusieurs plantes appartenant au genre strychnos, dont le principe actif est la strychnine, et qui sert aux naturels de Bornéo et de Java à empoisonner leurs flèches.

[1] II.

Magendie inocula dans la cuisse d'un chien la matière desséchée à la surface d'une flèche de bois, et au préalable se rendit un compte exact de tous les phénomènes présentés par l'animal intoxiqué.

Celui-ci semble d'abord éprouver un grand malaise, puis il se produit une contraction convulsive des muscles du corps, suivie d'un tétanos complet avec immobilité du thorax, cessation de la respiration et tous les signes de l'asphyxie. Ces phénomènes disparaissent au bout de quelques instants; bientôt une nouvelle attaque a lieu qui présente les mêmes caractères, et des crises semblables se succèdent, alternant ainsi avec des périodes de répit.

Au moment de l'accalmie, il suffit d'un léger attouchement pour susciter de violentes convulsions. Enfin survient une dernière attaque, dans le cours de laquelle succombe l'animal. Vous pouvez constater ici sur cette grenouille empoisonnée par la strychnine les phénomènes tétaniques.

A l'autopsie de son chien, Magendie trouva toutes les lésions qui appartiennent à l'asphyxie, notamment la réplétion par du sang noir du système veineux et artériel.

Il répéta ces expériences sur des animaux appartenant à des espèces différentes, un cheval, dix chiens, trois lapins. Il obtint, chez tous, les mêmes effets; toujours il put constater que les sens et l'intelligence restent indemnes jusqu'à la période ultime.

Ces faits observés, il fallait les interpréter, c'est-à-dire déterminer le mode d'action de la substance toxique. Magendie voulut d'abord connaître les voies d'absorption du poison. En l'introduisant successivement dans les grandes séreuses, plèvre, péritoine, puis à la surface de la muqueuse intestinale, il constata, d'après la rapidité de production des phénomènes toxiques, que l'absorption se fait beaucoup plus vite par les séreuses que par les muqueuses. L'introduction de la substance toxique dans l'estomac ne donne lieu que tardivement aux accidents convulsifs, bien que, comme Magendie eut soin de s'en assurer, le mélange avec les aliments n'en modifiât en aucune façon les propriétés physiologiques.

Ayant ainsi déterminé le pouvoir absorbant des séreuses et des muqueuses, Magendie fut naturellement conduit à chercher par quelle voie le poison arrive aux organes sur lesquels s'exerce son action. *A priori*, on pouvait supposer que la substance toxique leur est portée par les vaisseaux, hypothèse dont l'expérimentation démontra l'exactitude. Plus en effet le vaisseau dans lequel on injecte le poison est voisin des centres, plus l'empoisonnement est rapide. Chez le chien, l'injection de l'upas dans la veine jugulaire est suivie presque immédiatement (après une à deux minutes) de secousses convulsives, tandis que l'injection par le bout périphérique de la fémorale ne donne lieu à des accidents qu'après sept minutes environ.

D'autre part, que l'on injecte le poison dans l'artère carotide, il se produit une rapide obnubilation des sens, analogue à celle que produit sur le cerveau toute substance irritante.

Ces recherches permettaient à Magendie d'affirmer que c'est à travers l'appareil circulatoire que chemine le poison. Mais était-ce bien sur la moelle que s'exerçait son action ? Pour vérifier cette hypothèse, rendue vraisemblable par les manifestations tétaniques d'une part, l'intégrité des sens et de l'intelligence, ce qui semblait exclure l'idée d'une influence cérébrale, d'autre part, Magendie institua sur des chiens une série d'expériences que nous allons reproduire sous vos yeux sur des grenouilles. Il fît, au moment d'une violente contraction, une section de la moelle entre l'occiput et la première vertèbre cervicale : le tétanos persista plusieurs secondes après la section. De même les convulsions se produisirent après l'injection de la substance toxique, alors même que la moelle avait au préalable été sectionnée.

D'un autre côté, on ne constate aucune contraction quand on injecte le poison après avoir détruit la moelle, et si la destruction de la moelle est effectuée après que l'upas est absorbé, les secousses convulsives cessent progressivement. Enfin, lorsqu'on injecte le poison dans le canal médullaire, le tétanos se produit immédiatement et les contractions apparaissent d'abord dans les muscles correspondants aux points primitivement touchés par l'upas.

C'est donc par l'appareil circulatoire qu'est charrié le poison ; c'est par la moelle que s'exerce son action.

Il faut voir, dans ces expériences célèbres de Magendie, non seulement les premières recherches précises sur le mode d'action des médicaments, mais encore les premiers essais de localisation des effets toxiques dans l'économie ; il y a là le germe de cette idée, si féconde en thérapeutique, de *l'électivité médicamenteuse*.

Magendie, malgré l'imperfection des procédés qu'il employait, était déjà arrivé à des résultats considérables; avec ses successeurs, et en particulier son illustre élève, Cl. Bernard, l'analyse physiologique est poussée aussi loin que possible et la méthode expérimentale s'engage dans une voie de plus en plus féconde.

Pour vous permettre de suivre plus facilement cette nouvelle étape de la méthode expérimentale, je choisirai comme exemple, entre tous les travaux qui ont immortalisé le nom de Bernard, l'un d'eux relatif à une autre substance toxique, le curare.

C'est encore un principe végétal que certaines populations sauvages, celles de l'Amérique équatoriale, emploient pour empoisonner leurs flèches; quoiqu'il soit emprunté comme l'upas tieuté au genre des strychnos, l'action en est toute différente. L'animal blessé à la chasse par une de ces flèches ne paraît d'abord éprouver aucun malaise, continue à courir; mais bientôt ses mouvements deviennent incertains, il s'affaisse, puis la paralysie s'étend aux muscles respiratoires; la respiration s'affaiblit et s'arrête progressivement; enfin l'animal meurt comme asphyxié, sans présenter aucun phénomène convulsif. Mais, fait capital, pendant que tous les muscles striés sont atteints dans leur fonctionnement, le cœur continue à battre; ainsi sur cette grenouille curarisée, en état de flaccidité absolue, vous pouvez encore suivre l'impulsion cardiaque.

Cette application nouvelle de l'électivité toxique avait déjà été constatée en 1812 par Watterton, qui, voyant la mort survenir par paralysie des muscles de l'appareil respiratoire, avait pu sauver un âne curarisé en lui pratiquant la respiration artificielle.

Il était réservé à Cl. Bernard[1], par des recherches restées classiques entre toutes, de nous faire connaître le mode d'action du curare et de déterminer quel est le système, quel est l'élément même de ce système anatomique, sur lequel elle s'exerce. *A priori*, l'abolition des mouvements volontaires et des mouvements réflexes pouvait être attribuée à l'intoxication soit des muscles, soit des centres nerveux, soit des nerfs moteurs.

Or, le curare n'agit pas sur le système musculaire; car en excitant les muscles à l'aide d'un courant électrique, même à travers la peau, comme je le fais avec cette pince de Pulvermacher, on produit sur cette grenouille curarisée une contraction musculaire; on peut obtenir un résultat identique en opérant de la même manière sur un animal décapité.

C'est donc sur le système nerveux que porte l'action du curare, mais est-ce sur les centres ou sur les par-

[1] III, p. 239 et suiv.

ties périphériques? Tel est le problème que Bernard parvint à élucider par des recherches très ingénieuses que je vais reproduire sous vos yeux. Il met un sciatique à nu, isole les vaisseaux et jette une ligature sur les troncs vasculaires, de sorte que le sciatique seul établit une communication entre les centres nerveux et la partie du corps ainsi réservée. Cela fait, il curarise l'animal; toutes les parties du corps présentent bientôt les manifestations du curarisme, sauf le segment postérieur réservé dont les nerfs conservent leur excitabilité électrique, et où les mouvements réflexes sont intacts. Ce n'est donc pas sur les centres nerveux qu'a porté l'intoxication. Cette expérience autorise, de plus, à affirmer que le curare ne détruit ni l'excitabilité, ni la conductibilité des fibres nerveuses dans le tronc des nerfs. La même proposition est encore établie par l'expérience suivante : Bernard détache les muscles de la cuisse avec le nerf sciatique qu'il fait seul tremper dans une solution de curare placée dans un verre de montre. L'application d'un courant galvanique à la surface du tronc nerveux baignant dans le curare, éveille, comme à l'état normal, des secousses musculaires ; au contraire qu'on plonge le muscle seul dans la solution toxique, l'excitation galvanique, portée sur le nerf maintenu en dehors du verre de montre, ne donne lieu à aucune contraction. Partant ce n'est pas sur le tronc nerveux, mais sur les extrémités intramusculaires du nerf moteur, au point où il vient en contact avec la fibre musculaire, que se concentre l'action paralysante du curare.

Ce n'est pas le lieu de discuter ces conclusions et de montrer les difficultés de ce sujet, difficultés qui résultent surtout de ce fait qu'après la disparition des mouvements volontaires et réflexes, les nerfs moteurs répondent encore aux excitations expérimentales, même lorsqu'on excite les racines antérieures ou, comme l'ont établi les expériences de M. Vulpian [1], les parties antérieures de la moelle.

Il n'en reste pas moins certain que ces recherches ont fait faire un pas décisif aux localisations des actions toxiques. Sous l'influence du curare, il se produit peu à peu une sorte de rupture entre la fibre nerveuse motrice et le faisceau musculaire correspondant, et nous sommes ainsi conduit à remonter jusqu'à l'élément ou même jusqu'à la substance limitant les éléments anatomiques contigus, lorsque nous cherchons à déterminer le point sur lequel porte l'action d'une substance toxique. Appliquez ces données à la thérapeutique, et vous aurez un exemple saisissant de cette *électivité médicamenteuse* sur laquelle nous aurons à insister dans une autre partie de notre cours.

Les travaux de Cl. Bernard ont donné à la méthode expérimentale ses lettres de naturalisation scientifique ; de toutes parts, à l'étranger, on s'engagea dans la voie qu'il avait ouverte et la création de nombreux laboratoires dans chaque université fut l'indice le plus significatif de la tendance de plus en plus puissante qui portait les esprits vers les recherches expérimentales. La France, il faut bien le dire, n'a suivi ce mouvement que de loin ; et, chez nous, ces études sont restées confinées dans les laboratoires de physiologie. Dans notre École, elles s'y sont introduites, grâce à notre éminent maître et doyen, le professeur Vulpian. Réunissant à l'habileté consommée de l'expérimentateur les connaissances du clinicien, il a pu chercher avec une autorité incontestable à établir les rapports qui existent entre les actions physiologiques et pharmacothérapiques ; et les études qu'il a exposées dans ses cours sur des substances éminemment intéressantes telles que le jaborandi, le curare, la strychnine, etc., restent des modèles à imiter. Ce sont les leçons auxquelles

[1] IV.

nous faisons allusion ici, qui ont introduit et fondé dans notre Faculté l'enseignement de la pharmacologie et de la toxicologie expérimentales.

Aujourd'hui, il est permis de le dire, la pharmacologie a trouvé sa méthode ; c'est l'expérimentation qui nous indique à quelle dose les diverses substances médicamenteuses sont toxiques, qui nous fait connaître leur mode d'absorption, leurs transformations dans l'économie, leurs voies d'élimination ; c'est elle qui nous apprend leur genre d'action sur l'organisme, nous permet de distinguer leurs effets sur les diverses fonctions et sur la nutrition générale ; c'est elle enfin qui nous révèle les désordres anatomiques, les altérations des solides et des liquides qui résultent de leur emploi.

Vous voyez combien la méthode expérimentale peut être féconde ; n'allez pas croire cependant qu'elle seule soit en mesure de nous fournir toutes ces données. Lorsqu'on suit, en effet, à travers les âges, l'évolution de la thérapeutique, on voit qu'un grand nombre de résultats ont d'abord été acquis par l'empirisme pur, avant qu'on ait cherché une interprétation rationnelle des faits observés. Mais aujourd'hui, pour toutes les substances qui conquièrent successivement droit de cité dans la thérapeutique, l'essai clinique est toujours précédé de l'essai toxicologique et pharmacodynamique. Pourrait-on, en effet, arriver par des recherches faites sur l'homme sain à des notions précises sur l'électivité médicamenteuse et sur le mode intime d'action de ces substances ? Serait-il même légitime de poursuivre ces expériences jusqu'à production de phénomènes réellement toxiques, et comment, dès lors, déterminer ailleurs que chez les animaux le degré de toxicité des agents médicamenteux ? Aussi peut-on dire que la pharmacodynamique relève en entier de la méthode expérimentale.

Reste, pour envisager la question sous toutes ses faces, à se demander dans quelle mesure les notions acquises par des recherches faites sur des animaux peuvent être utilisées par la thérapeutique, dans quelle mesure l'expérimentation peut imiter les conditions toutes spéciales créées par la maladie ?

La différence doit être grande, vous le comprenez sans qu'il soit besoin d'insister sur ce point, entre les effets obtenus sur le chien, sur un animal quelconque, bien portant, et ceux que produirait la même substance chez l'homme en état de maladie.

Il y a là, évidemment, une lacune dans la thérapeutique expérimentale ; mais peut-être arriverons-nous un jour à la combler au moins en partie.

Et d'abord, l'expérimentation ne pourrait-elle pas réaliser quelques-unes des conditions créées par la maladie ? Problème tout nouveau, que Cl. Bernard n'a fait qu'entrevoir, et qui n'a pas jusqu'à ce jour attiré suffisamment l'attention. Si la pathologie comparée, mieux armée qu'aujourd'hui, arrivait à déterminer certaines maladies communes à l'espèce humaine et aux animaux, si surtout nous pouvions, à notre guise, reproduire ces maladies chez les animaux, des effets expérimentalement obtenus par telle ou telle substance dans ces conditions, on pourrait tirer des conclusions directement applicables à la thérapeutique humaine.

Bien que la pathologie expérimentale ait fait dans ces derniers temps de remarquables progrès, cette partie de la science est encore relativement peu avancée ; toutefois il est intéressant, à notre point de vue spécial, de dresser le bilan de nos connaissances dans ce domaine.

Tout d'abord, il existe un certain nombre de maladies qui sont communes à l'espèce humaine et aux animaux et qui, reproduites à volonté chez ces derniers, ouvrent à la thérapeutique expérimentale un nouvel horizon de recherches. Le nombre de ces maladies s'est accru dans ces dernières années, grâce surtout aux si remarquables travaux de M. Davaine, de M. Pasteur, de M. Villemin, de Koch, de Klebs, etc., qui sont arrivés à isoler certains principes morbides et à leur faire porter des fruits chez des animaux.

Parmi les maladies communes aux animaux et à l'homme, je vous citerai la *rage*, qui est à cette heure l'objet d'études de pathologie expérimentale fort intéressantes : la *morve*, le *farcin*, puis la *septicémie*, dont l'étude expérimentale est devenue aujourd'hui classique ; enfin le *charbon*, ou sang de rate, qui, comme la septicémie, a déjà permis d'importantes recherches thérapeutiques.

2ᵉ LEÇON

Sommaire : *De la thérapeutique expérimentale.* (Suite.) — Les maladies communes aux animaux et à l'homme permettent d'entreprendre quelques expériences de thérapeutique. — Importance prépondérante des faits tirés de la pathologie comparée relativement à l'hygiène et à la prophylaxie des maladies. — Les maladies propres à l'homme ne peuvent être reproduites expérimentalement chez les animaux. — On ne peut imiter par l'expérimentation que certains processus morbides, et, par suite, la pharmacothérapie expérimentale est limitée à l'étude de quelques médications générales. — *Conclusions.* — *Plan d'étude.*

Messieurs,

Dans la précédente leçon je vous ai montré que la pharmacodynamique relève de la méthode expérimentale ; puis s'est posée devant nous la question de savoir si celle-ci ne peut pas intervenir dans la solution des questions soulevées par la pharmacothérapie et la thérapeutique proprement dite. Nous avons été ainsi amenés à chercher si l'expérimentation n'est pas en mesure de réaliser chez les animaux quelques-unes des conditions créées par la maladie.

Un premier champ d'études expérimentales nous est offert par les affections qui sont communes aux animaux et à l'homme, particulièrement par les maladies contagieuses et inoculables.

A cette liste il convient d'ajouter diverses maladies de l'homme qui trouvent leurs analogues, sinon leurs semblables dans la pathologie animale. Tel est le cas pour le *cow-pox* de la vache, maladie si voisine de notre variole, et qu'il nous est d'autant moins permis d'omettre qu'elle a donné lieu à la plus merveilleuse conquête de la prophylaxie. Je vous citerai encore parmi les maladies susceptibles d'être expérimentalement reproduites chez les animaux, la *tuberculose*, qui, depuis Villemin , a été l'objet de si nombreuses expériences. Si cette vaste enquête contemporaine n'a pas encore fourni de résultats définitifs, si l'expérimentation n'a pas pu jusqu'à ce jour reproduire les diverses formes de la tuberculose humaine et n'a pas encore justifié toutes les espérances que la prophylaxie et la thérapie de cette terrible maladie fondent sur elle, il est toutefois permis de prévoir qu'ici encore la méthode expérimentale est appelée à rendre de signalés services.

Tout récemment on semble être arrivé à isoler l'agent morbide de la *fièvre intermittente* et à reproduire à volonté chez des animaux les divers types paludéens (Klebs, Tommasi-Crudeli). Peut-être nous sera-t-il possible un jour d'étudier sur ces fièvres intermittentes provoquées l'action pharmacothérapique de quelques médicaments, du sulfate de quinine et de l'arsenic par exemple.

Enfin il est certaines *néoplasies*, celles de nature mélanique entre autres, qui, se produisant spontanément chez le cheval, pourraient nous permettre d'étudier expérimentalement diverses actions médicamenteuses.

Malheureusement les efforts, que les vétérinaires ont faits de tout temps pour modifier ces processus pathologiques, sont restés jusqu'à ce jour infructueux, et il faut reconnaître que nous ne sommes ncore en possession d'aucun médicament qui guérisse ou même influence d'une manière sensible ces évolutions morbides, apanage commun de plusieurs espèces animales. Cet insuccès ne saurait vous étonner, si vous vous reportez aux considérations que j'ai longuement développées dans l'autre partie de notre cours. Nous ne pouvons, disais-je, atteindre dans l'organisme la cause de la maladie; notre intervention ne peut avoir pour but que de modifier dans un sens favorable les réactions organiques, et cela en s'appuyant sur les lois physiologiques qui régissent tous les phénomènes vitaux.

Mais si la thérapeutique proprement dite n'est guère encore en mesure d'utiliser ces données nouvelles de pathologie comparée, celles-ci n'en seront pas moins fécondes au point de vue de l'hygiène et de la prophylaxie de ces maladies. Vous connaissez tous en effet les belles recherches de M. Pasteur, de M. Toussaint, sur les inoculations préventives de virus atténués qui semblent mettre les espèces animales à l'abri de certaines épizooties redoutables, comme le vaccin nous préserve presque complètement des dangers de la variole. Ce n'est plus une chimérique espérance que d'entrevoir dans un avenir, peut-être prochain, la découverte d'autres vaccins, qui opposeraient leur action protectrice à ces affections endémiques ou épidémiques qui moissonnent les populations humaines.

D'ailleurs ne peut-on pas rattacher à cet ordre de recherches et à l'influence qu'il a exercée sur les esprits, la réforme des pansements en chirurgie, un des plus beaux progrès de la pratique moderne?

Et à ce propos qu'il me soit permis de signaler en passant une bien regrettable lacune de notre enseignement, à l'étranger du reste aussi bien qu'en France. N'y aurait-il pas intérêt majeur à soumettre dans nos écoles ces grandes questions à une étude expérimentale, et aussi à codifier ces données si utiles, dans un enseignement spécial consacré à l'hygiène et à la prophylaxie expérimentales? Ces découvertes, qui ont été faites en dehors de nous, ne devrions-nous par les poursuivre ici avec nos ressources, trop restreintes, hélas! au point de vue expérimental, et surtout avec les éléments d'investigation, si abondants, que nous fournit la pratique hospitalière?

Les considérations dans lesquelles je viens d'entrer ne portent que sur une partie bien limitée de la pathologie humaine. En effet la plupart des types morbides que nous observons chez l'homme n'ont pas leurs similaires chez les animaux ou du moins les analogies entre les affections parallèles sont trop vagues pour que les résultats de l'expérimentation sur les animaux puissent être rigoureusement appliqués à la thérapeutique humaine.

Ainsi la variole humaine, malgré sa parenté avec le cow-pox et le horse-pox, présente une évolution morbide qui a son cachet tout spécial ; la fièvre typhoïde n'a pu encore être reproduite, et il est même douteux que l'on connaisse les maladies qui lui correspondent chez les animaux. Il en est de même pour les grandes phlegmasies, franches ou spécifiques, comme la pneumonie, le rhumatisme articulaire aigu, l'érysipèle de la face, la diphtérie, etc., etc.

Un nombre considérable de maladies échappe donc aujourd'hui, et échappera peut-être toujours à cette méthode d'expérimentation. Il est légitime d'en conclure que l'étude du traitement proprement dit des malades ne peut se faire que sur l'homme malade et que, comme je vous l'ai dit l'année dernière, la majeure partie de la pharmacothérapie est et restera du domaine de l'observation pure.

Mais s'il faut renoncer à étudier par cette voie le traitement à diriger contre la plupart des maladies, la méthode expérimentale n'en conserve pas moins, même en thérapeutique pure, un assez vaste champ d'action. Car, si nous sommes impuissants à faire naître chez les animaux certaines évolutions pathologiques propres à l'espèce humaine, il nous est facile de produire expérimentalement certains processus morbides qui sont, dans les maladies de l'homme, des éléments communs, et par suite, de soumettre à l'expérimentation une partie des procédés pharmacothérapiques dont nous aurons à nous occuper sous le nom de *médications*.

C'est ainsi que nous arrivons à déterminer le processus

fébrile chez les animaux, et cela par des moyens plus ou moins analogues à ceux qui sont en cause dans les maladies, en leur injectant soit des substances putrides, soit, d'après Klebs, Tommasi-Crudeli, certains germes vivants trouvés dans le sol des localités où règne la fièvre intermittente ; c'est ainsi que l'injection de liquides irritants est suivie de phlegmasies artificielles ; c'est ainsi enfin, que MM. Davaine et Pasteur nous ont appris à cultiver la septicémie, à la reproduire à volonté dans un but expérimental.

Voilà autant d'éléments morbides, déjà assez compliqués, sur lesquels l'expérimentation pourra, dans une certaine mesure, étudier les diverses médications.

Prenons quelques exemples pour vous montrer quels services la thérapeutique est en droit d'attendre de cette méthode d'investigation. Supposons qu'on veuille chercher ce qui se passe chez les fébricitants sous l'influence du sulfate de quinine ; l'expérience, telle que nous la pratiquons en clinique, nous fait connaître les propriétés fébrifuges de ce sel, mais ne nous apprend rien des modifications qu'il imprime à l'organisme, ni des transformations que le médicament subit dans l'économie. Au contraire, chez un animal, lapin, chien, rendu artificiellement fébricitant, on peut étudier à loisir toutes les questions dont la solution est la base d'une thérapeutique rationnelle. L'enquête expérimentale nous montre ce que devient, sous l'influence du médicament, la tension vasculaire, la crase sanguine, la structure anatomique des organes, etc. ; elle détermine son action sur le système nerveux, les nerfs vaso-moteurs, sur les centres producteurs du calorique ; elle nous indique les modifications des gaz du sang, de la fibrine, etc., qui résultent de son administration. Enfin, question non moins importante, elle permet de suivre le sulfate de quinine à travers l'économie, de déterminer son mode, ses voies d'absorption, ses transformations dans l'organisme, enfin le lieu par où il s'élimine ; en un mot, nous lui devons de savoir ce que le médicament fait de l'organisme fébricitant, et ce que celui-ci fait du médicament. En étudiant, par la même méthode, les divers fébrifuges, en comparant leur action pharmacodynamique, on arriverait à préciser les indications auxquelles ils répondent, et aussi les inconvénients ou les dangers de leur emploi.

De même on peut provoquer diverses phlegmasies qui, tout en ne resssemblant pas aux phlegmasies spontanées de l'homme, sont constituées par des lésions anatomiques ou des troubles circulatoires et calorifiques qui représentent les principaux éléments du processus inflammatoire. C'est ainsi qu'en injectant de l'ammoniaque dans les voies respiratoires d'un chien, on détermine la production d'une trachéite pseudo-membraneuse, dont l'exsudat peut être comparé à celui de la diphtérie. Il nous est alors possible, étant connue la marche naturelle de cette phlegmasie provoquée, de rechercher les modifications qu'impriment à ce processus et aux divers phénomènes qui le constituent certaines pratiques thérapeutiques. On pourra peut-être, à l'aide de ces phlegmasies artificielles, arriver à définir, au moins en partie, l'action des révulsifs, des émissions sanguines ou de certains agents médicamenteux auxquels on attribue des propriétés dites antiphlogistiques, comme le tartre stibié et les mercuriaux.

Outre ces processus communs, on peut encore déterminer chez les animaux des *éléments morbides* plus simples, tels que la douleur, et faire des expériences comparatives sur l'efficacité de diverses pratiques thérapeutiques que l'on emploie journellement pour la calmer.

Vous voyez que l'expérimentation peut élucider certaines questions du ressort de la pharmacothérapie, puisqu'ici l'observation porte sur un organe malade, sur un élément morbide.

Mais, tandis que la pharmacodynamique est tout entière tributaire de l'expérimentation, le domaine de la pharmacothérapie expérimentale est bien plus restreint ; et encore les données qu'elle nous fournit ne sauraient-elles être acceptées sans réserves ; car leur application à l'homme présentera toujours de grandes difficultés. C'est à la clinique, à la clinique seule qu'il appartient de juger en dernier ressort. Les maladies seules soumettent à notre analyse certains types morbides avec des modalités éminemment variables, souvent des plus complexes, propres à l'homme, et que ne saurait reproduire artificiellement l'expérimentation.

Mais, en se perfectionnant, l'empirisme ou mieux la méthode empirique est entrée, à notre époque, dans une voie véritablement scientifique qui la rapproche de plus en plus de l'expérimentation et qui peut contribuer à faire découvrir, dans certains cas, la loi des phénomènes morbides, c'est-à-dire, à déterminer, au moins en partie, les conditions dans lesquelles ils se produisent ; aussi la distance entre le médecin et l'expérimentateur est-elle moins grande, en réalité, qu'elle ne le paraît au premier abord. D'autre part, les perfectionnements dans nos moyens d'étude clinique nous permettent souvent d'apercevoir plus nettement les rapports qui existent entre la pharmacodynamique et la pharmacothérapie.

Résumons-nous.

La thérapeutique expérimentale peut intervenir dans la solution de problèmes de deux ordres :

D'un côté, la pharmacodynamique, c'est-à-dire l'étude du mode d'action des médicaments, est essentiellement du ressort de la méthode expérimentale. D'un autre côté certains problèmes de pharmacothérapie, l'étude du mode d'action des médicaments contre les éléments morbides, simples ou complexes, peuvent aussi trouver, au moins en partie, leur solution dans les recherches de laboratoire : domaine de la thérapeutique expérimentale dont il n'est pas possible de tracer d'une manière absolue les limites, si surtout on voulait y comprendre l'hygiène et la prophylaxie expérimentales. N'oublions pas, avant tout, que seule l'alliance de la pratique et de la théorie peut être féconde, et que le thérapeute doit être expérimentateur sans jamais perdre la clinique de vue.

Ce sont ces considérations qui me guideront dans mon enseignement ; pour satisfaire dans ma sphère d'action et dans la mesure de mes forces à ces exigences de la science moderne, pour me rapprocher autant que possible de cet idéal thérapeutique, je me suis décidé à dédoubler mon cours en deux parties distinctes, l'une consacrée à la thérapeutique expérimentale, l'autre à la thérapeutique appliquée, parties qui devront se compléter et se contrôler réciproquement.

Avant de quitter la sphère des généralités, je dois vous indiquer le plan que je compte suivre dans ces leçons ; il n'a guère d'importance d'ailleurs, puisque la thérapeutique expérimentale n'est pas une branche spéciale de la science, mais l'ensemble des notions acquises à l'aide d'une méthode.

Je crois devoir m'écarter de l'ordre généralement suivi jusqu'à ce jour, dans l'enseignement de la pharmacologie expérimentale. D'ordinaire, on étudie successivement l'action de chaque médicament sur l'organisme, en passant en revue toutes les modifications qu'il détermine dans les diverses fontions de l'économie, circulation, respiration, innervation, sécrétions, etc. Cette manière de faire offre de grandes difficultés. Elle nous demande, en effet, un outillage très complexe pour chaque appareil, ou chaque fonction, qui permette de multiplier les expériences et de varier à l'infini les procédés expérimentaux ;

enfin elle exige une éducation physiologique très complète.

Comme je veux avant tout vous intéresser aux procédés d'analyse physiologique, en mettant en œuvre nos ressources malheureusement trop limitées et nos moyens d'étude fort imparfaits encore, je crois préférable de prendre, comme base de cet enseignement, les divisions physiologiques. Vous acquerrez ainsi, ce semble, une notion plus précise de la technique expérimentale spéciale à chaque appareil ou fonction, sans perdre jamais de vue les relations qui existent entre la physiologie, qui vous est familière, et la pharmacodynamique.

Plus tard, dans la seconde partie de notre programme consacrée à la pharmacothérapie, nous aurons à faire l'étude d'un certain nombre de médicaments et de médications, dans leurs rapports avec l'organisme malade ou plutôt avec plusieurs complexus morbides justiciables de l'expérimentation.

3ᵉ LEÇON

Sommaire : *Objet du cours de cette année.* — Modifications du sang sous l'influence de certaines pratiques thérapeutiques et des agents médicamenteux. — *Rôle général du sang* dans l'organisme à l'état normal et pathologique. — Rôle du sang dans les actions thérapeutiques. *Des émissions sanguines.* Coup d'œil historique.

Messieurs,

J'ai terminé, dans ma dernière leçon, l'exposé des considérations générales sur la thérapeutique expérimentale, et je vous ai indiqué l'esprit dans lequel cet enseignement me semble devoir être compris.

Le cours de cette année sera consacré à une question entre toutes pratique, et d'un intérêt pour ainsi dire général : *l'étude des modifications que le sang peut subir sous l'influence, soit des diverses pratiques thérapeutiques, soit des divers agents médicamenteux.* Très vaste est ce programme, car il comprend l'étude expérimentale des émissions sanguines, de la transfusion, des injections médicamenteuses portées dans le torrent circulatoire, des médicaments gazeux, liquides, solides, qui modifient la constitution du sang. Aussi ne pourrai-je peut-être pas l'épuiser en une année et me faudra-t-il me restreindre à l'exposé des deux plus importantes questions qui en dépendent : les *émissions sanguines* et la *transfusion.*

L'expérimentation jouera dans ce cours un rôle prépondérant; les procédés auxquels nous ferons appel étant nécessairement de nature toute spéciale, il sera nécessaire de vous mettre au courant de plusieurs questions de technique expérimentale qui sont à l'ordre du jour de la science contemporaine.

Au préalable, permettez-moi de vous rappeler succinctement les notions actuellement acquises sur le rôle du liquide sanguin à l'état normal ou pathologique.

La vie ne peut se manifester que dans des conditions particulières, d'autant plus précises et plus multiples que l'organisme est plus compliqué.

Les êtres simples, uni-cellulaires, sont placés directement dans le milieu qui leur convient et où ils puisent les matériaux qu'ils doivent utiliser, de même qu'ils rejettent aussi directement au dehors ceux qui leur sont devenus inutiles ou nuisibles.

Ces relations avec le milieu extérieur, qui constituent la condition la plus générale de la vie, cet échange de matières, ne peuvent plus s'effectuer sans intermédiaire chez les êtres d'une organisation plus compliquée. Aussi, à mesure qu'on s'élève dans l'échelle des êtres, dans l'économie se fait un travail de sélection et de différenciation ; il se forme un liquide spécial, préposé à tous ces échanges, en même temps qu'apparaissent des organes destinés à le fabriquer, à lui fournir des éléments nécessaires à la nutrition du corps entier.

En bas de la série animale, ce liquide spécial, qui imprègne les tissus et s'infiltre au sein des éléments anatomiques, ne présente que des mouvements d'oscillation ou de fluctuation, sans véritable circulation, et offre partout la même constitution.

Dans les espèces supérieures, au contraire, le liquide nourricier affecte des caractères anatomiques et chimiques plus complexes, très variables, d'ailleurs, suivant les points du système de canaux à travers lequel il circule : ici blanc, (lymphe, chyle), là rouge (sang proprement dit). C'est à ces deux variétés du liquide nourricier que doit s'appliquer la dénomination, absolument exacte au point de vue physiologique, de *milieu intérieur* (Cl. Bernard).

Arrivé à ce degré de perfection biologique, le sang joue

un double rôle dans l'économie : *liquide nourricier*, il sert d'intermédiaire entre l'organisme et les principes venus du dehors qui doivent subir dans le corps une élaboration avant d'être assimilés ; *liquide excréteur*, il charrie jusqu'à certains organes, chargés de la fonction excrémentitielle, les déchets de la combustion organique, du travail vital dont l'économie doit se débarrasser.

A titre de liquide nourricier, le sang porte partout la vie, et son intégrité qualitative et quantitative est une condition indispensable à l'exercice normal de toutes nos fonctions. Aussi les hémorragies abondantes sont-elles rapidement mortelles ; aussi suffit-il d'ouvrir largement une des grosses artères pour amener presque immédiatement la suspension des principales fonctions : circulation, respiration, innervation. La vie s'en va avec le sang, et cela est tellement vrai que les lésions du système nerveux, qui semblent amener directement la mort, celles du bulbe, du nœud vital, par exemple, n'exercent, en réalité, leur action foudroyante qu'en modifiant brusquement la constitution et la répartition du sang par l'intermédiaire du cœur et des poumons.

Ce rôle vivifiant du liquide sanguin peut être mis en relief par une série d'expériences des plus démonstratives, surtout chez les animaux supérieurs, plus sensibles que les êtres inférieurs à cette condition primordiale d'existence.

C'est ainsi que M. Brown-Séquard[1] a démontré, d'une façon fort élégante, qu'on peut faire disparaître et renaître les phénomènes physiologiques dans un organe, en lui enlevant et en lui rendant successivement une certaine quantité de sang. Ainsi, dans un membre amputé, où la contractilité musculaire a disparu, il suffit d'injecter du sang par l'artère pour que les muscles recouvrent leurs propriétés normales. De même, en liant les artères

[1] V.

qui vont à la tête, M. Brown-Séquard a pu obtenir le contraste curieux d'une tête morte sur un corps plein de vie ; dès qu'on enlève la ligature qui arrête le cours du sang, l'animal revient à lui.

M. Vulpian a fait à ce sujet une expérience des plus probantes, que je vais essayer de reproduire sous vos yeux. Que l'on injecte par le bout central de l'artère crurale de la poudre de lycopode jusque dans l'aorte, de manière à oblitérer complètement les artères médullaires et à produire une anémie subite de la moelle, l'abolition des propriétés physiologiques du centre nerveux rachidien se traduit par une paraplégie immédiate.

Parmi les matériaux nutritifs que le sang apporte aux organes, le plus important, à coup sûr, est l'*oxygène*, car, lorsqu'on cherche à reproduire les expériences de M. Brown-Séquard, que je viens de vous indiquer, avec du sang noir ou chargé d'acide carbonique, l'action vivifiante du sang fait entièrement défaut. L'oxygène, incorporé aux hématies, est l'agent essentiel de la respiration des tissus. Il semble même que sa combinaison avec les globules rouges lui confère un pouvoir oxydant beaucoup plus considérable qu'à l'état normal ; car, pour obtenir dans nos expériences de laboratoire des effets analogues à ceux que nous observons dans l'économie vivante, il faut, avec la même quantité d'oxygène, une température bien supérieure à celle du corps humain. Ce pouvoir si remarquable d'oxydation tient sans doute à un état dynamique tout particulier du gaz (oxygène naissant ? ozone ?) au moment où il se dégage de l'hémoglobine pour activer le travail organique.

L'*acide carbonique* n'a pas les propriétés vivifiantes de l'oxygène ; loin d'être l'agent, il est le produit de la combustion des tissus. Toutefois, la présence de ce gaz est nécessaire au jeu régulier d'une fonction capitale, la respiration. Son action s'exerce sur le centre inspiratoire, situé dans le bulbe, et par suite sur les mouvements rhytmiques qui président à l'hématose pulmonaire.

Le rôle du sang, *comme liquide excréteur*, tout aussi important, nous est moins bien connu, car, sauf les échanges gazeux qui se font dans l'intimité des tissus et à la surface pulmonaire, nous ignorons les modifications qui se produisent dans le sang lui-même. Nous savons seulement que ce liquide sert d'intermédiaire entre les tissus et l'extérieur, qu'il apporte aux poumons et aux glandes qui servent d'émonctoires les principes élaborés par l'organisme et devenus impropres à l'assimilation.

Le sang intervient encore dans les actes vitaux à d'autres titres. Les phénomènes nutritifs, dont les tissus sont le siège, ne peuvent se faire que sous une certaine pression et sont, par suite, tributaires, dans une très large mesure, de la tension du sang à l'intérieur des capillaires. C'est elle qui maintient l'endosmose et l'exosmose dans les proportions physiologiques et règle les échanges ; aussi toute perturbation dans le dynamisme circulatoire donne-t-elle bientôt lieu à des phénomènes morbides. Que, par exemple, la pression veineuse s'élève au-dessus de la normale, condition réalisée par certaines maladies du cœur, l'exsudation, aussitôt exagérée, se traduit par des épanchements séreux dans le tissu cellulaire sous-cutané, par une hydropisie plus ou moins généralisée.

La calorification nous fournit un nouvel exemple de cette fonction régulatrice du liquide sanguin ; car, si ce n'est pas dans le sang lui-même que se produit la chaleur, c'est la circulation qui la répartit dans tout l'organisme, suivant les besoins de chaque tissu, et qui maintient partout, malgré les causes de refroidissement, l'équilibre thermique.

De ce double rôle fonctionnel du sang découlent des conséquences du plus haut intérêt à notre point de vue spécial. Comme le sang apporte aux organes les principes nutritifs et leur enlève les produits de combustion, il doit nécessairement éprouver des fluctuations continuelles dans sa *masse* et dans sa *composition*, et ses éléments anatomiques doivent être soumis à un mouvement incessant de rénovation ; et cependant, à l'état physiologique, le sang tend à avoir une composition constante à l'aide d'une sorte d'équilibre entre les acquisitions et les pertes.

Il serait important de connaître les limites physiologiques de ces variations et de déterminer la durée de l'évolution des éléments ; car on saurait ainsi à quel moment commence l'état pathologique. Malheureusement il existe peu de recherches précises sur ce point.

Ce sont les fluctuations des gaz qui sont le mieux connues. Sans parler de la surcharge du sang en acide carbonique qui produit l'asphyxie, on sait que l'excès d'oxygène, du gaz vivifiant par excellence, devient toxique dans certaines conditions, bien déterminées par M. Paul Bert[1]. D'autre part, l'accumulation dans le sang des principes excrémentitiels, urée, acide urique, xanthine, etc., donne lieu à des manifestations morbides de la plus haute gravité, à une véritable intoxication de l'économie. De même, la suractivité du foie, jetant dans le torrent circulatoire un excès de sucre, s'accuse aussitôt par les phénomènes bien connus du diabète.

On compte au nombre des caractères les plus constants du liquide sanguin sa réaction alcaline ; on a essayé à plusieurs reprises, mais en vain, de la modifier, soit en nourrissant des pigeons avec des jaunes d'œuf acides (Hofmann), soit en introduisant dans le torrent circulatoire des acides dilués, tels que les acides sulfurique ou phosphorique (Salkowsky, Lassar, Walter)[2].

[1] VI.
[2] VII, p. 315.

Les éléments anatomiques sont incontestablement les parties les plus fluctuantes du liquide sanguin; dans le continuel commerce d'échanges qui constitue la vie, ils se renouvellent sans cesse. Mais, pour ne pas être absolument constantes suivant les individus, suivant les conditions physiologiques, la richesse du sang en hématies et la constitution chimique de ces hématies varient, à l'état sain, dans des limites assez restreintes ; dès qu'elles s'écartent sensiblement du type normal, les divers organes traduisent leurs souffrances par des manifestations morbides diverses.

Cet équilibre du sang ne peut être obtenu que par un véritable consensus de tout l'organisme. Ce n'est pas assez qu'il puise dans l'atmosphère, dans le tube digestif, les matériaux nutritifs qu'il doit s'assimiler après élaboration préalable dans l'économie, au prorata des pertes qu'il a subies; ce n'est pas assez que la confection des éléments figurés du sang, confiée à des organes probablement multiples, se fasse dans des conditions régulières ; il faut encore que l'intégrité anatomique et fonctionnelle des émonctoires assure la dépuration intégrale du liquide nourricier.

Qu'une de ces conditions fasse défaut, l'équilibre est rompu ; c'est assez dire, que toute altération des organes qui président à la nutrition, retentit sur le sang. Mais aussi les modifications pathologiques de cette humeur ont leur contre-coup dans toute l'économie, elles s'accusent bientôt par des processus divers qui ont un caractère commun, la tendance à la généralisation. Ainsi se trouve constitué un véritable cycle morbide, où la dyscrasie sanguine est, soit l'origine, soit la conséquence des altérations de la trame organique. L'anatomie pathologique du sang se rattache donc étroitement à tous les vices de nutrition.

Les modalités, suivant lesquelles ces modifications du sang retentissent sur l'économie, sont très variables et souvent complexes. Je me bornerai à vous en indiquer les principales.

Tantôt le sang n'apporte aux organes que des matériaux insuffisants pour leur développement et leur restauration ; il en est ainsi lorsque l'hématopoïèse, la sanguification est imparfaite, par exemple dans la chlorose, ou lorsque l'élaboration des substances digestives ne se fait que d'une manière incomplète, comme dans les dyspepsies.

D'autres fois, ce sont des principes nuisibles que la circulation charrie jusqu'aux organes, que le sang les ait empruntés à l'air extérieur, comme l'oxyde de carbone, ou à l'appareil digestif, comme certaines substances toxiques ou enfin à l'organisme lui-même. Dans ce dernier cas, l'action délétère est due soit à des principes normaux dans le sang, et nuisibles en raison de leur accumulation, comme le sucre, soit à des produits devenus étrangers à l'économie, dont l'impuissance fonctionnelle des émonctoires rend l'élimination insuffisante.

Enfin, dans un troisième ordre de faits, les altérations organiques tiennent à ce que le sang, ne trouvant pas dans le milieu extérieur, dans le tube digestif les éléments nécessaires à sa réparation, les emprunte aux tissus ; c'est ainsi que dans le cours des longs jeûnes qu'entraînent les affections fébriles aiguës, le sang prend aux organes certains principes, tels que les substances albuminoïdes, l'eau, les sels, et, par cette spoliation incessante, y détermine les lésions caractéristiques de l'inanition.

Je devrais vous parler ici des modifications que présente le liquide sanguin, non plus dans sa constitution chimique, mais dans sa masse, dans son poids total, qu'il s'agisse de l'état physiologique ou d'un état morbide ; mais j'aurai bientôt à revenir sur ce point et je terminerai ces considérations générales sur la part qui incombe au sang dans les phénomènes vitaux, en vous indiquant succinctement comment il intervient dans les actions médicamenteuses.

Nous constatons, il était du reste facile de le prévoir *à priori*, un parallélisme absolu entre ses fonctions physiologiques et *son rôle en thérapeutique*. Tantôt intermédiaire passif en quelque sorte, il sert de véhicule aux agents médicamenteux, qui, à travers le torrent circulatoire, vont impressionner les tissus ; tantôt, au contraire, l'action pharmacodynamique s'exerce sur les éléments même du sang, et, ce n'est qu'après avoir modifié la crase sanguine, que le médicament influence l'économie entière.

Dans le premier cas, et c'est le plus fréquent, le sang cherche le médicament à l'extérieur, au niveau de la surface respiratoire, ou dans l'appareil digestif, et le charrie jusqu'aux tissus, sur lesquels porte son action élective ; puis, tandis que la substance médicamenteuse est élaborée au sein de la trame organique, fixée par certains éléments anatomiques, modifiée ou non au sein de l'organisme, elle arrive avec le sang, elle ou les produits qui en dérivent, jusqu'aux émonctoires qui la rejettent plus ou moins rapidement au dehors. Quand tel est le trajet du médicament à travers l'économie, les altérations que peut directement subir le sang au contact de la substance active n'ont, en général, qu'une importance secondaire. Pour prendre un exemple, si le chloroforme n'est pas sans influence sur le liquide sanguin, l'anesthésie et les autres phénomènes connexes n'en sont pas moins le résultat du conflit direct entre le médicament et le système nerveux.

D'autres fois, avons-nous dit, c'est sur le sang luimême que s'exerce l'action de l'agent thérapeutique, soit directement, soit par l'intermédiaire des organes hématopoiétiques. Ainsi l'oxyde de carbone altère profondément es globules rouges. Mais pour d'autres substances qui font également varier la constitution du sang, telles que le fer, l'arsenic, le mercure, on peut se demander si elles agissent directement sur les éléments constitutifs du sang, ou indirectement, en troublant le fonctionnement de certains organes, tels que le foie. D'autre part, certaines pratiques thérapeutiques, la transfusion, les émissions sanguines ont pour résultat de modifier la masse et la composition du sang.

Quelle que soit la complexité de cette question, le rôle du sang dans les actes vitaux fait comprendre que toute modification d'ordre thérapeutique, comme toute altération d'origine morbide de la crase sanguine, se reflète sur l'économie entière ; aussi aurons-nous ici à étudier parallèlement l'influence des divers agents, des diverses pratiques thérapeutiques, non seulement sur le sang, mais aussi sur les principaux appareils, ce qui vous montre l'intérêt du sujet que nous abordons au point de vue de la nutrition en général et de la physiologie pathologique de la plupart des maladies.

Nous prendrons pour base de ces recherches expérimentales l'anatomie et la physiologie du sang, dont nous rappellerons, au fur et à mesure de nos besoins, les principaux traits, en supposant connus les faits classiques.

Entrons en matière par l'étude des émissions sanguines et particulièrement de la saignée.

La pratique, tout empirique de la phlébotomie remonte aux premiers jours de l'humanité, aux époques légendaires, sans qu'on puisse savoir quel est le médecin qui le premier a osé ouvrir une veine et faire couler le sang. Les plus anciens écrits médicaux, réellement authentiques, ceux de la collection hippocratique, représentent la saignée comme ayant été faite de tout temps.

C'est une chose remarquable, que l'on n'ait pas hésité

à soutirer à l'économie des quantités souvent colossales
de sang, liquide dont l'importance physiologique n'a jamais dû être méconnue, et cela sans s'inquiéter des conditions de sa régénération ni de la quantité qu'en renferme
le corps à l'état normal.

La saignée a eu ses beaux et ses mauvais jours ;
elle a rencontré, à côté de défenseurs résolus, des adep-
tes enthousiastes, des détracteurs, moins nombreux il
est vrai, qui ont essayé de réagir contre l'engouement
général, et aujourd'hui elle est tombée dans un discrédit
peut-être exagéré. A travers ces fluctuations, l'histoire
de la saignée a toujours tourné dans le même cercle,
comme l'a bien fait voir Dubois (d'Amiens)[1], dans son travail de 1838. Sans nous appesantir ici sur cette histoire,
qui n'appartient pas à la thérapeutique expérimentale, et
qui, pour emprunter la spirituelle expression de M. Vinay[2],
pourrait être intitulée « grandeur et décadence des émissions sanguines » il importe de préciser quelles notions
possédaient les anciens, et en général nos prédécesseurs,
sur le rôle du sang, et surtout sur la quantité que l'on en
peut sans danger enlever à l'économie.

Dès la première saignée, on dut constater que le liquide
sorti de la veine se prend en gelée. Le phénomène de la
coagulabilité n'a pas échappé aux plus anciens phlébotomistes. Hippocrate, après avoir déterminé les indications
et les contre-indications de la saignée, étudia avec soin
les caractères différents que présentent les caillots suivant
les maladies. Voilà à quoi se bornaient ses connaissances
sur la saignée. Quant à la quantité de sang à extraire, il
se montrait déjà assez hardi, puisque, dans certains cas,
il voulait les saignées copieuses, répétées « *usque ad
animi deliquium* ».

Galien nous donne des renseignements beaucoup plus

[1] VIII.
[2] IX. p. 5 et suiv.

précis. Tout en faisant de la phlébotomie un usage plus large que le médecin grec, il formule certaines réserves et se prononce sur la quantité de sang que l'on peut tirer au dehors. Plaçant au premier plan des contre-indications de la saignée, l'enfance, époque où la perte du sang lui paraît mal supportée, il la rejette systématiquement jusqu'à quatorze ans, et à cet âge même il n'autorise qu'une saignée d'un cotyle (sans doute le cotyle italien qui vaut une livre). Chez l'adulte, il va jusque 3, 4 livres, 10 livres au plus, en quatre, trois ou même deux jours. L'urgence seule légitime une émission de 10 livres dans les 12 heures, en deux saignées, l'une le matin et l'autre le soir.

Ces pratiques, déjà si abusives, ont trouvé peu d'adversaires pendant tout le moyen âge et les premiers temps de notre ère.

Au xvie siècle, Fernel, reprenant la question, distingue les saignées en « exiguës », « médiocres », et « *ad deliquium* ». Contrairement à Hippocrate et à Galien, il n'hésite pas à saigner dès l'âge de cinq ans, mais avec une parcimonie relative ; car il n'enlève pas aux enfants plus de trois à quatre onces de sang. Le premier il discute à quels intervalles doivent être exécutées les saignées, et dans cette étude des saignées coup sur coup, où il se montre le précurseur de Bouillaud, il recommande de les faire matin et soir, quand les forces du malade le permettent.

La phlébotomie n'a jamais trouvé de défenseur plus enthousiaste, plus exclusif que Botalli (xvie siècle), qui en étendit les indications non plus seulement aux pyrexies et aux phlegmasies, mais encore aux maladies nerveuses, aux cachexies. Le premier, il essaie de donner une formule rigoureuse à cette pratique thérapeutique. Sans s'arrêter à la question du nombre des saignées, tout à fait secondaire pour lui, il cherche à déterminer les quantités de sang qu'il faut soustraire à l'économie : 5 livres par jour, en deux fois, lui semblent un chiffre modéré ; dans le même temps un adulte, de force moyenne, peut perdre sans inconvénient 6 livres, et même 8 à 9 livres dans les cas graves ; s'il y a urgence, il faut faire une saignée de 2 livres le matin, une seconde de 2 livres à 2 heures 1/2, une troisième d'une livre et demie, 4 à 6 heures plus tard, une dernière de 2 livres le lendemain matin ; 7 livres 1/2 en 24 heures ! Pour vous montrer que cette pratique à outrance était purement empirique, qu'elle ne reposait sur aucune base scientifique, il suffit de rappeler cet adage de Botalli : « Plus on tire « l'eau d'un puits, plus la nouvelle qui sourd est pure, et « plus un enfant suce le lait de sa nourrice, plus aussi le « lait de cette dernière devient abondant. »

La découverte de la circulation du sang n'eut pas sur les destinées de la phlébotomie autant d'influence qu'il serait permis de le supposer *à priori*.

Et cependant, dès le commencement du xviie siècle, Harvey, avec cette largeur de vues, cette intuition de l'avenir qui n'appartient qu'au génie, était sorti de l'ornière empirique et s'était engagé dans une voie nouvelle, réellement scientifique. Le premier il chercha à déterminer quelle quantité de sang renferme le corps ; chez une brebis tuée par hémorragie il ne trouva que 4 ivres de sang. Méthode expérimentale évidemment défectueuse, mais dont les résultats auraient dû arrêter le fanatisme des phlébotomistes. Il n'en fut rien, et ses contemporains n'ont que trop mérité la sévère qualification de « pédants sanguinaires » que leur infligea Guy de la Brosse.

Voulez-vous quelques exemples des abus commis par les médecins du xviie siècle ? Riolan admettait que les Anglais et les Flamands avaient 30 livres de sang, les Français seulement 20 livres, et qu'un malade peut sans danger perdre la moitié de son sang. Guy Patin pratiqua 13 saignées en 15 jours, chez un gentilhomme de sept ans, atteint de pleurésie ! Mme de Sévigné nous apprend que le chevalier de Grignan, atteint de variole, succomba à la septième saignée ! Que de méfaits semblables doivent être imputés à cet incompréhensible engouement !

Vers la fin du XVIIe siècle (1687), Allen Moulin, reprenant les expériences d'Harvey, avec plus de précision que son illustre précurseur, évaluait, en tuant les animaux par hémorragie, la quantité du sang, d'un vingtième à un trente et unième du poids du corps. Ces travaux ne trouvèrent pas plus d'écho dans la pratique médicale que ceux d'Harvey.

La saignée à outrance sévit dans le XVIIIe siècle, comme dans le XVIIe. Un doyen de la Faculté, qui mérita d'être ridiculisé par Lesage, sous le nom de Sangrano, dans son roman de *Gil Blas*, Hecquet, soutenait qu'on a toujours assez de sang pour vivre. Quesnay, Cullen, Bosquillon employaient la saignée *larga manu*, sans assujetir leurs pratiques à des règles précises.

Il faut arriver à un contemporain, à Bouillaud, pour trouver une formule de la phlébotomie. Bouillaud [1], qui du reste, a toujours été moins large dans ses émissions sanguines que Galien et Botalli, est allé jusque 6, 7 et même 8 livres dans le cours d'un rhumatisme articulaire aigu, mais cela en plusieurs jours. En moyenne il enlevait par la veine 4 livres 2 onces 2/3 de sang. De plus, il a donné, pour chaque maladie, une indication précise des intervalles auxquels il faut faire les émissions sanguines.

En résumé, dans l'ère moderne aussi bien qu'à l'époque où l'on ne connaissait pas la circulation, où l'on n'avait qu'une idée fort vague de la structure et des fonctions du sang, la question de la saignée a toujours roulé dans le même orbite. Quantité de sang à tirer ; intervalles qu'il faut laisser entre les saignées pour permettre

la réparation du liquide sanguin; manière de les pratiquer,
en tenant compte des âges, des tempéraments, des maladies, tels sont les problèmes que nos prédécesseurs ont
cherché à résoudre. Mais ces notions, premiers linéa-
ments de notre étude expérimentale, sont restées purement empiriques, et ne répondent plus aux exigences de
la science contemporaine.

Nos mœurs se sont modifiées. Contre l'engouement
des temps passés, au début de ce siècle même s'est élevée
une réaction formidable et vous pourriez suivre pendant
des mois maints services actifs de médecine sans voir
prescrire une seule saignée. Obéissant à une tendance
très connue de l'esprit humain, nous avons peut-être
dépassé le but; mais pour qu'un retour vers une absten-
tion moins systématique puisse désormais avoir lieu, pour
que la saignée recouvre quelque crédit, il faudrait que
cette restauration ait pour base une étude scientifique
rigoureuse, fondée sur l'expérimentation. Nous devrons,
au préalable, connaître les effets des émissions sanguines
sur les animaux sains ou placés dans des conditions voisines de celles qu'engendre la maladie. Quoique peu de
pratiques thérapeutiques se prêtent mieux que celle-ci à
l'étude expérimentale, c'est une œuvre toute moderne,
qui se poursuit de nos jours et qui, il faut le reconnaître,
présente encore bien des lacunes.

4ᵉ LEÇON

Sommaire : *Étude expérimentale des émissions sanguines.* Nécessité de connaitre au préalable la masse totale et la constitution du liquide sanguin. — *Première question :* Mesure de la masse du sang. — *Procédés directs :* Wanner; Lehmann et Weber; Welcker; Gscheidlen; Preyer; Steinberg; Brozeit; Malassez; Jolyet et Laffont. — *Procédés indirects :* Herbst; Valentin; Blake; Vierordt; Malassez; Foa et Pellacani; J. Tarchanoff.

Messieurs,

Nous abordons aujourd'hui l'étude expérimentale des émissions sanguines. Laissant de côté les émissions locales qui ne prêtent guère à l'expérimentation, nous n'aurons ici en vue que la saignée générale, c'est-à-dire la soustraction à l'économie d'une certaine quantité de sang par ouverture d'une veine ou d'une artère, la saignée proprement dite.

Problème entre tous important, à en juger par le rôle physiologique du sang; problème éminemment complexe puisque ce liquide intervient dans tous les phénomènes biologiques.

Le plan à suivre nous est tracé par notre programme même; il faudra étudier successivement les *modifications du sang* et les *lésions ou troubles fonctionnels que présente l'économie entière* sous l'influence de la saignée.

Le sang éprouve des modifications de deux ordres les unes relatives à la *masse*, les autres à la *constitution* tant anatomique que physico-chimique de ce liquide.

Quelle est à l'état normal la masse totale, quelle est la constitution physiologique du liquide sanguin? Question préjudicielle, que nous ne pouvons essayer de résoudre, qu'en faisant appel à de nombreux procédés expérimentaux. Il est donc nécessaire de décrire ici avec détails les diverses méthodes qui peuvent nous fournir des notions précises sur ces deux points.

Comme la question de la *masse* domine les autres, c'est par cette étude que nous commencerons, bien qu'au point de vue technique, elle suppose connus certains procédés qui seront à décrire à propos de la constitution du sang.

Je ne vous étonnerai pas, Messieurs, en vous disant que cette étude, malgré des recherches nombreuses, est aujourd'hui encore peu avancée, surtout en ce qui concerne l'homme. Il y a là un problème d'une haute difficulté ; la multiplicité des procédés, tous complexes, quelques-uns très ingénieux, en fait foi. Ne pouvant, sous peine d'abuser de votre attention, les passer tous en revue, je m'arrêterai surtout à ceux qui ont donné ou peuvent donner des résultats assez rapprochés de la vérité.

D'ailleurs, ils se rattachent tous à deux grandes méthodes : méthode *directe*, méthode *indirecte*. Dans la méthode directe, on recueille le plus complètement possible la totalité du sang d'un animal, et on évalue la masse en dosant un de ses principes essentiels. Dans la méthode indirecte, on modifie un des principaux facteurs de la constitution du sang, par des saignées ou des transfusions, de façon à obtenir une formule qui permette d'évaluer la masse totale, ou bien on arrive au même résultat soit en mesurant la capacité vasculaire, soit en déterminant le débit du cœur dans une révolution totale.

Dans ces divers procédés, le facteur choisi a été le plus souvent l'hémoglobine, et parfois le nombre des globules rouges contenus dans l'unité de volume de sang.

Commençons par les procédés qui relèvent de la méthode *directe*.

Celle-ci a été déjà mise en pratique, vous le savez, au

17° siècle, par Harvey [1] et surtout par Allen Moulin [2] qui fit des expériences plus nombreuses et plus précises que son illustre précurseur. Au 18° siècle, Haller [3] en se fondant sur les recherches faites jusqu'à lui, évalue la masse sanguine de l'homme à 28 ou 30 livres. Toutes ces recherches, absolument défectueuses au point de vue opératoire, n'ont guère qu'un intérêt historique. Celles de Wanner [4] (1844), quoique plus nombreuses, n'en prêtent pas moins à la critique. Wanner recueillit le sang qui s'écoulait du corps de divers animaux, lapins, brebis, chiens, tués par hémorragie au moyen de la décapitation ou de l'introduction d'une canule dans un gros vaisseau. Il évalua ainsi la masse du sang du neuvième au vingtième du poids total. L'inexactitude évidente de ces résultats s'explique par ce fait, qu'il restait dans l'économie une proportion variable et assez notable de sang, le quart, le tiers et même parfois près de la moitié de la masse totale.

C'est cettte imperfection opératoire que Lehmann et E. Weber [5] (1850) ont cherché à corriger par un procédé qui, le premier, parmi les procédés directs, peut être considéré comme réellement scientifique. On pèse un animal, on le décapite et on le saigne ; on le pèse de nouveau ; la différence de poids donne la masse de sang écoulé ; on détermine la proportion centésimale de principes fixes contenus dans le sang ainsi recueilli. Puis on lave les vaisseaux avec de l'eau distillée et l'on dose les principes fixes contenus dans cette eau de lavage ; ce qui donne par un simple calcul de proportion la quantité de sang restée dans les tissus. En l'ajoutant au poids du sang écoulé, on a la masse totale.

Ce procédé est passible d'une double objection ; d'une

____

[1] XI. — [2] XII. — [3] XIII.
[4] XIV. — [5] XV.

part, il n'est pas démontré que le lavage soit complet, et d'autre part, on entraîne ainsi des principes fixes empruntés, non au sang, mais aux tissus eux-mêmes.

De 1854 à 1858, Welcker [1] fit faire à la question un pas décisif, en donnant un procédé qu'il modifia plus tard de la façon la plus heureuse, sous l'influence des critiques de Heidenhain (1857). Comme Lehmann et Weber, il recueille le sang de la saignée et le liquide de lavage. Voici sommairement comment il conduit l'opération.

Il décapite l'animal, et le premier sang qui s'écoule lui permet d'établir, dans de petites éprouvettes de 1 c,5 de diamètre, une échelle colorimétrique graduée à l'aide de solutions variant du 400e au 666e. Après avoir recueilli le sang qui s'écoule dans ces conditions, le corps de l'animal est haché et épuisé par l'eau. La solution sanguine obtenue par le mélange de ces premiers liquides recueillis est amenée par addition d'eau à la coloration de l'échantillon le plus concentré de l'échelle précédemment faite. En tenant compte de la masse de l'eau de lavage, on a facilement la quantité de sang pur enlevé à l'animal. Les derniers liquides du lavage étaient comparés pour terminer l'expérience aux autres degrés de l'échelle liquide.

Bischoff [2], Heidenhain [3], Panum [4], Spiegelberg [5] se sont servis du procédé de Welcker, un des meilleurs que nous possédions ; Gscheidlen [6] en 1868, y a apporté des modifications très importantes. Comme son procédé est le plus généralement suivi aujourd'hui, nous devons le décrire avec quelques détails.

Heidenhain avait fait remarquer que le dosage chromométrique est difficile en raison des différences de coloration du sang artériel et du sang veineux. Pour lever

---

[1] XVI. —[2] XVII. — [3] XVIII.
[4] XIX. — [5] XXI. — [6] XXII.

cette difficulté, Gscheidlen traite le sang par l'oxyde de carbone qui lui donne une teinte uniforme, en chassant l'oxygène des globules rouges, et de plus le rend moins putréfiable, avantage considérable dans une opération qui demande parfois plusieurs jours. En outre il lave l'animal, non avec de l'eau distillée, mais avec une solution de chlorure de sodium qui est sensiblement plus fluente.

Il introduit une canule dans la carotide mise à nu et recueille le sang dans un flacon taré contenant des fragments de verre, où il le défibrine par agitation. 1 à 2 centimètres cubes de sang défibriné sont étendus d'eau distillée jusqu'à 100 centimètres cubes et traités par l'oxyde de carbone. C'est le *liquide étalon*.

Puis il procède au lavage des vaisseaux : il introduit dans la carotide un tube en T dont la branche verticale est mise en communication avec un grand flacon, rempli de sel marin à 0,5 ou 0,6 0/0, qui peut être élevé plus ou moins haut par une poulie. Il ouvre les jugulaires et la veine cave inférieure pour recueillir le sang et laisse pénétrer dans les vaisseaux la solution de sel marin, d'abord sous une faible pression, puis sous une pression plus forte, jusqu'à ce que le liquide qui s'écoule des veines soit entièrement incolore. Il arrête alors l'injection; tous les organes, tous les tissus, sauf la vésicule biliaire, la vessie, le tube digestif (en raison de leur contenu) sont divisés, hachés et traités par l'eau distillée où on les laisse macérer pendant 24 heures. On recueille l'eau de macération, on exprime celle que contiennent encore les organes et on filtre le tout. Ce liquide est mélangé à l'eau de lavage des vaisseaux et le tout, M, est traité par l'oxyde de carbone.

Il ne reste plus alors qu'à placer dans deux cuves hématinométriques d'Hoppe-Seyler, d'une part le liquide M, et de l'autre 1^{cc} de liquide étalon, auquel on ajoute, avec une burette graduée, assez d'eau distillée pour que la coloration des deux liquides soit identique. Si les deux solutions présentent une différence de ton, on les soumet de nouveau à l'action de l'oxyde de carbone. Un simple calcul de proportion permet d'évaluer la quantité de sang.

On peut faire à ce procédé plusieurs objections.

1° Certains tissus renferment une matière colorante qui, en se mêlant à l'hémoglobine, faussent les résultats. Il en serait ainsi, d'après Kühne, pour les muscles. Mais la proportion de ces matières colorantes est très faible, et à peu près négligeable.

2° L'opération se faisant très lentement, demandant des manœuvres très compliquées, les manipulations doivent faire perdre une certaine quantité d'hémoglobine.

3° Le procédé d'Hoppe-Seyler est loin d'être d'une application facile dans ces circonstances, et ici la moindre erreur est multipliée, dans une proportion considérable, par suite de la quantité minime de liquide soumis à l'examen hématinométrique.

Nous n'insisterons pas sur les diverses modifications qu'on a fait subir au procédé Welcker-Gscheidlen. Citons seulement les travaux de Preyer, Steinberg et Brozeit.

Preyer [1] (1866-1871) n'a fait d'autre innovation que de doser l'hémoglobine à l'aide du spectroscope ; nous reviendrons plus tard sur ce procédé do dosage de l'hémoglobine. Steinberg [2] a suivi la même méthode, mais en pratiquant ses dilutions dans de meilleures conditions. Quant à Brozeit [3] (1870) il a modifié le procédé Welcker en dosant l'hémoglobine sous forme d'hématine. Les méthodes chimiques qu'il dut mettre en œuvre étant imparfaites, les résultats de ces recherches sont sans doute encore plus éloignés de la vérité que ceux de Gscheidlen.

[1] XXIII. — [2] XXIV. — [3] XXV.

En France, il nous faut signaler le procédé de M. Malassez [1], et celui de MM. Jolyet et Laffont [2].

M. Malassez a apporté à la méthode de Welcker deux modifications importantes. Il emploie un sérum artificiel, au lieu d'eau distillée, pour opérer le lavage des vaisseaux, et de plus substitue au dosage de l'hémoglobine la numération des globules rouges. Connaissant la masse totale du liquide recueilli, connaissant d'autre part, en prenant la moyenne de plusieurs numérations successives, sa richesse en hématies, il en déduit facilement le nombre total de globules rouges. Ce procédé ne donne ni le poids, ni le volume de la masse totale du sang, mais il serait facile de le calculer. En divisant le nombre des globules par le poids de l'animal, on a le nombre des globules par gramme d'animal, ce que l'auteur appelle *capacité globulaire*.

Il y a dans ce procédé plusieurs causes d'erreurs, qui n'ont pas échappé, en partie du moins, à M. Malassez lui-même. Ainsi il reste des globules dans les résidus retenus par les filtres, mais en proportion négligeable. De plus le sérum artificiel dissout un certain nombre de globules. D'après M. Malassez, chez les petits animaux, pour qui l'évaluation de la masse totale des globules, par ce procédé, ne demande que 24 heures, l'erreur résultant de cette action du sérum ne serait que de 5 0/0.

Nos recherches sur des cochons d'Inde et des lapins nous permettent d'affirmer que ce chiffre est fort inférieur à la réalité; chez ces animaux le sérum de M. Malassez dissout souvent 1/5 à 1/4 des globules rouges. Enfin les manipulations que ce procédé, comme celui de Welcker, demande, font perdre un certain nombre d'hématies.

Le dernier procédé direct, par ordre chronologique, est celui de Jolyet et Laffont (1877). C'est toujours la méthode

____
[1] XXVI. — [2] XXVII.

de Welcker ; mais, au lieu de la cuve hématinométrique, c'est le colorimètre de Laurent et Duboscq qu'on emploie pour doser l'hémoglobine.

Nous en avons fini avec les procédés directs. Ils ne diffèrent entre eux que par la méthode employée pour doser les globules ou l'hémoglobine, et présentent tous les mêmes inconvénients, à savoir de comporter des manipulations compliquées, et de demander un temps considérable, si considérable même qu'ils sont inapplicables pour les grands animaux chez qui l'évaluation de la masse totale du sang, par cette méthode, exige plusieurs jours.

Les procédés *indirects* sont d'une application plus facile, mais, par contre, offrent encore moins de garanties d'exactitude.

Nous ne ferons qu'indiquer le premier en date, celui d'Herbst [1] (1822). Herbst voulut déterminer la capacité vasculaire, par la quantité de liquide à injection qu'il faut employer pour remplir le système circulatoire. Mais, comme la dilatabilité des vaisseaux est extrêmement variable, suivant la pression du liquide qu'on y injecte, ce procédé ne peut fournir que des résultats absolument inexacts.

Aussi doit-on considérer comme le premier procédé indirect, réellement scientifique, celui de Valentin [2] (1838), qui est même antérieur au procédé direct de Lehmann et Weber. On pratique une saignée et on détermine la quantité de principes fixes pour 100 grammes de sang ; puis on injecte dans la veine jugulaire une certaine quantité d'eau distillée, et on fait une seconde saignée. La diminution des principes fixes dans le sang ainsi dilué fait connaître, par un calcul algébrique fort simple, la masse totale du sang.

Malheureusement ce procédé, d'une exécution très

[1] XXVIII.
[2] XXIX.

facile, donne des résultats trop élevés, en raison de l'absorption par les tissus d'une certaine quantité d'eau. Il a été cependant employé à plusieurs reprises, par Veit, (1848), Donders et Ludwig (1849). Blake[1] n'y a apporté d'autre modification en 1849 que d'injecter, au lieu d'eau, une quantité donnée d'une solution titrée de sulfate d'alumine et de rechercher la proportion de ce sel dans le sang de la seconde saignée. Du degré de dilution de la substance on déduit la masse du sang. Mais le sulfate d'alumine passe comme l'eau dans les tissus.

Nous devons à Vierordt[2] deux procédés très différents. Le premier (1854), il l'a jugé lui-même trop imparfait pour le reproduire dans son *Traité de physiologie*, et nous n'en parlerions pas si à ce propos Vierordt n'avait pas pour la première fois proposé la numération des globules rouges. On dénombre les hématies dans le sang recueilli par une saignée, puis au bout d'un temps suffisant pour que la masse sanguine soit revenue à son taux normal sans que de nouveaux globules se soient formés, on fait une seconde numération. Des résultats de ces deux numérations on déduit la masse totale du sang. Mais quel argument peut-on apporter en faveur de cette hypothèse de la reconstitution du sang, sans qu'il y ait régénération de ses éléments figurés?

Tout autre est le principe du second procédé (1858)[3]. Ici Vierordt évalue la masse du sang en déterminant au moyen de l'hématidromomètre la vitesse de la circulation et la quantité de sang qui passe dans l'aorte à chaque systole ventriculaire. Il recherche successivement : 1° la quantité de sang lancée à chaque systole : 2° le nombre des systoles qui se produisent pendant une révolution circulatoire entière. Une simple multiplication donne la masse totale

[1] XXX.

[2] XXXI, 2ᵉ mém.

[3] XXXII et XXXIII.

du sang. Malheureusement il y a quelques réserves à faire sur l'exactitude des chiffres obtenus pour ces deux valeurs, et, par suite, du résultat final.

Aussi M. Malassez est-il revenu, en 1874, à la méthode de Valentin, en proposant simultanément trois procédés, dont deux seulement méritent d'être signalés.

Le premier procédé consiste à injecter une quantité donnée de sérum dans le sang d'un animal dont on a, au préalable, calculé la richesse globulaire. En déterminant la même valeur dans le sang ainsi dilué, on arrive, par une formule assez simple, à l'évaluation de la masse du sang. M. Malassez fait d'ailleurs remarquer avec raison que l'on peut se servir d'une formule plus simple encore, en faisant une injection de volume égal à celui de la saignée préalable.

Le second procédé ne diffère du premier que par la nature du liquide injecté : au lieu de sérum, on se sert de sang emprunté à un animal dont la richesse globulaire est très différente de celle de l'animal soumis à l'expérimentation, bien qu'appartenant à la même espèce. Mais cette dernière condition est-elle toujours facile à réaliser? Et, d'autre part, les numérations successives ne pouvant mettre en évidence que des différences peu accusées, la moindre erreur dans chaque numération conduit à des résultats inexacts. Enfin, on pourrait reprocher à M. Malassez, et c'est un point sur lequel j'aurai à revenir, de se servir pour la numération d'un sérum artificiel dans lequel on ne peut avoir confiance pour les expériences sur les animaux. Nous verrons, de plus, qu'il se produit dans ces sortes de transfusion des modifications assez sensibles de la masse sanguine.

Ces objections ont, à nos yeux, au moins autant de valeur que celles que M. Malassez fait lui-même à ses deux procédés, et dont, du reste, tous les procédés indirects sont passibles. On peut se demander, dit-il, si le mélange a lieu d'une manière parfaite entre le sang et la substance injectée, et, d'un autre côté, s'il ne sort pas de liquide, par exosmose, des vaisseaux. Quelle importance faut-il attribuer à ces deux causes d'erreur ? C'est ce que nous discuterons en parlant d'une modification que nous proposerons à l'un de ces procédés.

Enfin l'année 1880 a vu naître deux procédés indirects nouveaux, celui de Foa et Pellacani [1], et celui de Jean Tarchanoff [2].

Du premier, j'aurai peu de chose à vous dire ; c'est le premier procédé de M. Malassez, avec cette différence qu'au lieu de compter les globules, on dose l'hémoglobine. Foa et Pellacani emploient à cet effet un instrument dont nous vous parlerons à propos du dosage de l'hémoglobine, le chromocytomètre de Bizzozero.

Quant au procédé de Tarchanoff, il est de date plus récente encore, si récente même qu'il nous est difficile d'en juger l'exactitude. Toutefois comme, chose importante, la méthode est applicable à l'homme, elle offre en tout cas un grand intérêt.

Le principe de cette méthode est fort simple. Il consiste à faire varier la proportion centésimale d'hémoglobine en épaississant le sang. Et cet épaississement du sang, Tarchanoff l'obtient en plongeant l'individu soumis à l'expérimentation dans un bain d'étuve et en lui faisant subir ainsi une perte d'eau que l'on peut évaluer d'une manière rigoureuse.

On arrive à une équation du premier degré. Soit a et a' la quantité d'hémoglobine par centimètre cube de sang avant et après le bain, soit p la quantité d'eau perdue par évaporation, et x la masse du sang.

La quantité totale d'hémoglobine ne varie pas ; on peut la représenter avant le bain par la valeur ax, et après le

<hr>

[1] XXXIV. — [2] XXXV.

bain par la valeur $a'\,(x-p)$. Ces deux valeurs étant égales, on a

$$ax = a'(x-p) = a'x - pa',$$

ou

$$a'x - ax = pa'$$
$$(a'-a)x = pa'$$
$$x = \frac{pa'}{a'-a}.$$

Cela posé, voici maintenant la marche de l'expérience :

Première précaution, on soumet l'individu, avant l'expérience, à un jeûne de 12 heures, pour éviter que le liquide contenu dans le tube digestif ne remplace l'eau perdue dans le bain. Après avoir pris son poids exact, on dose l'hémoglobine, avec l'hémochromomètre de M. Malassez, à l'aide d'un échantillon de sang obtenu par une piqûre du doigt ; puis on plonge l'individu dans une baignoire spéciale qui permette de recueillir la sueur. En outre de la sueur on recueille la salive; l'individu séjourne pendant 20 à 30 minutes dans l'étuve chauffée à 45 ou 50°. A la sortie du bain, il est essuyé avec une éponge que l'on exprime avec soin ; puis, après l'avoir fait uriner jusqu'à la dernière goutte, on le repèse, et on dose de nouveau l'hémoglobine. La différence entre le poids avant et après le bain donne la perte totale. Mais pour avoir la perte en eau, il faut retrancher de ce chiffre les pertes qui se font par la respiration et les pertes en matières solides de l'urine, de la salive, de la sueur. A l'aide des données courantes en physiologie, Tarchanoff évalue ces pertes diverses à 4 grammes, qu'il faut soustraire de la perte totale pour avoir la perte d'eau, p.

Vous voyez que la méthode est ingénieuse et ne demande que relativement peu de temps. Mais, sans se prononcer dès à présent sur son exactitude, on doit reconnaître qu'elle n'est pas à l'abri de critiques sérieuses, et qu'elle repose sur une série d'hypothèses non encore indiscutables. Ainsi est-il démontré que l'eau, perdue dans le bain, soit empruntée au plasma seul ? Il est vrai que des expériences, faites par plusieurs physiologistes, semblent prouver que la presque totalité de la perte aqueuse est subie par le liquide sanguin. D'autre part, on doit regretter l'emploi de l'hémochromomètre de M. Malassez, et cela d'autant plus que le dosage de l'hémoglobine se faisant, dans ce procédé, avec une quantité minime de sang, toute erreur, en se multipliant dans le chiffre total, conduit à des résultats inexacts. Mais il n'y a là qu'une objection de détail, car si le principe de la méthode est bon, on pourrait substituer à ce mode de dosage du sang tout autre procédé chromométrique avec le contrôle d'une numération des globules rouges convenablement faite.

Résumons-nous. Si nous mettons à part le procédé de Tarchanoff, nous voyons que de tous ces procédés nombreux deux seuls méritent d'être retenus :

L'un appartient à la méthode directe, c'est celui de Welcker, plus ou moins modifié, qu'on se serve de la spectroscopie ou de la chromométrie.

L'autre relève de la méthode indirecte, celui de Valentin, surtout avec la modification qu'y a apportée M. Malassez.

Dans notre prochaine leçon, j'aurai à vous entretenir d'une modification qu'il me semble utile d'introduire dans ces deux procédés.

———

5ᵉ LEÇON

Sommaire : Description de deux nouveaux procédés, l'un direct, l'autre indirect, pour la mesure de la masse totale du sang. — Ces procédés reposent sur la mesure d'un volume donné de sang à l'aide de la précipitation des globules. — Résultats des recherches sur la masse totale du sang des animaux supérieurs et de l'homme.

Messieurs,

A la fin de la dernière leçon, je vous disais que, parmi les procédés nombreux que l'on a successivement employés pour déterminer la masse du sang, il en est deux qui peuvent rendre des services. L'un relève de la méthode directe, l'autre de la méthode indirecte. Ils doivent tous deux être conservés ; car, si le procédé direct, celui de Welcker modifié, est seul applicable aux petits animaux, sans pouvoir être utilisé pour les animaux de grande ou même de moyenne taille, le procédé indirect, celui de Valentin modifié par M. Malassez, permet d'évaluer la masse du sang chez les grands animaux et de plus se prête à certaines recherches expérimentales qui ne pourraient être entreprises par le procédé direct, celles où il est nécessaire de laisser survivre les animaux.

J'ai cherché à perfectionner l'un et l'autre, et ce sont ces modifications que je vais vous exposer.

Commençons par le procédé *direct*. M. Malassez a reproché au procédé de Welcker de prendre pour étalon un échantillon de sang qui ne représente pas la composition moyenne de ce liquide. Il croit avoir démontré, dans sa thèse inaugurale[1], que la constitution anatomique du sang varie suivant les différents territoires de l'appareil vas-

[1] XXXVI.

culaire. Or, les recherches que j'ai faites en 1877 ont réduit cette objection à néant, car la numération comparative du sang dans les artères et dans les veines, soit dans les parties périphériques du corps, soit dans les régions centrales, m'a donné un chiffre toujours sensiblement le même. D'un autre côté, Lesser[1], en faisant des recherches analogues au moyen du procédé chromométrique d'Hoppe-Seyler modifié, est arrivé à des conclusions identiques, en ce qui concerne non plus les globules rouges, mais l'hémoglobine. On doit donc, contrairement à l'opinion de M. Malassez, admettre que le sang recueilli dans une artère ou une veine quelconque représente une moyenne et peut, par suite, être pris comme étalon, sans qu'il y ait erreur sensible.

La difficulté principale est ailleurs ; elle tient à la coloration du liquide de lavage et de macération, qui, malgré les filtrations répétées sur les filtres les plus fins, reste toujours trouble. Or, le sang pur, pris comme étalon, mêlé à l'eau, donne une solution transparente ; vous concevez, dès lors, qu'il est difficile de comparer deux liquides, dont l'un laisse parfaitement passer les rayons lumineux par transparence, tandis que l'autre demeure trouble. Il faut donc abandonner le dosage chromométrique, et il n'y a pas grand avantage à employer, comme l'a fait M. Malassez, la numération des globules.

Pour tourner cette difficulté, je propose de doser le sang en *précipitant les globules rouges*. Mais au préalable il fallait trouver une solution qui fixât les éléments cellulaires du sang, sans en détruire aucun. Cette condition est réalisée d'une manière parfaite par le liquide A dont voici la formule :

Liquide A : Eau distillée......... 200 grammes.
           Chlorure de sodium pur. 1 —
           Sulfate de soude pur,... 5 —
           Bichlorure de mercure., 0,50 =

[1] XXXVII.

Quand on mêle du sang à ce liquide, et qu'on laisse
reposer ce mélange pendant quelque temps, tous les globules rouges tombent, en vertu de leur densité élevée au
fond du vase. Pour opérer cette précipitation, je me sers
d'un récipient spécial, que je vais faire passer dans vos
mains. Vous voyez qu'il se compose d'un entonnoir que
l'on peut fermer à la partie supérieure, auquel est soudé
un tube allongé, fermé à son extrémité inférieure, et par-
tagé en divisions dont chacune représente un 40ᵉ de centimètre cube (*fig.* 1).

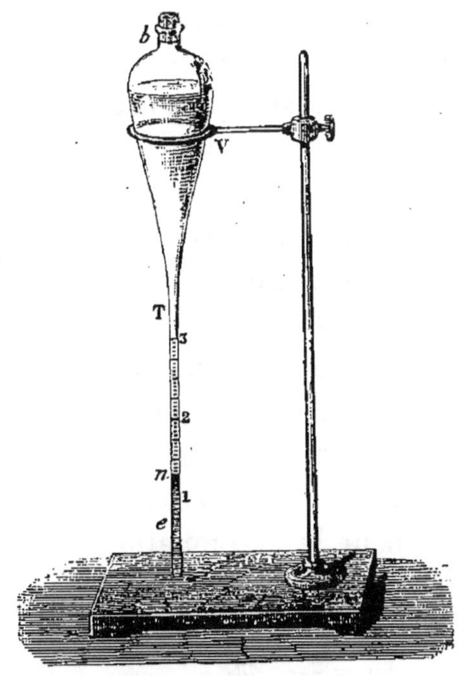

Fig. 1. — Vase à précipitation des globules rouges.
V. Récipient.
T. Tube gradué au 40ᵉ de c. cube.
e. Colonne de globules rouges.
n. Niveau de cette colonne.
b. Bouchon de caoutchouc.

Cela posé, voici comment je procède à la détermination
de la masse totale du sang, en me servant de la méthode
de Welcker modifiée.

On ouvre la carotide, et on reçoit quelques centimètres

cubes de sang dans un petit vase, à défibrination analogue
à celui d'Hoppe-Seyler. Après avoir été défibriné avec
soin par l'agitation, ce sang va servir d'étalon. Puis on
recueille tout le sang qui s'écoule par la carotide ou par
la décapitation dans du liquide A ; tous les tissus divisés, broyés à l'exception de ceux qui contiennent beaucoup
de pigment sont lavés dans le même liquide à plusieurs
reprises, jusqu'à ce qu'ils soient complètement exsangues.
Pendant ce temps on précipite une partie du sang étalon
de la manière suivante. Après avoir rempli presque en
entier un vase de précipitation, à l'aide du liquide A, on
y ajoute 2^{cc} de ce sang dont on mesure exactement le
reste. Enfin on détermine la précipitation des liquides
de lavage dans autant de vases qu'il est nécessaire.

Pour être complète, cette précipitation demande de
20 à 25 jours.

Il est possible, avec les données ainsi recueillies, de
déterminer la masse de sang par un calcul d'une extrême
simplicité. Soit en effet n le nombre de divisions occupées par les globules rouges contenus dans 1 centimètre
cube de sang, n' le nombre de divisions occupées par les
globules rouges contenus dans tous les liquides de lavage
et de macération réunis, m le volume en c^{cm} du sang
étalon non employée pour la précipitation, on a pour la
masse x l'équation suivante :

$$ x = \frac{n'}{n} + m. $$

La théorie est des plus simples, comme vous pouvez
en juger ; quant à l'opération, elle ne présente aucune
difficulté sérieuse, sauf qu'il faut opérer de façon à séparer bien exactement tous les globules rouges des tissus et
de la fibrine qui les retient. Exécutée une fois sur un cobaye, elle nous a paru d'une application facile.

Ce mode de dosage du sang peut rendre les mêmes

services dans la méthode *indirecte*; aussi proposerai-je de l'appliquer au moins imparfait des procédés indirects connus, celui de Valentin modifié par M. Malassez, procédé qui consiste, vous le savez, à doser succcessivement le sang pur, puis le sang dilué par une injection de sérum. On arrive à des résultats beaucoup plus exacts qu'en faisant la numération des globules.

Je dois vous rappeler, cependant, que M. Malassez élève une critique contre son propre procédé. Il n'est pas démontré, d'après lui, qu'il y ait mélange parfait du sang et du sérum. Que cette objection soit fondée, lorsqu'on ne prend qu'un ou deux millimètres cubes de sang, je ne saurais le nier d'une manière absolue. Mais je crois que cette cause d'erreur est supprimée lorsqu'on opère sur une plus grande quantité de sang, 10 à 20 centimètres cubes bien battus et soigneusement défibrinés.

Arrivons maintenant au manuel opératoire. On prend un animal qui n'ait pas bu depuis 4 heures au moins, qui soit à jeun depuis 12 heures, et, après avoir vidé la vessie et le rectum, on le pèse exactement. La carotide mise à nu, on pratique une saignée de 10 centimètres cubes, et on recueille le sang dans un de ces petits vases que je vous ai montrés, où on le défibrine avec soin; c'est le sang étalon. Puis on laisse couler du sang dans un vase gradué, jusqu'à concurrence de 190 centimètres cubes, de sorte que la saignée s'élève en tout à 200 centimètres cubes. Je suppose ici que l'animal pèse environ 9 k. 500. La saignée doit être en effet d'environ le quart de la masse présumée du sang. Aussitôt on injecte, avec une seringue chargée à l'avance, une quantité égale de sérum pris sur un animal de même espèce. Il faut opérer de façon à ce qu'il ne s'écoule que 2 minutes au plus entre l'injection et la deuxième prise de sang et mesurer exactement cet intervalle de temps. On détache un instant l'animal ou l'on en desserre les liens; comme après quelques révolutions cardiaques le liquide a parcouru le circuit circulatoire entier, le mélange du sang et du sérum est fait d'une manière complète en très peu de temps. L'animal attaché de nouveau, on prend par le même vaisseau un nouvel échantillon de sang, qu'on défibrine comme le sang pur, et l'animal est remis en liberté.

En général la saignée est faite par l'artère fémorale et l'injection par la veine saphène, disposée à l'avance. Il ne reste plus qu'à préparer les deux liquides à précipitation. Il suffit pour cela de remplir presque complètement 2 vases à précipitation avec du sérum A et de verser dans l'un d'eux à l'aide d'une pipette graduée, 2 centimètres cubes de sang du premier échantillon puis dans l'autre 2 centimètres cubes également du 2ᵉ échantillon de sang.

On laisse reposer ces mélanges pendant 20 jours environ, jusqu'à ce qu'il n'y ait plus d'un jour à l'autre de changement appréciable dans la hauteur des colonnes. On obtient ainsi la précipitation au fond des deux tubes de tous les globules rouges contenus d'un côté dans 2 centimètres cubes de sang pur, de l'autre dans un volume égal de sang dilué.

Quant à la formule qui permet avec ces données de déterminer la masse totale du sang, x, elle est fort simple. Soit, en effet, s la quantité de sang tiré ou de sérum injecté, h la hauteur de la colonne globulaire formée par le sang pur, h' la même valeur pour le sang dilué on a :

$$x \times h = h \times s + x \times h'$$
$$xh - xh' = hs$$
$$x(h - h') = hs$$
$$x = \frac{hs}{h - h'}.$$

Ce procédé est d'une application si facile et si rapide que je vais pouvoir l'exécuter sous vos yeux. De plus, il offre ce grand avantage que, les animaux survivant à l'expérience, on peut au bout de quelque temps la répéter dans des conditions identiques ou différentes, comme celles résultant de l'inanition, de phlegmasies produites artificiellement, etc.

Mais ce procédé est-il à l'abri de toute critique, et présente-t-il de réelles garanties d'exactitude? Je le crois, à la condition de faire subir certaines corrections aux résultats bruts.

Il existe deux causes d'erreur.

1° La première tient à ce que l'on opère sur du sang défibriné et que la proportion de la fibrine n'est pas la même pour les deux prises de sang. Cette erreur est facile à calculer et les chiffres peuvent être corrigés en conséquence.

2° Comme tous les procédés dérivés de la méthode de Valentin, le nôtre est passible d'une objection dont beaucoup d'auteurs, notamment M. Malassez, ont montré l'importance. Elle a trait aux phénomènes d'endosmose et d'exosmose qui peuvent se produire pendant l'expérience. Si la saignée est peu considérable, la composition du sang ne variera pas d'une manière appréciable, pendant le temps si court nécessaire à l'opération, alors surtout que l'on se sert d'un animal à jeun. D'autre part le mouvement exosmotique, qui peut résulter de l'injection du sérum, est réduit au minimum quand on injecte du sérum emprunté à un animal de la même espèce. D'ailleurs, on peut se rendre compte de l'importance de cette cause d'erreur, en faisant deux prises successives de sang, à quelques minutes d'intervalle. Nous avons institué des expériences dans ce sens; mais comme elles sont encore en cours d'exécution, nous ne pouvons dire dès à présent quelles variations éprouve le sang dilué. On pourra faire, de ce chef, une nouvelle correction au calcul de la masse du sang, et arriver ainsi à des chiffres encore plus exacts.

Quoi qu'il en soit, ce procédé, lorsqu'il aura été complété

par ces dernières recherches, me semble devoir donner
de meilleurs résultats que les autres, en y comprenant
même ceux qui se rattachent à la méthode directe.

Après vous avoir exposé la question de technique, il
me reste à vous indiquer rapidement les résultats généraux
de ces recherches, au moins en ce qui concerne les
animaux supérieurs : chien, lapin, cobaye, résultats
jusqu'à un certain point applicables à l'espèce humaine.

Je reproduis ici, sous forme de tableau emprunté à
Rollett[1], les chiffres que les différents auteurs ont donnés.
Comme ils représentent le rapport de la masse du sang
au poids du corps, il suffit de les multiplier par cette
dernière valeur pour avoir le poids du sang.

MASSE TOTALE DU SANG.

	WEICKER.	HEIDENHAIN	PANUM.	GSCHEIDLEN.	RANKE.	SPIEGELBERG et GSCHEIDLEN.	STEINBERG.	JOLYET et LAFFONT.
Chien...	»	0,083-0,056	0,091-0,083	»	0,066	0,089-0,071	0,089-0,080	0,082-0,055
Chat....	0,067	»	»	»	0,046	»	0,096-0,084	0,067-0,059
Lapin...	»	0,067-0,059	»	0,059-0,045	0,048	»	0,081-0,075	0,055
Cochon d'Inde.	»	»	»	0,059-0,045	0,058	»	0,083-0,081	0,056

Ce tableau ne comprend que les recherches faites sur
des animaux placés dans des conditions physiologiques,
et cependant, les évaluations qu'il renferme sont assez
discordantes. En général, les procédés indirects ont donné
des chiffres supérieurs à ceux obtenus par les procédés directs. Pour ne prendre que les extrèmes, vous voyez que
le coefficient maximum est de 0,091, soit $\frac{1}{11}$ du poids du
corps, chez le chien, le minimum de 0,045, soit $\frac{1}{22}$ du

poids du corps, chez le cobaye, ce qui fait une différence du simple au double. Pour un même animal, le chien, les évaluations varient de 0,091 à 0,055, dans la proportion de 1 à 1,63.

Les résultats que nous avons obtenus dans notre laboratoire, en calculant la masse totale du sang chez le chien, par le procédé indirect, sont les suivants :

Chez un bull, bien portant, vigoureux, âgé, du poids de 14 k. 750, la masse totale du sang, calculée à l'aide d'une saignée et d'une injection s'élevant au 70e du poids du corps, était de 1 k. 851 gr., ce qui représente le $\frac{1}{7,9}$ du poids du corps.

Chez un jeune chien, à la période de la 2e dentition, bien portant, du poids de 5 k. 700, la masse totale du sang, calculée à l'aide d'une saignée de $\frac{1}{28,5}$ du poids du corps, s'élevait à 615 grammes, soit au $\frac{1}{9,6}$ du poids du corps.

Un 3e chien, jeune, du poids de 6 k. 100 gr. n'avait que 416 grammes de sang, quantité qui ne s'élève qu'au $\frac{1}{14,66}$ du poids du corps.

Enfin sur un 4e chien, jeune et bien portant, du poids de 6 k. 570 gr., la masse totale du sang était de 536 gr., et s'élevait par conséquent au $\frac{1}{12,5}$ du poids du corps.

On voit que les résultats sont assez variables; mais il ne pourront être acceptés définitivement que lorsqu'ils auront été vérifiés et rectifiés à l'aide d'expériences ultérieures (1).

En ce qui concerne l'*homme*, nous n'avons à signaler que des recherches peu nombreuses et fort imparfaites.

______

(1) Nous donnons ici les chiffres que nous avons trouvés sans correction. Nos expériences ayant été commencées en mars ont dû être interrompues au mois de mai à cause du développement d'organismes inférieurs dans le sérum injecté et par suite dans les vases à précipitation. Ce sont des recherches qui ne peuvent être bien faites que pendant l'hiver, de sorte que nous sommes obligé d'attendre la saison froide pour calculer la formule de correction qui nous permettra d'avoir des données encore plus exactes. Mais nous ferons remarquer que la nécessité de cette cor-

Les premières sont dues à Lehmann et E. Weber, qui ont donné le coefficient 0,125 $\left(\frac{1}{8}\right)$; puis vient Bischoff, qui, opérant par le procédé de Welcker, sur trois suppliciés, obtient les chiffres 0,071 et 0,77, soit $\frac{1}{14}$ et $\frac{1}{13}$. Mais les conditions dans lesquelles se trouvaient ces individus peu avant leur mort, enlèvent quelque valeur à ces évaluations.

Enfin Welcker fit une tentative analogue, mais il ne put arriver au bout de l'expérience et c'est par approximation qu'il donne le chiffre de 0,071 $\left(\frac{1}{14}\right)$ à 0,083 $\left(\frac{1}{12}\right)$. Il est inutile de vous faire remarquer que ces chiffres ne sauraient être considérés comme définitifs.

J'en dirai autant pour ceux qu'a obtenus Tarchanoff. Cet auteur donne pour le rapport du poids du sang au poids du corps :

$$\frac{1}{12},\ \frac{1}{11,6},\ \frac{1}{12,3},\ \frac{1}{12,3},\ \frac{1}{18,7},\ \frac{1}{14,7},\ \frac{1}{14,7},\ \frac{1}{14,3},\ \frac{1}{14},\ \frac{1}{13,2},\ \frac{1}{14,3},\ \frac{1}{12,1},\ \frac{1}{11,7}.$$

En moyenne $\frac{1}{13,6}$.

Ce chiffre $\frac{1}{13,6}$ autoriserait à penser que l'homme est plus pauvre en sang que les animaux supérieurs ; mais il est impossible d'accepter sans réserves les résultats des recherches de Tarchanoff.

En résumé, nous ne possédons encore aucun renseignement précis et définitif sur la masse totale du sang chez l'homme à l'état physiologique.

rection étant due à la dilution du sang après la saignée, dilution qui continue, comme nous nous en sommes assuré, malgré l'injection du sérum, les chiffres que nous donnons sont plutôt trop faibles que trop forts. D'après les quelques expériences que nous avons faites jusqu'à présent pour nous rendre compte de la valeur de l'erreur commise, nous pensons qu'il faudra élever nos chiffres d'environ 3 à 5 0/0.

6ᵉ LEÇON

Sommaire : Des variations de la masse du sang sous l'influence des conditions physiologiques et pathologiques. — *Des procédés d'examen anatomique du sang.* — Cellule argentée. — Dessiccation. — Numération des globules.

Messieurs,

Nous avons vu, dans notre dernière leçon, combien nous sommes pauvres en données précises sur la masse totale du sang dans les diverses espèces animales.

Tout est à faire sur une question aussi importante pour la pratique, et en particulier pour l'étude pharmacothérapique des émissions sanguines ; je fais ici allusion aux *variations* que la masse du sang éprouve sous certaines influences *physiologiques*.

Ainsi, nous ne sommes guère renseignés en ce qui concerne l'influence de *l'âge* sur le poids du sang. Les seules recherches, dans cet ordre d'idées, ont porté sur les nouveau-nés. Sur un nouveau-né humain, venu au monde asphyxié, Welcker a obtenu le chiffre 1/19,3 ou 0,051. Schücking[1], opérant sur cinq nouveau-nés, morts immédiatement après la naissance, a constaté que, chez eux, la quantité de sang est très variable. Elle dépend du moment où se fait la ligature du cordon. En cas de ligature immédiate, il a trouvé le coefficient 1/15 ou 0,066 ; chez les autres 0,10 ou 1/10. Il semble donc que la ligature tardive a pour résultat d'augmenter d'un tiers la quantité du liquide sanguin ; je n'ai pas besoin d'insis-

[1] XXXIX.

ter sur l'importance de ces données, au point de vue de cette question si contestée d'obstétrique. Je pourrais citer encore les recherches de Panum[1] sur le chien nouveau-né, d'après lesquelles, à cette époque de la vie, la proportion du sang serait plus faible qu'à l'âge adulte. Mais elles ne sont pas applicables à l'espèce humaine, le nouveau-né humain ne se comportant pas comme les animaux sous le rapport de la constitution du sang.

Sur l'influence du *sexe* nous n'avons aucune donnée positive.

Nous ignorons également si la masse du sang varie avec les *tempéraments*.

Les animaux maigres sont-ils moins riches en sang que ceux qui présentent un embonpoint normal ou exagéré ? Pour fixer vos idées sur cette question, je ne puis que vous donner le résultat d'une de mes dernières expériences. Chez un chien de forte stature, mais affaibli par une affection chronique de la peau, la gale des chiens, pesant 19 kil. 700 gr., j'ai fait couler le sang jusqu'à production de syncope. Or, les manifestations agoniques ne se sont montrées que quand il eut perdu 1676 gr. de sang, soit 1/11,7 du poids du corps, chiffre beaucoup plus élevé que celui que l'on obtient habituellement chez le chien ; ces manifestations précédèrent la mort, et à ce moment il coulait encore quelques gouttes de sang.

Dans d'autres cas encore les animaux amaigris nous ont fourni relativement plus de sang que les animaux gras.

Sur l'influence de la *gestation*, on ne possède que les travaux de Gscheidlen et Spiegelberg[2]. Ces auteurs ont trouvé pour les chiennes non pleines le coefficient 0,0787, dans les premiers temps de la gestation 0,0780, à la fin de cette période 0,108. Il y aurait donc, du fait de la gestation, une augmentation notable de la masse sanguine.

[1] XX. — [2] XXII.

Plus nombreux, mais malheureusement discordants, sont les documents que nous a fournis l'expérimentation sur la masse du sang pendant l'*abstinence* ou l'*inanition*. Collard de Martigny[1], Chossat[2], Bidder et Schmidt[3] croyaient que, dans l'inanition, la quantité de sang subit une diminution plus accusée que les autres parties du corps à l'exception de la graisse, parce que ce liquide servirait à la nutrition générale.

D'autre part, Cl. Bernard avait cru remarquer que les animaux inanitiés résistent moins bien que les animaux en digestion, sans doute parce que chez eux la masse du sang était moins considérable.

Tout autres sont les conclusions de Valentin[4], de Heidenhain[5] et enfin de Panum[6] qui fit, sur ce sujet, un bon travail. Panum crut démontrer que, par l'inanition, la quantité du sang par rapport au poids du corps ne change pas, non plus que la richesse en globules rouges et en fibrine. Il en conclut que le sang, à l'exception d'une certaine quantité d'albumine, ne sert pas à la nutrition. S'il se détruit, c'est en proportion des pertes que subit l'organisme entier.

Ces résultats, quelque peu inattendus, ont été infirmés par Steinberg[7] qui a vu, chez le chat, le coefficient sanguin tomber sous l'influence du jeûne de :

$$\frac{1}{10,4} \quad \text{et} \quad \frac{1}{11,9} \quad \text{à} \quad \frac{1}{17,8}.$$

Enfin certains faits d'ordre anatomo-pathologique semblent prouver que dans les maladies chroniques, les cachexies ou même les maladies aiguës à évolution lente comme la fièvre typhoïde, il se produit une diminution de la masse totale du sang, hors de proportion avec le

[1] XL. — [2] XLI. — [3] XLII. — [4] XXIX.
[5] XVIII. — [6] XIX. — [7] XXIV.

dépérissement de l'organisme. Non seulement on trouve les cadavres exsangues, mais encore on constate que les veines sont transformées en cordons fibreux, rigides. Elles sont revenues sur elles-mêmes et leurs parois, surtout leur tunique interne, présentent un épaississement notable.

En résumé, vous le voyez, Messieurs, les renseignements que nous possédons sur les variations de la masse du sang, même dans les conditions physiologiques, sont presque insignifiants. Notre indigence est plus grande encore en ce qui concerne les différences individuelles pour des animaux de même espèce.

Quant aux fluctuations de la masse de sang dues aux états *pathologiques*, aigus ou chroniques, elles n'ont été l'objet d'aucune étude expérimentale, et cependant il serait indispensable de les connaître pour pouvoir faire, en thérapeutique, une application raisonnée des émissions sanguines.

J'estime que le procédé indirect, décrit dans notre dernière leçon, pourra nous servir à résoudre un certain nombre de ces questions, puisqu'il permet de déterminer la masse du sang, à plusieurs reprises, chez le même animal, en le plaçant dans des conditions éminemment variables, soit physiologiques, soit voisines de l'état pathologique.

J'en ai fini avec l'étude *quantitative* du sang. La question de *qualité*, plus importante encore, doit maintenant nous arrêter. Il est inutile de vous rappeler combien, dans les maladies, le sang subit de fluctuations dans sa constitution soit chimique, soit anatomique. L'étude chimique du sang comporte des procédés tout spéciaux, qui sont du ressort d'un autre enseignement ; toutefois nous devrons faire appel à certaines données qui s'y rattachent, à propos de diverses questions qui seront ultérieurement traitées. Pour le moment nous avons à vous entretenir des modifications produites par les émissions sanguines dans la constitution *anatomique* du sang ; ce qui nous amène à étudier le sang normal à ce point de vue, et à vous indiquer les procédés à l'aide desquels on peut se rendre compte des modifications anatomiques du sang chez les malades, ou à la suite des saignées.

Ne pouvant faire ici, sans être entraîné à de trop longs développements, l'étude des éléments figurés du sang normal, je m'en tiendrai à une simple énumération. Vous n'ignorez pas que le sang est un liquide plasmatique, qui se coagule hors des vaisseaux et qui contient des éléments anatomiques d'une importance prépondérante au point de vue pathologique. Longtemps on n'en a connu que deux variétés, les hématies ou globules rouges, les leucocytes ou globules blancs. Les études, que je poursuis depuis plusieurs années, m'ont permis de démontrer l'existence d'une troisième variété d'éléments figurés, ayant une forme anatomique propre et des propriétés physiologiques particulières, les *hématoblastes*, qui représentent les globules rouges à leur première phase d'évolution. Très altérables au début, ils deviennent peu à peu plus résistants, passent à l'état de globules nains ; puis ils offrent enfin les caractères des globules rouges complètement développés.

Ces notions sur les éléments du sang ont été acquises par l'examen microscopique, qui, sans constituer une opération difficile, demande certaines précautions. En les négligeant, la plupart des auteurs ont été conduits à des résultats peu exacts. Les hématies, pour être moins vulnérables que les hématoblastes et les globules nains, n'en sont pas moins très altérables, se déforment très vite sous l'influence de l'humidité ou du moindre traumatisme. Pour ne pas confondre ces altérations artificielles avec celles qui réellement sont d'ordre pathologique, il faut faire une préparation convenable du sang, par les deux procédés que nous pouvons utiliser, soit l'examen du sang pur humide, soit l'examen du sang desséché.

1° *Examen du sang humide.* Il s'agit d'obtenir une préparation microscopique telle que la couche du sang ait une épaisseur très petite, soit partout uniforme, et que nulle part la lamelle ne vienne en contact avec la lame. Il faut, de plus, que le liquide qui encadre la préparation ne se mèle pas aux éléments anatomiques; en un mot, il est nécessaire que le sang soit bien isolé, à l'abri de tout traumatisme. C'est d'après ces données que j'opère, en me servant d'une lame argentée dont voici la disposition. Elle est creusée d'une rigole circulaire, qui, vue de champ, est représentée par deux crénelures. Au centre de la lame est un petit disque de 6^{mm} de diamètre, au niveau duquel on a enlevé la couche d'argent qui couvre le reste de la lame. Sur ce disque, on dépose une goutte de sang, puis une lamelle bien planie, de sorte que la hauteur de la préparation est égale à l'épaisseur de la couche d'argent. Pour éviter l'évaporation, on a soin d'enduire à l'avance le bord externe de la rainure au moyen d'un corps gras, de la vaseline, par exemple. Il faut que la goutte de sang soit très petite pour que la lamelle ne soit pas soulevée, résultat auquel on arrive avec un peu d'habitude.

En opérant dans ces conditions, on a une bonne préparation, où les globules ne sont pas déformés. Il est facile de s'assurer ainsi qu'un grand nombre des soi-disant altérations du sang n'existent pas en réalité ; tel est le cas pour les prétendus globules microcytiques, épineux, crénelés, en boule, etc.

2° *Examen du sang par voie sèche.* Ce procédé, de date ancienne, car avant Welcker il avait déjà été employé en France, est trop rarement utilisé. Et cependant il peut rendre de grands services ; il donne des résultats exacts, et permet de conserver indéfiniment certaines pré-parations intéressantes de sang. Il est fort simple d'ailleurs. Sur une lame de verre, bien lavée dans de l'acide sulfurique étendu, on recueille une gouttelette de sang, qu'on étale rapidement en couche mince au moyen d'un agitateur de verre qu'on fait glisser à plat sur la lame. En secouant énergiquement la lame par un mouvement rapide de va-et-vient, on obtient la dessiccation, et tous les éléments, en particulier les hématoblastes, sont fixés dans leur forme normale.

Ces deux procédés permettent d'étudier la forme, les dimensions, la disposition relative des éléments figurés, le processus de coagulation, mais ils ne nous donnent aucune notion sur la proportion de ces organites, sur leur nombre dans l'unité de volume de sang. C'est ici qu'interviennent les diverses méthodes de *numération* des globules sanguins, que l'on a employées depuis Vierordt[1] qui, le premier, eut l'idée de dénombrer les éléments anatomiques du sang. Sans faire ici l'histoire de cette question. je me bornerai à vous indiquer le procédé que M. Nachet et moi avons imaginé en 1875[2].

Voici d'abord le principe de cette méthode : Il fallait trouver un procédé de numération, à la fois correct et pratique, c'est-à-dire applicable au lit du malade. Le sang étant mélangé avec un liquide spécial en proportion définie, on prend de cette dilution une quantité assoz petite pour que la numération des globules rouges au microscope soit facile. Au lieu d'introduire ce liquide dans des tubes capillaires, comme dans divers procédés, celui de M. Malassez[3], entre autres, où la répartition des hématies s'effectue d'une manière irrégulière, on le place dans une cellule ouverte ; on se rapproche ainsi des conditions où se font les préparations microscopiques

[1] XXXI — [2] XLIII. — [3] XXXVI.

ordinaires. Enfin, grâce à un dispositif spécial, on arrive à circonscrire un volume mathématiquement déterminé du sang sans modifier la répartition des globules dans la préparation.

Passons successivement en revue les instruments qui sont employés pour pratiquer le mélange du sang, ceux qui servent à la numération, avant de décrire le dispositif de cette petite opération et la manière d'opérer.

Pour faire le *mélange*, nous nous servons de deux pipettes graduées, une pour le sang, une autre pour le sérum (*fig.* 2). La première planie d'un côté, pour que

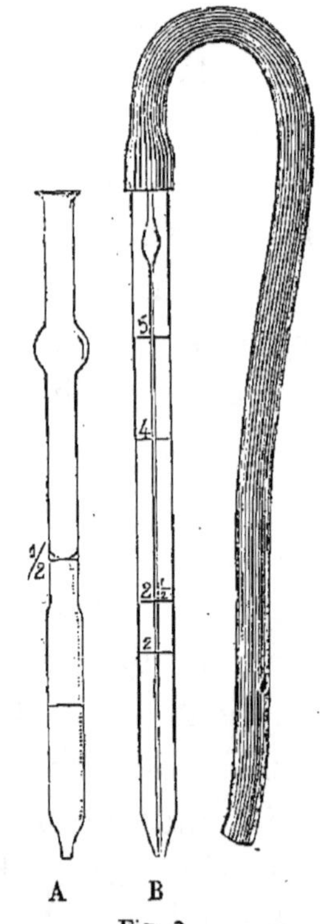

Fig. 2.
A. Pipette pour le sérum.
B. Pipette pour le sang.

les lectures soient faciles et à l'abri des erreurs causées par l'aberration de sphéricité, porte des divisions qui permettent de recueillir 2; 2, 5; 3; 4; 5 millimètres cubes de sang; la seconde est calibrée de façon qu'on puisse prendre 500 millimètres cubes de sérum. Les deux liquides sont introduits dans une petite éprouvette (*fig.* 3).

Mais quel *liquide* employer pour diluer le sang? Celui de M. Malassez est très défectueux pour le lapin, le chien, précisément pour les animaux sur qui il a fait les expériences consignées dans sa thèse. Ainsi j'ai pu constater qu'il peut détruire jusqu'à un million et demi de globules rouges dans le sang du lapin. Pendant long-temps j'ai employé le sérum amniotique de la vache, traité par l'iode, excellent liquide, connu sous le nom de *sérum iodé* de Max Schultze. Mais comme on ne peut se le procurer facilement, j'ai dû chercher à fabriquer

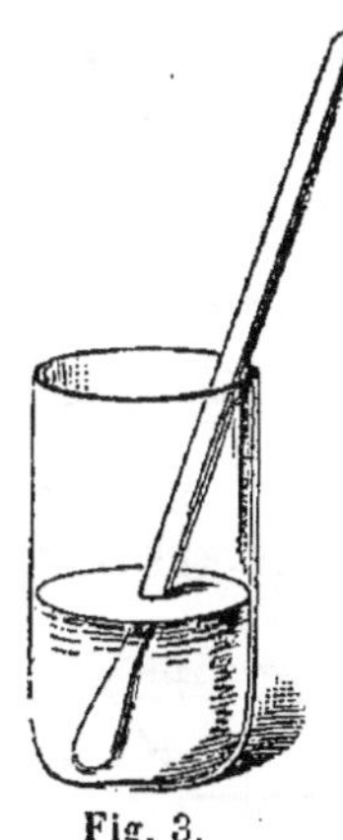

Fig. 3.

un sérum artificiel et, après beaucoup d'essais, je me suis arrêté à la composition suivante, que je vous ai d'ailleurs déjà donnée.

Eau distillée...................	200 gr.
Chlorure de sodium pur.......	1 —
Sulfate de soude pur..........	5 —
Bichlorure d'hydrargyre.......	0,50

Ce liquide, que j'appelle *liquide A*, s'applique à la numération des globules chez l'homme; car il ne les détruit jamais, même dans les anémies extrêmes, et, de plus, il fixe et durcit le stroma globulaire, ce qui permet de mesurer le diamètre de ces éléments.

Mais quand le sang renferme un excès de fibrine, par

exemple, dans les phlegmasies, il la précipite et dès lors il ne peut plus être employé pour la numération. Aussi, chez certains animaux, dont le sang est très riche en fibrine, comme le chien, il détermine, par ce mécanisme, des agglomérats de globules qui empêchent tout dénombrement exact. De plus, il ne permet pas de faire la numération des hématoblastes. Il faut donc, pour les recherches sur les animaux, employer un autre liquide. Cet autre liquide, je l'ai trouvé dans l'urine diabétique, renfermant plus de 40 grammes de sucre par litre, liquide qui ne dissout, comme j'ai pu m'en assurer, aucun des éléments figurés du sang. On peut le conserver pur et transparent, au moyen de l'eau oxygénée, dont l'emploi antifermentescible a été récemment recommandé par M. Regnard [1]. Aussi, l'urine diabétique, additionnée de 5 à 6 0/0 d'eau oxygénée à 12°, constitue-t-elle un excellent sérum artificiel, *liquide B*, qui m'a permis d'effectuer des numérations des trois variétés de globules.

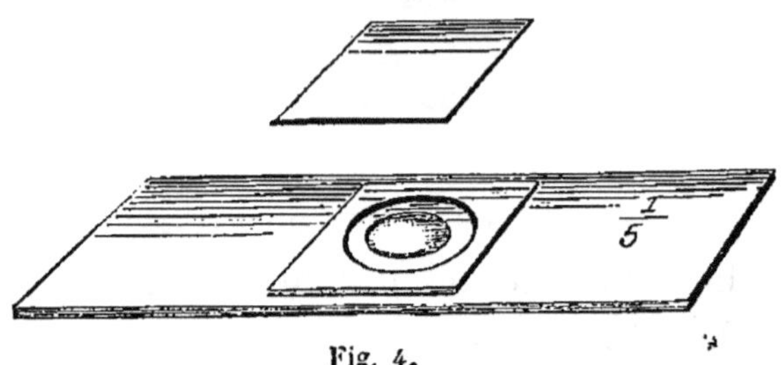

Fig. 4.

Pour faire la préparation, nous avons imaginé, M. Nachet et moi, une *cellule* spéciale. Elle est formée par une lamelle de verre mince, perforée à son centre (de manière à présenter un trou d'un centimètre de diamètre), et collée sur une lame de verre porte-objet parfaitement plane. Cette lamelle est usée à l'émeri de manière à former une cavité dont la hauteur est déterminée avec précision à l'aide du sphéromètre. La hauteur que nous avons choisie est celle d'un cinquième de millimètre

[1] XLIV.

(*fig.* 4) ; mais dans quelques cas j'emploie une cellule de un dixième de millimètre. Grâce à ce dispositif, lorsqu'on dépose une gouttelette de liquide au centre de la cellule, qu'on recouvre d'une lamelle de verre planie, on obtient une couche d'une épaisseur uniforme d'un cinquième de millimètre, dont les surfaces sont parallèles.

Reste à vous indiquer comment on dispose le micros-cope pour la *numération* des globules rouges ou blancs (car je ne m'occupe pas ici de celle des hématoblastes qui exige un plus fort grossissement).

On a placé dans l'oculaire du microscope, entre le verre de champ et le verre de l'œil, une glace sur laquelle est gravé un carré divisé en seize parties égales ; de plus, pour faciliter la numération, on a tracé dans ces seize petits carrés des lignes réciproquement perpendiculaires qui n'en atteignent pas les bords. Le tube rentrant

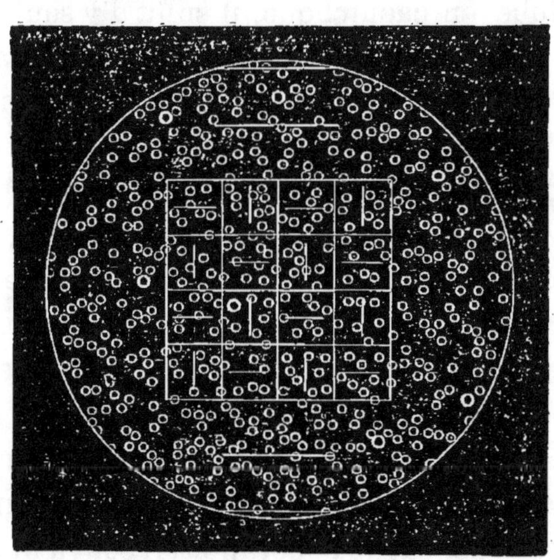

Fig. 5.

du microscope est enfoncé dans sa monture jusqu'à un trait d'affleurement déterminé de telle sorte que le côté du carré ait avec l'objectif employé, le n° 2 de Nachet, une valeur égale à la hauteur de la cellule, soit un cinquième de millimètre. On a ainsi sous les yeux la projection d'un cube d'un cinquième de millimètre de côté, et il suffira de compter les globules compris dans les seize petits carrés pour connaître le nombre d'éléments figurés contenus dans ce volume de liquide (*fig.* 5).

Le principe de la méthode et les instruments nécessaires vous étant connus, voyons comment on doit procéder à cette mensuration, qui n'offre aucune difficulté, mais demande, pour être exacte, certaines précautions.

Pour prendre le sang du malade, on pique l'extrémité du doigt avec la pointe d'une lancette soigneusement nettoyée, et on obtient une petite plaie suffisante pour laisser échapper quelques gouttes de sang, dès qu'on comprime légèrement la pulpe. On aspire avec la pipette *ad hoc* deux millimètres cubes de sang, de manière que ce liquide, sans avoir le temps de s'épaissir à l'air, passe en quelque sorte des vaisseaux dans la pipette. Celle-ci portant un tube en caoutchouc, il suffit d'y souffler pour faire tomber le sang dans l'éprouvette où l'on a, au préalable, porté 500 millimètres cubes de sérum artificiel. En aspirant deux ou trois fois de suite un peu de sérum qu'on repousse aussitôt, on vide exactement le tube capillaire de la pipette. Au moyen d'un agitateur, terminé par une petite palette, on remue le mélange de sang et de sérum jusqu'à ce qu'il soit parfaitement homogène.

On dépose alors, comme nous le faisons sous vos yeux, à l'aide de l'agitateur, une goutte de cette dilution au centre de la cellule et on place sur le tout, doucement et sans la faire glisser, une lamelle de verre bien planie. C'est le moment délicat de l'opération. Il convient au préalable d'enlever avec un pinceau fin toute trace de poussière ; de plus il faut réunir la lamelle couvre-objet et la cellule avec un peu de salive. Ce liquide, s'infiltrant par capillarité entre les deux plaques, doit s'opposer au glissement de la lamelle et à l'évaporation de la goutte, isolée au centre d'un anneau d'air complet. A cet effet,

on dépose sur les bords opposés de la lamelle deux gout-
telettes de salive que l'on fait pénétrer en appuyant légèrement sur les coins de la lamelle. Avec un peu d'habitude, on arrive à ne pas mettre un excès de salive qui sou-
lèverait la plaquette et rendrait la préparation défectueuse.

Au bout de quelques instants, les globules de par
leur densité tombent au fond de la cellule, y restent
adhérents en présentant une forme parfaitement plane.
Il ne reste plus qu'à compter les globules compris dans
le grand carré gravé sur l'oculaire.

Pour cela il faut s'habituer à suivre toujours le même
ordre, en dénombrant d'abord ceux qui sont contenus
dans l'intérieur du carré, puis ceux qui sont à cheval sur
les bords. On ne compte que la moitié de ces derniers.
Supposons que les premiers soient au nombre de 150 et
les seconds au nombre de 10, on a pour chiffre total 155.

Il est nécessaire de faire plusieurs numérations successives, en ayant soin de choisir les régions de la préparation qui paraissent les plus différentes. Ces différences
ne sont jamais considérables; quand il y a un écart très
accusé entre deux des chiffres obtenus, cela tient à ce
que le mélange n'est pas homogène ou que la préparation laisse à désirer, et dans ce cas on ne doit pas hésiter
à recommencer l'opération.

Je n'ai plus qu'à vous expliquer comment, avec ces
données, on peut déterminer le nombre de globules contenus dans un millimètre cube de sang examiné.

Et d'abord, quel est le titre réel du mélange? Comme
le mouillage de la pipette à sérum est de six millimètres
cubes, on n'a en réalité déposé dans l'éprouvette que
494 millimètres cubes de sérum, ce qui, avec deux
millimètres cubes de sang, fait au total 496 millimètres cubes. La proportion du sang dans le mélange est
donc de 2/496 ou 1/248. Comme d'autre part un cube
d'un millimètre de côté renferme 125 cubes d'un cin-

quième de millimètre, il faut multiplier par 125 le nombre des globules comptés dans le carré, pour savoir ce que renferme un millimètre cube du mélange; enfin pour connaître la valeur d'un millimètre cube de sang, il faut multiplier le dernier chiffre trouvé par le titre du mélange, 248. Or, $145 \times 248 = 31\,000$; en multipliant donc par ce coefficient constant le nombre des globules comptés dans le carré on aura le contenu en globules d'un millimètre cube de sang pur[1].

[1] XLV.

7ᵉ LEÇON

Messieurs,

Je vous ai montré, dans la dernière leçon, comment se fait le dénombrement des globules rouges. Pour la numération des *globules blancs* on emploie le même dis-positif ; seulement, comme ils sont beaucoup moins nombreux, et de plus répartis d'une façon irrégulière dans la préparation, il faut les compter dans un plus grand nombre de champs. Voici comment je conseille d'opérer : on conduit avec la main la petite préparation, jusqu'à ce qu'un des bords de la goutte soit sous-tendu par le grand carré, par le bord gauche, par exemple ; puis, après avoir noté l'absence ou la pré-sence de globules blancs, on déplace la préparation de façon à ce que les globules rouges à cheval sur le bord droit du grand carré soient vus à cheval sur le bord opposé, le bord gauche. On a ainsi fait parcourir à la pré-paration l'espace d'un carré. On examine de la sorte tous les carrés successifs contenus dans une bande transver-sale ; puis on répète la même manœuvre pour une bande perpendiculaire à la première. L'expérience m'a appris que la moyenne obtenue par ce système est fort exacte.

Enfin, la numération des *hématoblastes* demande un dispositif spécial. Il faut employer un grossissement plus fort, se servir d'un objectif 3 (Nachet) au lieu de l'ob-jectif 2, et d'un plus grand carré. La cellule doit avoir un dixième de millimètre de hauteur ; dès lors on ne compte plus les éléments dans un cube ayant 1 cinquième sur 1 sixième, mais dans un parallélipipède ayant une base de 1 cinquième de millimètre et une hauteur de 1 dixième de millimètre. Pour ne pas compliquer les calculs, et pouvoir employer le même numérateur que pour les globules rouges, 31 000, il convient de prendre le double de sang ; la numération doit être faite dans une quarantaine de carrés, en même temps que celle des globules blancs.

Vous voyez que l'on peut arriver rapidement à compter les divers éléments figurés contenus dans un millimètre cube de sang. Étant données les moyennes ainsi recueillies pour les globules rouges, les globules blancs et les hématoblastes, cette évaluation se fait par un calcul fort simple. Prenons un exemple :

1° *Globules rouges*. Moyenne des éléments renfermés dans 5 à 6 carrés, 165. En multipliant 165 par 31 000 on a 5 115 000 ;

2° *Globules blancs*. Dans 58 carrés compris dans les deux zones réciproquement perpendiculaires on a trouvé 9 globules blancs : la moyenne est 9/58, qui, multiplié par 31 000 donne, 4 805 ;

3° *Hématoblastes*. Moyenne 11. En multipliant par 31 000, on a 341 000.

Le millimètre cube de ce sang renferme 5 115 000 globules rouges, 4 805 globules blancs, 341 000 hématoblastes.

Pour faciliter les calculs, on peut se servir des tableaux suivants :

TABLEAUX.

TABLEAU POUR LE CALCUL DES GLOBULES ROUGES.

GLOBULES contenus dans le carré.	NOMBRE DES GLOBULES par millimètre cube.	GLOBULES contenus dans le carré.	NOMBRE DES GLOBULES par millimètre cube.
40	1,240,000	77	2,387,000
41	1,271,000	78	2,418,000
42	1,302,000	79	2,449,000
43	1,333,000	80	2,480,000
44	1,364,000	81	2,511,000
45	1,395,000	82	2,542,000
46	1,426,000	83	2,573,000
47	1,457,000	84	2,604,000
48	1,488,000	85	2,635,000
49	1,519,000	86	2,666,000
50	1,550,000	87	2,697,000
51	1,581,000	88	2,728,000
52	1,612,000	89	2,759,000
53	1,643,000	90	2,790,000
54	1,674,000	91	2,821,000
55	1,705,000	92	2,852,000
56	1,736,000	93	2,883,000
57	1,767,000	94	2,914,000
58	1,798,000	95	2,945,000
59	1,829,000	96	2,976,000
60	1,860,000	97	3,007,000
61	1,891,000	98	3,038,000
62	1,922,000	99	3,069,000
63	1,953,000	100	3,100,000
64	1,984,000	101	3,131,000
65	2,015,000	102	3,162,000
66	2,046,000	103	3,193,000
67	2,077,000	104	3,224,000
68	2,108,000	105	3,255,000
69	2,139,000	106	3,286,000
70	2,170,000	107	3,317,000
71	2,201,000	108	3,348,000
72	2,232,000	109	3,379,000
73	2,263,000	110	3,410,000
74	2,294,000	111	3,441,000
75	2,325,000	112	3,472,000
76	2,356,000	113	3,503,000

GLOBULES contenus dans le carré.	NOMBRE DES GLOBULES par millimètre cube.	GLOBULES contenus dans le carré.	NOMBRE DES GLOBULES par millimètre cube.
114	3,534,000	155	4,805,000
115	3,565,000	156	4,836,000
116	3,596,000	157	4,867,000
117	3,627,000	158	4,898,000
118	3,658,000	159	4,929,000
119	3,689,000	160	4,960,000
120	3,720,000	161	4,991,000
121	3,751,000	162	5,022,000
122	3,782,000	163	5,053,000
123	3,813,000	164	5,084,000
124	3,844,000	165	5,115,000
125	3,875,000	166	5,146,000
126	3,906,000	167	5,177,000
127	3,937,000	168	5,208,000
128	3,968,000	169	5,239,000
129	3,999,000	170	5,270,000
130	4,030,000	171	5,301,000
131	4,061,000	172	5,332,000
132	4,092,000	173	5,363,000
133	4,123,000	174	5,394,000
134	4,154,000	175	5,425,000
135	4,185,000	176	5,456,000
136	4,216,000	177	5,487,000
137	4,247,000	178	5,518,000
138	4,278,000	179	5,549,000
139	4,309,000	180	5,580,000
140	4,340,000	181	5,611,000
141	4,371,000	182	5,642,000
142	4,402,600	183	5,673,000
143	4,433,009	184	5,704,000
144	4,464,000	185	5,735,000
145	4,495,000	186	5,766,000
146	4,526,000	187	5,797,000
147	4,557,000	188	5,828,000
148	4,588,000	189	5,859,000
149	4,619,000	190	5,890,000
150	4,650,000	191	5,921,000
151	4,681,000	192	5,952,000
152	4,712,000	193	5,983,000
153	4,743,000	194	6,014,000
154	4,774,000	195	6,045,000

GLOBULES contenus dans le carré.	NOMBRE DES GLOBULES par millimètre cube.	GLOBULES contenus dans le carré.	NOMBRE DES GLOBULES par millimètre cube.
196	6,076,000	234	7,254,000
197	6,107,000	235	7,285,000
198	6,138,000	236	7,316,000
199	6,169,000	237	7,347,000
200	6,200,000	238	7,378,000
201	6,231,000	239	7,409,000
202	6,262,000	240	7,440,000
203	6,293,000	241	7,471,000
204	6,324,000	242	7,502,000
205	6,355,000	243	7,533,000
206	6,386,000	244	7,564,000
207	6,417,000	245	7,595,000
208	6,448,000	246	7,626,000
209	6,479,000	247	7,657,000
210	6,510,000	248	7,688,000
211	6,541,000	249	7,719,000
212	6,572,000	250	7,750,000
213	6,603,000	251	7,781,000
214	6,634,000	252	7,812,000
215	6,665,000	253	7,843,000
216	6,695,000	254	7,874,000
217	6,727,000	255	7,905,000
218	6,758,000	256	7,936,000
219	6,789,000	257	7,967,000
220	6,840,000	258	7,998,000
221	6,851,000	259	8,029,000
222	6,882,000	260	8,060,000
223	6,913,000	261	8,091,000
224	6,944,000	262	8,122,000
225	6,975,000	263	8,153,000
226	7,006,000	264	8,184,000
227	7,037,000	265	8,215,000
228	7,068,000	266	8,246,000
229	7,099,000	267	8,277,000
230	7,130,000	268	8,308,000
231	7,161,000	269	8,339,000
232	7,192,000	270	8,370,000
233	7,223,000		

TABLEAU

POUR LE CALCUL DES GLOBULES BLANCS.

	40	41	42	43	44	45	46	47	48	49	50	51	52	53	54	55	56	57	58	59	60
1	775	753	737	719	703	688	672	657	644	632	620	607	595	582	573	564	551	542	533	523	514
2	1550	1506	1474	1438	1406	1376	1344	1314	1288	1264	1240	1214	1190	1164	1146	1122	1102	1084	1066	1046	1028
3	2325	2259	2211	2157	2109	2064	2016	1971	1932	1896	1860	1821	1785	1746	1719	1683	1653	1626	1599	1569	1542
4	3100	3012	2918	2876	2812	2752	2688	2628	2576	2528	2480	2428	2380	2328	2292	2244	2204	2168	2132	2092	2056
5	3875	3765	3685	3595	3515	3440	3360	3285	3220	3160	3100	3035	2975	2910	2865	2805	2755	2710	2665	2615	2570
6	4650	4518	4422	4314	4218	4128	4032	3942	3864	3792	3720	3642	3570	3492	3438	3366	3306	3252	3198	3138	3084
7	5425	5271	5159	5033	4921	4816	4704	4599	4508	4424	4340	4249	4165	4074	4011	3927	3857	3794	3731	3661	3598
8	6200	6024	5896	5752	5624	5504	5376	5256	5152	5056	4960	4856	4760	4656	4584	4488	4408	4336	4264	4184	4112
9	6975	6777	6633	6471	6327	6192	6048	5913	5790	5688	5580	5463	5355	5238	5157	5049	4959	4878	4797	4707	4626
10	7750	7530	7370	7190	7030	6380	6720	6570	6440	6320	6200	6070	5950	5820	5730	5610	5510	5420	5330	5230	5140

 ÉMISSIONS SANGUINES.

Ce ne serait pas ici le lieu d'établir une comparaison entre ce procédé et les autres, en particulier celui de M. Malassez. Certes, les critiques ne lui ont pas fait défaut ; mais il est à remarquer que tous les expérimentateurs qui l'ont trouvé fautif sont partis de vues exclusivement théoriques pour en dénier l'exactitude. Tous ceux au contraire qui s'en sont servis en employant des instruments soigneusement faits et un sérum irréprochable, ont eu à s'en louer et ont obtenu dans leurs diverses expériences des chiffres concordants. Aujourd'hui je me crois en mesure d'affirmer qu'il donne de bons résultats et que les seules erreurs auxquelles il prête sont toutes personnelles et tiennent à quelque imperfection dans le procédé opératoire.

Le meilleur témoignage que l'on puisse invoquer en sa faveur c'est que, de divers côtés, on a cherché à l'imiter. Comme ces soi-disant perfectionnements ne constituent à vrai dire que des complications sans utilité pratique, il serait oiseux de s'en occuper ici.

Je ferai cependant exception pour la modification imaginée par un auteur anglais, Gowers [1]. Les microscopes anglais se prêtent moins bien que les nôtres à l'emploi du dispositif que demande notre procédé, surtout en ce qui concerne l'emploi de l'oculaire quadrillé. Afin de supprimer le trait d'affleurement et l'oculaire quadrillé, Gowers a eu l'idée de graver au fond de la cellule les divisions qui doivent servir à faire la numération. Malheureusement cette innovation est, en fait, d'une réalisation fort difficile. En premier lieu, l'opération qui a pour but de planir le fond de la cellule rend le verre extrêmement fragile, et quand on y applique la machine à diviser pour dessiner les carrés, il se produit des éclats nombreux, si bien que les raies ne sont pas nettes. De plus, la réfringence du verre égalant à peu près celle du

[1] XLVI.

liquide qu'on place dans la cellule, les divisions sont à peine visibles au moment de la numération. Enfin, toute erreur résultant de l'imperfection de la machine à diviser, et celle-ci n'est jamais parfaite, est multipliée par le grossissement, c'est-à-dire par 150 ou 300 fois, ce qui enlève aux résultats l'exactitude désirable.

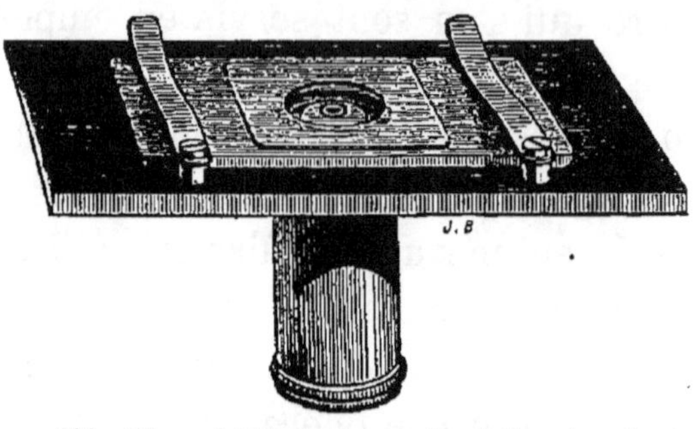

Fig. 6. — Objectif quadrillé vissé sous la platine du microscope.

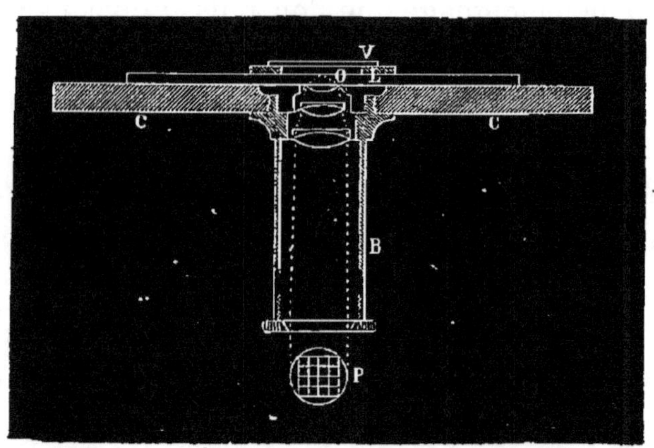

Fig. 7. — Coupe de l'objectif quadrillé. — C. Platine du microscope. — B. Objectif quadrillé portant une plaque P dont les divisions vont se projeter sur le fond de la cellule O. — L. Lame de la cellule. — V. Lamelle de la cellule.

Cependant il y avait dans l'innovation de Gowers une idée dont M. Nachet, avec l'ingéniosité dont il nous a donné tant de preuves, vient de tirer un excellent parti. Par un jeu de lentilles spécial, une sorte d'objectif, il arrive à transporter sur le fond de la cellule l'image d'un quadrillé photographié sur verre. En vissant ce tube sous la platine du microscope, on obtient au fond de la cellule une image fixe du carré, de sorte qu'en déplaçant la cellule on fait passer sous les yeux une série de carrés (fig. 6 et 7). Dès lors l'oculaire

quadrillé et le trait d'affleurement sur le microscope deviennent inutiles, et on peut employer un grossissement
quelconque sans changer la valeur de la surface du cube
dans lequel on compte les éléments. Évidemment, ce
nouveau dispositif ne modifie le principe du procédé en
aucune façon ; c'est une simplification qui peut avoir son
utilité.

Vous connaissez maintenant la méthode qui permet de
dénombrer les divers éléments figurés du sang ; mais il
est important de vous rappeler que cette numération n'est
qu'un des facteurs de l'examen anatomique de ce liquide.
Vous savez déjà de quelle importance est l'étude des
globules rouges, au point de vue de leur forme, de leurs
dimensions, en un mot de toutes leurs propriétés physiques, étude qui est toute entière du ressort de l'histologie pathologique.

Ce n'est pas tout. Il faut encore savoir jusqu'à quel
point les hématies sont aptes à remplir leur rôle dans la
nutrition. Or, il est aujourd'hui acquis que les globules
rouges sont des éléments fort altérables dont la richesse
en hémoglobine varie, à l'état pathologique, dans des
proportions considérables. Comme l'hémoglobine est l'élément actif des globules, celui en qui réside la principale
propriété physiologique du sang, il importe de déterminer, à côté du chiffre des hématies, la dose d'hémoglobine contenue dans ces éléments.

Mais l'hémoglobine elle-même subit, dans beaucoup
d'états morbides, des altérations profondes; sa propriété principale, son pouvoir d'absorber l'oxygène, peut,
sous l'influence des maladies ou des actions thérapeutiques, présenter des variations qu'on ne saurait
négliger dans un examen complet du sang.

L'hémoglobine doit donc être envisagée à deux points
de vue, qualitativement et quantitativement.

Pour le moment, nous ne nous occuperons que des modifications quantitatives, réservant la question de qualité, pour l'étudier à propos des perturbations que subit l'absorption gazeuse sous l'influence de certaines pratiques médicamenteuses.

Les procédés de *dosage de l'hémoglobine* sont extrémement nombreux ; mais comme ils sont tous imparfaits, ou d'une application fort peu pratique, cette abondance apparente cache, en réalité, une véritable pénurie.

Plusieurs de ces procédés sont décrits dans les livres classiques de chimie ; quelques-uns, plus nouveaux, plus particulièrement imaginés pour les études médicales, sont encore peu répandus ; nous nous occuperons surtout de ces derniers, non pour les étudier tous en détail, mais pour chercher celui qui, en clinique, offre le plus de garanties d'exactitude, ou qui est le plus applicable à l'étude expérimentale des émissions sanguines.

Je crois pouvoir les classer en deux groupes. Les uns, *procédés de laboratoire,* demandent une certaine quantité de sang, qu'on ne peut obtenir que par une opération, une saignée. C'est vous dire qu'ils ne sont pas applicables en clinique ; car il est impossible de soutirer à un malade, par une opération qui, fréquemment renouvelée, peut avoir des inconvénients sérieux, la quantité de sang nécessaire pour le dosage de l'hémoglobine par ces procédés.

Les autres, *procédés cliniques,* sont, au contraire, applicables au lit du malade ; car, ils permettent de faire cette recherche à l'aide de quelques millimètres cubes de sang, recueillis par une simple piqûre au niveau de la pulpe des doigts. D'ailleurs, ils sont tout aussi exacts que les premiers, circonstance fort heureuse pour la pratique.

PROCÉDÉS DE LABORATOIRE. — Le premier en date est celui par le *dosage du fer.* Vous savez que tout le fer contenu dans le sang est combiné à l'hémoglobine, où il se trouverait en proportions définies et connues. Vous savez, en outre, que d'après Hoppe-Seyler et C. Schmidt [1], et ces chiffres sont généralement acceptés, 100 grammes d'hémoglobine cristallisée et desséchée à 100° renferment 43 centigrammes de fer. Que l'on dose exactement le fer contenu dans une quantité donnée de sang, on pourra en déduire facilement la quantité d'hémoglobine.

Malheureusement ces chiffres d'Hoppe-Seyler ont été obtenus sur le chien ; rien ne démontre qu'ils soient applicables à l'homme ; rien ne prouve que l'hémoglobine, chez les divers animaux, ou dans diverses conditions, présente une constitution chimique toujours identique. Ce procédé prête donc singulièrement à la critique ; mais nous ne pouvions le passer sous silence ; car, il a pu rendre des services à une époque même où l'on ne connaissait l'hémoglobine que d'une manière fort vague.

Les méthodes *chromométriques*, aujourd'hui fort nombreuses, sont moins imparfaites. Elles reposent toutes sur le même principe : apprécier la quantité d'hémoglobine d'après l'intensité de la couleur du sang ; et, pour cela, comparer une dilution faite dans des proportions connues du sang à examiner, soit avec une autre solution de sang, soit avec une solution titrée d'hémoglobine, soit avec une autre matière ayant une coloration analogue à celle du sang.

On peut examiner les liquides, soit par transparence, soit par lumière réfléchie ; cette dernière méthode est de beaucoup meilleure, car, la lumière passant deux fois à travers le corps coloré, la sensibilité du procédé est doublée. Voyez, en effet, cette plaque de verre. Vue par transparence, elle semble absolument incolore ; appliquée sur du papier blanc, elle vous paraît teintée d'une manière très appréciable.

____
[1] XLVII.

C'est ce qu'Hoppe-Seyler avait compris le premier, pour en tenir compte dans son procédé, par l'*hématino-mètre*[1]. Je fais passer dans vos mains ce petit appareil. Il est composé de deux petites cuves, en verre, dont les parois planes et parallèles sont distantes d'un centimètre ; ces deux augettes sont placées devant une feuille de papier blanc ; dans l'une, on met une solution titrée d'hémoglobine, dans l'autre une solution, plus foncée, du sang à examiner, à laquelle on ajoute de l'eau distillée, goutte à goutte, jusqu'à ce que cette solution offre exactement la même teinte que celle de la solution titrée d'hémoglobine. Connaissant la quantité d'eau ajoutée au sang, il est facile de calculer sa richesse en hémoglobine. D'ailleurs, il faut, pour arriver à des résultats probants, faire plusieurs opérations successives.

Il paraît que ce procédé est d'une exactitude suffisante ; je dis, il paraît, car je n'ai pas pu l'employer, n'ayant jamais eu à ma disposition de l'hémoglobine pure. En tout cas, cette méthode n'est guère pratique en raison des difficultés que présentent la préparation et la conservation de l'hémoglobine. D'ailleurs, on peut se demander si les solutions d'hémoglobine ont les mêmes propriétés optiques que celles du sang, et si l'hémoglobine obtenue avec le sang d'un animal pourrait servir à doser l'hémoglobine du sang humain.

Ce procédé a déjà subi plusieurs modifications ; je me bornerai à vous citer celle que l'on doit à Rajewsky[2]. Cet observateur a remplacé la solution d'hémoglobine par une solution de picro-carminate d'ammoniaque, à laquelle on peut ajouter un peu d'ammoniaque et de glycérine. Vérification faite au moyen des cuves hématinométriques, Rajewsky a constaté que cette solution donne des chiffres

[1] XLVIII.
[2] XLIX.

presque identiques avec ceux obtenus au moyen de l'hémoglobine pure.

Parmi les méthodes chromométriques, tombées en désuétude, celle de Welcker (1854)[1], mérite d'être signalée. Ce procédé, dit de *l'échelle liquide*, est théoriquement fort simple. Welcker fabrique, avec une certaine quantité de sang considéré comme normal, le sien, une série de solutions à des titres différents. Puis, il fait une solution déterminée du sang à étudier, et en compare la couleur avec celle de ces diverses dilutions, jusqu'à ce qu'il en ait trouvé une qui soit absolument identique. Connaissant le titre de cette dernière, il est facile de déterminer la richesse du sang à examiner en hémoglobine. Welcker dit avoir obtenu de bons résultats par cette méthode; mais il est inutile d'insister sur les défectuosités qu'elle présente.

J'arrive maintenant à un procédé, dont j'attendais beaucoup, mais qu'il m'a fallu abandonner après maints essais, parce qu'il ne m'a donné que des résultats inexacts, le dosage de l'hémoglobine par le *colorimètre* de Duboscq et Laurent, procédé dont je vous ai déjà entretenus à propos de l'évaluation de la masse totale du sang par la méthode de MM. Jolyet et Laffont[2]. Cet instrument, d'un usage journalier dans l'industrie sucrière, est destiné à doser la quantité de matière colorante contenue dans une solution par la mesure de l'épaisseur d'une couche de liquide vue par transparence. Sans entrer dans une description détaillée, je tiens à vous rappeler le principe de cet appareil. Vous voyez qu'il se compose de deux cuves de verre, destinées à recevoir les solutions colorées, solutions dont l'épaisseur est rendue variable par le jeu d'un cylindre mobile ; au-dessous de ces cuves est disposé un miroir qui éclaire les solutions colorées par

[1] XVI.

[2] L.

lumière transmise ; au-dessus est une lunette qui, grâce à un jeu de prismes, ramène les teintes fournies par les deux cuves dans le même oculaire, divisé en 2 segments égaux par la ligne de contact des deux prismes. Les deux images colorées sont donc exactement juxtaposées ; lorsqu'elles sont identiques, le rapport entre les épaisseurs des liquides contenus dans les deux cuves indique la dose de matière colorante contenue dans l'échantillon soumis à l'examen (*fig.* 8 *et* 9).

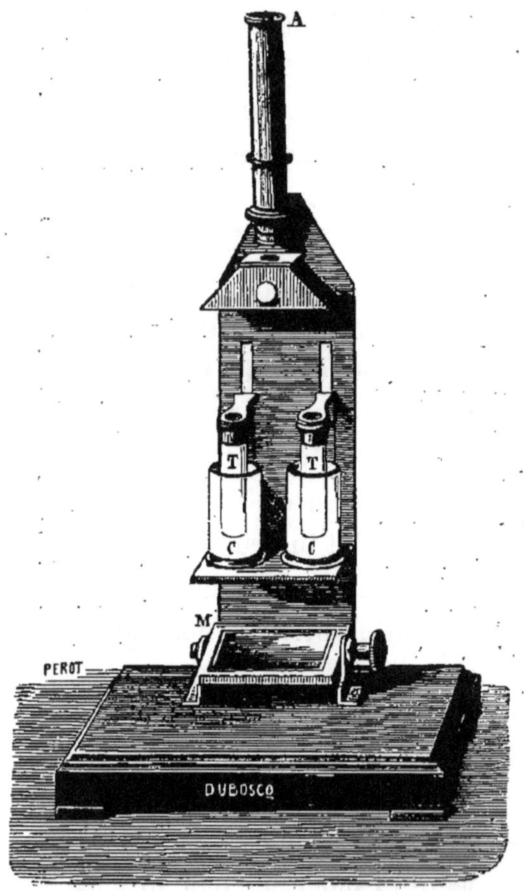

Fig. 8. — Colorimètre de Duboscq.

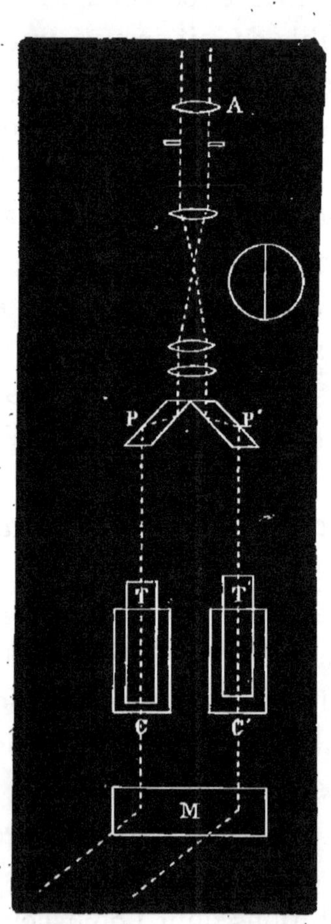

Fig. 9. — Marche des rayons lumineux dans le colorimètre.

MM. Jolyet et Laffont[1], en se servant de ce colorimètre, ont tourné, par un artifice ingénieux, la difficulté que l'on

[1] XXVII.

éprouve à se procurer de l'hémoglobine pure. Au lieu de mettre dans une des cuves une solution titrée d'hémoglobine, ils ont remplacé cette cuve-étalon par un verre de couleur.

Malheureusement ce procédé offre de nombreuses causes d'erreur, dont je me bornerai à vous signaler la principale.

Dans l'impression produite par un objet coloré, il faut considérer isolément deux éléments, la *valeur* de ton, qui correspond à l'intensité de la couleur et la *qualité* de ton qui correspond aux nuances si variées résultant de la combinaison de diverses couleurs. Or, le même objet co_loré subissant des modifications de ton et de valeur suivant la manière dont il est éclairé, il suffit, lorsqu'on opère avec le colorimètre, de déplacer l'instrument, de lui donner une obliquité plus ou moins grande pour changer immédiatement la concordance des teintes.

Quelques mots seulement sur une méthode qui, quoique fort ingénieuse, n'a pas donné les résultats qu'on pouvait en attendre ; c'est l'application de la *spectroscopie* au dosage de l'hémoglobine (Preyer) [1]. Lorsqu'on place devant un spectroscope une auge renfermant une solution concentrée de sang, tous les rayons du spectre, sauf les rouges, sont interceptés. Que l'on étende peu à peu la solution, un moment arrive où le vert apparaît. Ce fait acquis, le dosage de l'hémoglobine dans un sang quelconque paraît facile. Il faut au préalable, déterminer, en se servant d'une solution titrée d'hémoglobine pure, quel doit être le titre de cette solution pour que le vert apparaisse. Puis on fait la même recherche avec une solution du sang à examiner, préalablement défibriné. Du volume d'eau employé on peut, par un simple calcul de proportion, déduire la richesse en hémoglobine du sang soumis à l'étude.

[1] XXIII.

Ici encore les causes d'erreur sont nombreuses. Sans parler de la difficulté qu'on éprouve à se procurer de l'hémoglobine, on est en droit de se demander si les propriétés optiques, dans l'examen spectroscopique, sont identiques pour la solution d'hémoglobine d'une part, pour la solution de sang d'autre part. D'ailleurs, des expériences comparatives, faites en Allemagne et en Suède, semblent prouver que le spectroscope donne des résultats encore moins exacts que l'hématinomètre.

Enfin, j'ai à vous indiquer un dernier procédé, celui de M. Quinquaud[1].

M. Quinquaud admet que la quantité maximum d'oxygène absorbée par le sang (capacité respiratoire) est dans un rapport constant, qu'on peut déterminer une fois pour toutes, avec la proportion d'hémoglobine contenue dans le sang.

Il détermine alors à l'aide du procédé de MM. Schützenberger et Risler[2] la capacité respiratoire du sang, et à l'aide d'une table dressée d'avance, en tire la richesse en hémoglobine. Ce procédé me semble trop défectueux pour qu'il soit utile de le décrire en détail (1).

Nous aurons, d'ailleurs, à revenir sur la valeur de cette méthode en ce qui touche le dosage de l'oxygène dans le sang.

(1) Sans m'arrêter à toutes les critiques dont le procédé de M. Quinquaud est passible, je ne signalerai ici que les principales:

1° Il n'est nullement démontré que la quantité d'oxygène absorbé soit proportionnelle à la quantité d'hémoglobine dans tous les cas, physiologiques ou pathologiques, et chez les divers animaux ;

2° Pour établir le rapport entre les quantités d'oxygène absorbées et le poids de l'hémoglobine, M. Quinquaud se sert d'une part des chiffres fournis par Pelouze sur le contenu du sang en fer (0,53), d'autre part de ceux qu'a donnés Hoppe-Seyler pour la richesse de l'hémoglobine en fer (0 gr., 43 0/0). Or, les recherches de Pelouze ont porté sur le

[1] LI. — [2] CXV.

sang humain ; celles d'Hoppe-Seyler sur le *sang du chien.* C'est donc sur des résultats obtenus sur des animaux d'espèces différentes que M. Quinquaud se fonde pour établir le prétendu rapport constant qui est la base de tous ses calculs. Une semblable méthode ne peut être considérée comme rigoureuse.

8ᵉ LEÇON

Sommaire : Dosage de l'hémoglobine. (Fin.) — Constitution anatomique proportionnelle du sang de l'homme et du sang du chien.

Messieurs,

Après avoir décrit sommairement, dans la dernière leçon, les principaux procédés de laboratoire pour le dosage de l'hémoglobine, j'arrive aux *procédés cliniques*. Également fort nombreux, ils sont tous chromométriques.

PROCÉDÉS CLINIQUES. — Je vous signalerai d'abord le procédé de Welcker, publié en 1854, dit de l'*échelle à taches de sang*[1]. Welcker prend du sang, considéré comme normal, le sien, et en fait des dilutions, en proportions définies, à des titres différents. Ainsi à un centimètre cube de sang, il ajoute successivement de 8 à 20 centimètres cubes d'eau distillée ; puis il dépose sur du papier blanc, dans des cercles tracés à l'avance, une quantité toujours identique de ces diverses dilutions qu'il laisse dessécher, après l'avoir soigneusement étalée avec la pointe d'une aiguille. Il prépare ainsi une échelle de taches, dont chaque degré correspond à un certain nombre de globules de sang normal ; il suffit de comparer les taches obtenues avec les dilutions du sang à examiner à celles de l'échelle, pour savoir combien le sang renferme d'hématies. Cette méthode, peu pratique et peu précise, est tombée en désuétude.

Le procédé de Mantegazza[2] repose sur un principe différent : la mesure du degré de transparence des solutions sanguines. Mantegazza voulait, par l'emploi de son globu-

[1] XVI. — [2] LII.

limètre, déterminer la richesse du sang en globules rouges, avec plus de rapidité et de précision que ne le comporte l'appareil de Vierordt, seul connu à cet époque (1865). Sans insister sur le dispositif de cet instrument, je me bornerai à vous en indiquer le principe. Plus une solution de sang renferme d'hémoglobine, plus elle est opaque ; on peut de la transparence de la solution déduire sa richesse en matière colorante. Cela posé, si l'on regarde une source de lumière à travers une solution sanguine, et qu'on interpose une série de verres bleus entre l'œil et la solution, un moment arrivera où la lumière ne sera plus visible ; d'après le nombre de verres interposés, on pourra estimer le degré de transparence de la solution sanguine, et à l'aide d'une table, sa richesse en hémoglobine. Fort ingénieux, ce procédé n'offre aucune garantie d'exactitude, car le principe optique sur lequel il repose est loin d'être indiscutable.

En énumérant les procédés de laboratoire, je vous disais que Preyer avait imaginé de se servir du spectroscope ; Karl Vierordt[1], dans une série de recherches (1871-1873) voulut également utiliser l'analyse spectrale pour le dosage de l'hémoglobine, par un procédé qui, ne demandant que quelques gouttes de sang, rentre dans les procédés cliniques. Dans ce but, il modifia le spectroscope de Steinheil, de façon à pouvoir calculer la proportion d'hémoglobine d'après le coefficient de l'extinction de l'intensité lumineuse dans la 2e bande d'absorption spectrale, celle qui est dans le vert. Cela demande explication.

Vous savez que lorsque l'on regarde à travers le prisme du spectroscope une solution d'oxyhémoglobine, on voit le spectre lumineux interrompu par deux raies obscures, l'une dans le jaune, l'autre dans le vert, plus accentuée. Vous savez sans doute aussi que l'intensité lumineuse des couleurs spectrales est inversement proportionnelle à la gran-

[1] LIII.

deur de la fente par où passe le faisceau lumineux. Avec ces données, vous pourrez aisément comprendre le principe du spectroscope de Vierordt. La fente de cet appareil est divisée horizontalement en 2 parties, en 2 fentes de largeur inégale. La fente inférieure reste constante, la fente supérieure peut être rétrécie à volonté. Par la fente inférieure on fait passer le rayon lumineux qui a traversé la solution sanguine ; par la fente supérieure, mobile, le faisceau de lumière normale. Au fur et à mesure qu'au moyen d'une vis très fine on rétrécit la fente, le spectre s'obscurcit et un moment arrive où le vert du spectre est aussi obscur que la bande d'absorption produite dans le vert par l'oxyhémoglobine. On a ainsi obtenu le coefficient de l'extinction de l'intensité lumineuse dans cette bande, coefficient qui, d'après Vierordt, est en rapport direct avec la proportion d'hémoglobine contenue dans le sang. Au moyen de tables dressées avec des solutions de sang normal on peut déterminer cette dernière valeur.

Cette méthode a été employée par plusieurs élèves de Vierordt ; malheureusement le principe sur lequel elle repose a été contesté par divers physiciens. Je me récuse entièrement sur ce point et j'avoue mon incompétence. Mais, à mon sens, c'est dans cette voie qu'il faudra chercher la solution du problème, en s'appuyant, non sur une seule propriété optique du sang, mais sur l'ensemble de ses propriétés optiques. A ceux que ces questions intéressent, je signalerai la fort intéressante note de M. Govi : De la loi d'absorption des radiations à travers les corps et de son emploi dans l'analyse spectrale quantitative (Comptes rendus de l'Ac. des Sc., déc. 1877). C'est en appliquant les principes énoncés par ce physicien qu'on trouvera, je pense, le moyen d'utiliser le spectroscope pour le dosage de l'hémoglobine.

J'arrive maintenant à un procédé français, celui de

M. Malassez[1] (1876) ; c'est encore un procédé chromométrique.

L'*hémochromomètre* de M. Malassez se compose essentiellement d'un réservoir à faces parallèles remplaçant
l'ampoule du mélangeur Potain, où l'on place la solution
sanguine à examiner. La teinte de cette solution est comparée à celle que donne un prisme rempli d'une sorte de
gelée à la glycérine colorée par le picrocarminate d'ammoniaque, au moyen du dispositif suivant :

On ménage dans un écran noir deux trous de cinq
millimètres de diamètre, derrière l'un de ces trous on
place le réservoir contenant la solution sanguine, derrière
l'autre le prisme coloré. Celui-ci, mû par une crémaillère,
présente au niveau du trou des épaisseurs différentes, et
on le fait changer de position jusqu'à ce que le prisme
donne la même teinte que la solution sanguine. La lumière qui traverse les milieux colorés est diffusée par
une plaque de verre dépoli placée derrière le mélangeur
et le prisme. Une échelle est collée sur un côté du
prisme ; dans les mouvements de celui-ci, elle passe
devant une aiguille fixe qui détermine la position du
prisme, et, par suite, la valeur de ton de la solution.
Lorsque la teinte fournie par le prisme est identique à
celle de la solution sanguine, on note le degré qui est le
plus rapproché de l'aiguille fixe. En se reportant à une
table, on saura combien le sang analysé contient d'hémoglobine.

Malheureusement, le principe sur lequel repose la graduation de l'appareil de M. Malassez est analogue à celui
qu'a utilisé M. Quinquaud et, par suite, la table n'offre
aucune garantie d'exactitude. De plus, la dilution de
picro-carminate n'a jamais la même teinte que celle du
sang, et l'examen par transparence diminue singulièrement la sensibilité du procédé. Aussi l'écart entre

chaque degré se chiffre-t-il par une différence de 10 et 15 pour 100 dans la proportion d'hémoglobine à doser ; la méthode est donc fort peu sensible.

Et cependant, malgré toutes ces causes d'erreurs nous sommes si pauvres en procédés satisfaisants que l'hémochromomètre a trouvé un accueil favorable auprès de quelques expérimentateurs.

Je dois encore vous signaler deux procédés de date toute récente, sans d'ailleurs en recommander l'emploi, ceux de Quincke et de Bizzozero.

Le procédé de Quincke[1] peut être comparé au procédé de l'échelle liquide de Welcker, avec cette différence qu'il y est fait usage de tubes capillaires.

L'échelle est formée d'une série de 20 tubes de thermomètre, ayant cinq dixièmes de millimètre de diamètre, contenant des solutions de plus en plus diluées de picro-carminate d'ammoniaque. On les fixe dans une fente pratiquée dans un disque de carton, de manière à ce qu'ils soient distants l'un de l'autre d'une largeur égale à leur épaisseur. Le sang à examiner, dilué en proportion définie, est placé dans un tube d'essai de calibre égal qui est fixé sur la fente d'un autre disque mobile sur l'échelle. Cette fente a des dimensions telles que, de chaque côté du tube, il reste juste assez d'espace pour qu'on aperçoive un des tubes de l'échelle. Il suffit alors de chercher dans l'échelle le tube dont la teinte correspond le plus exactement à celle de la solution sanguine contenue dans le tube d'essai.

Pour graduer son appareil, Quincke s'est servi de la teinte moyenne fournie par le sang normal dans 20 cas, graduation qui ne répond, ni à un poids connu d'hémoglobine, ni à un nombre déterminé d'hématies saines. Ce procédé manque évidemment de précision.

L'appareil de Bizzozero[2], le *chromo-cytomètre*, est des-

____
[1] LV. — [2] LVI.

tiné, le nom vous l'indique, à la fois à doser l'hémoglobine et à compter les globules. Qu'on l'emploie comme chromomètre ou comme cytomètre, la richesse du sang en hémoglobine se déduit de l'épaisseur qu'il faut donner à une couche de sang dilué pour obtenir un effet optique déterminé. Je ne veux vous le décrire ici, et cela succinctement, qu'au point de vue du dosage de l'hémoglobine. Dans ce cas, l'étalon est un verre coloré par de l'oxyhémoglobine dissoute dans de la gélatine, qui, après dessiccation, est fixée à l'aide d'une goutte de vernis de Damar.

La partie essentielle de l'instrument se compose de deux tubes, ouverts à une extrémité et dont l'un, le tube interne, peut pénétrer dans l'autre, le tube externe, jusqu'à un certain point. Dans le reste de sa longueur, il s'engrène dans le tube externe au moyen d'un pas de vis. Le verre coloré étant adapté à l'instrument, on verse la solution de sang dans un réservoir adapté au tube externe, de façon à ce que, suivant les mouvements du tube interne, la solution tombe dans le tube externe, ou soit refoulée dans le réservoir, d'où ces différences d'épaisseur, produites à volonté, dans le liquide que renferme le tube externe. L'appareil étant dirigé sur une surface bien éclairée, il suffit de faire manœuvrer la vis jusqu'à ce que la coloration du liquide soit égale à celle du verre coloré ; une échelle indique l'épaisseur correspondante de la solution sanguine et une table donne la quantité d'hémoglobine qu'elle renferme.

Comme il m'a été impossible de me procurer cet appareil d'une construction très difficile, je n'ai pas été en mesure de vérifier l'exactitude des assertions de Bizzozero, qui, naturellement, le croit supérieur aux autres instruments analogues. Mais ici encore le sang est examiné par transparence, ce qui diminue la sensibilité du procédé. De plus, tous les procédés (colorimètre de Dubuscq modifié par MM. Jolyet et Laffont, chromomètre, chromocytomètre) qui sont fondés sur la comparaison d'un étalon d'épaisseur invariable, avec un liquide coloré dont les valeurs de ton sont modifiées par des variations d'épaisseur, reposent sur un principe inexact et exposent particulièrement aux erreurs qui dépendent de l'intensité plus ou moins grande de l'éclairage.

Cette longue énumération des principaux procédés appliqués au dosage de l'hémoglobine a dû vous convaincre, Messieurs, qu'aucun n'est à l'abri de la critique. Aussi je crois devoir m'en tenir au procédé que j'emploie depuis 1875 et qui me semble offrir plus de garanties d'exactitude que tous les autres. Il m'a servi pour mes recherches sur les anémies, publiées en juillet 1876, à une époque où M. Malassez n'avait pas encore fait connaître son hémochromomètre, alors qu'on croyait pouvoir apprécier le degré d'aglobulie par le dénombrement des globules. J'ai depuis fait subir à mon procédé diverses modifications, et ce n'est que dans les *Archives de physiologie* de 1877 que j'en ai donné une description complète[1].

Cet appareil chromométrique consiste simplement en une double cellule de verre et en une échelle de teintes coloriées.

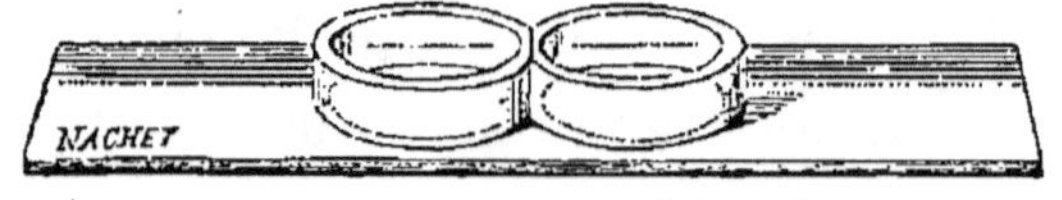

Fig. 10.

La *double cellule* (*fig.* 10) se compose de deux anneaux de verre de même diamètre, à surface extérieure dépolie, collés côte à côte sur une plaque de verre. Ils ont été usés au niveau des points tangents, de façon à former deux petits réservoirs identiques, séparés par une mince cloison, et pouvant contenir chacun un peu plus de 500 millimètres cubes d'eau.

[1] LVII.

Supposons que, après avoir placé la lame de verre portant les deux cellules sur une feuille de papier blanc, on mette dans chaque cellule 500 millimètres cubes d'eau distillée et que dans l'une d'elles on ajoute 4 ou 5 millimètres cubes de sang, on obtiendra une solution dont la couleur, vue par lumière réfléchie, tranchera nettement sur l'état incolore de la couche liquide contiguë. L'intensité de coloration de la solution sanguine variera évidemment à la fois suivant la proportion de sang utilisé et suivant sa richesse en matière colorante.

Or, comment évaluer cette intensité de coloration ? Prendre, comme étalon, du sang normal, ou une solution d'hémoglobine, ne serait pas pratique. J'ai tourné cette difficulté en remplaçant la solution de sang étalon par une *série de teintes coloriées*. Pour exécuter cette échelle, j'ai fait des solutions, en proportions variables, d'un sang dont je connaissais le contenu en globules, et j'ai peint à l'aquarelle des teintes représentant d'une manière précise chacune de ces dilutions. Malheureusement, je ne suis pas encore arrivé à les faire fabriquer par un procédé plus commode, au point de vue d'une production en grand.

Dans mon échelle, les teintes ont les valeurs suivantes :

Teinte n° 1	.....	8 649 000	globules sains.
— n° 2	.....	9 730 125	—
— n° 3	.....	10 811 250	—
— n° 4	.....	11 892 375	—
— n° 5	.....	12 973 500	—
— n° 6	.....	14 054 625	—
— n° 7	.....	15 135 750	—
— n° 8	.....	16 216 875	—
— n° 9	.....	17 298 000	—
— n° 10	.....	18 379 125	—

Ces chiffres signifient que toute solution sanguine, correspondant à une teinte donnée, contient une quantité d'hémoglobine égale à celle qui est fournie par le nombre de globules sains correspondant à cette teinte.

Cela posé, voyons comment il faut employer cet appareil chromométrique.

Les deux cuvettes étant remplies, l'une par une solution, à titre connu, du sang à examiner, l'autre, par de l'eau pure, si au-dessous de cette dernière on fait passer successivement les rondelles coloriées, il arrive un moment où, vue à travers la couche d'eau, une de ces rondelles produit une coloration équivalente à celle de la solution sanguine.

Tel est le principe; mais, pour obtenir de bons résultats, plusieurs précautions sont indispensables.

En premier lieu, il importe de choisir un éclairage convenable. Mieux vaut se placer dans une chambre éclairée par une seule fenêtre, tournée vers le nord ou vers l'est. On se mettra directement en face de la fenêtre, à quelques mètres de distance, pour que la lumière tombe obliquement sur les deux cellules, sans que l'une produise une ombre qui se projette sur la voisine. La lumière la plus favorable est celle que donne un ciel couvert de nuages blancs ou légèrement gris; la plus fâcheuse est celle qui émane d'un ciel bleu et sans nuages.

Quelle quantité de sang faut-il employer ? Pour le dosage d'un sang normal, on peut prendre 2 à 4 millimètres cubes; dans les cas pathologiques, il convient d'opérer sur une quantité de sang d'autant plus grande que l'anémie est plus intense, de 4 à 15 millimètres cubes.

Quand le mélange sanguin est effectué dans une cellule, on place la cellule remplie d'eau pure au-dessus de l'une des teintes de l'échelle de manière à ce que la cellule contenant le sang se trouve à gauche, et on se préserve des rayons lumineux horizontaux formant avec la main une sorte d'écran entre la fenêtre et la cellule.

Pour être sûr d'avoir trouvé la teinte concordante, on examine si la teinte qui précède et celle qui suit donnent un aussi bon résultat. Quand la teinte de l'échelle n'est pas absolument concordante, on apprécie facilement, avec un peu d'habitude, la valeur d'une demi-teinte.

L'opération est alors terminée ; elle indique, exprimée en globules sains, la richesse globulaire du sang examiné. Prenons un exemple. Supposons qu'on ait pris 6 millimètres cubes de sang et qu'on ait obtenu la teinte n° 4 ; si vous vous reportez au tableau précédent, vous voyez que la richesse globulaire sera par millimètre cube de :

$$\frac{11\ 892\ 375}{6} = 1\ 982\ 062.$$

Admettons, d'autre part, que la numération des globules de ce sang ait donné le chiffre de 4 774 000 par millimètre cube. Le mélange sanguin, pour le dosage de l'hémoglobine, ayant été fait avec 6 millimètres cubes, on en conclura que 4 774 000 $\times$ 6 ou 28 644 000 globules renferment la même quantité d'hémoglobine que 11 892 375 globules sains.

Un globule du sang examiné sera donc représenté en moyenne par :

$$\frac{11\ 892\ 375}{28\ 644\ 000} = 0,414.$$

Dans ce cas on aura donc :

Nombre des globules rouges par millimètre cube, N = 4 774 000 ; richesse globulaire, exprimée en globules sains, R = 1 982 062 ; valeur individuelle, moyenne, d'un globule G = 0,414. Avec ces données, on peut dresser chaque observation sous forme d'un graphique comprenant trois courbes N-R-G, auxquelles on peut ajouter la courbe B, exprimant les variations des globules blancs, et la courbe H, répondant aux hématoblastes. C'est ce que nous ferons dans nos recherches sur les modifications du sang produites par les saignées. Dans quelques tracés vous trouverez, de plus, une courbe R′, représentant le rapport des hémato-blastes aux globules rouges, soit $\frac{N}{H}$.

Maintenant que vous connaissez, Messieurs, le principe sur lequel repose mon appareil chromométrique et la manière de s'en servir, je vais exécuter sous vos yeux un dosage d'hémoglobine.

Vous pourrez ainsi constater que, si le principe en est fort simple, l'application en est des plus faciles et des plus rapides. Il peut donc, plus que tous les autres procédés, être utilisé pour les besoins de la pratique; en outre, il offre une très grande sensibilité, et cela pour deux motifs. D'abord parce que l'on se sert de la lumière réfléchie, et, en second lieu, parce que les objets colorés à comparer sont contigus.

Mais, à côté de ces avantages, cette méthode n'est pas sans présenter quelques inconvénients. En premier lieu, je vous citerai la difficulté d'exécution des rondelles coloriées. D'autre part, et c'est une objection plus sérieuse, inhérente, du reste, à toute méthode chromométrique, les teintes des dilutions sanguines varient avec l'éclairage.

En général, elles offrent une coloration orangé-rouge. Lorsque le ciel est couvert, et que la lumière solaire est plus ou moins blanche, cette teinte tire sur le rouge; au contraire, quand par un ciel sans nuages la lumière devient bleue, elle est rendue d'autant plus jaune verdâtre que le bleu du ciel est plus intense. Les rondelles coloriées subissent des modifications analogues, mais dans une proportion infiniment moindre; il faut donc avoir deux échelles de teintes, l'une dans la gamme orangé-rouge, l'autre dans la gamme orangé-jaune; on atténuera ainsi une cause d'erreur que l'on ne peut faire disparaître entièrement.

Quoi qu'il en soit, et tout en faisant la part de cette cause d'erreur, je crois pouvoir affirmer que l'on peut, par ce procédé, évaluer la quantité d'hémoglobine à 3 pour 100 près de la quantité à doser. On n'a pas encore démontré qu'une autre méthode soit plus exacte et réalise mieux les meilleures conditions de toute analyse chromométrique : juxtaposition des teintes, éclairage de la solution à doser par la lumière réfléchie.

Tels sont les détails techniques, parfois fort arides, dans lesquels je devais entrer pour vous faire connaître les moyens dont nous disposons pour l'étude, non seulement normale et pathologique, mais encore expérimentale du liquide sanguin.

Avant d'aborder l'analyse des modifications anatomiques du sang, produites par les émissions sanguines, je crois devoir résumer les notions que nous possédons sur le nombre des éléments figurés du sang à l'état normal, d'une part chez l'homme, et d'autre part chez le chien sur lequel ont porté mes expériences.

1° *Sang de l'homme à l'état normal.* Je tiendrai compte à la fois des observations que j'ai recueillies et des résultats obtenus par mes élèves MM. Dupérié[1] et Cadet[2]. Les *globules rouges* sont en moyenne au nombre de 5 200 000 (Cadet); le chiffre le plus fort est 6 900 000, le plus faible 4 427 000.

Mais l'âge et le sexe modifient d'une façon très sensible ces chiffres. Chez l'adulte M. Dupérié et moi nous avons trouvé, en moyenne 5 500 000; comme chiffre minimum 4 600 000. M. Cadet est arrivé à des résultats un peu différents. Il a trouvé comme moyenne générale 5 000 000; les chiffres extrêmes qu'il a observés sont

4 600 000 et 6 000 000. Chez les nouveau-nés le nombre des globules rouges est sujet à de grandes variations; il oscille entre 4 500 000 et 6 900 000; en moyenne 5 363 000, d'après mes recherches; 5 696 000 d'après M. Cadet. La vieillesse n'apporte aucune modification sensible; quant au sexe, le sang de la femme est un peu moins riche; il ne renferme en moyenne que 4 900 000 globules rouges.

Les *globules blancs* oscillent en général entre 8 000 et 9 000; chez l'adulte, homme ou femme, on en trouve de 5 000 à 6 500. Chez les nouveau-nés, dans les trois ou quatre premiers jours de la vie, ils s'élèvent en moyenne à 19 000.

Les *hématoblastes* varient entre 100 000 et 300 000, en moyenne 245 000. Chez le nouveau-né, ils sont au moment de la naissance beaucoup moins nombreux (140 000) que chez l'adulte; mais au bout de 8 à 9 jours, ils atteignent progressivement leur chiffre normal (Cadet).

Quant à la *richesse globulaire*, c'est-à-dire la valeur en hémoglobine du sang, on peut dire d'une manière générale que le contenu hémoglobique est sensiblement proportionnel au nombre des globules. Mais il n'y a pas là une loi rigoureusement exacte. Il faut savoir que d'un jour à l'autre, d'un moment à l'autre, le sang subit des fluctuations physiologiques, quelquefois assez sensibles, qui ne sont pas encore expliquées. Je me hâte de dire qu'elles sont de beaucoup inférieures à celles que font éprouver les maladies ou les pertes de sang.

Ajoutons que chez le nouveau-né la richesse globulaire est plus grande que chez l'adulte, et cela dans des proportions très accusées. Ce fait, rapproché de la pauvreté relative du sang des nouveau-nés en hématoblastes, offre un grand intérêt, au point de vue de l'évolution dans les premiers jours de la vie.

2° *Sang du chien à l'état normal.* Les *globules rouges* s'élèvent en moyenne à 6 650 000 ; le chiffre le plus fort est 8 380 000, le plus faible 5 400 000.

Les *globules blancs* varient en nombre entre 28 000, et 3 100 ; le chiffre moyen est 10 070 environ ; sous ce rapport il existe, comme vous le voyez, des différences individuelles considérables ; cela tient probablement à ce qu'un certain nombre des chiens sur lesquels nous expérimentons dans les laboratoires ont une maladie capable d'élever sensiblement le chiffre des globules blancs.

Quant aux *hématoblastes*, on peut les évaluer en moyenne à 267 000 ; le sang du chien renferme donc plus d'hématoblastes que celui de l'homme, mais dans une proportion moindre que pour les globules rouges ; aussi le rapport en nombre des hématies aux hématoblastes n'est-il pour le chien que de 25, tandis que chez l'homme il s'élève à 20 ; c'est-à-dire que chez l'homme il y a en moyenne 1 hématoblaste sur 20 globules rouges et chez le chien 1 sur 25.

Comme *valeur des globules* nous avons trouvé en moyenne 0,71 ; chiffres extrêmes 0,56 et 0,86. La *richesse globulaire* est donc de 4 720 000, exprimée en globules humains sains.

D'ailleurs les globules du chien sont plus petits que ceux de l'homme.

La richesse du chien en sang et en globules, sa résistance au traumatisme, l'analogie qu'il offre au point de vue, soit de son alimentation, soit de son pouvoir de sanguification, avec l'homme, toutes cés considérations expliquent pourquoi cet animal a été choisi, de préférence à d'autres, pour les expériences relatives aux émissions sanguines et à toutes les questions de cet ordre.

9ᵉ LEÇON

Sommaire : *Étude expérimentale des émissions sanguines et des pertes de sang.* Effets immédiats et apparents d'une perte de sang unique plus ou moins prolongée. — Phénomènes observés chez l'homme. — Phénomènes observés sur les animaux. — Influence de la position. — Syncope et mort par hémorragie.

Messieurs,

Après avoir fait connaître, dans nos dernières leçons, les principaux procédés de technique applicables à l'examen du sang, à l'état normal ou pathologique, étude préliminaire toute d'actualité, nous pouvons aujourd'hui commencer l'histoire expérimentale des émissions sanguines, et en particulier de la saignée.

Il est peu de questions plus complexes, alors même qu'on se place dans les conditions les plus simples, dans les conditions physiologiques. D'une part, en effet, les recherches expérimentales, quelque nombreuses qu'elles aient été, ont jusqu'à ce jour manqué de précision, parce que l'on n'a pas suffisamment tenu compte de facteurs multiples qui influencent singulièrement les résultats de la saignée ; d'un autre côté, les données que nous fournit la clinique, malgré la pratique si ancienne de la phlébotomie, ne jettent qu'une lumière indécise sur les problèmes physiologiques qu'il importe de résoudre.

Il semblerait, au premier abord, que l'emploi thérapeutique de la phlébotomie doive nous donner des renseignements précieux sur les phénomènes qui se passent pendant l'écoulement du sang. Malheureusement, comme cette opération ne se pratique que chez des malades, chez des individus placés dans des conditions infiniment variables, variables aussi et complexes sont les manifestations consécutives à la perte de sang. L'observation clinique ne peut donc nous faire connaître les effets physiologiques de la saignée. Il n'en eût pas été de même il y a quelques années, alors qu'on n'hésitait pas à ouvrir la veine chez des individus robustes, pleins de santé, pour lutter contre une prétendue pléthore, pratique absolument tombée en désuétude de nos jours.

D'ailleurs, au cas même où l'on ferait une saignée chez un individu sain, on ne pourrait étudier qu'un petit nombre des effets immédiats et consécutifs de la perte sanguine ; l'investigation serait nécessairement limitée à l'état du pouls, de la respiration, de la température, de diverses sécrétions, elle ne nous ferait connaître ni les modifications de la circulation générale, indiquées par la pression vasculaire, ni la vitesse du sang. Fatalement l'enquête sur l'homme sain reste incomplète et force nous est de faire intervenir l'expérimentation sur l'animal.

Pour élargir le cadre de cette étude, et en même temps pour nous préparer à celle de la transfusion, nous examinerons ici les phénomènes produits par les pertes de sang en général, en y comprenant les hémorragies abondantes, étrangères à l'histoire de la phlébotomie, hémorragies qui entraînent une anémie aiguë et amènent une mort plus ou moins rapide.

Il sera nécessaire de procéder par la méthode analytique, d'établir un certain nombre de cas et de déterminer les phénomènes qu'on observe dans chacune de ces circonstances particulières. Pour plus de simplicité nous étudierons les effets d'une saignée unique, d'une part, et d'autre part, ceux des saignées multipliées dans un laps de temps plus ou moins grand. Pour chacun de ces modes d'émissions sanguines il faudra tenir compte des effets immédiats et apparents et des effets secondaires.

Nous commencerons par étudier les effets *immédiats apparents* d'une saignée *unique* chez *l'homme*.

Ces manifestations varient suivant les conditions où l'on se place, conditions dont je me bornerai à indiquer ici les principales :

1° Quantité de sang soustrait ;

2° Rapidité d'écoulement du sang ;

3° État de vacuité ou de plénitude des organes digestifs ;

4° Position du sujet (verticale ou horizontale) pendant la saignée.

De tous ces éléments, le plus important, est certainement la quantité de sang soustraite à l'économie ; à ce point de vue seul, on pourrait varier à l'infini les conditions expérimentales. Mais, pour ne pas établir des distinctions trop multipliées, je me bornerai à deux types perte de sang *modérément forte*, se rapprochant des conditions de la saignée vulgaire, perte de sang *très abondante*, comparable aux grandes hémorragies traumatiques.

Qu'entendons-nous par une perte de sang *modérément forte?* La pratique des médecins phlébotomistes a, vous le savez, singulièrement varié. Les médecins des derniers siècles ont tiré cinq à six livres de sang en une fois, tandis que les contemporains, ceux même qui, à l'exemple de M. Bouillaud, se sont montrés partisans enthousiastes des saignées, ont rarement fait couler plus de 500 grammes de sang en une seule émission sanguine.

Une saignée d'un kilo peut être considérée comme une perte de sang forte, même chez l'homme sain ; mais pour ne pas multiplier inutilement les types, nous désignerons sous le nom de saignée modérément forte, une perte de sang de 500 grammes à 1 kilo, chez un homme sain, soit de $\frac{1}{120}$ à $\frac{1}{60}$ du poids du corps, celui-ci étant en moyenne de 60 kilos.

C'est à l'observation des malades soumis à la phlébotomie que nous devons la plupart des notions classiques
sur les effets apparents des saignées *modérément fortes.*
En général, ils sont peu accusés. La saignée amenant la
déplétion des veines et l'anémie relative du membre
sur lequel on opère, les premières manifestations portent
sur le système circulatoire; presque toujours, pendant
que le sang coule, ou immédiatement après, la fréquence
du pouls augmente pour revenir rapidement au chiffre
normal. En même temps l'amplitude des pulsations s'accroît, ce qui s'explique aisément, comme nous le démon-
trerons ultérieurement, par la diminution de la tension
artérielle ; phénomène d'ordre purement mécanique que
les anciens auteurs attribuaient au « relèvement des forces
opprimées par l'état morbide ».

Du côté de l'appareil respiratoire, on ne note souvent
rien de particulier. D'autres fois, quand la perte de sang
dépasse 500 grammes, les mouvements respiratoires
diminuent de nombre et de profondeur ; mais d'ordinaire
il n'y a là qu'un trouble passager, et habituellement
même ce ralentissement des phénomènes respiratoires
fait place à une accélération, également de courte durée.

Les autres grandes fonctions sont à peine influencées.
Quand la saignée est pratiquée sur un individu atteint de
gêne respiratoire, le malade éprouve souvent, pendant
que le sang coule, un bien-être croissant ; la céphalalgie,
la dyspnée diminuent rapidement, et cette atténuation des
phénomènes les plus pénibles est parfois fort accusée.
C'est ainsi que Malgaigne rapporte l'histoire d'un malade
qui, après une saignée de 5 livres et demie, se sentait à
ce point soulagé qu'il s'opposait à ce qu'on suspendît le
cours du sang.

Souvent, vers la fin de la saignée ou immédiatement
après, survient un peu de sueur ; de même on a noté
parfois, sans doute à cause de l'émotion causée par cette

opération, une sécheresse très prononcée de la bouche et de la gorge.

Quant aux fonctions digestives, si l'individu est à jeun, elles ne présentent rien d'anormal, sauf une soif plus ou moins vive après l'opération; si au contraire il est en pleine digestion, on observe de la pesanteur au niveau de l'estomac, et souvent des vomissements alimentaires.

Vous voyez qu'en général, la saignée modérée ne produit aucun accident sérieux. Mais il n'en est pas toujours ainsi; qu'il s'agisse de sujets nerveux, impressionnables, de femmes en particulier, on assiste à des manifestations lipothymiques, ou même à une véritable syncope, plus ou moins imputable à l'émotion. Aussi chez les individus très nerveux, la syncope peut-elle se produire dès le début de l'opération ; chez d'autres elle ne survient que vers la fin, alors que l'on a retiré une quantité considérable de sang, près d'un litre par exemple.

Dans ces cas la face pâlit, puis se couvre de sueur, le pouls devient petit, filiforme, le sang cesse de couler, enfin l'opéré tombe privé de connaissance. Toutes ces manifestations se montrent plus souvent quand le sujet est assis ou debout; elles sont rares lorsqu'on a le soin de le placer dans la position horizontale.

Vous savez d'ailleurs que, dans certaines conditions morbides, on a cherché à produire la syncope pour arrêter un flux hémorragique, tel qu'une hémoptysie par exemple.

Cette syncope est passagère, quand la quantité de sang perdu ne dépasse pas la proportion indiquée plus haut; il suffit habituellement pour la faire cesser de mettre le malade dans la position horizontale; les battements du cœur redeviennent sensibles, le sang recommence à couler, et tous les symptômes si pénibles de lipothymie s'atténuent rapidement.

Bien différente est la phénoménologie dans les pertes de sang *très abondantes*.

Ici surtout, je ne puis plus faire appel pour ma description aux pratiques phlébotomistes, puisqu'à notre époque nul ne se permettrait de faire des saignées aussi copieuses. De même, les précautions qu'on prend de nos jours pour ménager le sang des opérés, et les moyens qu'on emploie pour réduire au minimum les hémorragies pendant les grandes opérations, nous empêchent d'étudier, comme autrefois, l'anémie aiguë par perte de sang, dans la pratique chirurgicale. On ne l'observe plus que dans certains cas pathologiques; je fais allusion aux pertes de sang causées par un grand traumatisme, sur les champs de bataille, ou aux hémoptysies par rupture d'une poche anévrismale, ou enfin aux hémorragies puerpérales ; et dans ces cas l'observation présente des difficultés sur lesquelles il est inutile d'insister.

Ces hémorragies capables d'entraîner la mort, affectent deux types principaux :

1° Hémorragie continue ou en plusieurs temps, mais d'une certaine durée.

2° Hémorragie extrêmement rapide, pour ainsi dire foudroyante.

Lorsque l'écoulement du sang est *peu rapide* ou que la perte sanguine se fait en plusieurs temps, on voit survenir un état tout spécial que les chirurgiens ont observé à la suite des grands traumatismes, et que Sanson, Dupuytren ont décrit sous le nom d'*anémie traumatique aiguë*.

C'est surtout Sanson[1] qui en a donné une bonne description. Il est caractérisé par un affaiblissement progressif avec décoloration de la peau et des muqueuses, un refroidissement général, principalement accusé aux extrémités. Une sueur froide et visqueuse inonde le front, la région antérieure de la poitrine, l'épigastre, la paume des mains, la plante des pieds. Les mouvements respi-

[1] LX.

ratoires deviennent irréguliers, tantôt petits et précipités, tantôt rares ou profonds et parfois ils se rapprochent du type classique dit de Cheyne-Stokes. Le pouls est fréquent, mais irrégulier, intermittent ; le malade accuse des battements de cœur fort pénibles.

En même temps, il se produit un grand malaise, un état nauséeux qui peut aller jusqu'au vomissement. Enfin des vertiges, des tintements d'oreilles, une sensation d'anéantissement absolu précèdent la lipothymie. Parfois la scène morbide se termine par une syncope mortelle, ou bien la vie peut se prolonger malgré ces manifestations graves. Si l'on n'arrête pas le cours du sang, dès qu'elles se produisent, la plus petite hémorragie est capable de déterminer la mort.

Dans le second type d'hémorragie abondante, lorsque la perte de sang *extrêmement rapide*, se fait par une grosse artère ou plusieurs vaisseaux volumineux, les phénomènes précédents se succèdent avec rapidité et la mort survient bientôt au milieu d'accidents convulsifs.

Vous voyez, Messieurs, que les effets des pertes de sang chez l'homme sont multiples et variables ; et que, comme je vous l'ai déjà fait pressentir, pour faire une analyse physiologique de ces phénomènes, les étudier d'une manière plus précise, il était nécessaire de les reproduire chez les animaux. L'expérimentation seule pouvait permettre d'établir leur succession exacte, leur valeur relative, leur signification, enfin l'influence qu'exercent sur eux diverses conditions.

Dans cet ordre d'idées, nous devons signaler les belles recherches qu'ont entreprises, sur le chien, Piorry[1] en 1826 et Marshall Hall[2] en 1832, et un grand nombre d'obvateurs après eux.

Nous prendrons également le chien comme objet de ces

[1] LXI. — [2] LXII.

expériences, en nous bornant, tout d'abord, comme pour l'homme, à l'étude des effets immédiats et apparents des hémorragies.

Si l'animal est robuste, une perte unique de sang est très bien supportée, tant qu'elle ne dépasse pas $\frac{1}{40}$ environ du poids du corps. On n'observe aucun phénomène remarquable. Cependant on constate quelques troubles respiratoires ou circulatoires, l'animal s'agite, crie pendant que le sang coule, comme s'il était inquiet ou éprouvait une assez vive souffrance.

Mais, lorsque l'hémorragie est abondante, les manifestations sont beaucoup plus accusées; elles varient d'ailleurs suivant la position donnée au chien, verticale ou horizontale.

Lorsque l'animal est placé dans la position verticale et que le sang coule à travers un gros vaisseau, de préférence une artère, la syncope se produit brusquement, sans que rien prévienne du danger. Que la quantité de sang perdue ne dépasse pas certaines limites, la syncope peut être considérée comme relativement favorable; car, de son fait, le liquide ne coule plus qu'en bavant ou s'arrête même à cause de la formation d'un caillot dans le vaisseau. Les battements artériels imperceptibles, les bruits du cœur affaiblis, mais non disparus, reviennent peu à peu à leur type normal, surtout si on met la tête dans une position déclive. La circulation se rétablit, s'accentue même, ainsi que les mouvements respiratoires, qui, dans ce cas, d'après Marshall Hall, suivent les oscillations de la fonction circulatoire. S'il ne s'est pas fait de coagulation sanguine, l'hémorragie reprend; dans le cas contraire, il suffit d'ouvrir un autre vaisseau pour obtenir une nouvelle perte de sang.

C'est là la syncope vraie, phénomène ordinairement passager que l'on peut faire disparaître. D'autres fois le tableau symptomatique est tout autre; au lieu de se pro-

duire brusquement, la syncope est précédée de manifestations prodomiques. Les mouvements respiratoires sont
petits et précipités, ou au contraire rares et profonds ; le
pouls, d'abord précipité et large, devient irrégulier, intermittent ; le sang coule plus lentement jusqu'à ce que,
tout à coup, se produise la syncope. Cela se voit souvent
chez le chien, quand l'écoulement est moins rapide ; et,
comme avant que la syncope se produise la perte de sang
a pu devenir considérable, tous les moyens qu'on emploie
contre elle restent infructueux ; rien ne peut faire revenir l'animal à la vie.

C'est à cet ensemble symptomatique que Marshall Hall
a donné le nom de *résolution immédiate des forces* ou de
mort instantanée, pour le distinguer de la syncope proprement dite.

C'est ainsi que meurent les chiens lorsqu'on les opère
dans la position horizontale ; il ne se produit pas de syncope vraie, ils ne tombent dans la résolution qu'au moment de l'agonie, c'est-à-dire qu'après avoir perdu une
quantité variable de sang, ils présentent tout à coup les
phénomènes décrits par Marshall Hall sous le nom de
résolution imminente, état qui annonce une mort prochaine.

Voici d'ailleurs ce qu'on observe dans ce cas. Dans
une *première période* le sang coule sans qu'on constate
aucun phénomène important ; l'animal est tranquille et ne
paraît éprouver aucun malaise. L'hémorragie continuant,
commence une *seconde période* pendant laquelle l'anima
semble souffrir, se débat, pousse des hurlements, aboie.
Puis la respiration devient haletante, profonde et précipitée ; les pupilles se dilatent et se resserrent alternativement, souvent il se produit une émission d'urine.

Enfin, après un laps de temps variable, survient la période terminale ou de *résolution imminente*, qui nous paraît
être annoncée par les troubles respiratoires, bien décrits

déjà par Marshall Hall. La respiration est laborieuse, irrégulière, convulsive, entrecoupée de soupirs. A ce moment apparaissent d'ordinaire les grandes convulsions terminales.

L'animal étend et raidit les pattes antérieures et les tient ainsi un certain temps ; puis, après quelques mouvements cloniques dans les pattes postérieures, se produisent des mouvements de flexion de la cuisse sur le bassin et du bassin sur le tronc ; de sorte que le chien semble se ramasser sur lui-même. Cependant la tête est rejetée en arrière, les yeux convulsés en dedans ; en même temps les pupilles se dilatent à tel point que l'iris s'efface, les sphincters se relâchent.

Ces grandes convulsions sont très variables comme durée et comme intensité, habituellement elles se répètent plusieurs fois à d'assez courts intervalles. A ce moment, les mouvements respiratoires ne sont plus représentés que par des séries de deux ou trois contractions violentes des muscles inspirateurs, efforts qui sont séparés les uns des autres par une pause plus ou moins longue (type Cheyne-Stokes). Souvent alors les derniers efforts de respiration s'accompagnent d'une sorte de hochement de tête qui est l'avant-coureur de la mort.

Nous reviendrons plus tard, à propos de la transfusion, sur cette période terminale ou agonique ; mais, pour le moment, nous allons chercher à reproduire sous vos yeux les phénomènes qui viennent d'être décrits et en particulier à vous montrer l'influence de la position sur la syncope, avant que l'anémie soit très considérable. Le plus souvent, comme l'ont prouvé Piorry et Marshall Hall, on peut faire revenir l'animal à lui et déterminer successivement plusieurs syncopes passagères.

Comme, chez le chien, le sang est très coagulable, il n'est pas toujours facile, même en ouvrant une artère de fort calibre, de déterminer une hémorra ie mortelle. Il faut placer, comme nous allons le faire, une canule dans le vaisseau.

Exp. I. Voici un chien, pesant 6 kilog., bien portant, n'ayant encore servi à aucune expérience. On place une canule dans l'artère fémorale, et on laisse couler le sang dans un vase gradué, en maintenant l'animal dans la position verticale.

Le sang coule rapidement par saccades. D'abord rien de particulier à noter ; puis, au moment où il a perdu 200^{cc} de sang, le chien commence à se plaindre. La respiration devient précipitée, haletante ; l'animal urine. Nous arrêtons la saignée qui représente environ $\frac{1}{25}$ du poids du corps.

Continuons à soutenir le chien dans la position verticale. Vous voyez que la tête tombe en arrière, que la respiration devient rare ; le cœur semble également s'arrêter, mais on entend encore faiblement les bruits cardiaques en appliquant l'oreille sur la région précordiale. Le chien est dans la résolution ; nous assistons à une *syncope de position*.

Plaçons maintenant l'animal la tête en bas, en le soutenant par les pattes de derrière. Voici une minute qu'il est dans cette position. La respiration reprend, les battements du cœur deviennent sensibles, l'animal remue et relève la tête. Remis sur la table, il se tient difficilement debout, mais peut marcher, toutefois en titubant et en traînant le train postérieur, les jambes écartées.

Au bout de 3 à 4 minutes, il est revenu complètement à lui et ne conserve plus que de la faiblesse du train postérieur.

Nous le replaçons dans la position verticale ; il y est à peine depuis 2 à 3 minutes qu'une nouvelle syncope se produit. Cette expérience peut être répétée plusieurs fois de suite. Voici la quatrième fois que nous déterminons la syncope de position ; le chien est fatigué, reste couché sur le dos et quand on le place sur les pattes, il se laisse retomber lourdement. Cependant j'ai la certitude qu'il se remettra (1).

Nous avons réussi ici à produire une syncope non mortelle, chez le chien. Nous avons arrêté l'hémorragie avant qu'elle fût considérable ; la syncope est survenue par la persistance de la position verticale ; c'est donc la véritable syncope de position.

Quand on laisse couler le sang à travers une canule placée dans une artère, jusqu'à ce que la syncope survienne, l'animal étant maintenu dans la position verticale, il est fréquent que cette syncope soit définitive et qu'il y ait impossibilité à faire revenir le chien.

Exp. II. Sur ce chien du poids de 7 kilos, on pratique une saignée par la fémorale droite, où l'on a introduit une canule, et l'animal est maintenu debout.

Le sang coule par saccades, sans qu'il se produise rien de particulier. Nous avons maintenant à peu près 350^{cc} de sang. La respiration se précipite, l'animal est essoufflé, pousse des cris plaintifs. Le sang coule plus faiblement, les saccades du jet ne sont plus visibles. Le chien devient lourd ; il n'est pas dans la résolution et porte encore la tête, mais le train postérieur plie sous lui et on a plus de peine à le soutenir. Les pupilles commencent à se dilater, mais les réflexes cornéens persistent.

La saignée continuant, à l'essoufflement succède une respiration plus régulière, mais peu fréquente. Le sang ne coule plus que goutte à goutte.

Tout à coup l'animal se raidit, surtout des pattes de devant, puis tombe nettement dans la résolution. Les battements du cœur sont si faibles qu'on ne les sent plus à la main, quoique avec l'oreille on en perçoive distinc-

(1) Au bout de quelques jours, ce chien paraissait tout à fait remis ; il a servi ultérieurement à d'autres expériences.

tement les bruits. Les pupilles sont très dilatées, les réflexes cornéens ont disparu.

Plaçons le chien dans la position horizontale, puis la tête en bas et les jambes en l'air. La résolution persiste ; la vie ne se révèle plus que par quelques mouvements respiratoires se produisant à intervalles assez longs comme une convulsion brusque, un véritable hoquet.

Au bout d'environ trois minutes, le chien restant toujours la tête en bas, les mouvements respiratoires deviennent plus fréquents et plus profonds ; l'animal fait quelques mouvements spontanés et semble revenir à lui. Par l'artère restée béante s'échappent quelques gouttes de sang ; ce qui nous indique que les battements du cœur ont repris de l'énergie.

Couchons l'animal sur la table ; cette amélioration ne s'accentue pas ; la tête est pendante, les membres antérieurs assez raides ; les autres parties sont dans la résolution ; la circulation artérielle est arrêtée ; il ne s'écoule pas de sang par l'artère, dans laquelle on vient de remettre une canule propre. Les mouvements respiratoires toujours convulsifs, s'espacent de plus en plus ; les bruits du cœur s'affaiblissent progressivement.

Enfin, au bout d'un quart d'heure (vingt minutes après le commencement de la saignée), les mouvements respiratoires, s'arrêtent tout à fait. Il n'y pas eu d'expulsion d'urine, ni de matières fécales.

Ouvrons le thorax et mettons le cœur à nu. Voici près de deux minutes que les mouvements respiratoires ont cessé ; vous voyez qu'il existe encore des contractions rhytmiques du cœur.

Ce chien a subi une perte de sang énorme, égale à environ $\frac{1}{14}$ du poids du corps.

Cet animal est mort exactement comme les chiens saignés dans la position horizontale. On ne peut même pas prétendre que la situation déclive de la tête, au début de la syncope mortelle ait prolongé l'agonie de quelques minutes ; car on observe souvent les mêmes phénomènes sur les chiens saignés dans la position horizontale.

Il est inutile de répéter devant vous d'autres expériences de ce genre ; vous aurez d'ailleurs l'occasion d'assister souvent à des saignées plus ou moins copieuses. Mais je tiens à vous rapporter une des expériences de notre laboratoire, qui offre un tableau très complet *des phénomènes agoniques* et nous fournit une indication précise du temps pendant lequel le cœur peut présenter des contractions spontanées après cessation de tout mouvement respiratoire.

Exp. III. Chien bâtard de 8 kil. 600, bien portant, ayant été saigné il y a environ un mois, mais bien remis. Température rectale, 38°,3. Saignée par la carotide à 4 h. 12 m.

Le sang sort très rapidement ; bientôt agitation, cris, respiration haletante. Puis le sang coule moins fort ; à ce moment urination et défécation. La perte s'élève en deux minutes à 525 grammes.

Tout à coup raideur des membres antérieurs et postérieurs, yeux convulsés en dedans, pupilles dilatées. On arrête immédiatement la saignée. L'état tétanique ne dure que quelques secondes, résolution complète ; respirations très espacées. Au bout de quelques secondes, reprise de l'état tétanique avec renversement de la tête en arrière, raideur surtout des pattes antérieures qui font un angle droit avec le tronc ; respirations rares.

On met la tête en bas et on pratique pendant une à deux minutes la respiration artificielle. Rien de nouveau à constater ; on continue à observer des alternatives de résolution complète et de convulsions tétaniques et de temps en temps une respiration spontanée qui est constituée par un effort convulsif d'inspiration avec enfoncement des dernières côtes et de la paroi abdominale. Puis surviennent deux ou trois hoquets convulsifs, les paupières se ferment, la cornée est tout à fait insensible, et les mouvements respiratoires spontanés ainsi que les convulsions disparaissent complètement à 4 h. 29 m. Le cœur bat encore, on le sent à peine, mais on l'entend distinctement. La température rectale est à 38°,6 ; elle a monté de 0°,3 pendant la période convulsive.

A 4 h. 31 m. les bruits du cœur ne sont plus perçus. A l'ouverture de la poitrine on observe de faibles contractions spontanées des oreillettes et des ventricules. Celles des oreillettes sont rhytmiques et assez fréquentes, accompagnées de loin en loin d'une contraction ventriculaire. Elles sont superficielles, sans force et sans effet ; le cœur bat à vide. Les dernières contractions spontanées de l'oreillette s'observent à 4 h. 45 m., 16 minutes après la cessation complète des mouvements respiratoires ; à ce moment se produisent encore quelques mouvements fibrillaires du cœur.

La quantité de sang perdue s'est élevée à $\frac{1}{16,38}$ du poids du corps.

Ces expériences vous montrent, Messieurs, combien les effets immédiats et apparents des pertes de sang varient avec les conditions où l'on se place ; mais quels qu'ils soient, lorsque la saignée est assez importante pour déterminer la mort, celle-ci est en général précédée de phénomènes qui indiquent l'approche de la mort. L'importance de ces phénomènes est telle que nous devons nous y arrêter.

Marshall Hall a considéré comme phénomènes agoniques le relâchement des sphincters, l'urination et l'évacuation alvine qui surviendraient au moment où s'exhale le dernier soupir. Ces actes s'observent très fréquemment ; mais, de même que certains chiens urinent et défèquent avant d'avoir perdu une quantité de sang qui doive entraîner nécessairement la mort, d'autres succombent sans que rien de pareil se soit produit, ainsi que vous venez de le constater. (*Exp.* II.)

D'autre part, Piorry, et après lui beaucoup d'observateurs, ont noté, au moment de l'agonie, des convulsions tétaniques. Mais, tandis que Piorry a vu l'émission d'urine et de matières fécales, ou même les convulsions précéder dans quelques cas une syncope non mortelle, M. Paul Bert[1] assure que ces convulsions sont toujours suivies de mort, alors même qu'on s'empresse d'arrêter l'hémorragie. Il n'y a là, d'ailleurs, qu'une contradiction apparente. Car les chiens de Piorry étaient dans la position verticale, ceux, au contraire, sur lesquels opérait M. Bert, dans la position horizontale.

Malgré la variabilité des symptômes, on peut dire que deux faits dominent la phénoménologie des pertes de sang ; des accidents syncopaux, et des manifestations de nature nerveuse. Aujourd'hui il est bien établi, grâce aux recherches de Piorry et de Marshall Hall, qu'ils sont d'origine cérébrale et doivent être attribués à une anémie de l'encéphale. Pour renverser l'opinion contraire de Bichat qui rapportait la syncope à une cessation d'action du cœur, il suffit de rappeler que le cerveau perd ses fonctions avant le cœur, comme le démontre l'ouverture du thorax chez les animaux sur le point de mourir d'hémorragie ; l'influence de la position déclive sur les accidents syncopaux prouve d'une manière irréfragable que l'anémie cérébrale est le fait initial. D'ailleurs Kussmaul et Tenner[2] en ont donné une démonstration péremptoire, lorsque, dans leurs célèbres expériences, ils produisirent la syncope en liant tous les vaisseaux qui portent du sang à l'encéphale.

Mais, ce fait bien établi, il n'en est pas moins certain que l'enchaînement des phénomènes n'est pas toujours

[1] LXXIX. — [2] LXX.

identique. Il y a donc lieu d'établir des distinctions à cet égard. C'est ce que Piorry avait déjà essayé. Il distingue la syncope par *anémie relative*, dans laquelle le cerveau ne reçoit plus assez de sang, bien que tous les organes ne soient pas exsangues, de la syncope par *anémie absolue*, dans laquelle le sang fait défaut dans le corps entier.

La première serait, pour certains auteurs, en particulier Marshall Hall, la syncope vraie; phénomène relativement favorable où la pesanteur aurait un rôle prépondérant, et qu'on peut faire cesser facilement en mettant l'animal dans une position déclive. Elle ne se produirait, d'après cet auteur, que dans certaines conditions que nous avons déjà indiquées; elle s'observerait chez les animaux vigoureux, placés dans la position verticale, chez qui le sang s'écoulerait avec force. Sous l'influence d'une diminution subite dans la tension artérielle, le sang n'afflue pas en quantité suffisante au cerveau; d'où la syncope.

La syncope par anémie absolue s'observe rarement chez le chien qui meurt habituellement, lorsqu'on le saigne dans la position horizontale, après avoir présenté les phénomènes agoniques que Marshall Hall a décrits sous le nom de résolution imminente.

Quoi qu'il en soit, qu'il y ait mort brusque ou mort précédée d'une période agonique, les phénomènes observés paraissent toujours dus à l'anémie cérébrale. Ainsi que l'a vu Marshall Hall, et que vous avez pu le vérifier sur le chien de l'expérience II, le cœur continue à battre après l'arrêt respiratoire; mais cet état diffère de la syncope proprement dite en ce que malgré la déclivité de la tête les phénomènes persistent. Il n'y a plus assez de sang pour l'entretien de la circulation; c'est une sorte d'*anémie ad vacuum* et Piorry a fort bien vu qu'il faudrait alors, pour ranimer l'animal, lui injecter du sang. Il reste cependant alors, comme vous allez le voir, une certaine quantité de sang dans le corps, et nous aurons ultérieurement à nous demander, à propos de la transfusion, si la mort survient par vacuité des vaisseaux et par suite par diminution de la masse du sang, et si, en outre, la quantité de sang qui reste est insuffisante, alors même qu'elle est diluée de manière à permettre la reprise de la circulation.

Cette question réservée, si nous tenons compte de ce fait, que chez l'homme la syncope peut se produire, pendant l'hémorragie, par émotion, c'est-à-dire, par action réflexe, nous voyons que l'on observe, à la suite des pertes sanguines, trois phénomènes distincts :

1° *Syncope d'origine nerveuse*, par action réflexe, se produisant non sur les animaux, le chien du moins, mais chez l'homme, alors que la perte de sang n'est pas encore excessive.

2° *Syncope par anémie relative*. On pourrait presque dire de position, le sang n'arrivant plus au cerveau, parce que l'influence de la pesanteur équilibre la tension artérielle, subitement affaiblie.

3° *Syncope ou mort par anémie absolue*, cas dans lequel la circulation est définitivement empêchée par la vacuité excessive des vaisseaux.

Pour compléter ces recherches, il importe de se demander si l'on peut déterminer, même approximativement, le degré de résistance de l'organisme à une perte de sang, soit chez l'homme, soit chez les diverses espèces animales. En d'autres termes, dans quel rapport avec le poids du corps doit être cette hémorragie, pour entraîner forcément la mort?

Les recherches sur ce point ont fourni des résultats peu concordants; ce qui prouve soit que la quantité totale de sang varie chez les divers animaux, soit que toutes les espèces animales, voire les individus d'une même espèce, n'offrent pas une résistance égale aux pertes sanguines. D'ailleurs les conditions expérimentales n'ont peut-être pas été toujours identiques.

Quoi qu'il en soit, voici quelques chiffres. En 1822 Herbst[1] donne comme rapport de la perte de sang mortelle au poids du corps pour le bœuf $\frac{1}{12}$, pour le chien $\frac{1}{16}$, pour la chèvre $\frac{1}{20}$, pour le mouton $\frac{1}{22}$, pour l'âne $\frac{1}{23}$, pour le lapin $\frac{1}{24}$. Wanner[2], en 1849, a trouvé chez le bœuf, le mouton, le lapin environ le chiffre de $\frac{1}{20}$ du poids du corps. Par contre Piorry a pu extraire chez le chien, en une seule hémorragie, $\frac{1}{10}$ du poids du corps, tandis que d'autres observateurs ont vu, chez cet animal, la mort survenir après un perte de sang beaucoup moins abondante. C'est ainsi que M. Kirmisson[3] dit, dans sa thèse d'agrégation, avoir vu un chien succomber à une hémorragie très rapide qui ne dépassait pas $\frac{1}{22,5}$ du poids du corps.

Il résulte des nombreuses saignées mortelles que nous avons pratiquées, que la résistance des animaux d'une même espèce est extrêmement variable; elle paraît dépendre de la race, de l'état de santé des animaux, de leur alimentation habituelle, de leur état de jeûne ou de digestion. La part de chacune de ces influences n'a pas encore été suffisamment précisée. Si on voulait le faire, ce qui certes serait intéressant, il ne faudrait pas extraire du corps tout le sang qu'on en peut tirer, comme cela a été pratiqué jusqu'à ce jour; il conviendrait d'arrêter l'hémorragie au moment où surviennent les phénomènes agoniques, annonçant une mort certaine, à bref délai.

Quand on saigne à mort des chiens amenés récemment de la fourrière et qui sont probablement affaiblis par le jeûne et de longues courses, on les voit parfois mourir après une perte de sang insignifiante. Quelques-

<hr>

[1] XXVIII. — [2] XIV. — [3] LXIII.

uns de nos animaux sont morts dans ces conditions, d'une manière absolument brusque, sans convulsions et comme sidérés. Il faut évidemment laisser ici de côté ces faits exceptionnels et presque pathologiques.

Les chiens qui paraissent bien portants et qui ont été à peu près convenablement nourris succombent rarement avant d'avoir perdu, en sang, $\frac{1}{20}$ au moins du poids du corps. Les pertes de $\frac{1}{19}$ à $\frac{1}{14}$, sont habituellement mortelles et représentent la moyenne de la perte sanguine à faire subir en une fois à un chien pour le tuer.

Quand on cherche à extraire tout le sang qui peut sortir par une grosse artère dans laquelle a été placée une canule, on obtient parfois des quantités encore plus élevées. C'est ainsi que nous avons pu tirer, par la fémorale, une proportion de sang égale à $\frac{1}{11,7}$ du poids du corps chez un chien qui était très grand et avait des artères volumineuses.

Ce résultat est fort intéressant au point de vue de l'appréciation de la masse totale du sang; celle-ci, d'après ce fait seul, paraît avoir été évaluée par les expérimentateurs à un taux inférieur à la réalité chez le chien, d'autant plus que chez les animaux saignés jusqu'à la dernière goutte, il reste néanmoins encore du sang dans le corps. C'est ce que vous pouvez constater sur le cadavre d'un chien tué par hémorragie avant le cours et sur l'animal qui vient de succomber sous vos yeux.

Vous voyez que, chez le premier de ces chiens, tous les viscères sont exsangues, les poumons affaissés, présentant une teinte rosée. Les grosses veines voisines du cœur, caves, pulmonaires, azygos sont gorgées de sang; tous les autres vaisseaux sont vides, effacés. Dans le cœur droit se trouve une petite quantité de sang coagulé; le cœur gauche est presque absolument vide. Enfin, dans

les sinus craniens et les veines des méninges encéphaliques, il reste une petite quantité de sang.

L'autre chien présente les mêmes lésions.

Relativement à la présence du sang dans les sinus
craniens, Piorry, qui avait noté le fait, a judicieusement
montré qu'il ne pouvait être invoqué contre l'hypothèse
d'une anémie cérébrale. La réplétion des sinus est un
effet purement mécanique. « Ce n'est pas le sang qui
reste dans l'encéphale, qui entretient la vie, c'est celui
qui y circule[1]. »

[1] LXI.

10ᵉ LEÇON

Sommaire : Phénomènes apparents consécutifs aux pertes de sang uniques ou réitérées. — Influence des pertes de sang sur les grandes fonctions. — Modifications de la pression. — Recherches de Volkmann, Worm-Müller, MM. Vinay et Arloing. — Expériences personnelles.

Messieurs,

Pour rester fidèle à notre plan, nous avons aujourd'hui à étudier les phénomènes *consécutifs* à une perte de sang *unique* chez l'homme.

Soumis aux mêmes conditions que les phénomènes immédiats, ils sont tout aussi variables ; de plus, à côté des symptômes d'origine cérébrale, se placent ici des troubles circulatoires d'une grande importance.

Quand la perte de sang a été légère, les effets en sont à peine appréciables ; la santé paraît peu altérée, ou du moins la réparation se fait avec une grande facilité, sans aucune réaction. Cependant il est possible, et nous aurons à revenir ultérieurement sur ce point, que cette réparation immédiate soit plus apparente que réelle, et que la perte de sang ait laissé derrière elle un certain affaiblissement, ait diminué la résistance vitale. Cela est surtout vrai pour les cas où la perte de sang a été un peu plus forte et où l'on a constaté une légère réaction. Ces manifestations portent principalement sur la circulation ; le pouls est accéléré, les battements du cœur exagérés; les mouvements respiratoires restent normaux ou sont un peu accélérés. Mais l'appétit est bon, le sommeil conservé, parfois on note une soif assez vive et une certaine tendance à la diaphorèse, phénomènes qui disparaissent rapidement.

Quand la perte de sang a été plus considérable, sans dépasser cependant les limites d'une saignée abondante, un kilogramme au plus, le retour à la santé est encore prompt et s'établit sans trop de secousses. Mais déjà la période que, depuis Marshall Hall, on appelle période de réaction, est prononcée. L'affaiblissement général, beaucoup plus accusé, disparaît au bout d'un temps plus long, variable d'ailleurs suivant l'état antérieur de l'individu, et l'abondance de la perte sanguine.

Nous voici ainsi arrivés, par une gradation insensible, aux hémorragies abondantes, qui ont mis en danger les jours du malade. Ici les phénomènes consécutifs sont à la fois plus accusés et plus durables ; ce sont ceux qu'avec les cliniciens nous avons décrits sous le nom d'*anémie aiguë*. Vous avez pu, Messieurs, les observer à l'hôpital, à la suite d'hémorragies traumatiques, de métrorragies post-puerpérales, etc.

L'individu qui a échappé aux dangers immédiats de l'hémorragie ne doit pas être considéré comme sauvé ; car la mort peut survenir quelques minutes, une ou plusieurs heures après que le sang a cessé de couler. L'état lipothymique, que je vous ai décrit dans ma dernière leçon, ne se dissipe pas ; le malade passe par des alternatives de syncopes et de rétablissement plus ou moins complet de la respiration et de la circulation, et les pupilles restent plus ou moins dilatées.

Profondément prostré, il est dans un état nauséeux presque continuel, ou même a des vomissements abondants ; les extrémités se refroidissent, la température centrale descend au-dessous de 36°, parfois jusqu'à 35°. Puis se produit du délire ou des convulsions ; le malade demeure étranger à tout ce qui l'entoure, tombe dans le coma et meurt dans une sorte de résolution générale.

Mais, quelque graves que soient les phénomènes, ils peuvent s'amender peu à peu, et faire place aux symptômes de réaction. Toutefois, dans ces conditions, la moindre perte sanguine, la moindre hémorragie secondaire peut entraîner la mort. Le danger est grand surtout quand le malade ne se trouve pas placé dans un milieu chaud ; car sa résistance aux agents extérieurs, au froid en particulier, est singulièrement affaiblie. Il paraît alors mourir, non plus d'anémie cérébrale, comme au moment de l'hémorragie, mais par défaut d'hématose.

Quand il y a survie, la réaction s'établit, mais d'une manière lente et progressive. Les nausées, les vomissements, le dégoût des aliments disparaissent, la langue redevient humide, l'appétit renaît. Les artères, même du plus petit volume, battent avec force, le pouls s'accélère. A ce moment, on perçoit quelquefois des souffles cardiaques et vasculaires, quoiqu'on n'en constate pas l'existence à la première période. Les mouvements respiratoires, d'abord irréguliers ou lents, suspirieux, deviennent normaux. Le malade sort peu à peu de sa torpeur ; le teint s'anime, l'œil prend de l'éclat, la température remonte à son chiffre normal qu'elle peut même dépasser. Le mieux-être s'accuse progressivement et la santé se rétablit après un laps de temps ordinairement assez long.

Mais à la suite d'une épreuve si sévère, d'une spoliation si intense, l'activité vitale se relève lentement, et bien que l'appétit soit souvent très accusé, qu'il se produise de l'embonpoint, les forces sont toujours languissantes, et il reste une aptitude moindre à subir une nouvelle perte de sang, un affaiblissement de la puissance de sanguification, qui persiste des mois, même des années. C'est un état analogue à l'anémie chronique en voie de réparation.

Tels sont les phénomènes consécutifs à une perte de sang unique, étudiés chez l'homme. On arrive à les reproduire expérimentalement chez les animaux. Chez le chien, des pertes de 1/60, 1/40 du poids du corps sont admirablement supportées ; on peut même, à l'exemple de Piorry, faire subir à cet animal une hémorragie correspondant à 1/25 environ du poids du corps, perte qui produit facilement la syncope de position et un affaiblissement marqué sans qu'on constate, pendant la période de réparation, de phénomènes pathologiques importants. Or, une telle perte de sang équivaut pour l'homme à 2 kilogr., 500 gr. de sang. Il ne faudrait pas, comme l'a fait à tort Piorry, conclure d'une manière absolue du chien à l'homme; car cet animal possède une puissance de résistance, un pouvoir de sanguification très remarquables.

Après des hémorragies encore plus abondantes, mais non mortelles encore (1/25 à 1/20 du poids du corps), les symptômes consécutifs sont très accusés. L'animal, triste, abattu, l'œil terne, reste dans sa niche, ne touchant pas aux aliments. S'il se soulève, la démarche est chancelante, la parésie qui succède à l'hémorragie persiste et s'accentue; la température s'abaisse ; la respiration se ralentit, devient suspirieuse ; les battements du cœur perdent de leur force; état lipothymique qu'on peut faire disparaître par la position couchée. Ce sont là, vous le voyez, des phénomènes analogues à ceux de l'anémie aiguë de l'homme.

Mais, quand l'animal a subi une saignée unique, ils sont très passagers; parfois au bout de quelques heures, un mieux se fait sentir; l'animal boit et mange avec plaisir; la circulation s'accélère ainsi que les mouvements respiratoires, et l'animal reprend assez rapidement les allures de la santé. Le relèvement des forces peut exiger beaucoup plus de temps, un ou deux jours, quand la saignée a été assez abondante, pour que l'animal ait été en danger de mort.

On peut également voir survenir chez le chien la mort tardive, après une seule saignée poussée jusqu'à affaissement complet. Mais je n'ai pas eu l'occasion d'assister à l'agonie de ces animaux. Après une saignée très copieuse, mais non immédiatement mortelle, ils ont été trouvés morts le lendemain dans leur niche.

A la fin de cette rapide étude des phénomènes consécutifs à une perte de sang unique, une dernière question se pose. Nous avons déjà cherché ensemble quelle est la perte de sang qui entraîne nécessairement la mort. Il est à se demander maintenant à quel taux peut s'élever la perte de sang, sans que la mort s'ensuive forcément? Sur ce point, les renseignements fournis par les cliniciens manquent de précision; à les croire, on a pu faire des saignées extrêmement abondantes, sans mettre en danger les jours des malades; mais, dans presque tous les cas rapportés par les médecins, la quantité de sang perdue a été appréciée d'un façon trop peu précise pour permettre des conclusions rigoureusement scientifiques.

Quant aux données expérimentales, elles sont plus dignes de foi. Chez le chien, une première perte unique ne dépassant pas le $\frac{1}{20}$ du poids du corps n'est, en général, pas mortelle ; cela représenterait pour un homme de 60 kilog. une perte de 3 kilos. Les chiffres obtenus varient suivant les animaux ; aussi ne saurait-on les appliquer à l'homme, comme je vous l'ai déjà dit à propos des expériences de Piorry. D'ailleurs, en pareille matière, on ne peut guère poser de règle ; c'est une question éminemment individuelle. Néanmoins, sans insister sur cette question, on peut dire approximativement qu'une perte unique et rapide de 2 kilos à 2 k. 500 gr. au plus chez l'homme sain est toujours très grave, et souvent même fatale.

Nous arrivons à l'étude des phénomènes produits par les *pertes réitérées* de sang. Cette étude, que les auteurs ont malheureusement confondue avec celle des pertes uniques, présente un intérêt considérable au point de vue médical. Elle a, en clinique, des applications nombreuses : saignées coup sur coup, hémoptysies à répétition, hémorragies secondaires, métrorragies par épithélioma utérin ou corps fibreux, etc.

Ici, nous pouvons étudier en même temps les effets immédiats et les effets consécutifs, car ils se superposent en quelque sorte. Les uns et les autres sont multiples et en rapport avec les diverses combinaisons que produisent la maladie, l'intervention thérapeutique ou enfin l'expérimentation; nous aurons à les passer en revue successivement chez l'homme et les animaux.

Prenons d'abord comme type la pratique des *saignées* « *coup sur coup* », telle que l'a préconisée Bouillaud, où chaque perte nouvelle survient avant que la réparation ait eu le temps de se faire, mais reste dans des limites modérées.

Dans ces cas les phénomènes morbides sont peu accentués. Le sang paraît se renouveler avec rapidité et la réaction se produit dans l'intervalle des saignées, si celles-ci portent sur plusieurs jours, et s'accentue même au fur et à mesure. Le jet de sang, à l'ouverture de la veine, reste toujours fort, mais le sang s'altère de plus en plus à chaque saignée nouvelle. Si l'on s'arrête à temps, la santé n'est pas sérieusement compromise, quoiqu'on constate un état de langueur, d'anémie qui persiste plus ou moins, souvent très longtemps.

Mais quand les pertes de sang sont plus abondantes, qu'il s'agisse de saignées trop copieuses, ou d'hémorragies accidentelles ou pathologiques, cet état de langueur s'accuse; il se produit une anémie de plus en plus prononcée qui, d'abord aiguë, tend à passer à la chronicité, pour ressembler à l'anémie chlorotique. Il est inutile, d'ailleurs, de m'appesantir sur les faits de cet ordre que vous observez journellement dans les hôpitaux.

Chaque perte de sang est suivie d'un affaissement plus ou moins accusé; la réaction, qui avait parfois commencé entre chacune d'elles, est entravée par la nouvelle hémorragie. Si la syncope est plus rare que dans le cas d'hémorragies peu nombreuses et abondantes, l'affaissement ou l'état lipothymique sont habituels. Le malade présente tous les caractères de l'anémie : pâleur des téguments et des muqueuses, accélération du pouls, palpitations, souffles cardiaques et vasculaires, vertiges, bourdonnements d'oreille, sueurs au moindre effort. La respiration est courte, haletante, l'appétit languissant, quelquefois même entièrement aboli.

Si les pertes de sang sont assez espacées ou moins copieuses, la réaction s'établit et prend parfois un caractère exagéré. C'est un état d'éréthisme vasculaire. Le cœur bat avec violence, les pulsations fréquentes, de 100 à 120, pleines, larges, se font sentir dans les petites artères où habituellement on ne peut les percevoir; les inspirations sont précipitées, entrecoupées par des soupirs et des pandiculations. Les tempes battent; il se produit des sifflements dans les oreilles, des sensations lumineuses comparables à des phosphènes, la tête est comme étreinte d'un cercle de fer. Le malade, en proie à une exaltation, à une inquiétude continuelles, présente une extrême irritabilité; enfin la température s'élève légèrement au-dessus de la normale. Si les hémorragies continuent, la réaction exagérée fait place à un état d'anémie chronique qui conduit plus ou moins vite à la cachexie avec inappétence absolue, torpeur physique et intellectuelle, œdème des membres inférieurs ou anasarque généralisée, et se termine par la mort dans le coma.

Ces phénomènes, observés chez l'homme, peuvent être reproduits presque absolument par la voie expérimentale. Les recherches de Piorry et surtout de Marshall Hall nous fournissent à cet égard quelques renseignements intéressants. Marshall Hall a fait voir que si, chez le chien, on renouvelle les saignées à intervalles suffisants ou avec assez de modération pour que la vie ne soit pas immédiatement menacée, la syncope de position devient plus difficile à obtenir. Au contraire, on peut déterminer l'état d'éréthisme vasculaire dont nous venons de parler, et qu'il a désigné sous le nom de *réaction excessive*. Il l'attribue à une exagération des pulsations cardiaques. Pendant que l'état général reste bon, quo l'appétit se maintient, l'appareil circulatoire présente des phénomènes remarquables. Au niveau du cœur, on entend des bruits de scie, de lime; au niveau des artères se perçoit un frémissement très accusé, ou des battements qui déterminent parfois un mouvement pulsatif de la tête.

MM. Vulpian et Dechambre[1] ont reproduit en partie ces phénomènes, et étudié surtout plus exactement les circonstances dans lesquelles apparaissent les souffles vasculaires et cardiaques. Nous avons vu, comme eux, que les souffles, les souffles cardiaques en particulier, manquent assez souvent. Ceux-ci n'apparaissent, en général, qu'après des saignées multiples et abondantes qui mettent la vie des animaux en danger ou même sont suivies de mort, tandis que le souffle crural est assez fréquent. J'ajoute que la réaction excessive décrite par M. Hall ne s'observe, chez le chien comme chez l'homme, que dans des circonstances exceptionnelles, difficiles à préciser.

Si les saignées sont renouvelées à intervalles rapprochés, ou si l'on tire assez de sang pour mettre immédiatement la vie en danger, l'animal tombe dans l'anéantissement et succombe au bout de quelques heures. Plusieurs des animaux de Piorry sont morts de cette manière. Nous aussi avons perdu dans ces conditions plusieurs chiens en expérience, soit après des saignées multiples, soit après des hémorragies secondaires dont l'importance n'a pu être appréciée. Ils étaient tombés dans un état d'anéantissement absolu avec pâleur et refroidissement

<hr>

[1] LXIV.

des extrémités, respiration suspirieuse, affaiblissement du cœur, ralentissement tel de la circulation que l'on ne pouvait faire saigner une oreille, dégoût pour les aliments et pour les boissons. Cet état d'affaissement peut durer plusieurs jours, 24, 36, 48 heures et plus ; lorsqu'il se termine par la mort, c'est la *défaillance graduelle* de Marshall Hall.

Voici, par exemple, les phénomènes observés chez un de nos chiens en expérience, qui, après avoir été saigné deux fois en 6 jours, venait d'avoir une hémorragie secondaire par la plaie : l'animal est affaissé, reste couché, il ne peut se tenir debout et se laisse retomber quand on le soulève ; il est haletant, les respirations sont superficielles, précipitées, irrégulières, puis elles deviennent plus régulières et plus profondes (30 par minute). L'haleine est froide, la langue pendante, les extrémités exsangues. Les battements artériels sont réguliers, de force moyenne ; on perçoit un souffle assez rude au niveau de l'artère crurale ; le premier bruit du cœur est accompagné d'un souffle doux. Nombre des pulsations 112.

Est-il possible de déterminer expérimentalement la quantité de sang qu'on peut tirer, à intervalles rapprochés sans danger pour la vie, en plusieurs fois ? Piorry, en procédant par larges saignées, a pu, sans tuer les animaux, extraire, en 4 à 5 jours, une quantité de sang égale au dixième environ du poids du corps. Malheureusement la plupart de ces expériences ne sont guère démonstratives, car Piorry n'a pas laissé survivre les chiens sur lesquels il a fait ces recherches. Une seule mérite créance, l'animal ayant survécu ; or ce chien avait perdu en quinze jours, mais à la suite de saignées toujours peu abondantes, une quantité de sang s'élevant en tout à plus du quart du poids du corps, soit environ trois fois la masse sanguine.

On trouve des faits analogues dans les expériences de

MM. Vulpian et Dechambre. Nous avons eu l'occasion d'en observer du même genre ; mais en relevant nos résultats, nous y constatons les plus grandes irrégularités. Cependant nous y voyons :

1° Que les animaux ne résistent guère mieux à des saignées coup sur coup abondantes qu'à une saignée unique. Ainsi, chez un chien vigoureux en apparence, de 20^k,400, une première saignée de 450 grammes ayant été bien supportée, une nouvelle saignée, 24 heures après, détermina la mort au moment où l'on avait obtenu 640 grammes de sang. Les deux saignées représentent $\frac{1}{18}$ du poids du corps, c'est-à-dire la quantité habituellement mortelle par saignée unique ;

2° Que la résistance à une perte de sang unique reste amoindrie, lorsque les saignées sont espacées de plusieurs jours (2 à 15 jours suivant l'importance de la perte).

Quant à indiquer la proportion de sang qu'un animal peut ainsi perdre dans un espace de temps plus ou moins long, nous ne croyons pas pouvoir le faire ; d'ailleurs les données expérimentales ne peuvent être, sur ce point, rigoureusement appliquées à l'homme.

Que dire maintenant de certains récits des médecins ? Chez un jeune homme, d'après Haller, on aurait fait, en 10 jours, des saignées s'élevant au total à 75 livres, c'est-à-dire 7 fois environ la masse du sang ! Mais le fait est-il exact ? On pourrait encore en citer d'autres analogues, mais qui ne paraissent pas plus dignes de foi.

Sans donc poser de règles absolues, on peut conclure, à la fois des données thérapeutiques et des résultats de l'expérimentation, que l'organisme offre une résistance assez considérable aux hémorragies répétées relativement petites. Pour rester sur le terrain de la thérapeutique, il est permis d'affirmer que des saignées de 200 à 400 grammes peuvent être renouvelées à d'assez courts intervalles, chez des individus non affaiblis, sans péril réel.

Après cette description des effets apparents des pertes de sang, uniques ou multiples, je dois maintenant, pour compléter cette étude physiologique, passer successivement en revue les grandes fonctions et déterminer l'influence qu'exercent sur elles les hémorragies.

Ce sont les phénomènes *circulatoires* qui sont au premier plan. Déjà Hales [1] avait montré que les pertes de sang retentissent sur la pression artérielle et sur l'amplitude des pulsations ; cette question a été reprise et complétée par des recherches contemporaines qui nous ont fait connaître les modifications de la *pression sanguine*, de la *fréquence et de la forme des pulsations*, enfin de la *vitesse du sang*, causées par les hémorragies.

Parmi les travaux relatifs à la *pression sanguine*, à la suite des pertes de sang, il me faut citer d'abord celui de Volkmann [2], en lui empruntant le tableau suivant où la pression en millimètres de mercure est mise en regard de l'hémorragie.

Saignées successives chez un chien pesant 9100 gram.

Pertes de sang.		Pression.
0		155
0,50 0/0 du poids du corps		144
1,16 —		127
2,41 —		56
3,25 —		30

Ce tableau met en lumière un fait déjà connu, l'abaissement de la pression sous l'influence des hémorragies.

Nawrotzky [3], Gatzuck [4] (1871) ont vu qu'à la suite de petites saignées la pression n'est pas modifiée, ou même qu'elle est passagèrement augmentée ; dans ces conditions la pression revient rapidement à son chiffre normal.

On doit à Worm Müller [5] des recherches plus précises et plus importantes (1873). Il a montré qu'on peut tirer

<hr>

[1] LXV. — [2] LXVI.

[3] LXVII. — [4] LXVIII. — [5] LXIX.

à des chiens bien portants une quantité de sang égale à 1, 6, à 2, 82 0/0 du poids du corps sans diminution notable de la pression carotidienne. Celle-ci commence à baisser quand l'hémorragie atteint 3, 76 pour 100 du poids du corps; lorsque les pertes ne sont pas trop considérables, la pression se relève rapidement après chaque saignée. Il serait permis d'en conclure qu'une saignée de 350 à 450 ^{cc}, chez l'homme, ne doit amener aucune modification sensible de la pression, et que pour produire une chute assez accusée, il faut pratiquer des saignées larges et répétées (1).

MM. Vinay et Arloing nous ont fourni d'intéressantes données sur la pression artérielle pendant la saignée veineuse. Voici d'ailleurs les résultats de leurs recherches. Chaque saignée amène un abaissement de la pression ; quand on ferme la veine, la pression se relève lentement, tout en restant inférieure à ce qu'elle était avant l'opération. Lorsqu'on évacue plus du quart de la quantité de sang qu'un animal peut perdre avant de mourir, il se produit des oscillations profondes et de plus en plus accentuées.

Les diminutions de pression par saignées successives ne sont pas exactement proportionnelles à la quantité de sang extraite; les premières saignées causent une dépression moins considérable que les saignées ultérieures. Pour avoir une chute égale au cinquième ou au sixième de la pression normale, il faut évacuer environ le tiers de la masse totale du sang.

Les lois formulées par Worm Müller et récemment par MM. Vinay et Arloing ne peuvent être considérées

____

(1) Il est bon de faire remarquer que si l'on voulait appliquer rigoureusement à l'homme la loi formulée par Worm Müller, il faudrait en conclure que toute saignée n'atteignant pas, chez un homme de 60 kilogrammes, 2 kil. 250 $\left(\frac{3,76}{100}\right.$ du poids du corps), resterait sans influence notable sur la pression.

' IX. p. 21

comme rigoureuses. On observe dans les effets des hémorragies sur la pression d'assez grandes variations individuelles.

Ces expériences montrent seulement que le système vasculaire peut s'adapter dans une certaine mesure, impossible à déterminer avec une précision absolue, à un contenu variable.

Nous allons d'ailleurs reproduire devant vous les fluctuations qu'on peut remarquer dans la pression sanguine pendant la saignée, et tandis qu'on exécute cette expérience, je vais vous relater quelques-unes de celles qui ont été exécutées au laboratoire et dont les résultats sont inscrits sur les tracés que je vous soumets.

Exp. IV. Griffon ayant déjà subi plusieurs saignées antérieures, mais paraissant bien remis.

Poids 8 kil. 500 gr. Saignée par la fémorale droite.

Tracés sphygmoscopiques et dynamométriques pris dans la carotide.

Le sang s'écoule d'abord rapidement sans que l'animal manifeste la moindre inquiétude. Après une perte de 300 ^{cc}, agitation; vers 400^{cc}, respiration saccadée, avec expiration profonde; puis quelques mouvements convulsifs des membres. Le sang coule goutte à goutte. On arrête la saignée après une perte de 473 grammes. Le chien reste affaissé, il respire encore de temps en temps, en faisant de grands efforts d'inspiration et a quelques mouvements convulsifs. Il meurt environ 2 heures 1/2 après la saignée, qui représente une perte de $\frac{1}{17,9}$ du poids du corps.

Sur les tracés qui passent sous vos yeux (*fig.* 11) vous pourrez remarquer les particularités suivantes :

Avant la saignée, la pression est en moyenne de 15 à 16^{cc} de mercure (tracé I). Dès le début, elle descend progressivement et après une perte de 100 ^{cc} ($\frac{1}{85}$ du poids du corps),

Fig. 11.

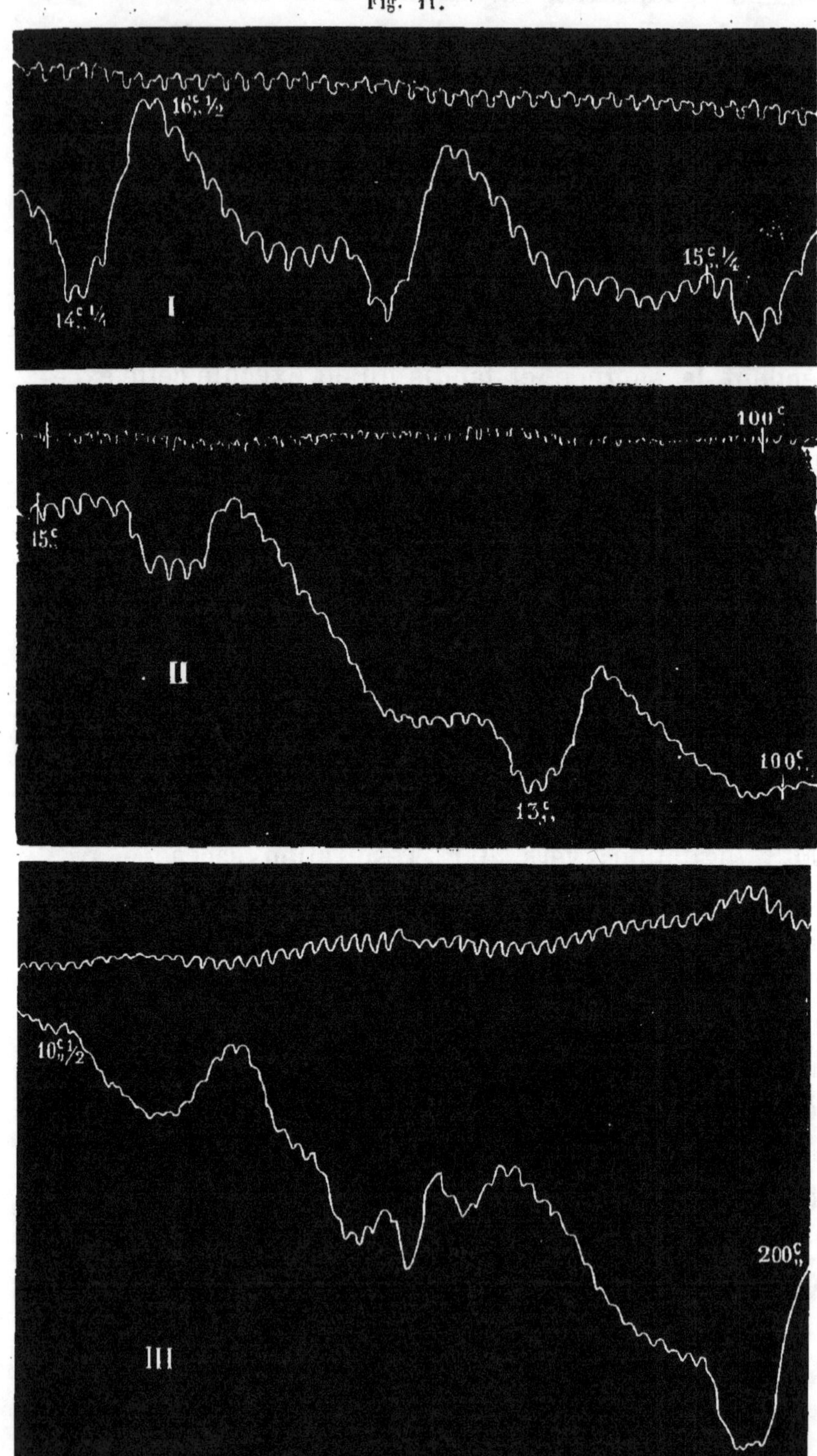

Fig. 11. (*Suite.*)

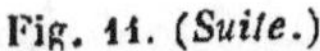
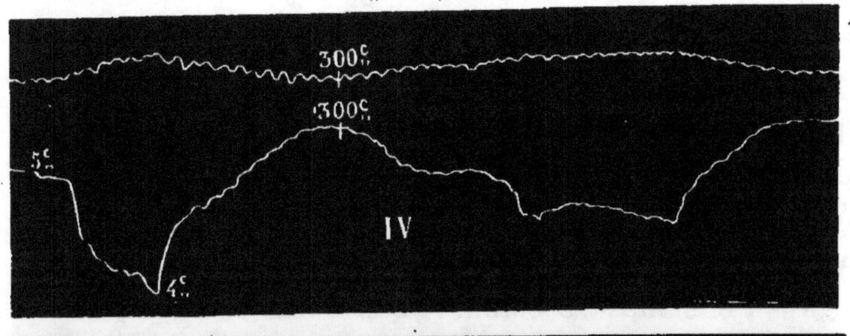

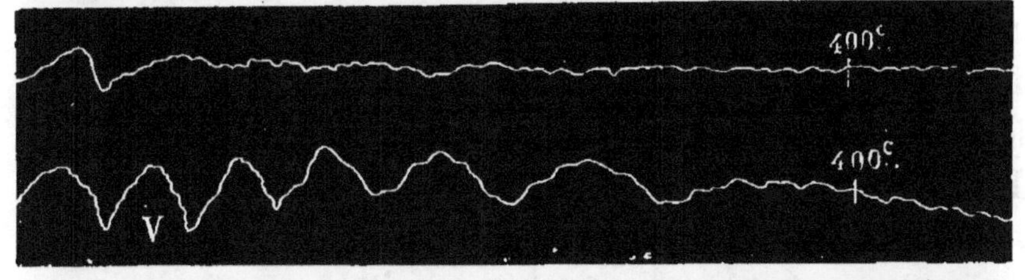

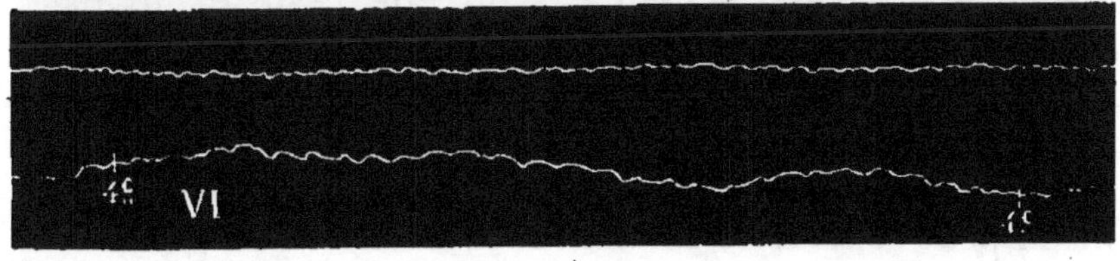

elle n'est plus qu'à 13^{cc} de mercure (II). Après une perte double, elle n'est plus qu'à 6 ou 7 (III) ; puis après une perte de 300^{cc}, elle varie de 4 à 5 et se fixe à 4 jusqu'à la fin de la saignée (IV, V, VI).

Au fur et à mesure que la pression diminue, le tracé devient moins onduleux, l'influence de la respiration étant de moins en moins sensible, et les pulsations s'affaiblissent. C'est là, comme vous le verrez, un fait constant.

Voici encore une expérience relative à une saignée mortelle.

Exp. V. Chien terrier croisé, n'ayant encore servi à aucune expérience.

Poids 12 kilogrammes.

La saignée est faite par la fémorale gauche et la pression est prise dans la fémorale droite.

La pression oscille avant la saignée entre 13 et 14^{cc}.

Le chien meurt environ 20 minutes après avoir perdu 520 grammes de sang, soit le $\frac{1}{23}$ du poids du corps.

On voit sur les tracés (1) que dès le début de la saignée la pression commence à descendre.

Au moment où l'on obtient 100^{cc} de sang ($\frac{1}{120}$ du poids du corps), elle mesure comme maximum 10^{cc} 1/2 ; elle tombe à 5 centimètres après une perte de 200^{cc} ($\frac{1}{60}$ du poids du corps) ; puis elle arrive à 3^{cc} à la fin de la saignée.

Pendant l'agonie, elle a une légère tendance à se relever et atteint, 9 minutes après la saignée, 4^{cc} pour redescendre progressivement à 2, où elle reste jusqu'au moment de la mort, qui détermine la chute à 0.

Nos autres expériences sur la saignée unique et mortelle ont donné des résultats analogues.

On en peut conclure que dès le début de la saignée la pression descend. Cet abaissement est progressif, mais non régulier. Relativement peu prononcé pendant le premier quart ou le premier cinquième de la perte mortelle, c'est entre le premier et le deuxième quart ou le premier cinquième et le deuxième qu'il marche avec le plus de rapidité. Enfin, pendant le dernier tiers ou le dernier quart de la saignée, il n'est presque plus sensible.

D'autre part, lorsqu'on arrête l'hémorragie avant la mort, la pression remonte légèrement, au moins pendant quelques instants, alors même que l'animal a perdu assez de sang pour ne survivre que quelques minutes.

Les rapports entre les quantités de sang perdu et les

______

(1) Il me paraît inutile de faire reproduire ici tous les tracés relatifs à ces expériences. Nous croyons suffisant d'ajouter à notre texte ceux des expériences IV et VIII. Malheureusement nous ne pouvons en faire représenter que des fragments.

modifications de la pression sont difficiles à préciser à cause de la variabilité de la masse totale du sang et par suite de la résistance aux hémorragies. Vous en avez une preuve dans les deux expériences précédentes.

Le premier de ces chiens, en effet, n'est mort qu'après avoir perdu une quantité de sang représentant le $\frac{1}{18}$ du poids du corps. Aussi après une perte représentant le $\frac{1}{42}$ du poids du corps la pression n'avait-elle baissé que d'un peu plus de la moitié. Le second chien, au contraire, a succombé, et cela plus rapidement, après une perte relativement faible, ne s'élevant qu'au $\frac{1}{23}$ du poids du corps, et déjà après une perte représentant le $\frac{1}{60}$ de ce poids, la pression était descendue bien au-dessous de la moitié de la pression initiale.

Nous avions donc raison de dire qu'il ne faut pas chercher dans l'expression de ces lois des formules trop rigoureuses.

Nous devons maintenant nous demander quels sont les effets des saignées multiples. L'étude complète de ces saignées réclamerait de très nombreuses expériences. Nous avons dû nous limiter à l'examen de quelques points spéciaux.

A l'aide de l'expérience suivante, nous avons voulu faire l'étude des modifications de pression dans les cas de saignées pratiquées à intervalles rapprochés.

Exp. VI. Chien griffon vigoureux du poids de 12 kil. Saignée faite par la fémorale gauche ; tracé pris dans la fémorale droite.

Première saignée de 350 grammes ($\frac{1}{34}$ du poids du corps), ce qui représente une très forte hémorragie. La saignée dure 46 secondes. — Avant la saignée, grandes oscillations entre 14^{cc} et 11 de mercure. Dès le début, la pression descend à 12, puis à 11, tombe tout à coup à 8, puis à 7 et à 6. Dès que la saignée est arrêtée, la pression remonte un peu ; elle oscille entre 8 et 6, et 5 minutes après entre 6 et 7. Puis après avoir remonté jusqu'à 8 pendant la sixième minute, elle redescend à 6 et reste fixée presque constamment à 9, jusqu'au moment où l'on cesse l'expérience, soit 25 minutes environ après la saignée.

On remarque que les modifications des tracés en ce qui touche l'amplitude des pulsations et l'influence de la respiration sont plus sensibles après la saignée que pendant son cours.

Le lendemain, le chien est encore vigoureux, mais abattu, moins vif.

On le saigne de nouveau par la fémorale gauche, tandis qu'on prend la pression dans la fémorale droite. Au début, l'écoulement du sang est assez rapide, mais bientôt il se ralentit. Le chien ne présente pas de symptômes alarmants tant que la saignée ne dépasse pas 250 grammes, puis les battements du cœur deviennent irréguliers, les convulsions surviennent ainsi que le relâchement des sphincters, et l'animal succombe après avoir perdu 300 grammes de sang, soit le $\frac{1}{40}$ du poids du corps.

Les tracés indiquent que la pression initiale était de 11^{cc} 1/2 à 10. Pendant l'écoulement des 100 premiers cc. elle ne baisse que 1^{cc} 1/2 environ ; de 100^{cc} à 200^{cc}, elle oscille de 6 à 7 1/2 ; puis pendant les derniers 100^{cc}. elle varie de 5 à 3 1/2.

Après la saignée, elle se relève très légèrement jusqu'à 4 1/2, reste assez longtemps à 4, puis tombe progressivement. La mort survient 10 minutes environ après la saignée.

Cette expérience montre d'abord que, même après une très forte saignée ($\frac{1}{34}$ du poids du corps), l'abaissement maximum de pression qui se produit à la fin de la saignée ne tarde pas à s'affaiblir. Il diminue déjà immédiatement après la saignée, de sorte qu'au bout de 20 à 25 minutes il ne représente que le tiers environ de la pression initiale.

Au bout de 24 heures, la pression est encore moins élevée, mais dans une très faible proportion ; elle est descendue environ de 13^{cc} à 11. L'expérience fait voir, en outre, que la diminution de pression a été relativement plus difficile à obtenir dans le cours de la deuxième saignée que pendant la première.

Quant à la faible résistance du chien, lors de la deuxième saignée, elle ne nous apprend rien de nouveau. L'animal n'a perdu dans les deux saignées que le $\frac{1}{18,40}$ du poids du corps, ce qui permet de supposer que le relèvement de la pression est plutôt dû à une adaptation de l'aire vasculaire à son contenu qu'à une reproduction rapide de la masse du sang.

A l'autopsie de ce chien, on a trouvé, comme dans d'autres faits analogues, les mêmes lésions de l'anémie aiguë qu'on trouve chez les animaux succombant à une hémorragie unique et abondante.

Nous rappellerons plus tard que ces expériences doivent mettre en garde contre la prétendue rapidité extrême avec laquelle se reformerait la masse totale du sang.

Les résultats sont un peu différents lorsque les saignées sont assez espacées pour que la masse totale du sang ait eu le temps de se reproduire presque complètement.

Voici une expérience de ce genre.

Exp. VII. Chien braque bâtardé, n'ayant subi encore aucune opération. Poids 18 kil., saignée faite par la fémorale droite, pression prise dans la carotide droite.

Avant la saignée la pression oscille entre 16^{cc} et 14. Dès le début de la saignée, elle diminue rapidement et présente de très grandes oscillations, de 10 à 12, puis de 7 à 11 1/2 ;

elle reste bientôt fixée pendant quelques secondes à 5. Le chien ayant perdu 670 grammes de sang, soit $\frac{1}{25,8}$ du poids du corps, on arrête l'hémorragie. La pression remonte aussitôt un peu, atteint 7; oscille entre 5 et 6, puis atteint 7 de nouveau 1/4 d'heure après la saignée, et reste à peu près stationnaire jusqu'à la fin de l'expérience, soit 20 minutes environ après la saignée.

L'animal étant détaché, paraît peu affaibli malgré cette grande perte de sang. Il se remet bien pendant les jours suivants, lorsque, 8 jours après la saignée, survient une hémorragie par la plaie fémorale encore incomplètement cicatrisée. Il suffit de l'application d'un peu d'amadou perchloruré pour arrêter le sang. Cette perte qu'on peut évaluer à environ 200 grammes produit un grand affaiblissement.

Néanmoins l'animal se rétablit assez rapidement, mais il reste amaigri bien que les plaies soient presque cicatrisées et que l'appétit soit bon.

Treize jours après l'accident et vingt-cinq après la première saignée, nouvelle saignée par la fémorale droite pendant que la pression est prise dans la carotide gauche. Poids 16 kil., 700 gr.

La mort survient doucement après une perte de 725 gr., $\frac{1}{23}$ du poids du corps, sans convulsions.

Avant la saignée, la pression oscille de 12^{cc} à 14. Dès le début elle descend, et pendant l'écoulement des premiers 100^{cc}, elle présente de très grandes oscillations de 8 à 11 1/2, de 7 à 11, puis 10; pendant l'écoulement des seconds 100^{cc}, les oscillations sont moins fortes et se font à peu près entre 8 et 9 1/2; puis après 300^{cc} de perte, la pression est à 6^{cc} 1/2; elle reste environ à 6 jusqu'à 500^{cc}, et à 600^{cc}, elle n'atteint plus que 2, et tombe peu à peu à 0.

Au moment où l'animal meurt, c'est-à-dire 6 à 7 minutes après le début de la saignée on voit que, malgré l'intervalle assez considérable laissé entre les deux pertes de sang, la pression initiale était encore plus faible lors de la seconde que de la première. Mais la masse totale du sang s'étant réparée probablement en grande partie, la seconde saignée a atteint, pour être mortelle, $\frac{1}{23}$ du poids du corps et les modifications de pression ont été à peu près les mêmes dans les deux saignées.

On remarquera que le chien a éprouvé dans ces deux saignées une perte qui s'élève à $\frac{1}{12,5}$ du poids du corps, et qu'en comptant l'hémorragie accidentelle, la perte totale monte à plus de $\frac{1}{10}$ de ce poids. Les grandes oscillations de pression signalées pendant les deux hémorragies paraissent dues à la rapidité très grande de l'écoulement du sang.

Une autre expérience du même genre, dans laquelle la première saignée s'est élevée à $\frac{1}{21,7}$ du poids du corps et la seconde faite 15 jours après à $\frac{1}{25,7}$ du poids du corps, a donné les mêmes résultats.

Ces grandes pertes de sang, utiles au point de vue de l'étude physiologique des hémorragies, s'éloignent beaucoup des pratiques thérapeutiques.

Aussi avons-nous cru intéressant de compléter ces recherches en essayant de déterminer la plus faible proportion de sang qu'un chien doit perdre pour que l'émission sanguine ait encore une influence sensible et non passagère sur la pression. Voici une expérience faite dans ce but.

Exp. VIII. Chien de chasse croisé, jeune et vigoureux du poids de 21 kilogrammes.

On le saigne par la fémorale droite, tandis que la pression est prise dans la fémorale gauche. (Voir les tracés, *fig.* 12.) La pression initiale oscille entre 15^{cc}. et 14^{cc}, elle monte parfois à 16 (I). Dès qu'on laisse couler le sang, la pression s'abaisse ; on arrête la saignée au moment où elle est mesurée par 9^{cc} (II). La perte de sang effectuée en

Exp. VIII.

Fig. 12.

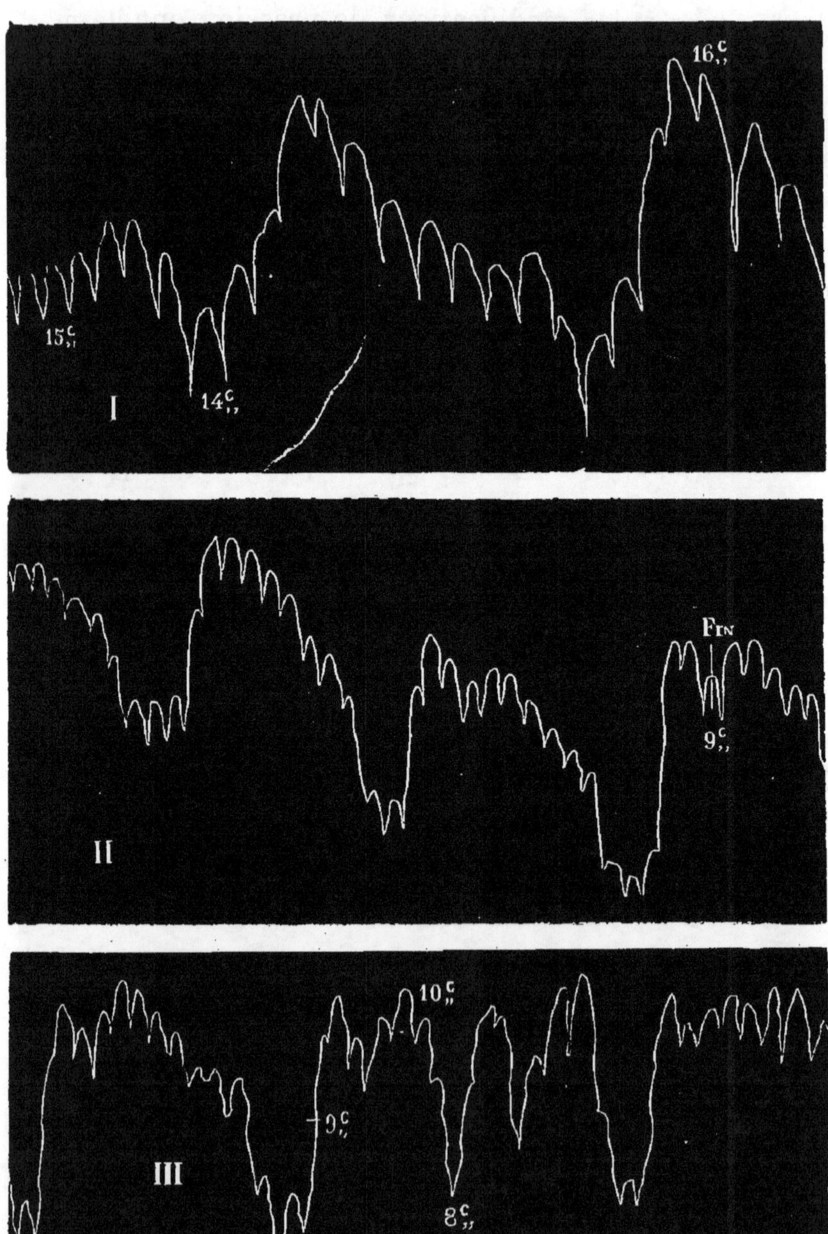

Fig. 12. (Suite.)

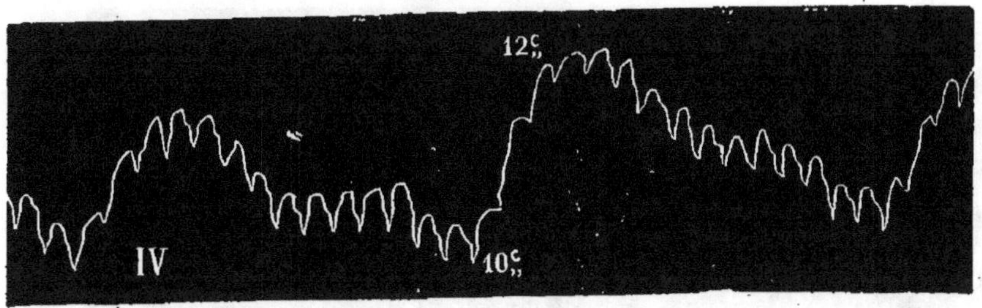

40 secondes environ est de 400 gr., c'est-à-dire de $\frac{1}{52,5}$ du poids du corps

Après la saignée, elle oscille entre 8 et 9 (III, minute qui suit la saignée) et remonte aussitôt à 10. Au bout d'une demi-heure, bien que le chien reste attaché, elle oscille entre 11 et 12 (IV). Le soir même de l'expérience, l'animal se porte bien et mange avec appétit.

Le lendemain, soit 24 heures après, on reprend la pression dans la fémorale gauche ainsi qu'un tracé sphygmoscopique et l'on pratique une nouvelle saignée par la fémorale droite. (Voir les tracés, *fig.* 13.)

La pression initiale oscille entre 13ᶜᶜ et 14, monte parfois à 15 (I). Bientôt, sous l'influence de l'écoulement du sang, la pression descend entre 8 et 9 (II). On arrête la saignée, la perte étant de 248 grammes, c'est-à-dire de $\frac{1}{84,6}$ du

Exp. VIII.

Fig. 13

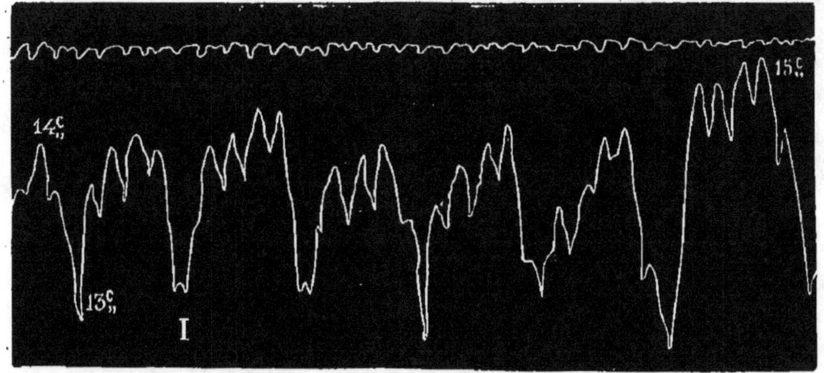

Fig. 13. (*Suite.*)

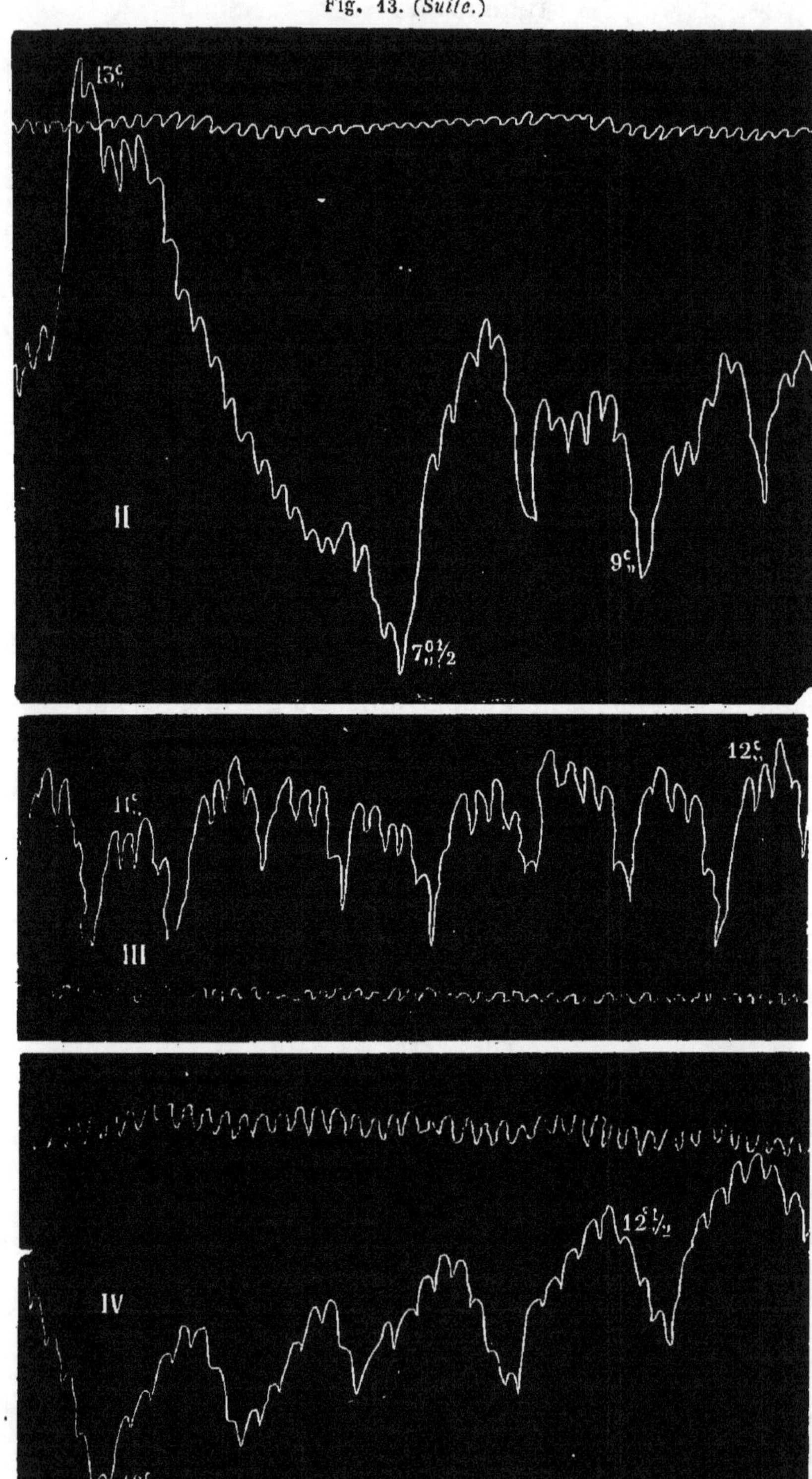

Fig. 13. (*Suite.*)

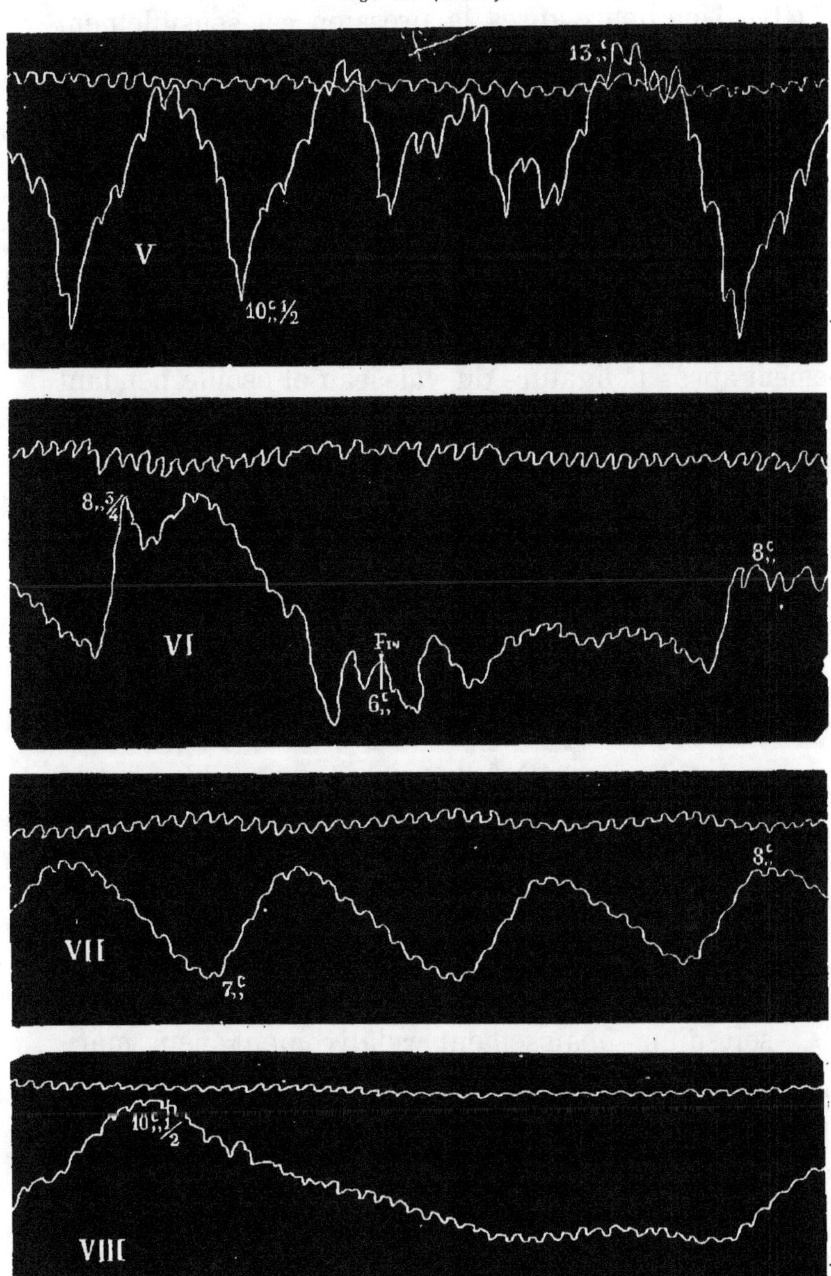

poids du corps. A ce moment le chien avait perdu par
le fait des 2 saignées $\frac{1}{32,2}$ du poids du corps.

Dès que l'écoulement sanguin cesse, la pression remonte

et oscille entre 10 et 11 ; puis trois minutes après entre 11 et 12 (III). Une heure après, la pression est sensiblement la même, mais elle présente d'assez grandes oscillations et passe d'un instant à l'autre de 9 à 12 1/2 ou 13 (IV). On fait alors une dernière saignée de 253 grammes, soit de $\frac{1}{82}$ du poids du corps (V, minute avant la dernière saignée). Le chien a perdu ainsi en 24 heures une quantité de sang s'élevant à $\frac{1}{23}$ du poids du corps. La pression, descendue à la fin de cette saignée à 6^{cc} (VI), remonte un peu immédiatement après la ligature du vaisseau et oscille pendant longtemps entre 7 et 8 (VII). Elle s'élève plus tard progressivement à 10, 10 1/2, et 35 minutes après la fin de la saignée, quand on termine l'expérience, elle oscille entre 10 et 10 1/2 (VIII).

Le lendemain le chien va bien ; il mange et est encore vif.

Cette expérience complète utilement les précédentes. Elle montre qu'une première saignée assez forte (de $\frac{1}{52,5}$ du poids du corps) (1) fait descendre sensiblement la pression (de plus du tiers), mais que cet abaissement est passager. Presque immédiatement après la pression se relève sensiblement, et 24 heures après la saignée elle est presque égale à la pression initiale.

Une seconde saignée est suivie encore des mêmes effets, soit d'un abaissement relativement peu marqué, suivi immédiatement d'une nouvelle élévation. Enfin une troisième saignée donne un résultat analogue, de sorte qu'une perte énorme s'élevant au $\frac{1}{23}$ du poids du corps ne fait éprouver à l'animal qu'un abaissement de moins des deux tiers, et encore cet abaissement est-il momentané ; au bout d'une demi-heure, il est déjà tel-

---

(1) Elle représente, pour un homme de 60 kilos, une perte de 1 kil., 142 ; mais nous savons qu'il est probablement impossible de conclure rigoureusement du chien à l'homme.

lement réduit qu'il n'équivaut plus qu'à un tiers environ de la pression initiale.

Il est bon de noter en terminant que l'animal a survécu et a bien supporté en apparence ces pertes successives.

IIe LEÇON

Sommaire : Influence des pertes de sang sur le *pouls*. — Fréquence. — Force. — Forme du pouls. — Influence des pertes de sang sur la *respiration*.

Messieurs,

Si les modifications de la pression sanguine à la suite des hémorragies ne peuvent guère être étudiées que par la voie expérimentale, l'observation clinique au contraire nous fournit des renseignements précieux sur l'état du *pouls* dans les mêmes conditions. Il est acquis aujourd'hui que les pertes sanguines influencent le pouls dans sa *fréquence*, dans sa *force* et dans sa *forme*. C'est à ces trois points de vue que nous devons l'étudier ici.

Les modifications dans la *fréquence* du pouls sont d'une constatation facile. La plupart des médecins et des expérimentateurs ont observé d'une manière générale une accélération des pulsations artérielles à la suite des hémorragies; mais Lorain[1], dans ses intéressantes recherches sur les hommes sains et surtout sur les malades, a fait voir que cette accélération n'est pas constante.

Se produit-elle au moment de l'hémorragie, ou plus tard? quelle est sa marche? dans quel rapport est-elle avec l'abondance de l'hémorragie? Voilà autant de questions qu'il importe de discuter.

Au moment de la perte sanguine, la fréquence du pouls n'est quelquefois pas modifiée; rarement elle diminue; le plus souvent elle est accélérée.

D'après M. Vinay[2] il faut tenir compte avant tout de l'abondance de la perte sanguine. « Le pouls, dit-il, s'ac-

---

[1] LXXI et LXXII. — [2] IX, p. 24.

célère quand la pression ne dépasse pas le tiers de la pression normale ; il revient à son chiffre normal quand la pression est comprise entre le tiers et le cinquième de la pression normale ; il s'accélère de nouveau quand elle s'abaisse encore. Aussi, après des saignées copieuses, le pouls est-il très fréquent ; après des hémorragies graves, il est tantôt très lent, tantôt au contraire très fréquent. Enfin, quand la pression est très abaissée, il se produit du côté du pouls des oscillations en rapport avec celles de la pression. »

Voici maintenant le résumé de nos propres observations ; nous avons tenu compte de la quantité de sang écoulée de 100^{cc} en 100^{cc} et de la rapidité de la perte sanguine.

Étudions successivement ce qui se passe dans les trois cas suivants : saignée unique non mortelle, saignée unique mortelle, saignées multiples.

Saignée unique non mortelle. Dès que le sang coule et pendant que la pression s'abaisse, le nombre des pulsations augmente. Cette augmentation est en moyenne de 25 à 30 0/0 ; mais elle n'atteint son maximum qu'après l'arrêt de l'hémorragie pendant les premières minutes qui suivent la saignée et souvent dès la première minute. Elle est encore sensible, mais beaucoup moins, une demi-heure après la saignée, alors même que les chiens restent attachés sur la table d'expérience.

Toutefois les résultats ne paraissent réguliers qu'à la condition que les saignées ne dépassent pas une certaine proportion. Quand l'hémorragie est très abondante, après l'accélération du pouls qui suit l'ouverture du vaisseau, au moment où la pression est réduite de plus de moitié, le nombre des pulsations diminue et tombe au-dessous de la normale.

En même temps il peut y avoir des arrêts fréquents du cœur, sorte d'état lipothymique qui annonce, pour ainsi dire (mais dans quelques cas seulement), l'imminence du danger. Arrête-t-on l'hémorragie, tantôt le cœur s'accélère immédiatement, et au bout de 3 ou 4 minutes le nombre des pulsations est de 25 à 30 0/0 au-dessus du chiffre initial ; tantôt l'accélération du cœur, qui a lieu dans la première minute seulement, est peu accentuée et suivie d'un état de faiblesse pendant lequel on constate de fréquentes intermittences, et par suite un nombre de pulsations moins élevé qu'avant la saignée.

Voici un exemple de ce genre qui s'est produit à propos d'une saignée de $\frac{1}{26,8}$ du poids du corps, alors que chez un autre chien une saignée de $\frac{1}{21,7}$ du poids du corps avait été suivie d'une réaction franche.

Nombre des pulsations.

Avant la saignée......................	166
Pendant la 1re minute de la saignée	208
La saignée dure au total 1 m. 33″ ; pendant ce temps, on compte 229 p. }	Arrêts fréquents.
Après la saignée : 1re minute.......	170
— 2e —	159
— 5e —	141
— 14e —	104 (intermittences).

On voit l'intérêt qu'il peut y avoir à tenir le pouls pendant le cours d'une saignée et surtout à le consulter dans le cas d'une abondante perte de sang.

Saignée unique mortelle. Lorsqu'on laisse couler le sang jusqu'à ce que surviennent les phénomènes agoniques, les variations de fréquence du pouls suivent toujours à peu près la même loi. Après avoir augmenté de 20, 30 à 40 0/0 au maximum, le nombre des pulsations diminue tout à coup assez brusquement pendant que s'écoule le dernier quart ou le dernier cinquième de la quantité de sang qui doit rendre la saignée mortelle. C'est déjà ce que nous avions vu tout à l'heure. Le danger de mort est imminent quand le nombre des pulsations se trouve réduit d'environ moitié.

Si la mort n'a pas lieu immédiatement, il survient pendant l'agonie de nouvelles modifications, mais celles-ci sont très irrégulières. Le plus souvent le nombre des pulsations augmente de nouveau, tout en restant encore inférieur de 10, 20, 30 et jusqu'à 60 0/0 au chiffre initial.

D'autres fois, il survient des arrêts fréquents et jusqu'à la fin de l'agonie le nombre des pulsations reste à peu près aussi réduit qu'au moment où cesse l'hémorragie.

Dans un cas nous avons vu à la fin de la saignée se produire un arrêt complet des pulsations pendant environ 40″, en même temps que la pression tombait à 0, puis après cette syncope la saignée étant arrêtée, le nombre des pulsations est arrivé malgré de fréquentes intermittences pendant la 1re minute à 135 (chiffre initial 148); six minutes après à 112, et un quart d'heure après la syncope, au moment de la mort, à 142.

Cette syncope avait été précédée d'une diminution considérable et subite dans le nombre des pulsations.

En rapprochant ces données de celles qui sont fournies par les saignées non mortelles, on peut dire qu'une diminution brusque dans le nombre des pulsations pendant le cours d'une hémorragie est l'indice le plus important d'une mort imminente, danger qui est d'autant plus grand et plus prochain que le nombre des pulsations est plus faible.

Saignées multiples. Pendant le cours des saignées multipliées les variations de la fréquence du pouls sont les mêmes, d'une manière générale, que dans le cours d'une saignée unique. Mais comme à la suite d'hémorragies non excessives, il y a une accélération du cœur, le nombre des pulsations est plus grand avant la 2e saignée qu'avant la première, plus grand avant la 3e qu'avant la seconde, dé sorte que l'augmentation de fréquence produite par l'écoulement du sang donne également des chiffres de plus en plus élevés. C'est ce qui a lieu dans les saignées coup sur coup du traitement antiphlogistique.

On sait, d'ailleurs, depuis Marshall Hall, que la période de réaction, faible dans les saignées uniques même abondantes, devient très forte et parfois même excessive dans les saignées multipliées.

Voici le tableau des résultats que nous avons obtenus dans une des expériences, relatée dans la dernière leçon et dans laquelle le pouls a pu être compté très exactement à l'aide du tracé sphygmoscopique. (Voir Exp. VIII, p. 172.)

Saignée.	1re.	2e, 24 heures plus tard.	3e, 3 heures plus tard.
Avant......................	122 p.	148	188
Pendant...................	164	204	240
Après { Immédiatement..	180	209	220
Après { Une demi-heure..	149	189	220

Cette accélération du cœur de la période réactionnelle n'est pas uniquement notable dans les saignées faites coup sur coup ou à un court intervalle ; on la retrouve dans les saignées espacées.

Ainsi pour les saignées faites à 15 jours d'intervalle nous trouvons avant la saignée, pour la 1re, 150 pulsations ; pour la 2e, 170.

Dans un autre cas où les saignées ont été séparées par un intervalle de 21 jours, nous trouvons, avant la 1re saignée, 166 ; avant la 2e, 178. Il faut ajouter que, dans l'une et l'autre expérience, la première saignée avait été très abondante et que, d'ailleurs, on peut noter sans cause appréciable, chez le chien, des différences de 15 à 20 pulsations. Si l'on voulait déterminer avec précision la durée de l'influence d'une première saignée sur la fréquence des pulsations, il faudrait multiplier les expériences et tenir compte des facteurs multiples qui impressionnent

les fonctions circulatoires, par exemple, du traumatisme.
C'est ce qui rend cette étude si complexe et ne permet pas
de poser des règles absolues.

On connaît encore moins l'influence des hémorragies
plus ou moins copieuses, mais très multipliées, qui conduisent à l'anémie chronique. Chez l'homme le pouls reste
élevé avec des oscillations très marquées, sans qu'une
nouvelle perte de sang agisse d'une manière appréciable.

Un grand nombre d'expérimentateurs ont essayé de
déterminer l'action des hémorragies sur la *force* du pouls.
Hales avait déjà constaté qu'elles le relèvent. M. Marey[1]
a fait voir que dans la plupart des cas l'augmentation de
l'amplitude est produite par l'abaissement de la pression.

Mais, à cause de l'intervention du système nerveux, le
phénomène est complexe, dans les conditions physiologiques ; il en est ainsi à plus forte raison quand on l'étudie
comme Lorain[2], chez des malades. En prenant, parmi les
observations de cet auteur, les cas les plus simples, hémorragies puerpérales, métrorragies, saignées dans l'é-
clampsie, on voit que le pouls se relève, même après
une forte hémorragie, qu'il s'abaisse au contraire quand
la perte est très abondante et qu'il s'affaiblit progressivement, jusqu'à devenir imperceptible, quand elle doit entraîner la mort.

Ces modifications du pouls, enregistrées par le sphyg-
mographe, sont moins nettes chez les fébricitants, vu les
conditions complexes ressortissant à l'état des malades.
Toutefois, d'une manière générale, on constate, ainsi que
l'avaient fait les anciens, que les saignées augmentent
l'amplitude des pulsations.

Sur ce point encore, nous trouvons dans la thèse de
M. Vinay d'utiles renseignements. En étudiant sur un
âne l'amplitude des pulsations au moyen de l'hémodyna-

<hr>

[1] LXXIII. — [2] LXXII. — [3] IX, p. 25.

momètre inscripteur et du sphygmoscope, cet auteur a constaté que pendant la saignée, l'amplitude des pulsations est en rapport avec la fréquence du pouls. Elle diminue quand le cœur s'accélère, c'est-à-dire dans les saignées petites ou moyennes. Elle augmente quand le cœur se ralentit, ce qui constitue une exception toujours passagère dans le cours d'une expérience.

Dans les tracés sphygmoscopiques que nous avons recueillis sur les chiens, les pulsations ayant moins d'amplitude que lorsqu'on opère sur les grands animaux, il est plus difficile de suivre les modifications qui surviennent pendant la saignée.

Les tracés de l'expérience IV (p. 163), montrent seulement que l'amplitude diminue au moment où l'hémorragie devient très abondante et met en danger la vie de l'animal. Sur les tracés de l'expérience VIII (p. 172), on voit au contraire après une saignée modérément forte que l'amplitude a notablement augmenté. Cette modification est surtout appréciable une heure après l'hémorragie.

Enfin, les hémorragies modifient le pouls dans sa *forme*, comme l'ont montré MM. Chauveau, Marey, Buisson et Lorain. Le petit soulèvement qui interrompt la ligne de descente du tracé sphygmographique, *dicrotisme normal*, devient beaucoup plus net. De son côté, sur ses tracés sphygmoscopiques, M. Vinay a noté que le sommet de la pulsation tend à s'aplatir quand l'hémorragie est assez abondante, et il en a conclu que, dans ces cas, le sang s'engage brusquement dans l'artère, mais circule lentement dans l'intervalle des systoles.

Nous arrivons à une question fort intéressante au point de vue des effets physiologiques des émissions sanguines sur le mode d'irrigation des tissus et par suite sur la nutrition générale : l'étude de la *vitesse* du courant sanguin sous l'influence des hémorragies.

Volkmann[1] fut le premier, je crois, à démontrer qu'elle est beaucoup moins grande qu'à l'état normal. Les deux tableaux que je reproduis ici sont fort instructifs; le premier est relatif à une expérience que je vous ai citée à propos de la pression sanguine.

1° EXPÉRIENCE SUR UN CHIEN.

Rapport pour 100 des émissions sanguines au poids du corps.	Pression en millimètres de mercure.	Vitesse évaluée par seconde et en millimètres.
0	155	280
0,50	144	259
1,16	127	187
2,41	56	88
3,25	30	48

2° EXPÉRIENCE SUR UN CHEVAL.

Poids absolu du sang perdu.	Fréquence du pouls.	Vitesse par seconde et en millimètres.
0	56	431
680	68	383
2040	64	345
3400	74	383
5440	76	431
6800	100	287
8160	110	287
9740	120	157
11780	160	150
13820	152	»

Ces tableaux nous montrent dans quelles proportions considérables s'affaiblit la vitesse du courant sanguin après des saignées abondantes, mais non encore excessives. Gatzuck[2], en mesurant la vitesse du sang à l'aide de l'instrument de Dogiel, a confirmé et complété ces données. Il a trouvé également que le ralentissement moyen du sang est en rapport avec l'abondance de la saignée, quand celle-ci est petite ou moyenne; il a

[1] LXVI. — [2] LXVIII.

montré de plus que la vitesse revient rapidement au chiffre initial après l'hémorragie; enfin il a remarqué que l'influence de la perte sanguine sur la vitesse du sang est plus accusée quand la saignée porte sur le membre antérieur que sur le membre postérieur.

M. Vinay a repris cette étude en se servant de l'hémodromographe de M. Chauveau. Malheureusement il ne donne pas le détail de ses expériences et il ne nous est pas possible de les reproduire ici, car cet appareil n'est applicable qu'aux grands animaux. Il distingue trois périodes. La première répond à l'évacuation du premier tiers environ de la masse sanguine; la vitesse diastolique est augmentée, la vitesse systolique diminuée. Dans la seconde, pendant que le second tiers de la masse sanguine est soustrait, la vitesse diastolique revient à l'état normal, tandis que la vitesse systolique augmente. Enfin, dans la troisième période, la vitesse diastolique continue à baisser, pour arriver à 0, la vitesse systolique reste élevée mais brève, et ne tombe que dans les derniers moments [1].

M. Vinay en conclut que les petites saignées s'accompagnent de la dilatation des capillaires et augmentent l'irrigation des tissus; que, lorsqu'on dépasse certaines limites, celle-ci diminue; la circulation se trouble; les capillaires, en se relâchant ou en se resserrant, modifient le jeu du cœur.

Que deviennent ces phénomènes, forme et force du pouls, vitesse du sang, consécutivement à une ou plusieurs saignées d'importance variable? La science est absolument muette sur ce point. D'ailleurs, cette étude présente de réelles difficultés; car la présence des ligatures, les suppurations d'origine expérimentale, etc., rendent les faits complexes, et enlèvent nécessairement aux résultats obtenus toute précision. C'est une lacune à com-

[1] IX, p. 28.

bler dans cette étude encore imparfaite des modifications de la circulation produites par les émissions sanguines.

Si certaines données nous font défaut, nous n'en devons pas moins chercher à déterminer le mode de production, la corrélation, l'enchaînement des phénomènes connus, en un mot *le mécanisme* de ces perturbations circulatoires. C'est ce que divers expérimentateurs ont tenté, parculièrement en ce qui concerne la pression. Dès à présent, on peut affirmer que le processus n'est pas exclusivement mécanique, que la plénitude plus ou moins grande du système vasculaire ne doit pas être seule mise en cause. Le système nerveux intervient pour une part assez large, comme l'admet Volkmann.

Gatzuck[1] ayant obtenu par de faibles saignées une élevation de pression, invoque l'anémie cérébrale qui a également été admise par Nawrotzky[2]. Mais dans les faits de Gatzuck, les pertes de sang ont été trop minimes pour qu'il ait pu se produire de l'anémie cérébrale; les conclusions de cet auteur demandent donc à être confirmées par des recherches ultérieures.

Les expériences de Worm Müller[3] ont une tout autre valeur. En combinant les saignées et les transfusions, cet auteur a étudié ce que devient la pression, quand on fait varier la masse du sang. Il a pu démontrer que le système vasculaire a la propriété de s'approprier à la présence d'une quantité variable de sang, et cela dans des proportions étendues. Cette adaptation se fait rapidement; après de courtes oscillations de la pression dans les vaisseaux artériels principaux, celle-ci demeure à peu près constante, et l'aire vasculaire se moule, en quelque sorte, sur la masse du sang. Il est surtout très difficile de faire monter la pression au-dessus de la normale, même en augmentant la masse du sang des trois quarts.

[1] LXVIII. — [2] LXVII. — [3] LXIX.

L'auteur en conclut qu'il existe dans le corps des capillaires vides capables de recevoir le trop plein d'une injection; hypothèse fort admissible. Mais on peut aussi expliquer cette adaptation du système vasculaire par l'intervention des nerfs vaso-moteurs. La question est fort complexe; nous ne faisons que l'indiquer ici, pour y revenir à propos de la transfusion.

D'autre part, certaines expériences de Worm Müller semblent établir que, lorsque le sang est altéré, la masse peut en être augmentée, sans que la pression, abaissée par une hémorragie, redevienne normale. Ainsi, lorsqu'après une saignée, on fait une injection de sang en quantité suffisante, on ramène facilement la pression à son degré initial; mais qu'alors on pratique une nouvelle saignée, on arrive plus difficilement à relever la pression sanguine par une seconde transfusion. De même, après une série de saignées, la quantité de sang qu'il faut injecter pour ramener la pression à sa hauteur primitive devient de plus en plus considérable, atteint le double ou même plus de la quantité suffisante au début.

Je ne voudrais pas donner à ces expériences une valeur trop considérable; car elles se compliquent nécessairement des phénomènes d'endosmose et d'exosmose, qui ont lieu pendant les opérations, et il faut aussi tenir compte de l'influence qu'exerce un sang étranger sur l'organisme. Néanmoins elles paraissent établir que les modifications produites dans la pression sanguine par les hémorragies ne sont pas exclusivement d'origine mécanique. Et, d'un autre côté, il est facile de démontrer que le système nerveux n'y est pas étranger. Ainsi, pour obtenir des résultats réguliers, Worm Müller a dû faire, au préalable, la section de la moelle cervicale, des nerfs vagues et des sympathiques; et il a constaté que, quand ces appareils nerveux sont respectés, la pression ne semble obéir à aucune loi ; on obtient une succession irrégulière de montées et de descentes.

Il est probable, d'après ces données, que, dans l'anémie post-hémorragique, la pression peut tomber, lorsqu'il y a eu rénovation quantitative, mais non qualitative du sang ; toutefois ce fait demanderait une démonstration directe.

En résumé, tout ce que nous savons du mécanisme des phénomènes circulatoires consécutifs aux pertes de sang semble prouver qu'à côté des causes mécaniques, il faut invoquer l'action du système nerveux, modifié dans son dynamisme du fait d'une irrigation insuffisante.

Si, de plus, nous nous préoccupons des rapports qui existent entre les perturbations de la pression et celles des contractions cardiaques, nous devons également faire appel à la mise en œuvre du système nerveux. Ainsi Bernstein [1], après avoir montré que l'injection de divers liquides chez des lapins et des chiens augmente la pression et ralentit le pouls, constate que, le pneumogastrique étant sectionné au cou, les mêmes injections, tout en produisant encore une élévation de pression, ne ralentissent plus le pouls. L'auteur admet que la pression artérielle, par son action sur les pneumogastriques, joue le rôle d'un régulateur.

Nous avons déjà eu l'occasion de décrire les troubles profonds du *rythme respiratoire* pendant le cours de la saignée.

Ces phénomènes doivent être maintenant étudiés plus en détail. M. Hall avait déjà remarqué que la respiration suit les mêmes oscillations que les contractions du cœur, c'est-à-dire que les mouvements respiratoires s'accélèrent quand les pulsations sont plus fréquentes et qu'ils se suspendent pendant la syncope pour reprendre quand

----

[1] LXXIV.

la circulation se rétablit. D'autres observateurs, Traube, O. Weber [1], Leichtenstern, Bauer [3] ont noté à la fin des fortes hémorragies un ralentissement des mouvements respiratoires, suivi bientôt d'une accélération plus ou moins notable. C'est pendant ce ralentissement, lorsque l'hémorragie est grave, qu'on voit se produire le rythme particulier connu sous le nom de respiration de Cheyne-Stokes.

Depuis l'application des appareils enregistreurs à l'étude des phénomènes des mouvements, on a pu mieux se rendre compte des modifications extrêmement profondes que présente la respiration dans le cours d'une hémorragie.

Dans les belles études de M. P. Bert [4] sur la respiration, nous trouvons un certain nombre de graphiques ayant trait à ce sujet. Ils montrent que les phases de la respiration pendant une hémorragie mortelle ressemblent beaucoup à celles que produit une asphyxie graduelle, comme l'asphyxie en vase clos.

Les tracés de M. P. Bert ont été obtenus à l'aide d'un tube placé dans la trachée. Nous allons faire devant vous, sur un chien, une expérience du même genre, en nous servant du pneumographe de M. Marey.

Exp. IX. Après avoir pris pendant deux minutes le tracé de la respiration normale, nous laissons couler le sang par une canule placée dans la fémorale. Dès que l'hémorragie commence, le début de l'expiration devient un peu saccadé. En même temps, les mouvements respiratoires s'accélèrent, et, tous les sept ou huit mouvements, on remarque une large respiration qui produit un brusque et large soulèvement du levier. C'est le commencement de la période d'essoufflement dont nous avons parlé dans nos précédentes expériences. Nous arrêtons à ce moment la saignée qui ne représente qu'une

<hr>

[1] LXXVI. — [2] LXXVII. — [3] LXXVIII. — [4] LXXIX, p 423.

perte de 1/50 du poids du corps. Les respirations rede-viennent presque immédiatement régulières ; elles sont moins amples et sensiblement plus fréquentes, de 36 au début, elles sont actuellement à 48.

Nous laissons le sang s'échapper de nouveau, et presque immédiatement survient une série de respira-tions amples, rapides, entrecoupées irrégulièrement de très fortes inspirations. Le sang coulant rapidement, cette période d'essoufflement est passagère et suivie d'un état lipothymique : résolution des membres avec relâche-ment des sphincters, urination et défécation, faiblesse des contractions du cœur avec issue du sang goutte à goutte. Pendant ce temps, la respiration s'est ralentie ; elle est irrégulière et composée de deux ou trois faibles inspira-tions, auxquelles en succède une très forte. On arrête l'hémorragie qui ne représente encore, malgré ces phéno-mènes alarmants, qu'environ 1/40 du poids du corps (mais le chien a déjà subi la veille une saignée de 1/50 du poids du corps).

L'hémorrhagie étant arrêtée, les respirations s'accé-lèrent de nouveau, mais plus lentement qu'après la pre-mière partie de la saignée ; elles ne se régularisent plus, le rythme continue à être interrompu par de grandes inspirations irrégulièrement espacées.

Cependant le chien revient un peu à lui, et immédia-tement les respirations se précipitent petites et nom-breuses, tandis que le sang recommence à couler par l'ar-tère ouverte de nouveau.

Il est intéressant de voir, grâce à ces arrêts momen-tanés dans la saignée, avec quelle rapidité, le rythme respiratoire, profondément modifié par une perte de sang subite, tend à reprendre sa régularité. Toutefois, après chaque perte de sang, les respirations restent moins amples et plus fréquentes. La nouvelle hémorragie vient d'amener de grandes perturbations dans le tracé : le chien est pris de convulsions dans les membres et les muscles du cou. On arrête encore l'hémorragie. Les respirations sont suspendues pendant les convulsions, et le tracé représente une succession de mouvements rapides d'inspiration, séparés par des pauses plus ou moins longues.

Nous assistons maintenant aux phénomènes agoniques. Vous voyez qu'en ce moment les respirations sont redevenues plus fréquentes, mais cette nouvelle accélération est beaucoup moins marquée que les deux précédentes. Remarquez toujours ces grands mouvements respiratoires revenant à des intervalles très irréguliers. Pour hâter la mort, laissons de nouveau le sang s'écouler. L'issue en est encore assez rapide, et, dans tout le cours de l'expérience, vous avez pu remarquer que l'écoulement s'affaiblit et se fait goutte à goutte au moment même où les respirations, séparées par des intervalles plus ou moins longs, deviennent à la fois brusques et rares. Cette dernière hémorragie, après avoir, pendant quelques instants, déterminé une irrégularité très grande du rythme respiratoire qui est comme saccadé, convulsif, est suivie d'un ralentissement graduel de la respiration. Les efforts respiratoires brusques sont séparés par des intervalles de plus en plus grands ; ils sont ensuite à peine sensibles, et, dans la dernière minute, on ne compte que 7 efforts respiratoires. La perte totale ne s'est élevée qu'à 1/30 du poids du corps à cause de la saignée faite la veille (1).

Lorsque l'hémorragie est plus rapide et se fait en un seul temps, le rythme respiratoire présente des altérations encore plus profondes. Je vous soumets les tracés obtenus dans un cas de ce genre.

(1) Cette expérience ayant duré environ vingt-cinq minutes, les tracés recueillis devant les élèves se sont superposés en partie, ce qui nous empêche malheureusement de les publier.

Exp. X. — Sur un chien bien portant et très gras de 10^k,500, on fit, par la fémorale, une saignée qui devint mortelle après une perte s'élevant au 1/23 du poids du corps (450 gr.). (Voir les tracés, *fig*. 14.)

Le tracé I représente le tracé respiratoire normal avant la saignée. On y compte 32 respirations par minute. Au moment où l'on obtient 100^{cc}, on voit les respirations devenir irrégulières (tracé II). Dans l'espace de 9″,5, on compte 5 respirations (ce qui ferait 31 1/2 par minute). De 100^{cc} à 200^{cc}, en 12″,44, on ne compte que 5 respirations (soit 24 pour 1 minute.). De 200^{cc} à 300^{cc}, les respirations sont toujours irrégulières, avec inspirations

Exp. X.

Fig. 14.

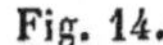

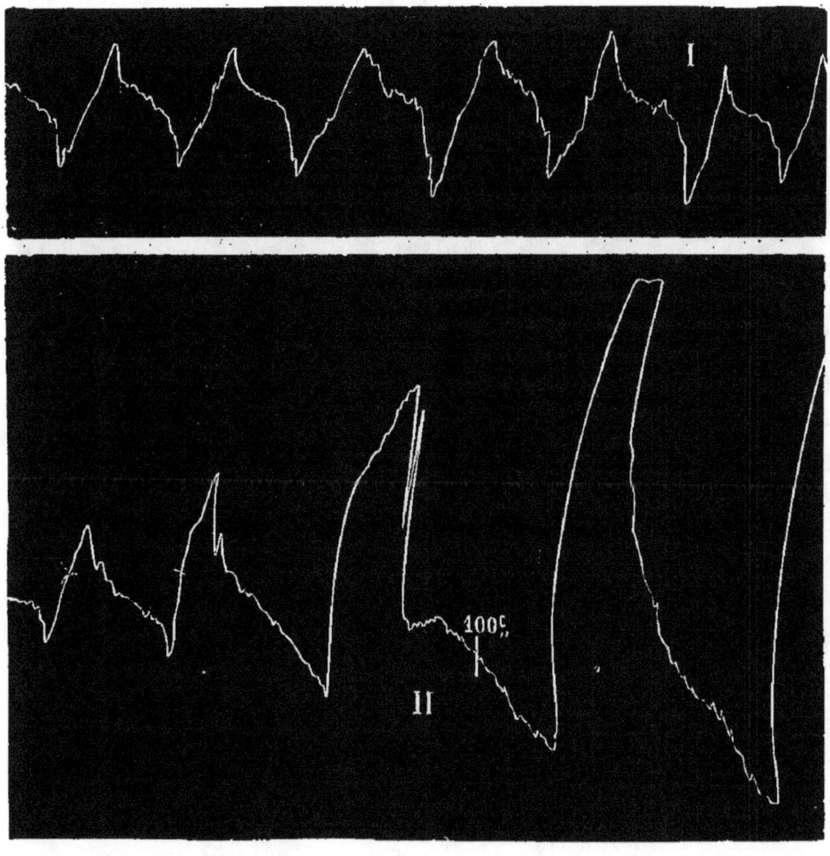

Fig. 14. (*Suite.*)

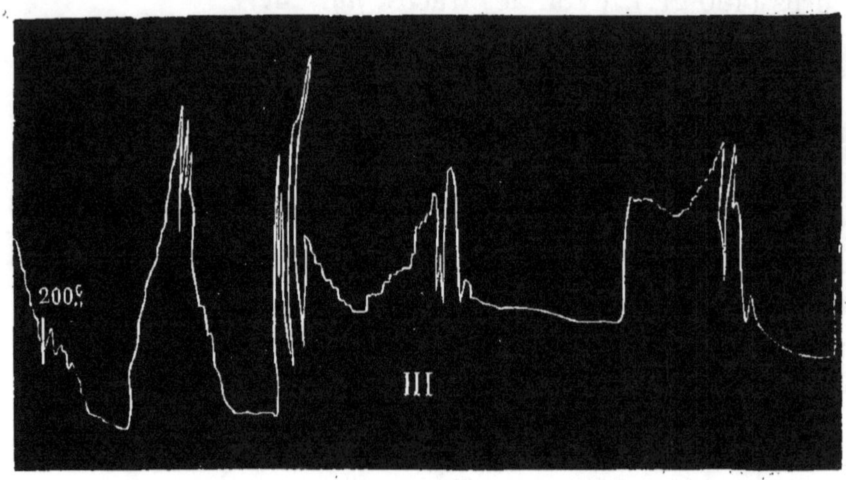

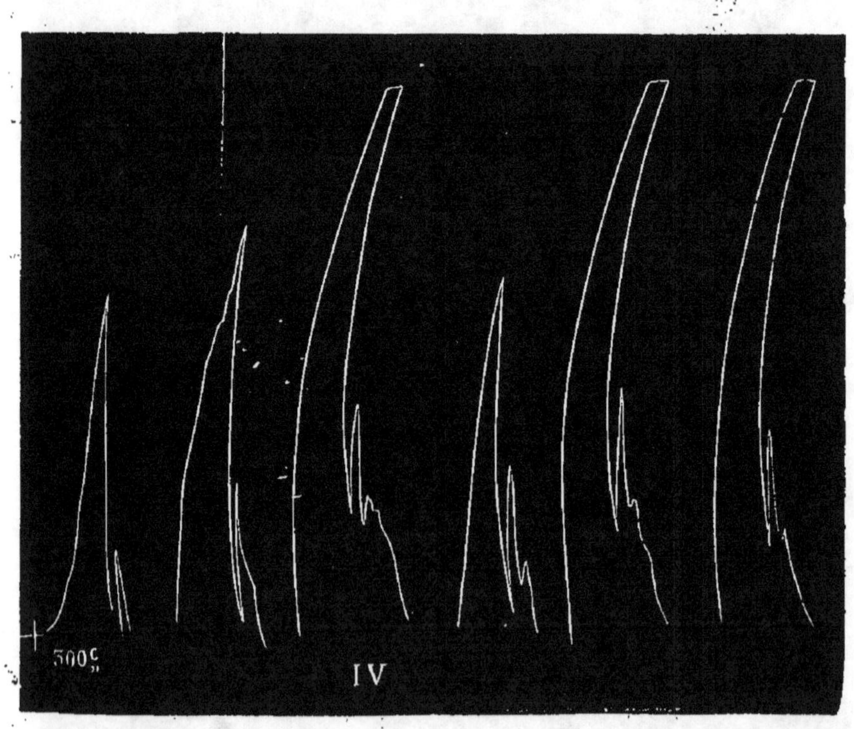

Fig. 14. (*Suite.*)

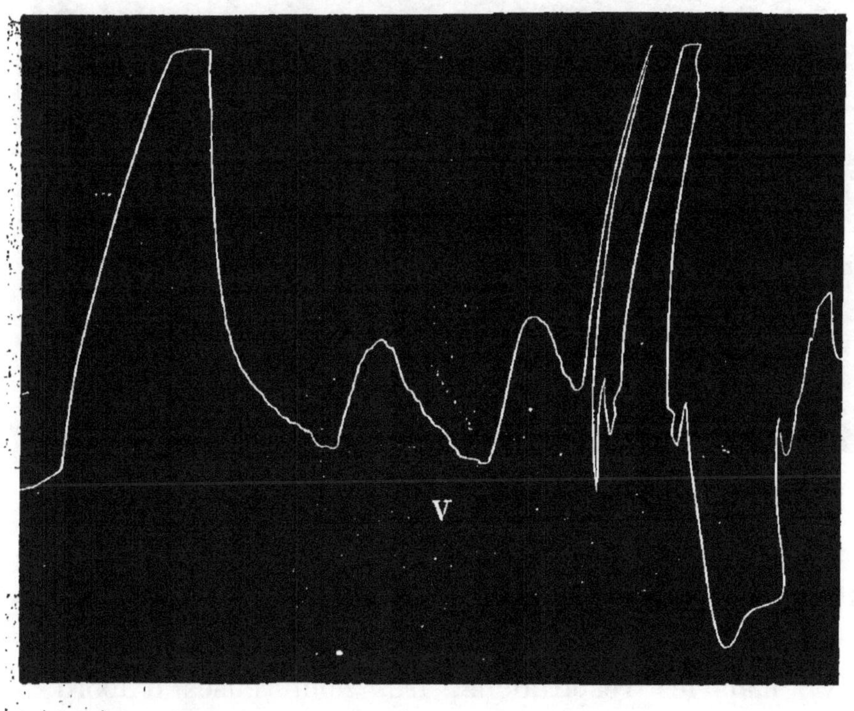

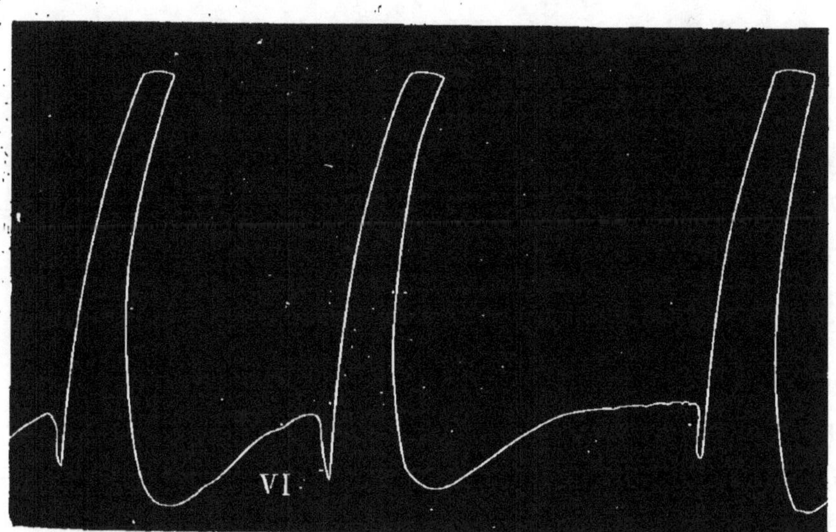

Fig. 14. (Suite.)

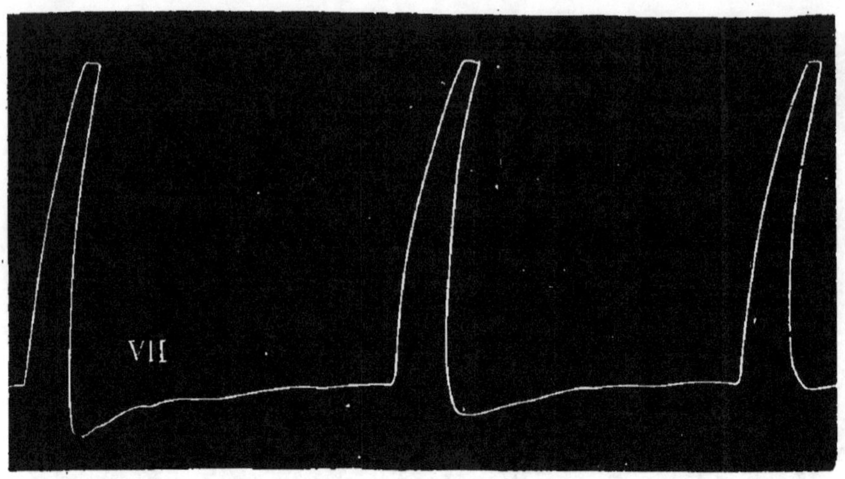

ou expirations saccadées (n° III). On compte en 27″,4,
11 respirations (24 pour une minute).

Après 300ᶜᶜ, on entre dans la période d'essoufflement
(IV), mais les respirations, très nombreuses d'abord,
sont ensuite rares (V), et en 57″, on ne compte que
14 respirations (15 par minute). Après la saignée, pendant que l'animal meurt (VI et VII), le rythme est relativement moins irrégulier. Il se compose de brusques
mouvements d'inspiration séparés par des pauses plus
ou moins longues. Le nombre des respirations est de
17 par minute (VI), dans la seconde minute qui suit
l'hémorragie ; de 10 (VII), pendant la troisième minute
qui précède immédiatement la mort.

C'est à ce moment, à la fin de l'agonie, qu'on voit
survenir assez souvent le rythme de Cheyne-Stokes,
caractérisé par des séries de deux ou trois respirations
violentes, convulsives, séries séparées chacune par une
pause de durée variable. Ces respirations qui précèdent immédiatement la mort ont un caractère tout particulier. Elles succèdent brusquement à une période d'ap-

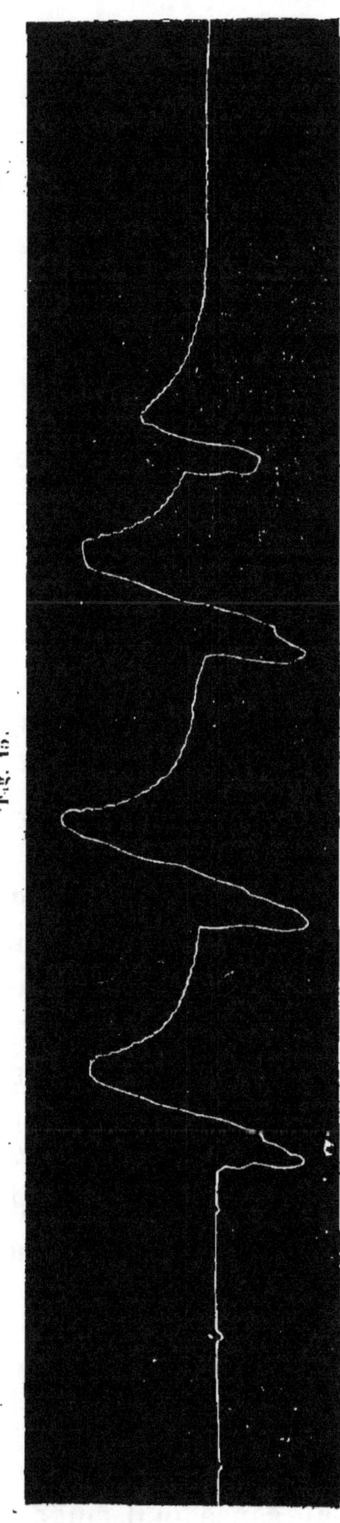

Fig. 15.

née et s'accompagnent d'une contraction violente, tétanique des muscles inspirateurs : le thorax se dilate, la paroi abdominale se creuse profondément, ce qui constitue une sorte de tirage analogue à celui qu'on observe dans les cas où il existe un obstacle à la pénétration de l'air dans les poumons. Lorsqu'on prend le tracé de ces convulsions respiratoires, on constate que le levier du pneumographe s'abaisse sensiblement, comme si la poitrine s'affaissait d'abord avant de se dilater (*fig.* 15).

Si nous cherchons la pathogénie de ces phénomènes respiratoires, c'est encore le système nerveux qu'il faut mettre en cause ; car il semble rationnel d'attribuer avec Bauer et O. Weber la diminution de fréquence des inspirations à l'anémie de la moelle allongée ; cette même cause peut également expliquer la production du rythme de Cheyne-Stokes (Traub) [1].

12ᵉ LEÇON

Sommaire : *Étude expérimentale des effets physiologiques des pertes de sang.* (Suite.) — Influence du système nerveux. — Température. — Troubles nutritifs. — Modifications du sang. — Masse du sang.

Messieurs,

L'influence du *système nerveux* dont nous avons signalé l'importance dans notre dernière leçon à propos des modifications circulatoires et respiratoires consécutives aux pertes de sang, s'affirme en quelque sorte à mesure qu'on s'engage dans l'étude physiologique des émissions sanguines.

Elle se révèle de deux façons différentes. D'une part, elle s'accuse par des phénomènes nerveux proprement dits, tels que la syncope, la lipothymie, les accidents convulsifs. D'autre part, à côté de ces phénomènes directs, se placent les phénomènes indirects, qui portent sur diverses fonctions sous la dépendance du système nerveux. Il en est ainsi, comme nous venons de le démontrer, pour certaines manifestations respiratoires et circulatoires. Telle est également la pathogénie des troubles digestifs, état nauséeux, vomissements. Le système nerveux intervient aussi dans la production des modifications secrétoires ; il produit par exemple la tendance à la diaphorèse qui est un phénomène si fréquent. Enfin il est très vraisemblable qu'il joue un rôle dans les troubles de la calorification et de la nutrition générale dont il nous reste à faire l'étude.

Comment expliquer cette mise en jeu du système nerveux ? Sans doute par l'anémie de l'axe cérébro-spinal, qui modifie, comme les physiologistes l'ont démontré surabondamment, les fonctions des centres encéphaliques et médullaires. Mais si c'est à une seule cause qu'il faut attribuer ces modifications dans l'activité nerveuse, d'où vient la variabilité de ces manifestations ? Il me semble qu'on peut en donner une interprétation satisfaisante, si l'on se reporte à la division de Piorry, si l'on se rappelle qu'il existe tantôt une anémie *relative*, tantôt une anémie *absolue* des centres nerveux.

A l'anémie absolue, que l'on pourrait appeler « *ad vacuum* », sont imputables non seulement la lipothymie, la syncope, mais encore les convulsions ; car nous savons aujourd'hui, grâce aux expériences de Kussmaul et Tenner et aux travaux de nombreux physiologistes, MM. Brown-Séquard, P. Bert, Pflüger, M. Vulpian, que l'anémie des centres nerveux amène au début des phénomènes d'excitation. Quand le bulbe reçoit une quantité insuffisante de liquide nourricier, il se trouve placé dans des conditions fonctionnelles analogues à celles que produit le sang asphyxique. Ce qui trouble alors le dynamisme cérébral, c'est la privation d'oxygène et non l'influence soi-disant excitante de l'acide carbonique, invoquée d'abord, mais à tort, par bien des expérimentateurs, entre autres par M. Brown-Séquard.

Les autres phénomènes, au contraire, relèvent de l'anémie *relative*, c'est-à-dire d'une irrigation anormale des centres nerveux. Mais il est impossible de dire quelle part revient aux divers facteurs de cette anémie relative, défaut de tension, diminution d'oxygène, altération des éléments figurés du sang, etc. Un seul de ces éléments intervient-il, ou plusieurs à la fois ? Problème fort délicat et que l'expérimentation arrivera bien difficilement à résoudre ; tout au plus peut-on dire, en s'appuyant sur ce qui se passe dans l'anémie absolue, que le défaut relatif d'oxygène doit avoir une influence pathogénique sinon exclusive, du moins prépondérante.

Quittons ces questions théoriques pour aborder un sujet

éminemment pratique, qui offre un intérêt majeur en thérapeutique, l'influence des pertes de sang sur la *température*.

Il semblerait au premier abord, que cette étude ne doive présenter aucune difficulté au point de vue opératoire, ni prêter à aucune incertitude d'interprétation. Et cependant les données fournies par l'investigation clinique, aussi bien que par l'expérimentation, ne laissent pas d'offrir des divergences et des contradictions au moins apparentes. En réalité le problème est fort complexe : car ces modifications thermiques sont relevées dans des conditions très variables, dans lesquelles la calorification n'obéit pas toujours aux mêmes influences, et, de plus, des éléments parasites viennent souvent obscurcir les faits expérimentaux ou cliniques. Chez le malade soumis à l'observation les processus fébriles, chez l'animal mis en expérience la fièvre traumatique compliquent les résultats obtenus. Toutefois, en se mettant à l'abri de ces causes d'erreur, on constate que le désaccord entre les physiologistes n'est qu'apparent et que les pertes de sang ont toujours la même action sur la température.

Commençons par les recherches sur les animaux.

C'est encore à l'intéressant travail de Marshall Hall qu'il faut remonter pour obtenir les premiers renseignements sur cette question. Marshall Hall, prenant la température dans la bouche — ce qui, du reste, est une méthode défectueuse, — constate que dans la plupart des cas, les hémorragies sont suivies d'un abaissement thermique, surtout prononcé en cas de syncope. Quand la perte de sang est unique, la température remonte bientôt et dépasse même son chiffre normal, au bout de un ou deux jours ; toutefois, il faut tenir compte de la fièvre traumatique, lorsque la saignée a nécessité chez les animaux la ligature d'un gros vaisseau et par suite a donné lieu à la production d'une plaie.

En cas de saignées multiples, l'abaissement est plus considérable. Dans une des expériences de Marshall Hall, on voit, chez un chien, pesant 16 livres, à qui l'on avait soustrait en 17 jours 56^{onces}, 75 de sang, la température tomber, dans la bouche, de 38°,4 à 35°,6.

Spielmann, Frese, Choraszewski [1] sont arrivés à des résultats analogues dans leurs expériences sur des lapins. La température s'abaisse de 1° après une saignée, puis s'élève au-dessus de la normale.

Les recherches de Bärensprung [2] sont plus précises et nous permettent de suivre la marche des phénomènes. Au moment de la saignée, il se produit une élévation thermique de quelques dixièmes de degré ; quand la perte est abondante et met le chien en péril, elle est suivie, pendant 24 heures de cet état d'affaissement, avec perte d'appétit que nous avons décrit. Pendant cette période, la température s'abaisse notablement ; le minimum s'observe au bout de 6 à 10 heures ; puis elle remonte lentement à son degré primitif. Parfois elle ne l'atteint pas, mais le plus souvent elle le dépasse. L'élévation maximum correspond au 3e jour. Alors nouvelle chute thermique, puis ascension légère. Souvent la température reste définitivement un peu au-dessous de ce qu'elle était avant la saignée. Cette élévation thermique qui se produit au bout d'un certain temps, Bärensprung l'attribue judicieusement, non, comme Marshall Hall, à la réaction, mais au traumatisme expérimental.

Gatzuck, dans le travail auquel nous avons déjà fait des emprunts, constate également à la suite de la saignée un abaissement thermique qu'il évalue de 1° à 2°.

Enfin les résultats que nous avons obtenus ne font que confirmer ceux de Bärensprung. Vous avez vu dans une des expériences rapportées précédemment (expér. III) que l'élévation thermique qui accompagne l'hémorragie se

---

[1] LXXX. — [2] LXXXI.

produit, même dans les saignées mortelles, au moment des grandes convulsions. Elle a même été dans ce cas de 0°,3, c'est-à-dire plus forte que dans les saignées non mortelles, ce qui doit être sans doute rapporté à la violence des grandes convulsions observées chez l'animal qui a été le sujet de cette expérience.

Passons maintenant aux recherches qui concernent l'*homme*. Elles ont naturellement donné des résultats variables, suivant qu'il s'agissait d'individus sains ou de fébricitants.

Dans le premier cas, Bärensprung tantôt a trouvé un abaissement léger, 0°,5 à 0°,6, tantôt a constaté que la température n'était pas modifiée. Lorsqu'il y avait syncope, la température s'élevait de 0°,5 à 0°,7.

Wunderlich [1] s'est assuré qu'en général les saignées ne produisent que des effets peu marqués ; mais que les hémorragies abondantes déterminent une chute de la température. Ce dernier fait a été relevé par beaucoup d'autres auteurs.

J'ai remarqué, de mon côté, que quelque temps après la saignée, la température s'élève parfois au-dessus du chiffre primitif ; que dans les hémorragies répétées, il se produit un abaissement de quelques dixièmes de degré, et qu'enfin on observe une chute plus marquée, de plusieurs degrés, quand l'anémie est profonde et que les animaux succombent par affaissement graduel.

Chez les fébricitants, les résultats sont, ainsi qu'il est facile de le prévoir *à priori*, fort inconstants. Traube [2], Maurice [3], Billet [4] ont constaté que la saignée amène un abaissement thermique, souvent très faible, toujours passager. De même, Thomas [5], dans ses recherches sur la saignée dans la pneumonie, a noté une chute de la température, bientôt suivie d'une ascension. Dans la même

<hr>

[1] LXXXII. — [2] LXXXIII. — [3] LXXXIV. — [4] LXXXV. — [5] LXXXVI.

maladie, Bleuler et Niemeyer [1] ont obtenu des résultats encore moins marqués.

Les faits de Lorain [2] ont une plus grande portée; car ils concernent des individus dont l'état général était bon, soit des éclamptiques soumises à d'abondantes saignées, soit des femmes atteintes de métrorragies puerpérales. Lorain a constaté que les pertes considérables de sang entraînent un refroidissement très accusé des parties périphériques, pendant que la température centrale est surélevée de quelques dixièmes de degré. Dans quelques cas, cependant, il l'a vue tomber au-dessous de la normale; mais cet abaissement a toujours été passager, et parfois suivi d'une ascension.

Pour nous résumer, la température est influencée par les pertes de sang, le fait est hors de doute. Toutefois les hémorragies peu abondantes,—et la saignée pratiquée dans un but thérapeutique rentre dans cette catégorie —n'abaissent jamais la température que dans de très faibles proportions. La chute thermique n'acquiert une réelle importance qu'à la suite d'hémorragies abondantes ou répétées.

Chez les fébricitants, les pertes de sang semblent avoir encore moins d'action, et de plus leurs effets sont toujours passagers. Aussi pour obtenir un abaissement quelque peu accusé de la température, une saignée unique est-elle généralement inefficace et l'expérimentation explique pourquoi les médecins, qui employaient la phlébotomie à titre de médication antiphlogistique ou antipyrétique, ont été entraînés à pratiquer des saignées coup sur coup pour obtenir l'effet voulu.

Avant de quitter ce sujet, je dois faire une remarque importante pour vous prémunir contre une erreur d'interprétation. Il ne faudrait pas, Messieurs, que dans votre esprit, l'étude de la température se confondît avec

____
[1] LXXXVII. — [2] LXXI et LXXXVIII.

celle de la calorification. Les recherches, dont nous venons
d'exposer les résultats, ne sauraient en aucune façon
nous renseigner sur les modifications que les saignées
impriment aux processus de calorification. Car ceux-ci
peuvent être profondément altérés, sans que le thermomètre placé dans une cavité naturelle, telle que le rectum, le vagin, puisse l'indiquer. Il est fort possible
que la température centrale soit assez élevée, alors que
le nombre des calories produit par l'économie est abaissé,
parce que la répartition du calorique se fait d'une manière
anomale. Et en effet, chez certains animaux qui présentent une température centrale supérieure au chiffre
physiologique, le bout du nez, les oreilles, les pattes
sont froides. La circulation est ralentie, la chaleur ne
s'échappe plus au dehors, ce qui peut être une cause
d'élévation de la température centrale. C'est la calori-
métrie seule qui pourrait, à cet égard, fournir des renseignements que le thermomètre est impuissant à donner.
Si l'on songe à l'atteinte profonde que subit, comme nous
allons le voir, la nutrition générale sous l'influence des
saignées, on est porté à croire que celles-ci retentissent
d'une façon très notable sur la calorification.

Nous pouvons entreprendre maintenant l'étude des
troubles nutritifs produits par les pertes de sang. C'est la
partie la plus importante de notre sujet; car nous sommes en mesure de vous démontrer que, contrairement à
l'opinion de quelques auteurs anciens, l'organisme est
profondément éprouvé par les saignées.

Comme le *sang* est le vecteur des principes nutritifs et
aussi des déchets de la vie organique, en un mot, le
milieu de la nutrition par excellence, c'est par l'étude des
modifications du liquide nourricier qu'il est logique d'entrer en matière. D'ailleurs nous essayerons de compléter
sur ce point les renseignements encore peu précis, quoi-

que assez nombreux, qui ont jusqu'à ce jour été recueillis.

Cette étude se scinde naturellement en deux parties, car il faut rechercher d'abord les modifications que subit le sang dans sa *masse*, puis les changements qu'il éprouve au point de vue de sa *constitution* anatomique et physico-chimique.

Et d'abord que devient la *masse* du sang après des hémorragies plus ou moins abondantes? Les auteurs ont admis, en se fondant sur des données fort hypothétiques, fort vagues, qu'elle se répare avec une grande facilité. Quelques-uns même ont été jusqu'à prétendre qu'à la suite des saignées il se fait une sorte de poussée séreuse dans les vaisseaux; c'est ainsi que l'on a vu des cliniciens, comme Beau [1], interpréter la période de réaction dans le sens d'une prétendue pléthore aqueuse.

Toutes ces assertions ont été, je crois, émises un peu à la légère, car les preuves expérimentales font absolument défaut. Nous ne pouvons, en effet, mentionner sur ce point que les recherches de Panum [2]. Ce physiologiste a constaté qu'à la suite d'une perte de 1 à 2 pour 100 du poids de corps, équivalant, d'après lui, au quart de la masse sanguine, celle-ci se rétablit dans l'espace de quelques heures; si la perte dépasse 4 0/0, cet effet n'est obtenu qu'au bout de 24 heures. Mais le procédé que Panum a employé dans ses expériences pour estimer la masse du sang n'est pas assez correct pour qu'on puisse accepter sans réserve ces quelques estimations.

Sur le même sujet Jürgensen [3] cite des chiffres de Buntzen [4] relatifs à la dilution successive du sang chez le chien après les saignées. Vous trouverez dans le tableau suivant les résultats obtenus par Buntzen (1).

(1) Le procédé de Buntzen consiste à faire le dénombrement des globules; on n'en peut rien conclure relativement à la reproduction intégrale de la masse sanguine.

[1] LXXXIX. — [2] XIX. — [3] XC. — [4] XCI.

Numéros des expériences.	Saignée pour 100 du poids du corps.	Moment où après la saignée la dilution est à son maximum.
1	1,14	1 heure 3/4.
2	1,98	3 heures.
3	2,39	Plus de 2 heures. Cours des 24 premières heures.
5	4,42	Après 48 heures.

En admettant que le procédé employé par Buntzen soit correct, ces chiffres prouvent simplement que plus la saignée est abondante, plus le sang met de temps à absorber le maximum de sérum qu'il emprunte à l'organisme; ils ne nous donnent aucune indication relative à la masse du sang.

On pourrait être, il me semble, plus heureux en faisant des saignées mortelles après une perte sanguine préalable, plus ou moins abondante. Sans avoir entrepris des recherches méthodiques dans cette direction, nous avons toujours remarqué dans nos expériences que les chiens ayant subi des hémorragies, et même une seule perte de sang, mais abondante, succombaient lorsque la deuxième saignée avait été faite avant un mois d'intervalle, après avoir perdu moins de sang qu'on n'en recueille d'ordinaire dans les hémorragies mortelles. Au premier abord, on pourrait expliquer ce résultat en admettant qu'un certain degré d'anémie cérébrale relative, s'ajoute à l'anémie absolue; mais cette interprétation tombe devant ce fait, que le cadavre ne contient pas plus de sang que dans les hémorragies mortelles d'emblée.

Il ne me paraît pas utile de vous énoncer les résultats que j'ai obtenus sur ce point, à cause de la variabilité si grande que présentent les divers animaux d'une même espèce, en ce qui concerne leur résistance aux hémorragies. Du reste les expériences que j'ai entreprises ne peuvent fournir qu'une présomption ; toutefois, elles conduisent à admettre que la masse sanguine se répare lentement et qu'un animal, saigné préalablement une ou plusieurs fois ne possède plus pendant un temps notable une aussi grande quantité de sang qu'à l'état normal.

Pour arriver à la certitude sur ce point, il faudrait une preuve directe. Le procédé que nous avons imaginé pour le calcul de la masse totale du sang, pourrait être appliqué avec rigueur à la solution de ce problème. Nos recherches sur ce point, ayant eu lieu pendant l'été, ont malheureusement été entravées par l'élévation de la température, et on sait que le sérum s'altère rapidement sous l'influence de la chaleur. Quoi qu'il en soit, voici les résultats obtenus dans une expérience :

Exp. XI. Nous faisons subir, le 26 avril, à un chien pesant 6 kil., 570 une saignée de 200 centimètres cubes, que nous remplaçons par du sérum. La masse du sang est de 511 centimètres cubes, c'est-à-dire le $\frac{1}{12}$ du poids du corps. Le 6 mai, soit 10 jours plus tard, elle n'est plus que de 310 centimètres cubes, soit $\frac{1}{22}$ du poids du corps. On voit dans quelle forte proportion elle a diminué.

Ces résultats devront être confirmés et complétés par des recherches ultérieures; mais nous avons tenu à les citer pour montrer que la méthode dont nous nous servons pour le calcul de la masse totale du sang permet de résoudre, à l'aide d'un procédé direct, c'est-à-dire d'expériences faites successivement sur le même animal, certains problèmes qui jusqu'à ce jour ne pouvaient être abordés que par une voie détournée.

13ᵉ LEÇON

Sommaire : Modifications dans la constitution du sang. (Suite.) — Modifications physico-chimiques.

Messieurs,

Nous avons vu, dans notre dernière leçon, que les recherches relatives à l'influence des saignées sur la masse du sang ne nous permettent pas encore de formuler des conclusions définitives. Nous en savons beaucoup plus sur les altérations que produisent les hémorragies dans la *constitution* de ce liquide.

Comme les premiers travaux dans cet ordre d'idées remontent à une époque où l'on n'employait guère que des procédés physico-chimiques, c'est sur les altérations *physico-chimiques* que nous possédons le plus de matériaux.

Les modifications dans la proportion du *sérum* sont connues depuis longtemps. Dès 1819, Thackrah [1] avait montré que les pertes de sang entraînent une diminution des éléments solides et que la proportion de sérum augmente même pendant la saignée. Ainsi chez un chien tué par hémorragie il constate que la proportion du caillot pour 100 de sérum se chiffre successivement sous l'influence de la saignée par 333, 309, 129. De même, elle tomba de 27 à 16 chez un bœuf soumis à une expérience identique.

En 1823, Prévost et M. Dumas [2] ont repris ces recherches et confirmé les résultats obtenus par Thackrah.

Chez un chat robuste, après la première saignée, ils trouvèrent, en poids, 118 globules p. 1000 ; après la

[1] XCII. — [2] XCIII.

deuxième, faite 12 minutes après, 116 p. 1000; après la troisième faite au bout de 5 minutes seulement 93 p. 1000. Bien que la valeur des saignées n'ait pas été notée, de cette expérience il est permis de conclure que, pendant que le sang coule, il commence déjà à se diluer. Arrêtons-nous à ce premier fait qui, en soi, a une grande importance, et qui de plus offre un intérêt particulier pour l'application des saignées au calcul de la masse du sang.

Ces conclusions ont été confirmées par Woltersom[1] (1850), que nous citons d'après Donders. Il fit à un chien quatre saignées à 20 minutes d'intervalle; à la quatrième la proportion des parties solides qui, au début de l'expérience, s'élevait à 21,7 0/0, était tombée à 18,6 0/0; malheureusement nous ignorons quelle fut la quantité de sang extraite, ce qui enlève à ces données un peu de leur valeur.

Zimmermann[2] a obtenu des résultats analogues, mais cette fois en dosant les globules rouges; il s'est assuré que le chiffre des globules diminue à mesure que la saignée se prolonge. En pratiquant trois saignées à quelques jours d'intervalle il obtint les chiffres suivants :

1re saignée, au commencement.	110 globules pour 1000.
— à la fin.............	106,7
2e — au commencement.	97,3
— à la fin..........	89,8
3e — au commencement.	76,1
— à la fin...........	56

Vous voyez dans quelles proportions considérables s'était modifié le rapport des éléments figurés à la partie liquide du sang; le chiffre des globules diminue déjà pendant la saignée, et d'une façon plus accusée chez les animaux anémiés par des pertes de sang antérieures. Ajoutons que les résultats sont identiques, que la saignée soit artérielle ou veineuse.

Je ne ferai que vous mentionner le travail de Tolmats-cheff[1], qui est arrivé aux mêmes conclusions en dosant l'hémoglobine par un procédé chimique dont l'exactitude n'est pas établie.

Arrivons au travail intéressant de Lesser[2] qui, lui, s'est servi de la chromométrie pour doser l'hémoglobine. Il a surtout cherché à déterminer l'influence de la rapidité de l'écoulement du sang sur sa richesse en matière colorante. Ses expériences démontrent que celle-ci demeure stationnaire, ou présente des oscillations passagères, jusqu'à ce que la perte de sang ait atteint un certain degré. Elle ne s'abaisse pas proportionnellement à la quantité de sang extrait. La chute a lieu brusquement, quand la perte sanguine représente en moyenne les 3/5 de la saignée mortelle, et peut atteindre 5,1 0/0 de la richesse initiale en hémoglobine. Enfin cette chute est d'autant plus tardive que l'hémorragie est plus rapide.

Mais il existe dans ces expériences une cause d'erreur que Lesser a lui-même signalée. Cette diminution de la matière colorante n'est pas imputable à la saignée seule ; car il suffit de maintenir des chiens attachés dans la position horizontale pendant un certain temps pour obtenir des variations relativement très étendues dans la richesse de leur sang en hémoglobine. Au bout d'une demi-heure, il peut se produire un abaissement du chiffre de l'hémoglobine aussi grand qu'à la suite d'une forte hémorragie.

Enfin, pour résoudre la même question, on s'est servi de la numération des globules.

C'est Vierordt[3] qui est entré le premier dans cette voie et d'autres l'y ont suivi. Malheureusement tous ces expérimentateurs employèrent des procédés défectueux et se servirent de sérums artificiels qui dissolvent une notable quantité de globules rouges, surtout chez certains ani-

---

[1] XCVI. — [2] XXXVII. — [3] XXXI.

maux, comme le lapin. Nous ne saurions donc considérer les résultats ainsi obtenus comme exacts ; et si je vous rapporte une expérience de Vierordt, c'est parce que ces recherches, les premières en date, marquent le début d'une phase nouvelle dans l'histoire physiologique du sang. Vierordt soumit un chien à sept saignées dans l'espace de deux heures ; à la septième, le chiffre des globules était tombé de 4 612 000 à 2 371 000.

J'ai fait quelques recherches du même ordre. Ainsi, en 1877, en tirant à un chien une quantité de sang correspondant à $\frac{1}{40,4}$ du poids du corps, j'ai trouvé entre le nombre des globules au commencement et à la fin de la saignée une différence en moins de $\frac{7,6}{100}$. En présence de cette énorme diminution, je dois me demander aujourd'hui s'il ne s'est pas produit quelque erreur dans l'expérimentation. Mais je puis ajouter que, dans quatre cas de saignées faites chez l'homme depuis 1875, j'ai obtenu une différence encore plus sensible entre le chiffre des globules avant la saignée et en moyenne une demi-heure après.

Dans des expériences faites plus récemment, chez le chien, j'ai obtenu des écarts moins considérables, mais constamment dans le même sens. La saignée produit toujours un abaissement immédiat du chiffre des globules.

Exp. XII. Chien bien portant pesant 20 kilogr. Saignée par la fémorale de 450 grammes. $\left(\frac{1}{44}\right.$ du poids du corps.)

SANG DE LA FÉMORALE.	AVANT LA SAIGNÉE.	APRÈS LA SAIGNÉE.
N.	5 600 000	5 301 000
B.	14 260	26 350
H.	341 000	347 000
G.	0,53	0,53

Les chiffres des globules rouges sont entre eux comme 100 est à 94,66.

Exp. XIII. Chien bien portant de 12 k. 500 gr. Saignée par la fémorale de 365 gr. $\left(\frac{1}{34,2}\right.$ du poids du corps.$\left.\right)$

SANG DE LA FÉMORALE.	AVANT LA SAIGNÉE.	A LA FIN DE LA SAIGNÉE.
N............................	6 513 500	6 150 000
B............................	8 300	8 200
H............................	308 000	301 000
G............................	0,72	0,72

Les chiffres des globules rouges sont entre eux comme 100 est à 94,4.

Exp. XIV. Chien vigoureux du poids de 11 k. 500 grammes. Saignée mortelle par la fémorale de 680 grammes $\left(\frac{1}{16,9}\right.$ du poids du corps.$\left.\right)$

SANG DE LA FÉMORALE.	AVANT LA SAIGNÉE (premières gouttes extraites).	APRÈS LA SAIGNÉE (dernières gouttes extraites).
N............................	6 835 000	6 132 500
B............................	10 100	9 800
H............................	283 000	219 000
G............................	0,74	0,73

Les chiffres des globules rouges sont entre eux comme 100 est à 89,7.

Exp. XV. Chien vieux, semblant vigoureux, mais atteint depuis longtemps d'une éruption cutanée généralisée. Poids : 19 k. 700 gr.

Saignée mortelle par la fémorale, de 1 k. 676 grammes. $\left(\frac{1}{11,7}\right.$ du poids du corps.$\left.\right)$

SANG DE LA FÉMORALE.	AU DÉBUT DE LA SAIGNÉE.	A LA FIN DE LA SAIGNÉE.
N............................	3 590 000	3 034 000
B............................	16 500	12 000
....	591 000	346 000

Les chiffres des globules rouges sont entre eux comme 100 est à 84,50.

Ces quelques expériences montrent que dans le cours

d'une saignée la dilution du sang est d'autant plus forte que la perte est plus abondante.

Nous verrons plus tard que cette dilution s'accentue progressivement pendant les heures qui suivent la saignée.

Les résultats obtenus à l'aide de la *précipitation* des globules sont analogues.

Exp. XVI. Chien bien portant de 14 k. 300 grammes.

Saignée par la fémorale de 200^{cc}. $\left(\frac{1}{68}\right.$ du poids du corps$\left.\right)$. 2^{cc} de sang défibriné et convenablement dilué sont introduits dans l'appareil à précipitation au commencement de la saignée. On obtient une colonne de globules de $1^{cc},100$.

La même opération est faite avec le sang de la fin de la saignée. On obtient une colonne de $0^{cc},950$. Ces chiffres sont entre eux comme 100 est à 86,36.

Exp. XVII. Chien bien portant de 6 kilogrammes.

Saignée de $150^{cc} \frac{1}{38}$ du poids du corps.$\big)$

4^{cc} de sang défibriné sont prélevés sur les premières portions du liquide écoulé, et donnent, dans l'appareil à précipitation, une colonne de $1^{cc},400$.

Trois minutes après, à la fin de la saignée, on défibrine une autre portion de sang; 4^{cc} de ce sang traité de la même façon donnent une colonne de $1^{cc},340$.

Un quart d'heure après la saignée, on prend par la même artère 10^{cc} de sang. Même opération. Avec 4^{cc} on obtient un précipité dont la hauteur est de $1^{cc},250$.

Ces chiffres sont entre eux comme 100 est à 95, à 88,61.

Cette dernière expérience montre que la dilution du sang marche rapidement après la saignée.

Dans un travail récent, Buntzen[1] a mesuré à la fois le poids spécifique et les parties solides du sang défibriné,

XCI.

le pouvoir colorant du sang, le nombre des globules.
Voici les résultats de ces expériences, d'après Jürgen sen :
Saignée en 4 fois de 258 gr., sur un chien de 10 ^{k},800.

PREMIÈRE SAIGNÉE 10 minutes avant la quatrième.	POIDS spécifique du sang défibriné.	PARTIES solides du sang défibriné pour 100.	POUVOIR colorant du sang d'après Welcker- Panum.	CHIFFRES des globules par millimètre cube par millons.
I......................	1064,6	23	103	8,86
IV......................	1063,5	22,8	97 à 97,2	8,43

Vous voyez qu'il n'y a pas eu de différences bien sensibles en ce qui concerne le poids spécifique et les parties solides du sang, mais qu'il s'est produit un abaissement de la richesse en hémoglobine, et une diminution notable du nombre des hématies ; il importe, d'ailleurs, de remarquer que la saignée avait été peu abondante. Une dernière observation : vous serez frappés comme moi du chiffre élevé des globules trouvés par Buntzen, puisque, d'après nos recherches, il ne monte en moyenne que de 6 à 7 millions chez le chien. (Cependant nous l'avons vu atteindre 8 millions.) Il s'est peut-être glissé quelque erreur dans cette numération; mais les résultats généraux de cette expérience n'en sont pas moins, d'ailleurs, conformes à ceux que nous avons obtenus.

En résumé, on peut conclure de ces diverses recherches que le sang ne tarde pas à se diluer après les hémorragies. Cette dilution commence très probablement pendant la saignée même. Mais elle n'est très sensible ni à ce moment, ni immédiatement après, lorsque la perte de

¹ XC.

sang est peu considérable et que le liquide s'écoule très rapidement. Dans ces conditions, les différences que l'on observe ne dépassent pas la limite des erreurs possibles. En tout cas, la dilution s'accentue rapidement après la perte de sang, et atteint son maximum d'autant plus rapidement que la perte de sang a été moins abondante.

Les modifications que je viens d'indiquer sont bien plus sensibles lorsqu'on pratique une *succession* d'hémorragies à quelques heures ou à quelques jours d'intervalle. Sur ce point tous les observateurs sont d'accord, et les résultats obtenus par les divers procédés sont identiques.

Pendant que la proportion relative du sérum s'élève, la partie cruorique diminue ; la différence est tellement accusée qu'elle frappe dès que le sang est coagulé et que le caillot se rétracte, soit de 24 à 36 heures après la saignée.

C'est ce que Magendie [1] avait déjà constaté.

Son expérience est très probante : 3 saignées sont faites à un chien à 3 jours d'intervalle :

> 1re saignée, caillot 4/5, sérum 1/5
> 2e   —   —   2/3,   —   1/3
> 3e   —   sérum encore plus abondant.

De même Andral, Gavarret et Delafond [2], pratiquant sur un cheval 7 prises de sang en 7 jours, ont vu tomber le poids des globules de 104 à 38 pour 1000, expérience qui montre bien la puissance des effets physiologiques de la saignée.

Enfin je me bornerai à mentionner ici les résultats absolument confirmatifs obtenus par de nombreux observateurs, tels que Marshall Hall, Becquerel et Rodier, Zimmermann, et tout récemment Tolmatscheff e. Jürgensen.

Pendant que la proportion relative du sérum augmente,

XCVII. — [2] XCVIII.

celui-ci *s'altère*. Le fait ne saurait être contesté ; mais la nature de ces modifications nous est peu connue, car sur ce point les renseignements sont peu précis.

Marshall Hall et après lui un grand nombre d'observateurs ont remarqué qu'après s'être dilué, le sérum prend un aspect opalin. Cette modification, souvent très accusée, ne se produit d'ordinaire qu'après des pertes sensibles et répétées ; cependant, nous avons pu l'observer dès la seconde saignée, chez le chien, lorsque la première avait été très abondante.

Quoiqu'une étude d'ensemble sur les altérations du sérum n'ait pas encore été faite, il importe de vous indiquer les résultats des recherches entreprises sur cette question.

Plusieurs observateurs ont déterminé la *densité* du sérum avant et après les saignées. Ainsi J. Davy[1] l'a vu tomber chez des agneaux de 1024 à 1018, chez des bœufs de 1027 à 1021. Nasse[2] a trouvé, chez le chien, des chiffres analogues : 1018,5 avant ; 1012,3, après la saignée.

Nous devons à Becquerel et à Rodier[3] des recherches intéressantes, faites cette fois sur l'homme. 27 individus furent soumis à deux saignées successives. Au moment de la première, la densité du sérum était de 1026,9, au moment de la seconde de 1025,4 seulement. Chez sept d'entre eux on fit une troisième saignée qui détermina encore un abaissement de la densité.

Jürgensen[4], dans des expériences nombreuses, a trouvé également une diminution de la densité et des parties solides du sérum, même chez des chiens à jeun. Cependant d'après Zimmermann[5], le sérum contient moins d'eau que si les parties solides étaient remplacées par de l'eau.

Il y a lieu de se demander ce que deviennent l'*albumine* et les *sels* du sérum ? Question importante qui mé-

[1] XCIX. — [2] C. — [3] CI. — [4] XC. — [5] XCV.

riterait d'être reprise en utilisant, comme point de départ, les données actuelles sur la composition chimique du sang.

Nous ne savons rien de la richesse relative en *sels* du sérum avant et après la saignée. En ce qui concerne l'*albumine*, nous n'avons à vous signaler que des travaux contradictoires dont les conclusions ne sauraient être considérées comme définitives.

Voici d'abord les chiffres de Prévost et M. Dumas[1], obtenus dans des expériences sur un chat (1). Le sang de la carotide, recueilli lors d'une 1re saignée, a la composition suivante :

Sérum.			Sang.	
Eau...............	900		Eau...........	7938
Albumine, etc...	100		Globules.......	1184
	——		Albumine......	878
	1000			——
				10000

Le sang obtenu à la 2e saignée, faite deux minutes après par la jugulaire, a la composition suivante :

Sérum.			Sang.	
Eau...............	916		Eau...........	8092
Albumine, etc...	84		Globules.......	1163
	——		Albumine......	745
	1000			——
				10000

Cinq minutes après, les expérimentateurs retirent de nouveau du sang par la jugulaire et obtiennent les chiffres suivants :

Sérum.			Sang.	
Eau...............	915		Eau...........	8293
Albumine, etc...	85		Globules.......	935
	——		Albumine......	772
	1000			——
				10000

1) Même expérience que celle qui est citée p. 207.

1 XCIII.

Il y a, vous le voyez, augmentation sensible de l'eau, et en même temps de l'albumine.

Les résultats de Becquerel et Rodier sont tout différents ; car sur dix personnes saignées trois fois, ils trouvent pour poids de l'albumine, après la première, la seconde et la troisième perte de sang les chiffres 65, 63,7 et 64,6. Ce sont, évidemment, des oscillations à peine sensibles et qui, vu les causes d'erreur, peuvent être considérées comme nulles.

Enfin voici les chiffres de Jürgensen [1] : après une saignée de 1,8 0/0 du poids du corps l'albumine s'élève à 48,7 pour 1000 ; après 72 heures à 49,8. Après une saignée de 2, 2 pour 1000, on obtient pour le même principe 26,6 ; 24 heures après, 39,5.

N'avais-je pas raison de vous dire, Messieurs, que nos renseignements sur cette question sont absolument insuffisants ? D'ailleurs on sait aujourd'hui qu'il existe dans le sang plusieurs variétés d'albumine, présentant des réactions différentes et, par suite, échappant à certaines méthodes de dosage. Il faudrait donc, au point de vue de la science contemporaine, reprendre la question en recherchant les altérations, non seulement quantitatives, mais qualitatives des principes albuminoïdes. Incompétent à cet égard, nous espérons que la solution de ce problème séduira quelque jour ceux qui s'intéressent à la chimie biologique.

Nous tenons cependant à signaler, dans cet ordre de recherches, un travail récent, fort intéressant, de M. d'Arsonval [2]. Cet observateur a constaté que le sang du chien, qui à l'état normal est très pauvre en peptones, en renferme après les hémorragies une quantité considérable. Il semble contenir, en outre, une proportion notable de ferments digestifs. Le sang agit alors, pour me servir de l'expression de M. d'Arsonval, à la manière d'une infusion

[1] XC. — [2] CII.

de pancréas. D'après lui, ces peptones ne proviendraient pas des glandes de l'appareil digestif, mais des cellules de l'organisme qui, dans certaines conditions, seraient aptes à produire des peptones et des ferments digestifs. On peut, en admettant la réalité du fait, conserver des doutes sur son interprétation.

Telles sont les données que nous possédons sur les modifications qu'éprouve le sérum à la suite des hémorragies. Reste à savoir d'où elles proviennent. Comme le sang prend, à la suite de saignées abondantes, un aspect trouble, laiteux ; comme, d'autre part, la lymphe et la chyle se déversent directement dans le torrent circulatoire, il était naturel d'attribuer ces altérations du sérum au passage rapide de ces sucs dans le courant sanguin, par un mécanisme analogue à celui du siphon, lorsque la tension s'abaisse dans les vaisseaux. Comme corollaire, on peut supposer qu'après les hémorragies il se produit une suractivité dans le travail de production de la lymphe.

Mais le sang puise-t-il la lymphe dans les tissus qu'il baigne ou directement dans les vaisseaux de la circulation blanche ? C'est cette question que Lesser[1] a cherché à résoudre en étudiant la constitution du sérum chez des animaux saignés après ligature du canal thoracique. Il a constaté que, dans ces conditions, le sérum était dilué, quand il s'écoulait de 20 à 25 secondes entre deux prises de sang. Voici, du reste, ses chiffres :

POIDS des parties solides du sérum du sang normal.	POIDS DES PARTIES SOLIDES DU SÉRUM après une perte définie en pour 100.			
	2 à 3.	3 à 4.	4 à 5.	5.
7,39	7,15	—	7 »	6,79
7,40	—	7,23	7 »	6,89
7,75	—	—	—	6,31
7,79	7,51	6,69	—	—
8,18	8,09	7,52	7,08	6,78

[1] XXXVII, p. 158.

De ces expériences, il est permis de conclure que très vraisemblablement la sérosité lymphatique passe directement dans le système sanguin; on comprend d'ailleurs que l'abaissement brusque de la tension vasculaire détermine des phénomènes d'exosmose.

Si ces chiffres nous renseignent, autant que nous pouvons l'être en si délicate matière, sur ce qui se passe au moment des hémorragies ou immédiatement après, ils ne nous apprennent rien sur le mode de reconstitution du sérum dans les heures ou les jours qui suivent les pertes de sang. C'est alors que l'alimentation intervient pour jouer un rôle capital. Les expériences prouvent que les animaux qui conservent leur appétit se remettent beaucoup plus vite. De même, l'observation clinique nous montre que chez les malades, les blessés, soumis à de fortes hémorragies, l'anorexie est du plus fâcheux augure, et qu'au contraire on peut espérer un prompt rétablissement quand l'appétit se maintient ou se relève rapidement.

C'est d'ailleurs à cet appel des liquides dans les vaisseaux qu'il faut attribuer la soif consécutive aux hémorragies dont je vous ai déjà entretenus; il explique aussi la rapidité plus grande de l'absorption dans ces conditions. Magendie, vous le savez, avait déjà remarqué qu'après des pertes de sang, les séreuses absorbaient beaucoup plus vite diverses substances toxiques ou médicamenteuses. Il est regrettable que, depuis ce grand expérimentateur, cette question, si intéressante au point de vue thérapeutique, n'ait pas été l'objet de nouvelles recherches (1).

Plus importante encore, à l'égard des indications de la

____

(1) On ne trouve, à cet égard, dans les travaux de Cl. Bernard que cette indication : La saignée faite chez des lapins, auxquels on a injecté du sucre sous la peau, le fait apparaître plus vite dans les urines que chez les animaux non saignés (*Physiol. expérim.*, t. I, p. 225).

phlébotomie, est l'histoire des fluctuations de la *fibrine* à la suite des pertes de sang. Vous savez, en effet, que les maladies dans lesquelles la saignée a été le plus souvent employée, sont celles où il existe une augmentation de la fibrine, les phlegmasies. C'est dans l'hypothèse d'une diminution de ce principe, sous l'influence des émissions sanguines, que les phlébotomistes pouvaient trouver la justification de leur pratique. Il y a donc intérêt majeur à trancher cette question.

Elle est, d'ailleurs, plus complexe que ne le pensaient les anciens médecins, car il ne suffit pas d'étudier les qualités apparentes du cruor, il faut tenir compte des facteurs suivants : coagulabilité du sang, quantité de fibrine, qualité de ce produit. Or, nous nous trouvons en présence de divergences bien accusées entre les expérimentateurs.

Hunter et Leacock[1] affirment qu'à la suite de saignées copieuses le sang se coagule plus rapidement que dans les circonstances ordinaires. Thackrah a remarqué que la fibrine du caillot est moins rétractile à la fin de l'hémorragie qu'au commencement.

Mais Andral, Gavarret et Delafond, dans l'expérience précédemment citée (p. 214), trouvent chez un cheval saigné sept fois en sept jours, une augmentation considérable de la fibrine. Les chiffres qu'ils ont obtenus méritent de vous être indiqués :

	EAU.	FIBRINE.	GLOBULES.	MATIÈRES solides du sérum.
1re saignée.........	882,1	3,1	104	90,8
2e —	815,1	3,5	97	84,4
3e — ....,	837,8	3,0	85,5	73,7
4e —	871,8	3,2	64,1	60,9
5e —	884,8	4,3	51,3	59,6
6e — ....,	891,2	5,2	44,5	59,1
7e —	894,0	7,6	38,3	60,1

[1] CIII.

Il est utile toutefois de faire remarquer que ces saignées de 6 kilogr. chacune ont été faites à 24 heures d'intervalle entre chaque, sur un cheval âgé de 14 ans qui, bien portant au début, a été atteint de pneumonie dans le cours de l'expérience.

On admet que chez l'homme sain, le sang devient couenneux à la suite des saignées ; il le serait même d'après Bricheteau[1] dès la seconde émission sanguine. Il en serait de même chez les malades atteints de phlegmasies.

Ainsi, dans la *pneumonie*, Scheerer[2] vit, à la suite de 4 saignées, la fibrine s'élever de 9,7 à 12,7, et depuis plusieurs hématologistes sont arrivés à des résultats analogues.

En présence de l'insuffisance des procédés d'analyse et de la diversité des conditions dans lesquelles les expérimentateurs s'étaient placés, de nouvelles recherches étaient nécessaires.

Brücke[3] a étudié ce qui se passe dans le cours d'une saignée unique. En prenant chez un chien tué par une seule hémorragie cinq portions successives de sang, il vit la quantité de fibrine tomber de 2,24 à 0,68 0/0 ; dans une autre expérience la diminution fut moins considérable, de 2,90 à 1,84.

D'un autre côté, d'après les analyses déjà anciennes de Nasse[4] la fibrine s'accroit à la suite de saignées successives. Ainsi cet auteur trouva chez un chien soumis à quatre pertes de sang, en quatre jours, les chiffres suivants : 3,81 ; 4,22 ; 5,23 ; 5,52.

Sigmund Mayer[5] est arrivé à des résultats analogues en dosant la fibrine chez un chien 2 jours et 8 jours après la première saignée. Enfin Jürgensen[6] a constaté encore le même fait en analysant le sang chez des chiens à jeun saignés à la 72e et à la 96 heure.

<hr>

[1] CV. — [2] CIV. — [3] CVI. — [4] C. — [5] CI. — [6] XC.

Il semble donc que, si dans le cours d'une saignée unique la fibrine diminue, le résultat de l'hémorragie est, au contraire, une augmentation de la fibrine.

Les expériences que nous avons faites au laboratoire, exécutées comme celles des auteurs précédents par la méthode des pesées (défibrination en vase clos et pesée de la fibrine desséchée), nous ont permis de confirmer ces résultats.

Voici le résumé de nos expériences :

Exp. XVIII. Chien de 13 kilogr. 250. Saignée totale de 151 grammes, soit $\frac{1}{88}$ du poids du corps, pendant laquelle on fait les prises successives suivantes :

PRISES.	POIDS DU SANG EN GRAMMES.	FIBRINE POUR 1000.
10................................	36,888	2,60
20................................	17,0325	2,64
30................................	20,590	2,62
40................................	22,7405	2,55
50................................	21,898	2,60
60................................	17,052	2,58
	136,281	
Poids approximatif du sang perdu pendant l'opération.....	15	
Total...........	151	

Cette première expérience montre que les variations de la fibrine sont presque nulles lorsque les prises de sang sont faibles.

Exp. XIX. Même chien, 10 jours plus tard, bien remis de la première expérience. Poids 13 kilogr. 250.

Saignée par la carotide de 300 gr. $\left(\frac{1}{44}\right.$ du poids du corps.)

Fibrine pour 1000 au début de la saignée 2,95
   —   à la fin...................... 2,88

Exp. XX. Chien vigoureux, de race montagnarde, ayant subi une saignée moyennement forte il y a environ un mois, bien remis de cette opération. Poids du corps 26 kilogr. 600.

Saignée mortelle par la fémorale de 1360 grammes. $\left(\frac{1}{19,15}\right.$ du poids du corps.$\left.\right)$

Fibrine par 1000 au début de la saignée			3,15
— après une perte de	600cc		2,61
— —	1050cc		2,59
— —	1200cc		2,01

Dans une autre expérience de saignée mortelle, la fibrine est tombée de 5,57 à 4,44.

Exp. XXI. Chien braque anglais, très vigoureux, pesant 20 kilogr. 500.

20 décembre 1880. Saignée par la fémorale droite de 450 grammes de sang. $\left(\frac{1}{45,5}\right.$ du poids du corps.$\left.\right)$

Fibrine pour 1000.

Au début de la saignée	1,07
A la fin de la saignée	0,90
On retire encore 100 grammes de sang.	
22 décembre. — Saignée de 400 grammes. — Sang pris pendant la saignée	1,90
23 décembre. — Saignée de 430 grammes. — Sang pris pendant la saignée	4,49
24 décembre. — Saignée de 300 grammes. — Sang pris pendant la saignée	4,21

On voit qu'après avoir observé une diminution de la fibrine à la fin d'une saignée, on a noté une augmentation très remarquable de ce produit dans les saignées successives.

Exp. XXII. Chien vigoureux, du poids de 15 kilogr. 500 grammes.

	Saignéces successives.		Fibrine pour 1000 dans le sang pris pendant la saignée.
Dates.		Poids du sang.	
3 novembre 1880		250	4,067
4 —		225	4,356
5 —		210	4,998
6 —		250	7,854
9 —		140	8,014

Exp. XXIII. Chien griffon vigoureux, de 18 kilogr.

	Saignées coup sur coup.	Fibrine pour 1000 dans le sang pris pendant la saignée.
12 avril 1881. — Saignée le matin de 100cc		2,34
— — le soir de 100cc		2,45
13 — — le matin de 100cc		2,44
— — le soir de 100cc		3,08
14 — — le matin de 100cc		2,69
— — le soir de 100cc		2,53
15 — — le matin de 115cc		2,92
— — le soir de 115cc		3,27

Dans ces dernières expériences on pouvait se demander quelle part doit être faite au traumatisme. L'expérience suivante prouve que l'influence de la plaie nécessaire pour pratiquer convenablement les saignées peut être considérée comme nulle, lorsqu'il n'y a pas de complication.

Exp. XXIV. Chien bien portant, de 8 kilogr. 500.

				Fibrine pour 1000.
11 décembre 1880. Prise de sang par la fémorale droite.				5,62
13 — — —				5,71
14 — — gauche.				5,57
15 — — —				5,46

Le poids du sang pris pour chaque dosage a varié de 35 à 40 grammes. C'est le complément de l'expérience XVIII.

La *coagulabilité* de la fibrine ne paraît pas sensiblement influencée par les hémorragies.

Cependant Brücke[1] a constaté que dans les hémorragies mortelles la coagulation se fait plus rapidement. C'est à cette conclusion qu'est aussi arrivé H. Vierordt junior[2]; mais le procédé opératoire dont il a cru devoir se servir prête trop à la critique pour que les résultats obtenus aient quelque valeur. H. Vierordt introduit le sang à examiner dans un tube capillaire où il fait ensuite pénétrer un fin poil blanc soigneusement dégraissé. Le moment où de petites taches rouges apparaissent sur le poil indique celui de la coagulation. Mais doit-on, dans de pareilles conditions, considérer la coagulation comme normale, alors que tout corps étranger auquel on fait subir un mouvement de va-et-vient peut la précipiter ?

En ce qui concerne l'action des saignées répétées à intervalles variables, les opinions sont contradictoires. Bornons-nous à indiquer les résultats obtenus par Nasse. En tirant à un chien, par la veine crurale, 2 onces de sang de quatre jours en quatre jours, il obtint, pour mesure du temps nécessaire à la coagulation, les chiffres 60, 67, 77, 87 secondes.

Nous ne sommes guère mieux renseignés au sujet des *qualités* de la fibrine à la suite des pertes de sang. Cependant on s'accorde à reconnaître que, lorsque les hémorragies sont répétées, la fibrine devient plus lâche, plus molle, moins élastique, moins rétractile ; elle est donc profondément modifiée. Déjà, du reste, Cl. Bernard[3] avait montré que lorsque, dans ces circonstances, on l'a chauffée longtemps avec de l'eau, elle se dissout comme du blanc d'œuf. Quelle est la nature intime de ces altérations ? nous l'ignorons absolument.

En ce qui concerne les *globules sanguins* et *l'hémoglobine*, étudiés par les procédés chimiques, je n'ai rien

CVI. — [2] CVII. — [2] CVIII.

à ajouter à ce qui a été dit à propos de l'augmentation relative du sérum et de la diminution du coagulum ; nous pouvons nous en tenir aux chiffres donnés par Prévost et Dumas, Andral, Gavarret et Delafond, que je vous ai déjà indiqués , car dans les recherches modernes on a eu recours aux procédés anatomiques.

Pour compléter l'étude des qualités physico-chimiques du sang, il me reste à vous parler des variations qu'éprouvent les *principes gazeux*.

A priori, on est porté à admettre que l'abaissement du chiffre des globules entraîne une diminution parallèle dans les gaz du sang, et particulièrement de l'oxygène dont ils sont les véhicules. A cet égard , nous devons demander à l'expérimentation la solution des deux questions suivantes :

1e La diminution des gaz, en particulier de l'oxygène, est-elle proportionnelle à la diminution de la partie active des globules, l'hémoglobine? En d'autres termes, les globules qui restent à la suite de l'hémorragie fonctionnent-ils plus ou moins activement qu'avant la perte sanguine? J'ajoute qu'il faut étudier successivement à ce point de vue le sang artériel et le sang veineux ;

2o Les propriétés physiologiques de l'hémoglobine sont-elles modifiées, c'est-à-dire la capacité respiratoire est-elle augmentée ou diminuée?

Les recherches de nos prédécesseurs ne répondent pas d'une manière précise à ces deux questions.

Lothar Meyer[1] a signalé le premier, je crois, la diminution des gaz à la suite des saignées.

Puis vient le travail de MM. Mathieu et Urbain (1872)[2].

D'après ces auteurs la soustraction de 20 centimètres cubes de sang artériel chez un chien suffit à produire une diminution notable d'oxygène et d'acide carbonique.

[1] CIX. — [2] CX.

Pour l'oxygène, elle serait en moyenne de 1^{cc} à $1^{cc},25$, après une perte de 20^{cc}; de $2^{cc},50$ après une perte de 60^{cc}; enfin de $3^{cc},90$, après une perte de 150^{cc}. Malheureusement MM. Mathieu et Urbain n'ont pas tenu compte du poids des animaux. Ils admettent, en outre, que l'abaissement de pression produit par les hémorragies détermine une accélération de la circulation, d'où une oxygénation moins complète dans les poumons. Enfin, d'après eux, dans le sang veineux la diminution d'oxygène serait assez régulière.

Les chiffres que donnent ces expérimentateurs sont en désaccord avec ceux des autres observateurs. Ainsi M. Noël[1], dans des recherches assez complexes, qui d'ailleurs n'ont pas été faites dans le but d'étudier les hémorragies, a vu qu'à la suite d'une ou plusieurs hémorragies faibles le volume des gaz reste à peu près fixe. Par contre, une forte hémorragie, ou l'immobilisation prolongée, détermine une réduction des gaz en rapport avec l'abaissement de la température. D'autre part, M. Bert[2] n'a pas constaté de diminutions aussi importantes que MM. Mathieu et Urbain. Dans trois prises de sang artériel, faites en une heure et demie, la proportion des gaz avait à peine changé. M. Regnard[3] est arrivé aux mêmes résultats.

Les conclusions que M. Vinay[4] a cru pouvoir tirer de ses expériences sur le sang artériel seul sont à peu près identiques. D'après lui, les hémorragies entraînent une diminution dans la proportion absolue de l'acide carbonique, et surtout de l'oxygène. L'influence de la saignée se fait sentir immédiatement et persiste encore le lendemain.

En dehors des expériences de Hüfner, sur lesquelles nous allons revenir, il faut encore mentionner celles de Finkler[5], d'autant plus que cet auteur a recherché simultanément la proportion des gaz contenus dans le sang vei-

[1] CXI. — [2] LXXIX. — [3] CXII. — [4] IX. — [5] CXIII.

neux pris dans le cœur, et dans le sang artériel pris dans la fémorale. En faisant des saignées successives, à une heure d'intervalle au moins, il a constaté dans les deux sangs une diminution de l'oxygène et de l'acide carbonique.

Ainsi, nul doute sur ce point ; les auteurs sont d'accord sur le sens du phénomène. Mais si l'on veut aller plus loin, chercher le rapport qui existe entre la diminution des gaz et l'importance des saignées, relativement au poids du corps, on ne trouve plus que discordance, surtout en ce qui concerne l'acide carbonique. Cela tient, non seulement à la diversité des procédés employés et aux causes d'erreurs qui leur sont inhérentes, mais encore aux influences multiples qui peuvent faire varier dans le cours d'une expérience les échanges gazeux. Que de facteurs dont il faudrait tenir compte, et qu'il est difficile d'apprécier ! Qu'il me suffise de vous citer les troubles de la circulation, de la respiration, l'immobilisation prolongée des animaux, l'abaissement de la température, la douleur produite par l'opération, etc. Aussi ne trouvons-nous pas dans toutes ces expériences la solution du premier problème : quelle est l'activité des globules restant après l'hémorragie?

Il faudrait, pour résoudre cette question, comparer, en se mettant à l'abri des principales causes d'erreur, la teneur gazeuse à la richesse globulaire. Hüfner [1] est le seul auteur qui ait entrepris quelques recherches de ce genre.

Voici les résultats qu'il a obtenus dans trois expériences faites sur des chiens.

[1] CXIV.

	NOMBRE des globules.	POIDS spécifique.	O	CO²

Chiffres des 1res saignées rapportés à 100.

I. 1re saignée de 2,6 0/0 du poids du corps.
2e — faite 74 heures plus tard.

	NOMBRE des globules.	POIDS spécifique.	O	CO²
1re saignée	100	100	100	10
2e —	91	91	87	118

II. 1re saignée de 1,8 0/0 du poids du corps.
2e — 72 heures plus tard.

2e saignée	91	96	54	68

III. 1re saignée de 2,2 0/0 du poids du corps.
2e — 24 heures après.

2e saignée	91	92	85	110

En résumé, sur ces trois expériences, l'acide carbonique a diminué deux fois, augmenté une fois; en outre, tandis que le chiffre des globules ne s'est guère abaissé, celui de l'oxygène est tombé d'une manière beaucoup plus notable.

Est-il possible de tirer de ces recherches des conclusions précises? Je ne le pense pas.

Quant à la deuxième question qu'il importe de résoudre, celle qui est relative aux modifications produites par les saignées dans la *capacité respiratoire*, elle n'a encore fait, que je sache, l'objet d'aucun travail. Nous avons donc dû chercher à élucider les deux questions que nous avons énoncées tout à l'heure par des expériences dont nous allons maintenant vous rapporter les résultats.

I. Dans mes expériences sur les gaz du sang, après avoir observé, comme tous les expérimentateurs, que ces gaz diminuent après les saignées, j'ai cherché à voir si les globules rouges fonctionnent de la même manière, c'est-à-dire si le contenu gazeux des sangs artériel et veineux est dans un rapport constant avec le contenu en hémoglobine.

Exp. XXV. Sur les variations des gaz, du sang artériel après la saignée.

Chien de 27 kil., bien portant, saignée de $\frac{1}{40}$ du poids du corps.

Gaz du sang de l'artère fémorale.

	CO².	O.	Az.	VOLUME TOTAL.
Avant la saignée. ...	34,05	21,60	2,91	58,56
Immédiatement après.	33,95	21,70	3,03	58,68
24 heures après.....	37 »	17,01	2,32	56,33

Rapport des gaz avec le pouvoir colorant. Premiers chiffres rapportés à 100.

	CO².	O.	VOLUME TOTAL.	POUVOIR colorant.
1re et 2e prise......	100 »	100 »	100 »	100
3e prise.............	108,66	78,50	96,61	74

Exp. XXVI. Sur les variations des gaz du sang artériel après la saignée.

Chien mouton de 14 kilogr. 800. Ce chien a une toison remarquablement épaisse, remplie de corps étrangers et dont le poids peut être évalué à 2 kilogr. — On lui pratique une saignée de 265 grammes qui, en tenant compte de cette particularité, représente environ le $\frac{1}{49}$ du poids du corps. Le sang, pris dans la fémorale, est analysé à l'aide de la pompe Gréhant.

	GAZ DU SANG POUR 100cc.			
	O.	CO².	Az.	Volume total.
1re prise au début de la saignée....	17,81	36,70	2,50	57,01
2e prise une demi-heure après......	16,85	35,90	2,65	55,40
3e prise 24 heures après...........	14,50	36,20	2,70	53,40

Rapport des gaz avec le pouvoir colorant. Premiers chiffres rapportés à 100.

	O.	CO².	VOLUME TOTAL.	POUVOIR colorant.
1re prise..........	100 »	100 »	100 »	100 »
2e —	96 »	97.82	97.17	94.04
3e —	81.81	58.63	93.66	81.42

Exp. XXVII. Variations des gaz du sang veineux après la saignée.

Chien robuste, de 39 kilogr. Saignée de $1000^{cc.}$ $\frac{1}{39}$ du poids du corps.

Gaz du sang de la jugulaire externe rapportés à 100^{cc}.

	CO².	O.	Az.	VOLUME TOTAL.
Avant la saignée ...	43,55	13,15	2,95	59,65
Après — ...	42,53	11 »	3 »	56,53
24 heures après....	41,10	8,50	2,90	52,30
48 —	36,30	9,50	3 »	48,80

Rapport des gaz avec le pouvoir colorant. Premiers chiffres rapportés à 100.

	CO².	O.	VOLUME TOTAL.	POUVOIR colorant.
1re prise..........	100 »	100 »	100 »	100 »
2e —	97,50	83,50	94,76	,6
3e —	94,37	63,31	87,65	84 »
4e —	83,27	73,08	83,15	75,80

Ces expériences montrent que dans le sang artériel, aussi bien que dans le sang veineux, le volume total subit une augmentation relative assez notable et constante, mais que les variations de chaque gaz, considérées individuellement, sont irrégulières après les saignées. Nous pouvons néanmoins admettre une suractivité dans les échanges gazeux du sang à la suite des émissions sanguines. Ce résultat est, du reste, d'accord avec les modifications de la circulation et de la respiration. Remarquez, toutefois, que la question telle que nous l'avons posée est fort délicate, et que, pour la résoudre définitivement, il faudra multiplier encore les expériences.

II. Vous savez qu'on entend par capacité respiratoire du sang la quantité maximum d'oxygène que peut absorber un certain volume de sang, après avoir été agité à l'air jusqu'à saturation. Pour la mesurer il suffit de doser l'oxygène contenu dans un volume donné de sang. On peut se servir pour cette opération des appareils utilisés pour l'extraction des gaz du sang ou bien de l'appareil de MM. Schützenberger et Risler[1], appareil que je place sous vos yeux et que je vous ai déjà montré à propos du dosage de l'hémoglobine. Nous reviendrons à la fin de la leçon sur la valeur comparative de ces procédés.

La deuxième question que nous avons cherché à résoudre est celle-ci : *la capacité respiratoire reste-t-elle, lorsque le nombre des globules a diminué du fait de la saignée, proportionnelle au contenu hémoglobique ?*

L'expérience suivante répond nettement à cette question.

Exp. XXVIII. Chien robuste, bien portant, de 21 kilog. 700. Saignée artérielle de 490 grammes, soit $\frac{1}{47}$ du poids du corps. On recueille un premier échantillon de sang avant la saignée ; on en détermine le pouvoir colorant à l'aide de la chromométrie et on en calcule la capacité respiratoire à l'aide de la pompe et du procédé de M. Schützenberger.

On fait les mêmes déterminations une 1/2 heure après la saignée, puis le lendemain, 26 heures après. Les premiers chiffres trouvés étant posés égaux à 100, on obtient les résultats suivants :

SAIGNÉES.	O POUR 100cc.		POUVOIR colorant rapport à 100.	CAPACITÉ RESPIRATOIRE rapport à 100.	
	Procédé Gréhant.	Procédé Schützenberger.		Procédé Gréhant.	Procédé Schützenberger.
1re prise........	17,50	16,90	100 »	100 »	100 »
2e —	16,25	16 »	92,59	92,86	93,60
3e —	13,30	12,95	77,77	76	70,62

[1] CXV.

Cette expérience, en acceptant les chiffres fournis par le procédé Gréhant, montre que, dans l'anémie qui suit immédiatement une assez forte saignée, la capacité respiratoire reste sensiblement proportionnelle au pouvoir colorant du sang, c'est-à-dire à son contenu en hémoglobine.

Exp. XXIX. Chien griffon, bien portant, du poids de 11 kilog 400. Saignées successives, la 1re de 350cc ($\frac{1}{31}$ du poids du corps), les autres de 50cc seulement.

Mêmes déterminations que dans l'expérience précédente.

SAIGNÉES.	O POUR 100cc.		POUVOIR colorant.	CAPACITÉ respiratoire.	
	Procédé Gréhant.	Procédé Schützenberger.		Procédé Gréhant.	Procédé Schützenberger.
1re prise avant la saignée.	20	15,21	100	100	100
2e prise 1/4 heure après la saignée..............	19	13,16	95	95	89
3e prise 24 heures après la saignée.............	14	9,88	70	70	66
4e prise 48 heures après la saignée.............	10	8,10	50	50	53

Ici encore la capacité respiratoire est restée proportionnelle au contenu hémoglobique.

Voici maintenant une expérience qui était destinée à établir le rapport entre le pouvoir colorant du sang et la capacité respiratoire, dans un cas de larges saignées successives. Le pouvoir colorant a baissé dans une proportion bien plus considérable que la capacité respiratoire ; mais nous ne tiendrons pas compte de ce résultat contradictoire, la capacité respiratoire ayant été déterminée uniquement à l'aide de l'appareil de M. Schützenberger. On verra qu'évidemment, vu l'importance des saignées, les dosages ont dû être inexacts.

Exp. XXX. Chien braque anglais, très vigoureux, de 20 kilogr. 500.

SAIGNÉES.	O POUR 100cc.	POUVOIR color.nt rapport à 100.	CAPACITÉ respiratoire rapport à 100. Procédé Schützenberger.
1re saignée de 550 grammes { 1re prise (au début de la saignée).	21,10	100	100
2e — (quelques minutes après la saignée)..	20,95	70	99
Le lendemain. Saignée de 400 grammes. 3e prise.	19,85	70	94
Le 3e jour. — 430 — 4e — .	17,25	59	81,7
Le 4e — — 300 — 5e — .	15,07	45	71

En 72 heures, le chien a perdu une quantité de sang égale au dixième du poids du corps, ce qui est énorme.

En présence de ce résultat, fourni par le procédé de M. Schützenberger, nous avons refait la même expérience, en nous servant cette fois de la pompe de M. Gréhant.

Exp. XXXI. Chien de Terre-Neuve du poids de 36 kilogr.

1re saignée de 950 grammes, soit de $\frac{1}{38}$ du poids du corps.

2e saignée, au bout de 24 heures, de 420 grammes, soit de $\frac{1}{85}$ du poids du corps.

3e saignée, 24 heures après la 2e, de 610 grammes, soit de $\frac{1}{69}$ du poids du corps.

Le chien meurt quelques heures après la dernière saignée, après avoir, en 48 heures, subi une perte de sang s'élevant environ à $\frac{1}{18}$ du poids du corps.

Les prises de sang pour le dosage des gaz et la détermination du pouvoir colorant ont été faites au commencement de chaque saignée.

	O pour 100cc.	O rapport à 100.	POUVOIR COLORANT rapport à 100.
1re prise..............	22,60	100 »	100 »
2e —	18,15	80,40	74,04
3e —	13,80	61,11	59,31

Les différences trouvées entre les chiffres rapportés à 100 pour le pouvoir colorant et la capacité respiratoire dépassant à peine la limite des erreurs possibles, cette expérience confirme les précédentes. On peut donc admettre que la capacité respiratoire du sang reste sensiblement proportionnelle, à la suite des pertes de sang, au contenu hémoglobique.

Note sur les appareils destinés au dosage des gaz du sang.

Dans ces dernières années, le procédé de MM. Schützenberger et Risler, n'exigeant qu'une petite quantité de sang et permettant d'effectuer rapidement plusieurs dosages successifs, a été, en général, préféré par les expérimentateurs français dans tous les cas où il s'agit seulement du dosage de l'oxygène.

Déjà je vous ai fait voir que c'est une illusion de croire qu'il peut, du moins quant à présent, servir au dosage de l'hémoglobine. Mais les critiques que nous avons dû faire au procédé de dosage de la matière colorante du sang ne portaient pas sur le dosage de l'oxygène. Nous avons donc dû examiner ce point particulier de la question.

Il est certain que ce procédé très ingénieux est d'une remarquable exactitude lorsqu'il s'agit de doser la quantité d'oxygène contenue dans un liquide incolore comme de l'eau. Par exemple, si après avoir titré la solution d'hydrosulfite à l'aide d'une certaine quantité d'eau distillée et saturée à une température connue, eau dont les tables de Regnault donnent la capacité en oxygène, on fait avec cette solution d'hydrosulfite des titrages successifs d'eau distillée saturée à des températures diverses, on obtient

des chiffres concordants avec ceux des tables de Regnault.
Voici quelques dosages de ce genre :

Dosage de l'oxygène dans de l'eau distillée saturée, rapporté à 100.

	APPAREIL Schützenberger.	TABLES de Regnault.	TEMPÉRATURE.
1°......................	3,27	3,317	9° C
2°......................	3,05	3,034	14° C
3°......................	2,87	2,884	18° C

Mais lorsqu'on opère avec le sang, il nous a semblé qu'il y avait des causes d'erreur un peu spéciales qui rendent les résultats incertains. Ainsi la coloration intense du sang donne au liquide du flacon à réaction, même lorsqu'on a pris soin d'ajouter du kaolin, une coloration qui empêche de saisir exactement le moment où l'on doit arrêter l'écoulement de l'hydrosulfite.

Cette difficulté, déjà sensible lorsqu'on pratique un premier dosage, est plus grande encore lorsqu'on fait dans le même flacon, pour gagner du temps, plusieurs dosages successifs. Cependant, en opérant avec soin, les erreurs que l'on commet dans ces dosages successifs ne s'élèvent pas à plus de 5 à 6 0/0 de la quantité d'oxygène à doser. Mais pour avoir cette approximation il faut avoir soin de vider chaque fois le flacon à réaction, de manière à ce que le milieu soit aussi sensible que possible.

Voici pour un même échantillon de sang de chien trois déterminations successives de la capacité respiratoire :

	Pour 100cc.
1re détermination......................	12cc.,60
2e —	13cc.,20
3e —	12cc.,47

Les différences entre ces chiffres sont de 0cc.,13, 0cc.,60, 0cc.,73, ce qui représente comme erreur maximum 6 0/0.

Pour un autre échantillon deux déterminations successives :

		Pour 100cc.
1re détermination	....	24cc.,26
2e —	....	25cc.,40

Ici la différence est de 1cc, soit de 5 0/0.

Ce procédé donne donc pour le sang des résultats moins précis que pour les liquides incolores ; mais on pourrait encore se contenter d'une approximation de 5 à 6 0/0, s'il était démontré que l'on obtient ainsi des résultats conformes à ceux des autres procédés d'extraction des gaz du sang. Il y avait lieu, en effet, d'étudier, par comparaison, ces différents procédés entre eux.

Presque tous les physiologistes se servent aujourd'hui pour l'extraction des gaz du sang de la pompe à mercure. L'appareil quel'on emploie, surtout en France, est celui de M. Gréhant[1], auquel on ajoute souvent la modification imaginée par M. Noël[2] et qui consiste en une fermeture particulière du récipient destiné à recevoir le sang à analyser. Le sang déposé sous l'huile pénètre dans le ballon sans subir le contact de l'air.

Il m'a semblé intéressant de comparer entre eux les résultats fournis par la pompe Gréhant et l'appareil Schützenberger, et c'est ce qu'a fait avec le plus grand soin, notre préparateur, M. Féry, dans presque toutes nos expériences sur la capacité respiratoire.

Voici quelques exemples des chiffres obtenus :

[1] CXVI. — [2] CXI.

VOLUME D'O RAPPORTÉ A 100.		APPAREIL Gréhant.	APPAREIL Schützenberger.
Même sang	1re détermination..	20cc.20	19cc,10
	2e — ..	20cc	19cc,70
Sang appauvri par des saignées successives	1re saignée	20cc	15cc,21
	2e —	19cc	13cc,26
	3e —	14cc	9cc,88
	4e —	10cc	8cc,10
Sang appauvri par une saignée	1re prise	17cc,50	16cc,90
	2e —	16cc,25	16cc
	3e —	13cc,35	12cc,65

On voit donc que les chiffres que l'on trouve avec l'appareil Schützenberger sont toujours plus faibles, mais ils ne sont pas proportionnels (1).

Ces remarques étaient indispensables pour permettre de comprendre les écarts qu'on a dû remarquer dans quelques-uns des chiffres relatés dans nos expériences.

(1) Ces analyses ont été faites de manière à obtenir la totalité de l'oxygène. On a suivi pour l'eau la méthode indiquée par M. Schützenberger dans son livre sur les fermentations (p. 98), et pour le sang le procédé décrit par M. Quinquaud (*Chimie pathologique*, p. 33).

14ᵉ LEÇON

Sommaire : *Altérations anatomiques du sang à la suite des saignées. —* Modifications dans le nombre des globules rouges, — des globules blancs, — des hématoblastes.

Messieurs,

En abordant l'étude des *altérations anatomiques* du sang, je dois vous exposer, tout d'abord, l'état actuel de la question. Malheureusement, ici encore, les renseignements nous font presque entièrement défaut, et nombreuses sont les lacunes qu'il nous faudra essayer de combler à l'aide de l'observation clinique et surtout de l'expérimentation.

Ces altérations anatomiques portent sur le *nombre* et la *qualité* des éléments figurés du sang ; la question doit donc être envisagée à ce double point de vue.

Commençons par les altérations *quantitatives*. Jusqu'à ce jour on s'est borné à faire la numération des hématies et des leucocytes, et encore les recherches dans cette direction sont-elles peu nombreuses et peu probantes.

Elles ont été inaugurées par Vierordt[1] qui a étudié les variations qu'éprouve le sang dans sa teneur globulaire à la suite des hémorragies. Dans quelques expériences qui ne peuvent être considérées que comme une ébauche expérimentale, il a trouvé, vous le savez déjà, une diminution progressive du nombre des hématies.

Pendant de longues années la question n'a fait aucun progrès et dans ces derniers temps seulement elle a été étudiée de nouveau de plusieurs côtés à la fois.

En 1879, Hünerfauth[2] reprend ces expériences sur deux

[1] XXXI.2ᵉ mém. — [2] CXVII.

lapins et cinq chiens en se servant de notre appareil, et comme sérum artificiel, du liquide de M. Malassez. Il fait subir à ces animaux une hémorragie unique, égale pour les lapins à 3 0/0 du poids du corps, pour les chiens à 4 0/0. Il constate qu'après l'hémorragie le nombre des globules rouges diminue progressivement et atteint son minimum du 1ᵉʳ au 9ᵉ jour. A partir de ce moment, quand la guérison a lieu, le chiffre des globules augmente de nouveau et revient au taux normal du 14ᵉ au 22ᵉ jour. La réparation du sang demanderait donc dans ces cas de deux à trois semaines. En même temps, presque toujours il se produit une véritable leucocytose.

A la même époque, Buntzen[1] fit de son côté des recherches du même ordre ; il a trouvé, ainsi que nous l'avons déjà vu, que dans le cours même d'une saignée le nombre des globules diminue. Relativement à la réparation du liquide sanguin, voici le tableau qui résume ses observations :

NUMÉROS D'ORDRE.	PERTES DE SANG par 100 du poids du corps.	PERTES pour 100 de la masse du sang.	NOMBRE des globules par millions avant l'hémorragie.	MINIMUM observé par millimètre cube.	NOMBRE de jours qu'a demandé la réparation.
1	1,14	14,8	6,710	5,610	14
2	1,98	25,7	7,620	5,910	7
3	2,39	31	9,020	6,610	15
4	2,86	37,2	4,630	3,220	9-10
5	4,42	57,5	8,850	3,640	34

En résumé, après des pertes de sang s'élevant de 1,14 à 4,42 0/0 du poids du corps, il a fallu de 7 à 34 jours pour que le chiffre initial des globules fût de nouveau

[1] XCI.

atteint. Enfin, d'après Buntzen, lorsque la poussée de globules nouveaux a lieu, elle se fait d'abord très rapidement, puis plus lentement. J'avoue que, n'ayant pu lire ce travail dans le texte original, j'éprouve quelques doutes sur l'exactitude de ces expériences, à cause de l'écart considérable des résultats obtenus en ce qui concerne la rapidité de rénovation du sang.

La thèse de M. Vinay[1], que je vous ai déjà plusieurs fois citée, renferme la relation de trois expériences, dues à M. Laulanié de Toulouse, dont deux sur des chiens et une sur une jument. Voici les résultats de ces expériences faites avec le compte-globules et le liquide de M. Malassez.

1re Expérience. — Chien saigné de 1,6 0/0 du poids du corps, rétablissement en quatre jours.

2e Expérience. — Chien saigné de 1,9 0/0 du poids du corps. Au bout de 8 jours, retour à la normale encore éloigné.

3e Expérience. — Jument. Après 3 saignées de 6 k., 5 k., 6 k., faites en trois jours, abaissement du nombre des globules à 2 827 000 le lendemain de la dernière saignée. Au bout de 5 jours rétablissement presque complet.

Enfin, j'en aurai terminé avec cet exposé historique en vous signalant quelques ébauches d'expériences relatées dans la thèse de M. Kirmisson[2].

En résumé, ces travaux ne renseignent que sur un des éléments de la question. Ils ont, du reste, été exécutés à l'aide de procédés imparfaits.

L'état anatomique du sang est plus complexe et il est indispensable d'envisager séparément chacun de ses facteurs. Aucun de ces expérimentateurs, sauf M. Laulanié dans sa dernière expérience, n'a étudié les variations qu'éprouve le sang dans sa richesse globulaire après des saignées multiples. Enfin il me faut récuser tous les chiffres obtenus avec le liquide de M. Malassez, qui, comme j'ai déjà eu occasion de vous le dire, dissout souvent un grand nombre de globules rouges.

Depuis 1875, je m'occupe de cette question. Mes premières recherches ont porté sur l'homme. Les deux plus anciennes observations, prises par M. Dupérié, ont été reproduites dans divers ouvrages, notamment dans la thèse de M. Vinay[1]. La première concerne un individu atteint d'hémiplégie, sans doute par embolie cérébrale, à qui l'on fit une saignée de 340 grammes environ. Au bout de 15 jours le chiffre initial des globules n'était pas encore atteint. Dans la seconde (néphrite aiguë, saignée de 340 grammes, puis application de quelques ventouses), la réparation fut complète au bout de 10 jours.

Je ne vous parlerai pas des autres résultats que j'ai obtenus, depuis cette époque, chez l'homme ; ils ont été très variables. Il ne pouvait en être autrement, car dans les cas pathologiques, et c'est dans ces conditions seulement que l'on peut pratiquer des saignées chez l'homme, il faut tenir compte d'un trop grand nombre d'éléments étrangers relevant de l'état morbide lui-même. La question est alors trop complexe pour que l'observation nous donne la clef du problème physiologique. L'anémie traumatique pourrait seule nous offrir un champ d'études fécond ; malheureusement, je n'ai pas eu l'occasion de suivre des faits de cet ordre. Je me suis donc vu forcé d'abandonner cette voie et de demander à l'expérimentation ce que l'observation clinique ne pouvait me donner. Or, cette enquête expérimentale est elle-même fort compliquée ; pour envisager le problème sous ses faces principales, il aurait fallu étudier la marche du phénomène dans les cas suivants : saignée unique moyenne, saignée unique forte, hémorragie abondante, saignées moyennes coup sur coup (pour imiter la pratique du

[1] IX, p. 33.

traitement antiphlogistique), hémorragies abondantes répétées, enfin hémorragies moyennes mais très multipliées. En outre, pour les hémorragies multiples, il eût été utile de faire varier les intervalles laissés entre les saignées.

Je crois être aujourd'hui en mesure de vous indiquer les variations de la teneur du sang en globules rouges dans les pertes de sang uniques ; mais en ce qui concerne les saignées répétées, quelques-unes de nos expériences ont été entravées par des accidents, tels que rupture d'une ligature, hémorragie secondaire, et je ne puis encore qu'incomplètement répondre aux questions qu'elles soulèvent.

1° SAIGNÉE UNIQUE. — Lorsque l'on fait chez le chien des saignées s'élevant de $\frac{1}{110}$ à $\frac{1}{57}$ du poids du corps, ce qui représente la valeur d'une saignée moyennement forte, et forte pour l'homme (de 500 grammes à 1 kil.), on n'obtient pas de résultats nets, car les oscillations que l'on observe sont analogues à celles qu'on peut trouver chez un chien soumis à un traumatisme ; elles ne dépassent pas la limite des erreurs possibles. Cependant chez un chien qui avait subi une perte égale à $\frac{1}{57}$ du poids du corps, le nombre des globules n'était pas encore revenu au bout de 18 jours au chiffre initial.

Ces résultats confirment ce que nous avons observé chez des individus soumis à de petites saignées, de 300 à 350 grammes.

Exp. XXXII. Chien bien portant de 20 kilogr., n'ayant subi encore aucune opération. Saignée par la crurale de 450 grammes, $\frac{1}{44}$ du poids du corps.

La saignée est faite le 19 juillet 1880. T. R. 39°. Le chien est un peu souffrant, il ne mange pas.

Le 21, T. R. 39°. Le chien mange bien.

Le 22, T. R. 39°,5. La plaie est en voie de cicatrisation, mais elle suppure un peu.

Le 23, T. R. 39°,3.

Le 24, plaie en voie de guérison, T. R. 39°. Le poids est de 20 kil. 500 ; il a donc augmenté.

Le 25 T. R. 38°,5. Poids 20 kil. 500. État satisfaisant.

Le 26, T. R. 38°,8. Poids 21 kilogr.

Le 27, T. R. 38°,3.

Le 28, T. R. 38°,5.

Tableau des chiffres concernant l'état anatomique du sang.

DATES.	NOMBRE des globules rouges N.	NOMBRE des hématoblastes H.	NOMBRE des globules blancs B.
19 (1) juillet........	5 549 000	344 000	14 250
	5 600 000	341 000	14 250
	5 301 000	347 000	26 350
20..................	4 836 000	350 000	27 280
21..................	4 433 000	248 000	31 000
22..................	4 510 000	288 000	47 000
23..................	3 983 500	328 600	23 500
24..................	4 601 500	477 500	26 000
25..................	4 510 500	378 000	12 500
26..................	4 774 000	598 000	11 500
27..................	5 022 000	663 000	18 500
28..................	5 130 500	558 000	24 800

(1) Les premiers chiffres se rapportent au sang de l'oreille avant la saignée ; les seconds au sang de la crurale au début de la saignée ; les troisièmes au même sang à la fin de la saignée.

Cette expérience est dressée sous la forme d'un graphique (fig. 16). Dans ce graphique et dans ceux qui vont suivre, les chiffres de la colonne N représentent des millions, ceux de la colonne H des centaines de mille.

Exp. XXXIII. Chien mouton de moyenne taille, bien

portant, n'ayant encore subi aucune opération. Poids : 12 kil. 500.

Saignée par la fémorale de 365 grammes, $\left(\frac{1}{34,2}\right)$ du poids du corps, le 13 octobre 1880.

Exp. XXXII.

Fig. 16.

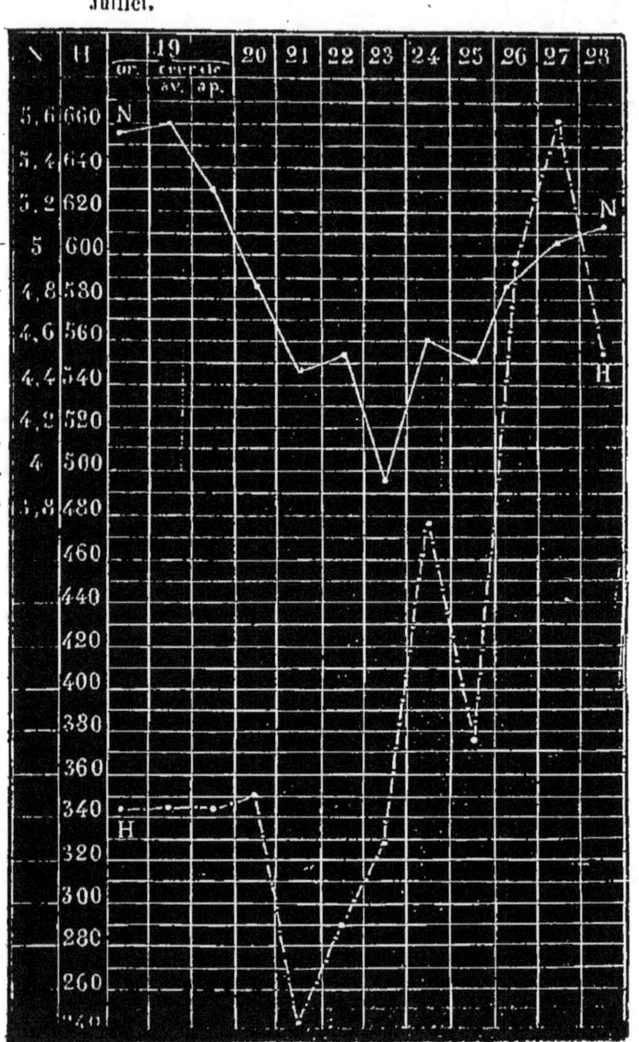

Le nombre des globules rouges avant la saignée est de 6 513 800. Le lendemain on constate un premier minimum de 4 963 000 ; le septième et le huitième jour un second minimum de 4 480 000. Au bout de 22 jours le chiffre des globules n'est pas encore normal, 5 941 900 ; mais le chien paraît bien portant. La saignée n'a donné lieu d'ailleurs à aucune manifestation morbide. Au bout d'un mois seulement on trouve un nombre de globules rouges de 6 045 000 se rapprochant du chiffre initial.

Tableau des chiffres concernant l'état anatomique du sang.

DATES.	N.	H.	B.	G. (2)
	6 513 800	305 000	8 400	0,72
14 octobre (1).....	6 513 300	308 000	8 290	0,72
	6 150 500	301 500	8 220	0,72
	5 465 000	212 800	48 400	»
15 —	4 963 000	223 500	24 460	0,75
16 —	5 115 700	267 000	26 400	0,74
18 —	5 226 900	349 500	18 400	0,73
19 —	5 179 300	454 300	19 050	0,73
20 —	5 024 000	454 300	14 080	0,74
21 —	4 448 500	»	21 140	0,74
22 —	4 448 500	540 100	18 100	0,74
23 —	4 686 800	368 600	21 100	0,74
25 —	5 068 100	454 100	16 500	0,74
27 —	5 211 100	352 700	10 760	0,73
29 —	5 004 500	270 000	12 400	0,80
31 —	5 163 300	285 000	6 800	0,75
5 novembre.......	5 941 900	301 800	9 900	0,68
14 —	6 045 000	300 000	7 750	0,71

(1) Les premiers chiffres se rapportent au sang de l'oreille ; les seconds au sang de la crurale avant la saignée ; les troisièmes au sang de la crurale à la fin de la saignée ; les quatrièmes au sang de l'oreille, 1 heure environ après la saignée. (2) La lettre G signifie valeur individuelle des globules, le globule humain étant pris comme étalon, et considéré comme égal à 1.

Je mets sous vos yeux le graphique représentant les résultats de cette expérience (fig. 17). Les chiffres de la colonne G représentent des unités.

Exp. XXXIII.

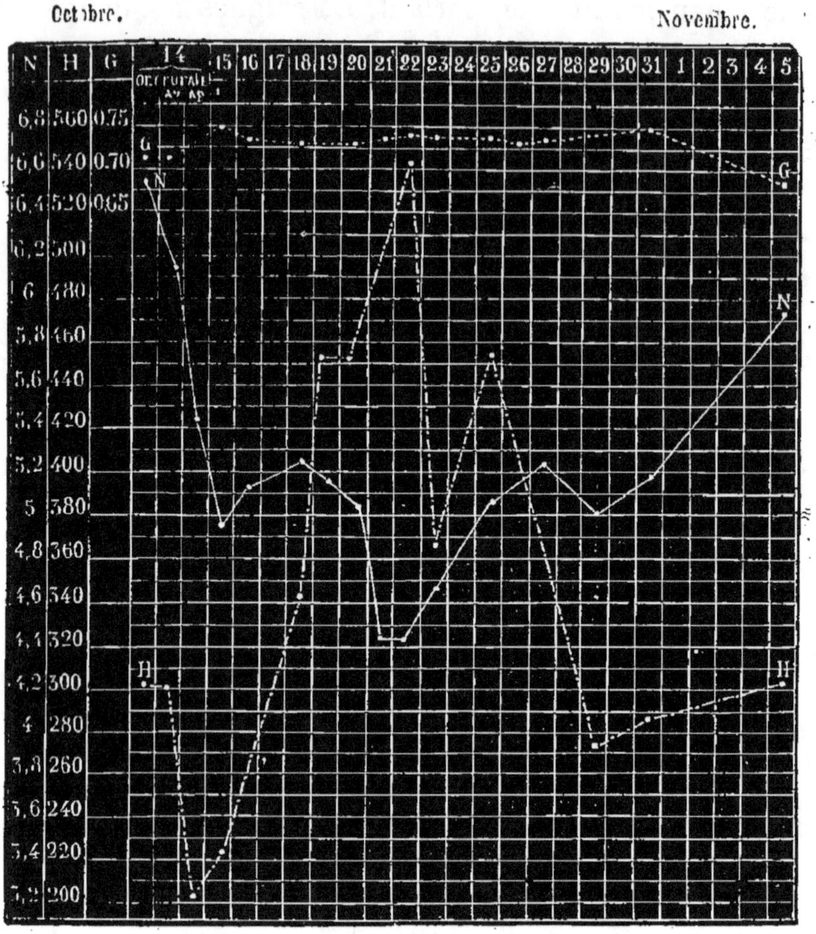

Fig. 17.

2° SAIGNÉES MULTIPLES.

Exp. XXXIV. Saignées multiples pratiquées dans un court-espace de temps, la dernière mortelle.

Forte chienne de chasse mâtinée, nourrie au laboratoire depuis une quinzaine de jours, poids 21 kilogr. 500.

Le 28 octobre 1880, saignée de 300 c. c. par la fémorale droite ; l'animal ne paraît pas s'en ressentir. Temp. avant la saignée, 39°, après (1/2 heure) 38°,6.

Le 29, saignée de 300 c. c. par la même artère. Temp. avant, 39°, après (1/2 heure), 38°,4.

Le 30, saignée de 200 c. c. par la même artère. Le sang n'a pas encore changé d'aspect; il coule plus lentement que les jours précédents et à la fin de l'expérience il cesse de couler même après que la canule a été retirée et que l'artère est béante; le cœur bat très faiblement, la plaie n'est pas enflammée. Remis sur pattes, l'animal est un peu affaibli, mais il marche facilement sans autre gêne que celle que lui cause sa plaie. Temp. après la saignée, 38°,4.

Le 31, saignée de 300 c.c. par la fémorale gauche. Le sang coule facilement; après coagulation il a un aspect couenneux, et le sérum est opalin. Après la saignée, l'animal reste plus abattu que les jours précédents ; quand on le relève, il se remet sur le flanc.

Le 1er novembre, on introduit de nouveau une canule dans la fémorale gauche. Le sang, devenu très pâle, coule lentement, presque en bavant, pendant près de 3 minutes, puis il n'arrive que goutte à goutte. On obtient ainsi un peu plus de 200cc. Le sang se prend rapidement en une gelée dont la moitié inférieure est rouge, la moitié supérieure presque incolore.

L'artère ne bat plus sensiblement, les battements cardiaques sont sourds, presque indistincts. La respiration est rare, difficile, les muscles sont agités de tremblements

Exp. XXXIV.

Octobre.

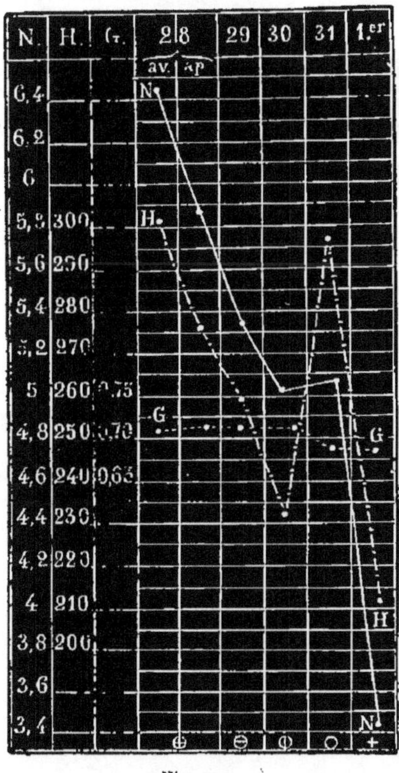

Fig. 18.

Les signes gravés sur le bois indiquent les jours des saignées.

fibrillaires, l'animal urine et remue la queue, il est presque défaillant. Deux ou trois minutes après l'arrêt de la saignée surviennent quelques grands efforts respiratoires avec une sorte d'inspiration convulsive ; puis la respiration s'arrête ; les pupilles sont dilatées, les muqueuses tout à fait décolorées ; le cœur bat encore faiblement.

Il est midi. Jusqu'à midi 25 on pratique la respiration artificielle avec les mains ; on entend toujours les bruits du cœur.

A midi 30 on introduit une canule dans la trachée et la respiration artificielle est pratiquée avec la machine à eau ; les muscles sont agités, surtout ceux de la face, de petites contractions fibrillaires, la cornée est insensible, le cœur ne tarde pas à cesser de battre.

Depuis deux jours l'animal ne mangeait plus. La mamelle droite et le tissu voisin de la plaie sont le siège d'un œdème assez développé ; la plaie de ce côté répand une odeur infecte, bien qu'il y ait peu de pus ; la plaie gauche est bonne. A l'autopsie, rien de remarquable ; lésions habituelles de l'anémie aiguë.

Les pertes de sang représentent au total $\frac{1}{14,5}$ du poids du corps.

Tableau des chiffres concernant l'état anatomique du sang.

DATES.	N.	H.	B.	G.
28 octobre..{ avant.	6 434 000	301 800	23 000	0,71
28 octobre..{ après.	5 878 000	276 000	22 500	0,72
29 — avant.	5 354 000	259 500	31 800	0,72
30 — id. .	5 036 000	232 000	38 000	0,72
31 — id. .	5 051 000	296 000	43 700	0,69
1er novembre id. .	3 431 000	212 000	39 800	0,68

Le graphique de la figure 18 représente les résultats de cette expérience.

Exp. XXXV. *Saignées multiples. Mort accidentelle par hémorragie secondaire.*

Jeune chien de Terre-Neuve, maladif, mais bien développé. Poids 20 kilogr.

Le 19 octobre 1880, saignée de 250 c. c. par la fémorale droite. L'animal ne paraît pas s'en ressentir.

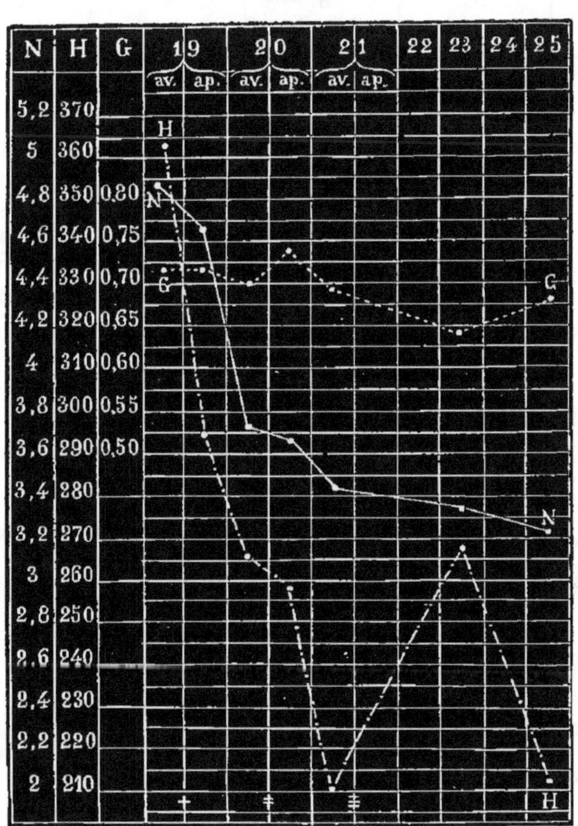

Fig. 19.

Les signes gravés sur le bois indiquent les jours des saignées.

Le 20 octobre, saignée de 150 c. c. par la même artère.

Le 21 — — de 130 — —

Ces diverses pertes de sang représentent $\frac{1}{36,1}$ du poids du corps. Après la dernière saignée, le chien est un peu affaibli; l'oreille ne saigne pas assez pour qu'on puisse examiner le sang.

Le 26, on le trouve mort dans sa niche des suites d'une hémorragie secondaire.

Tableau des chiffres concernant l'examen anatomique du sang.

DATES.	N.	H.	B.	G.
19 octobre, avant...	4 893 300	362 200	28 200	0,72
— après...	4 670 900	295 200	28 200	0,72
20 — avant...	3 724 000	267 500	19 310	0,70
— après...	3 685 800	259 500	26 000	0,73
21 — avant...	3 463 500	240 000	12 700	0,69
23 — — ...	3 352 200	267 000	24 100	0,64
25 — — ...	3 225 100	212 800	20 000	0,68

La figure 19 représente sous une forme graphique les résultats de cette expérience.

Exp. XXXVI. *Saignées multiples. Chien suivi jusqu'à rétablissement à peu près complet.*

Griffon du poids de 15 kilog. 500, maigre, mais bien musclé.

Le 3 novembre 1880, saignée de 250 c. c. ; le 4, saignée de 225 c. c. ; le 5, saignée de 210 c. c. ; le 6, saignée de 250 c. c. ; le 9, saignée de 140 c. c., ce qui représente une perte de 1075 c. c. ou d'environ $\frac{1}{14}$ du poids du corps en 6 jours.

Le chien a bien supporté ces émissions sanguines ; les plaies ont suppuré modérément ; il n'y a aucune complication et l'on a pu suivre le chien jusqu'à ce qu'il fût ré-

tabli aussi parfaitement qu'il était possible dans les conditions où il se trouvait (1).

*Tableau des chiffres représentant l'état anatomique
du sang.*

DATES.	N.	H.	B.	G.	R' (1).
2 novembre, avant......	6 053 000	301 800	17 900	0,65	20,1
3 — id.......	5 942 000	311 000	11 900	0,65	19,1
5 — id.......	4 766 000	250 000	23 800	0,60	19
6 — id.......	3 956 000	228 700	18 700	0,64	17,8
7 — —	3 141 000	190 600	20 000	x	16,5
9 — avant......	3 368 000	279 600	16 500	0,66	12
10 — —	2 796 000	225 600	14 600	0,59	12,4
11 — —	3 002 700	286 000	20 300	0,58	10,5
12 — —	3 050 500	340 000	17 600	0,60	9
13 — —	3 034 500	416 600	15 800	0,62	7,2
14 — —	3 034 500	444 800	16 000	0,62	6,8
15 — —	3 320 400	661 600	13 000	0,63	5
16 — —	3 518 500	795 000	14 800	0,61	4,4
17 — —	3 670 000	813 500	13 300	0,61	4,7
18 — —	3 956 000	486 000	11 400	0,62	8
19 — —	3 850 400	406 700	14 000	0,63	9,4
22 — —	4 226 000	381 300	13 400	0,65	11
23 — —	4 289 600	324 000	15 200	0,64	13
24 — —	4 385 000	417 000	14 000	0,63	10,5
25 — —	4 734 000	375 000	8 750	0,62	11,3
27 — —	4 655 000	381 300	13 900	0,61	12,4
29 — —	5 063 000	317 700	14 000	0,62	15,9
30 — —	4 640 000	340 000	14 400	0,63	13,6
1er décembre —	5 052 200	317 700	10 550	0,59	15,9
2 — —	4 814 000	333 600	10 800	0,59	14
4 — —	5 942 000	333 600	12 200	0,53	17,8
6 — —	5 729 500	327 000	7 000	0,53	17,4
7 — —	5 014 000	336 800	5 300	0,54	17,3
8 — —	5 386 700	305 000	6 400	0,55	17,6
9 — —	5 719 500	311 000	11 400	0,53	18,3
10 — —	5 417 000	301 000	5 800	0,54	17,9

(1) Nous désignons ici par la lettre R' le rapport entre les globules rouges et les hématoblastes $\frac{N}{H}$.

(1) Dans le tableau suivant on remarquera que la valeur des globules
(G) n'a pas été déterminée le 7 novembre ; l'oreille incisée ce jour-là comme
d'habitude avec une lancette n'a pas donné lieu à un écoulement de
sang suffisant. Il faut en effet pour que l'examen du sang soit valable que

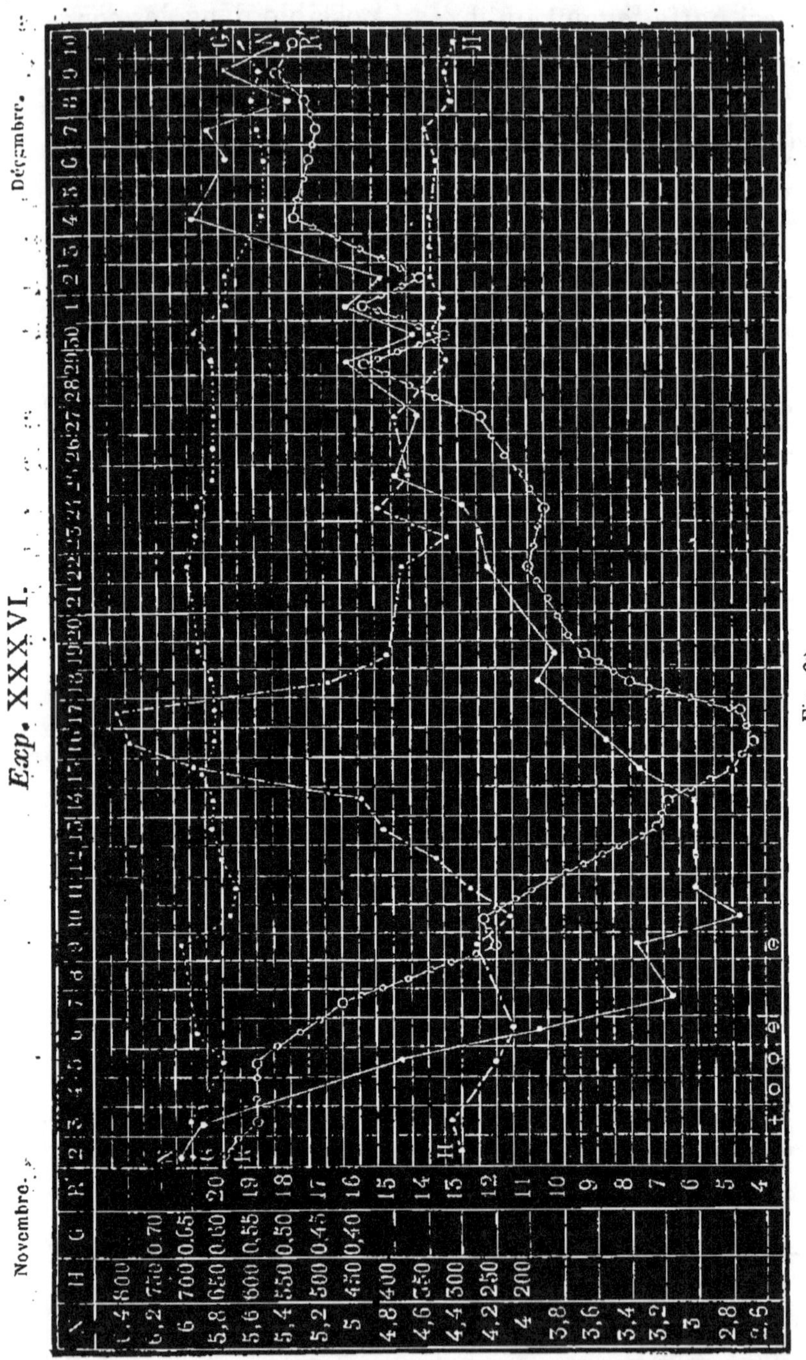

la petite plaie pratiquée à l'aide d'une lancette à la face interne du pavillon de l'oreille laisse facilement et sans compression échapper quelques gouttes de sang. Lorsqu'on est obligé d'attendre pour recueillir le sang, celui-ci s'épaissit et se coagule; il faut qu'il soit recueilli au fur et à mesure de sa sortie du vaisseau.

Les résultats de cette expérience sont représentés dans le graphique de la figure 20. Les chiffres de la colonne R' correspondent à des unités.

Exp. XXXVII. Celle-ci a eu pour but de rechercher les effets des saignées modérées faites coup sur coup. Malheureusement il est survenu une hémorragie secondaire; mais le chien ayant survécu, cette expérience est néanmoins devenue, comme vous le verrez plus tard, très intéressante.

Chien griffon, bien portant, du poids de 18 kilogr. Le 12 avril 1880 (matin), saignée de 100 c. c. par la fémorale droite ; le soir, saignée de 100 c. c. ; l'animal mange un peu ; le 13, à 9 heures du matin et à 6 heures du soir, saignée de 100 c. c. ; le 14, de même à 9 heures et à 6 heures, saignée de 100 c. c. ; le 15, deux saignées encore à 9 heures et à 6 heures, de 115 c. c. chacune. Le 16, le chien est très faible, il refuse de manger. En trois jours et demi, il a subi 8 émissions sanguines représentant 830 c. c., soit environ le $\frac{1}{20}$ du poids du corps.

Tableau des chiffres représentant l'état anatomique du sang.

DATES.	N.	H.	B.	G.
12 avril... { matin...	7 473 400	292 000	10 320	0,68
{ soir	6 723 500	219 000	10 320	0,73
13 — matin...	5 697 000	155 000	12 700	0,72
14 — soir	4 798 000	170 000	5 300	0.70
15 —	3 507 000	152 000	3 970	0,70
16 —	3 535 000	251 000	8 110	0,70
19 —	3 628 700	324 000	15 000	0,67
21 —	3 005 900	426 000	6 355	0,61
22 —	2 344 900	266 900	13 500	0,67
23 —	2 332 200	332 200	10 600	0,63
29 —	3 107 500	403 000	10 000	0,68
7 mai..........	3 654 000	533 800	20 400	0,60
15 juin	4 544 600	209 600	7 260	0,50

Le 19, bien que l'état des plaies soit satisfaisant, il se
fait par l'une d'elles un suintement sanguin. Le chien

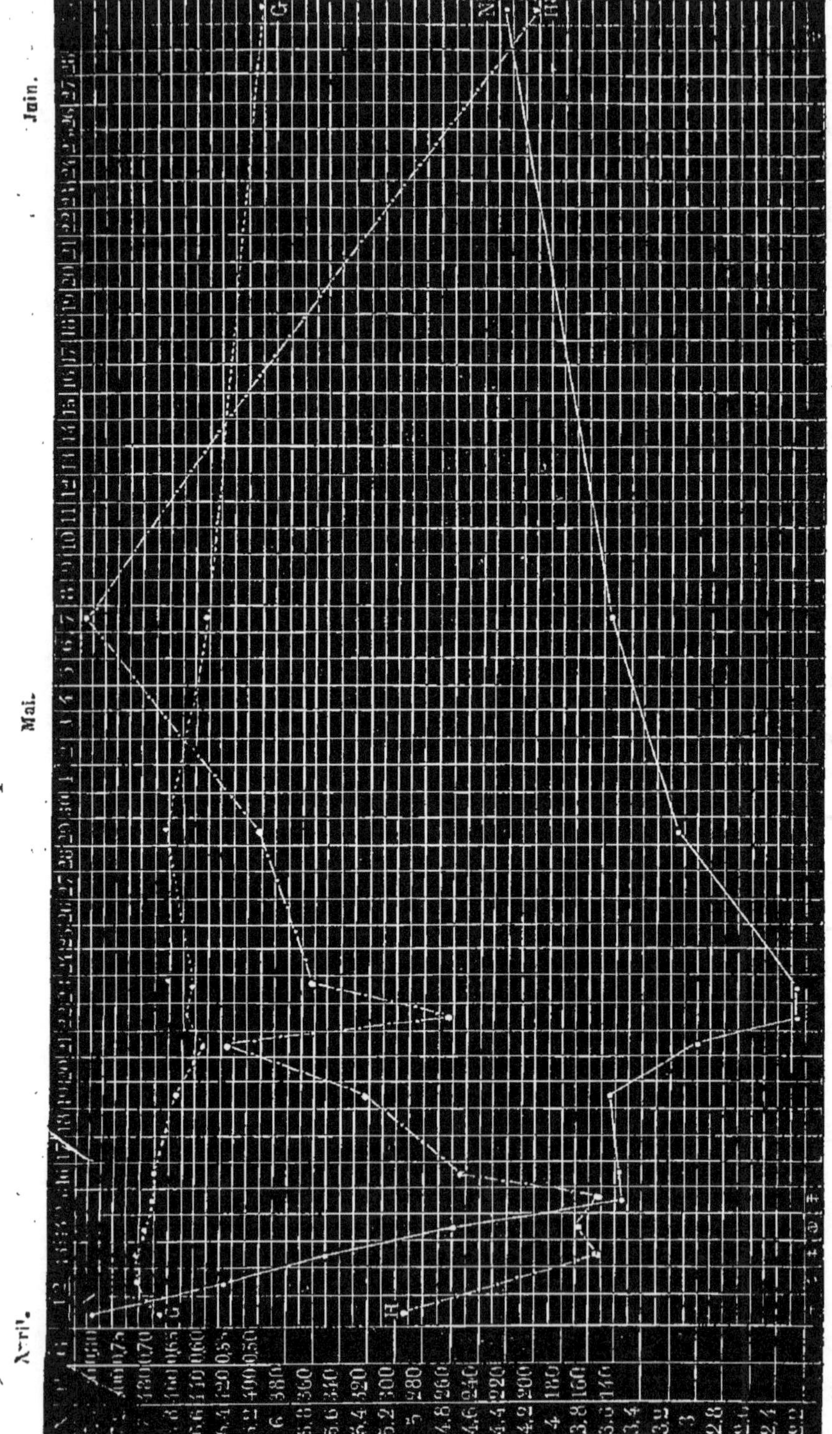

Fig. 21.

Les signes gravés sur le bois indiquent les jours des saignées.

reste néanmoins assez vigoureux. Le 20 et le 21, on constate encore des taches de sang le long de l'un des membres; mais il n'y a pas de sang répandu dans la niche. Le 22, cette hémorragie accidentelle paraît arrêtée, le chien mange bien. Les examens du sang ont été faits avant les saignées.

Nous avons également résumé celte expérience dans un graphique (fig. 21). La colonne vide après le 28 mai représente l'intervalle entre le 28 mai et le 15 juin.

Enfin je vous rapporterai encore une expérience de saignées faites coup sur coup qui n'a été entravée par aucune complication.

Exp. XXXVIII. Chien bouledogue bâtardé, très vigoureux du poids, de 17 k. 500. — Le 3 octobre, après l'examen du sang, on lui pratique une saignée de 220 grammes par la fémorale droite, à 3 h. 45. Température avant la saignée 39°; une minute après 38°,5. Le lendemain, à 10 heures du matin, saignée de 150 gr. par le même vaisseau. Poids 16 k. 650 ; temp. avant 38°,9, après 38°,4; à 4 heures du soir, saignée nouvelle de 150 gr.; temp. avant 39°, après 38°,6. Le 5, à 10 heures du matin, saignée de 150 gr. ; temp. avant 39°,2, après 39°; à 5 h. 30 du soir, dernière saignée de 120 gr.; temp. avant 39°, après 38°,7. Le chien ne paraît pas très affaissé.

Toutes les saignées ont pu être effectuées par la même artère. La plaie guérit rapidement et l'animal reste vif et en apparence bien portant pendant toute la durée de l'observation. Cependant le 5 novembre, au moment où l'on suspend les examens du sang, le poids n'est plus que de 15 k. 500.

Tableau représentant l'état anatomique du sang.

DATES.	N.	H.	B.	G.
30 septembre	6 196 000	200 000	3 125	0,80
1er octobre	6 072 200	193 300	3 175	0,80
3. —	6 069 000	190 000	3 175	0,82
4 —	5 490 700	428 900	7 260	0,88
5 —	4 026 600	368 500	8 700	0,86
6 —	3 921 000	378 100	8 700	0,72
7 —	3 673 100	400 000	6 350	0,76
9 —	3 965 500	374 900	6 350	0,67
11 —	4 054 500	333 600	6 350	0,65
12 —	4 100 000	359 000	6 350	0,65
16 —	4 124 300	190 000	4 830	0,66
19 —	4 480 000	378 100	7 260	0.63
22 —	4 740 800	320 900	7 260	0,63
24 —	4 956 000	289 200	7 260	0,61
28 —	5 617 800	295 500	7 260	0,58
31 —	5 789 400	292 300	5 300	0,57
2 novembre.......	5 763 900	308 900	4 760	0,57
4 —	5 967 300	235 200	6 350	0,56

Les examens du sang consignés dans ce tableau et les courbes reproduites ici (fig. 22) ont été faits avant les saignées du soir. Au nombre de 5 en 50 heures, celles-ci ont soustrait une quantité de sang représentant environ le $\frac{1}{21,5}$ du poids du corps, ce qui est considérable.

Le nombre des globules rouges décroît très rapidement et atteint son minimum deux jours après la dernière saignée, soit le 4e jour après la première. Remarquez que le minimum diffère peu du chiffre trouvé avant la dernière saignée (celle de 120 grammes seulement), ce qui montre que, sous ce rapport, ces opérations équivalent à une saignée unique forte. Elles en diffèrent toutefois sensiblement, en ce sens qu'une perte unique s'élevant

Exp. XXXVIII.

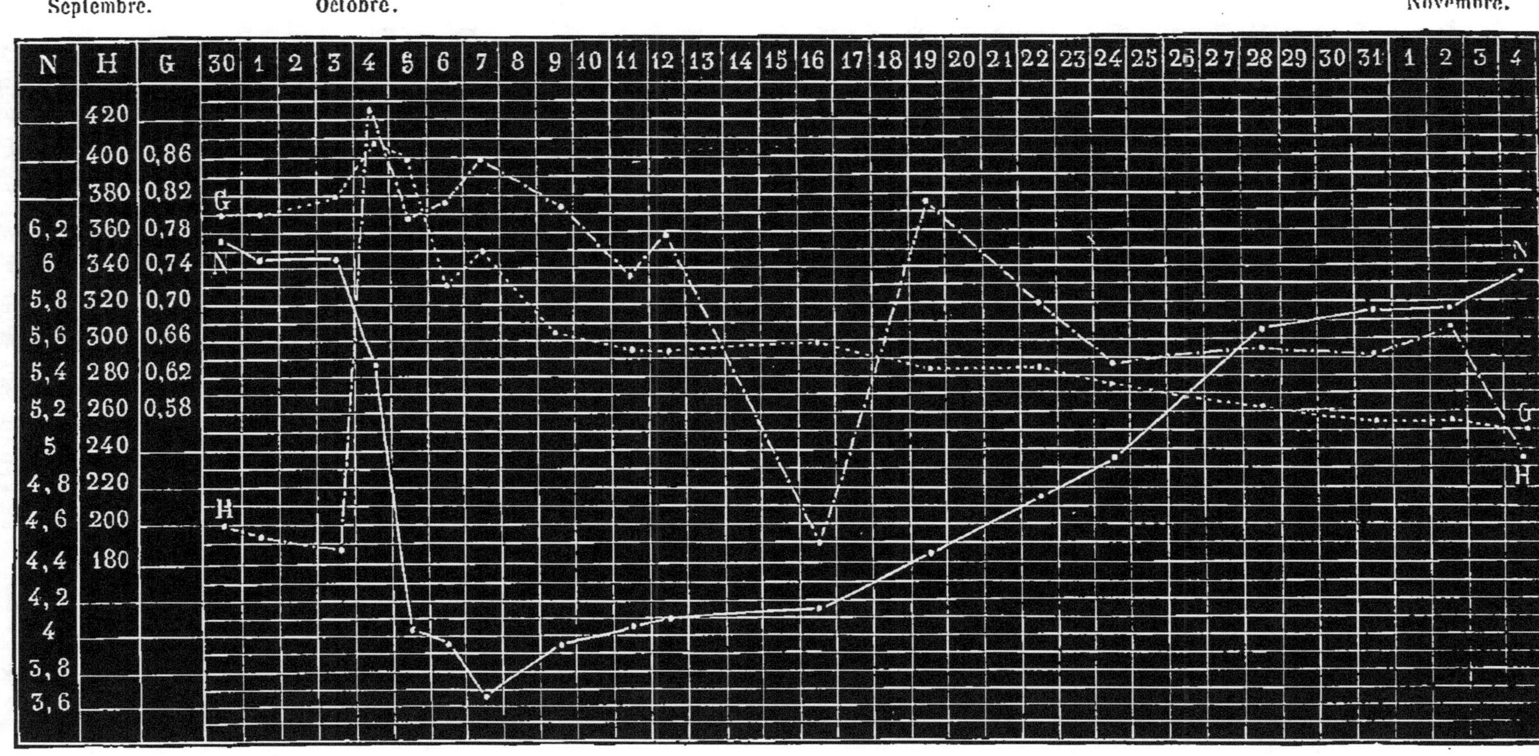

Fig. 29.

d'emblée à $\frac{1}{21,5}$ du poids du corps aurait été bien autrement préjudiciable, ce qui prouve une fois de plus la dilution successive et assez rapide du sang au fur et à mesure que les saignées se multiplient, et permet de comprendre pourquoi la dernière spoliation a produit un résultat relativement si peu accusé.

La réparation du sang ne s'est pas fait attendre et, bien qu'elle ait marché d'une manière progressive et assez rapide, elle n'était pas encore complète un mois après la dernière saignée.

Pour résumer ces données expérimentales, on voit que certains *résultats généraux* peuvent être considérés comme acquis.

Une perte de sang unique faible, ne dépassant pas pour le chien $\frac{1}{57}$, ou 1,75 pour 100 du poids du corps, ne produit qu'une anémie légère. Cependant lorsqu'elle atteint ce chiffre, elle cause un abaissement du nombre des globules qui persiste pendant 18 à 20 jours.

Les fortes hémorragies sont suivies d'une diminution dans le nombre des globules qui n'arrive pas immédiatement à son maximum. Le sang semble se diluer peu à peu et le chiffre le plus bas est atteint au bout d'un nombre de jours qui varie avec l'importance de l'hémorragie et s'élève à 8 ou 9 jours pour une perte d'environ 3 0/0 du poids du corps. Sur ce point nos résultats sont analogues à ceux qui ont été obtenus par Hünerfauth[1] et Buntzen[2]. Puis la ligne d'ascension s'établit d'une manière irrégulière, assez lentement ; la durée de la réparation varie d'ailleurs nécessairement avec l'abondance de la perte et les conditions dans lesquelles se trouve le sujet de l'expérience.

Les saignées multiples, faites à de courts intervalles,

<hr>

[1] CXVII. — [2] XCI.

produisent des effets analogues à une saignée unique abondante. Comme le sang a commencé à se diluer dès la première saignée, le minimum d'abaissement suit de peu d'heures la dernière saignée.

Pour la même raison, il faut tirer ainsi une plus grande quantité de sang pour déterminer une anémie équivalente. Plus les saignées sont rapprochées, plus les effets qu'on en obtient, sous ce rapport, ressemblent à ceux d'une saignée unique forte, la masse de sang mettant plusieurs jours à se reformer et plus aussi, par conséquent, l'anémie produite est intense. C'est ce qu'on voit dans les saignées coup sur coup. Dans l'expérience XXXVIII, une série de saignées ne s'élevant qu'au 21e du poids du corps, détermine une anémie aussi grande que des saignées un peu plus espacées s'élevant jusqu'au 14e de ce poids. (*Exp.* XXXVI.)

Quant aux saignées abondantes et espacées, elles donnent les mêmes résultats lorsque les intervalles sont assez rapprochés ; il n'en serait pas de même, d'après ce que nous avons vu deux fois chez le chien et maintes fois sur les malades, quand on les espace davantage ; mais sur ce point je n'ai pas de données expérimentales suffisantes pour formuler une loi.

Toutefois, nous pouvons dire qu'on obtient alors un état d'anémie chronique qui est surtout caractérisé par des altérations qualitatives des globules.

Enfin il faut des hémorragies extrêmement abondantes et multipliées pour produire un abaissement considérable des globules chez le chien. On parvient difficilement à se rapprocher de 2 millions sans tuer l'animal. Dès qu'on cesse les saignées, la multiplication des globules ne se fait attendre que quelques jours. Contrairement à Buntzen, j'ai constaté que cette réparation, lente au début, devenait progressivement plus rapide.

Les expériences, faites sur le chien, ne permettent pas,

vous le voyez, de réaliser entièrement les conditions observées chez l'homme. Car chez les malades, les blessés, on peut observer des anémies d'origine hémorragique beaucoup plus accentuées. C'est ainsi que tout récemment j'ai pu suivre, dans mon service de l'hôpital Saint-Antoine, une malade qui vivait avec 850 000 globules, et encore ceux-ci n'avaient-ils plus leur richesse normale. En cherchant à reproduire expérimentalement cet état, à l'aide de saignées multiples et espacées, j'ai fait jusqu'à présent succomber les animaux (1).

J'arrive maintenant à l'étude des variations que les *globules blancs* éprouvent dans leur nombre. Je serai nécessairement bref sur ce point : il présente moins d'intérêt qu'on ne le croit généralement.

Divers auteurs, Henle [1], Remak [2], Moleschott [3], ont observé une augmentation sensible dans la proportion des leucocytes après les pertes de sang. M. Malassez [4] est arrivé au même résultat, mais il pense devoir attribuer cette leucocytose au traumatisme expérimental.

Quant à moi, dans mes recherches de laboratoire, j'ai obtenu les résultats les plus variables, les plus irréguliers, comme le prouvent nos courbes et nos tableaux. D'ailleurs il importe de faire remarquer qu'un grand nombre des chiens mis en expérience présentaient, avant la saignée, une augmentation très notable des leucocytes, tenant sans doute à un état morbide encore mal déterminé.

Il est certain que le traumatisme, et surtout la suppuration des plaies, déterminent une élévation du chiffre des globules blancs, mais l'état des plaies n'explique pas toujours les variations qu'on observe.

Toutefois, comme les chiens sur lesquels nous opérons présentent normalement de grandes fluctuations dans

---

(1) On réussirait peut-être en multipliant de faibles saignées veineuses pendant un temps très long et en évitant de lier les vaisseaux.

[1] CXVIII. — [2] CXIX. — [3] CXX. — [4] CXXI.

le nombre des leucocytes, on ne peut rapporter aux pertes de sang les variations indépendantes de la suppuration.

Comme exemple de ces irrégularités, je place sous vos yeux un tableau des chiffres de globules blancs comptés d'une part avant la saignée, de l'autre pendant son cours ou quelques minutes après, avant que le traumatisme ait pu produire ses effets.

Tableau des variations des globules blancs pendant la saignée ou quelques minutes après.

Saignée de $\frac{1}{34,2}$ du poids du corps.

Globules blancs.

Sang de l'oreille avant la saignée	8 400
Sang de la fémorale au début de la saignée.	8 300
— à la fin —	8 200

Saignée de $\frac{1}{44}$ du poids du corps.

Sang de la fémorale au début de la saignée.	14 260
— à la fin —	26 350

Saignée mortelle de $\frac{1}{16,9}$ du poids du corps.

Sang de la fémorale au début de la saignée.	10 100
— à la fin —	9 800

Saignée mortelle de $\frac{1}{11,7}$ du poids du corps.

Sang de la fémorale au début de la saignée.	16 500
— à la fin —	12 000

Saignée de $\frac{1}{66}$ du poids du corps.

Sang de l'oreille avant la saignée..........	23 000
— quelques minutes après....	22 000

Saignée de $\frac{1}{77}$ du poids du corps.

Sang de l'oreille avant la saignée	28 200
— quelques minutes après....	28 200

S'il fallait de ce tableau tirer une conclusion, on dirait que la saignée n'a pas d'influence immédiate sur le nombre des globules blancs, alors même qu'elle est assez abondante pour tuer l'animal.

Chez l'homme, mes recherches ne m'ont donné également que des résultats peu nets. Toutefois, je suis en mesure d'affirmer qu'après les saignées moyennes il n'y a pas de modifications sensibles du chiffre des leucocytes. La proportion de ces éléments ne s'accroît que dans les fortes hémorragies ayant déterminé une anémie très intense ou un état cachectique ; mais c'est là un fait bien connu, commun à toutes les cachexies.

Les variations de nombre ne représentent, vous ai-je dit, qu'une des faces de la question ; il est tout aussi intéressant, plus intéressant peut-être, d'étudier les altérations, les *modifications qualitatives* des éléments figurés du sang. N'est-il pas évident que la vitalité du sang ne dépend pas seulement du nombre, mais aussi de la valeur, des aptitudes physiologiques des globules ?

Et cependant, pendant longtemps, on ne s'est guère occupé que de la numération des éléments figurés. Tous les auteurs, jusqu'aux plus récents, croyant que les globules rouges n'éprouvent que des altérations peu sensibles, se sont contentés, pour l'étude des hémorragies, d'en faire le dénombrement.

Manassein [1] est le seul qui ait parlé d'une altération des globules rouges. De recherches nombreuses sur des animaux de divers ordres, il conclut à une augmentation de volume de ces éléments après la saignée, augmentation qui, pour le lapin, serait de 100 à 114, et qu'il attribue à une absorption d'eau à la suite de la pléthore aqueuse que détermine la perte de sang. Je suis, je l'avoue, quelque peu incrédule à l'égard de ces résultats, car il n'est guère d'opération plus délicate que la mensuration des globules rouges et les méthodes qui permettent d'en ap-

[1] CXXII.

précier les dimensions exactes n'étaient pas connues de Manassein.

Ainsi, c'est à des données fort discutables que se bornent nos connaissances sur les altérations globulaires dans les émissions sanguines. Et cependant, comme on sait actuellement que les globules sont, à l'état normal, en évolution continue, on ne peut concevoir aucun changement brusque dans le contenu des vaisseaux sans modification dans l'évolution, et, par suite, dans la constitution de ces éléments. Ces modifications se traduisent par des altérations de forme, de diamètre, de couleur. Elles seraient incompréhensibles pour vous sans la connaissance préalable de la genèse, de l'évolution des globules rouges à l'état physiologique. Je dois donc au préalable vous indiquer quels sont les *agents de la multiplication* des hématies dans les conditions normales.

L'*histogénèse* du sang est une des questions les plus obscures de la physiologie. D'après une théorie acceptée par la majorité des anatomistes, les globules rouges proviendraient de la transformation des globules blancs. Parmi les auteurs des traités d'histologie, Kölliker surtout s'est fait le défenseur de cette doctrine ; il a cru voir, chez des animaux inférieurs, les corpuscules lymphatiques passer à l'état de globules colorés avec noyaux, où la matière colorante se déposerait sous forme de granulations pour envahir ensuite l'élément entier. Kölliker s'est surtout appuyé sur les expériences, souvent citées, de von Recklinghausen[1]. Cet histologiste, plaçant le sang de grenouilles, préalablement anémiées, dans des cellules et dans un air saturé d'humidité, aurait pu cultiver, en dehors de l'organisme, les globules, et suivre les transformations des leucocytes en hématies. Ce que Recklinghausen, et après lui Kölliker, ont vu, ils l'ont bien vu ; leurs descriptions sont exactes ; mais les conclusions

[1] CXXIII.

qu'ils ont tirées de ces recherches ingénieuses ne sont en aucune façon fondées, car ils n'ont pas assisté à l'évolution normale des hématies ; ils n'ont pu observer que les transformations des cadavres globulaires dont ils avaient pu empêcher la putréfaction dans les conditions où ils s'étaient placés.

Je dois m'élever également contre les assertions d'Erb [1] qui, dans le sang d'animaux auxquels il avait pratiqué des émissions sanguines plus ou moins abondantes, décrivit des éléments intermédiaires entre les globules rouges et les leucocytes, éléments qu'il considère comme des hématies en voie de développement. Jamais, malgré des recherches multipliées, je n'ai pu retrouver dans le sang d'éléments analogues à ceux qu'a décrits Erb.

Enfin divers auteurs ont signalé chez des leucémiques la présence dans le sang de globules rouges nucléés. Ces faits doivent être rapprochés des recherches de Neumann sur la moelle des os, concernant certains éléments intermédiaires entre les leucocytes et les hématies que ce tissu renfermerait à l'état normal. Nous aurons à revenir ultérieurement sur ces travaux. Dans notre prochaine leçon, je vous montrerai quelle est, selon moi, l'évolution des globules rouges.

[1] CXXIV.

15ᵉ LEÇON

Sommaire : Modifications *quantitatives* des hématoblastes à la suite des pertes de sang. — Modifications *qualitatives* des globules rouges et des hématoblastes. — Modifications de la richesse globulaire.

Messieurs,

C'est par une série d'étapes successives que je suis arrivé à suivre l'évolution des globules rouges, telle que je l'admets aujourd'hui, telle que je dois vous la faire connaître pour rendre intelligibles les altérations qualitatives du sang après les émissions sanguines.

Le premier fait qui m'a frappé lorsque j'entrepris mes études sur le sang, c'est l'existence dans ce liquide, dans certains cas, de petits globules ayant tous les caractères des hématies chez l'homme, mais mesurant environ 6 μ, parfois 3 à 4 μ seulement, éléments auxquels j'ai donné le nom de *globules nains*. On les observe dans les conditions les plus diverses, particulièrement quand le sang est en voie de rénovation, par exemple à la suite des hémorragies, entre autres de l'hémorragie physiologique qui constitue la menstruation. J'en conclus que vraisemblablement ces éléments, qui caractérisent un sang en voie d'évolution, étaient des globules jeunes, incomplètement développés.

Depuis cette époque MM. Lépine et Germont[1] ont trouvé dans le sang, dans les premières heures après une saignée, des globules de coloration variable, ressemblant à de petites boules et mesurant de 3 à 6 μ. Ils les ont considérés comme des éléments spéciaux, analogues à ceux

[1] CXXV.

que Masius et Vanlair[1] et d'autres après eux ont décrits sous le nom de *microcytes*. Or, je puis affirmer qu'il y a là une erreur d'observation ; les prétendus microcytes ne sont que des globules modifiés par les agents extérieurs, ils ne préexistent pas dans le liquide sanguin, et leur apparition tient à une préparation défectueuse du sang.

Aussi, tout ce qu'on a écrit sur la microcythémie ne mérite aucune créance (1).

En poursuivant mes études, j'ai bientôt constaté que les globules nains ne sont pas les formes les plus jeunes des hématies et qu'il existe dans le sang des éléments particuliers, ayant des caractères et des propriétés distinctifs, éléments qui représentent la première phase évolutive des globules rouges. Ces éléments, auxquels j'ai donné le nom d'*hématoblastes*, je les ai étudiés d'abord chez les animaux inférieurs, chez des ovipares, puis chez les animaux supérieurs et chez l'homme à l'état sain ou dans les processus morbides, en particulier à la suite des hémorragies[2].

Pour se rendre compte des fluctuations dans la constitution du liquide sanguin, il fallait pouvoir faire le dénombrement des hématoblastes, aussi bien que des autres éléments anatomiques. Mes premières expériences de ce genre ont été entreprises sur la grenouille (1877).

Dans le but d'étudier les formes intermédiaires entre les hématoblastes et les hématies, j'ai fait subir à ces animaux des pertes de sang destinées à activer la régénération des globules rouges ; et à cet effet je pratiquai, suivant l'exemple de M. Vulpian, l'amputation d'un membre chez la grenouille. La rénovation s'opère chez cet animal, lentement il est vrai, et l'on peut constater qu'elle est due au développement progressif des hématoblastes.

(1) *Voir* à la fin de cette leçon une note complémentaire sur les déformations artificielles des hématies.

[1] CXXVI. — [2] CXXIX.

Pendant que le nombre des hématoblastes diminue, on voit apparaître de nouveaux éléments décrits par divers auteurs et particulièrement par Golubew[1] et M. Vulpian[2], éléments qui doivent être considérés comme étant intermédiaires entre les hématoblastes et les globules rouges. Le disque des hématoblastes s'accroît et acquiert une quantité de plus en plus grande d'hémoglobine. Le sang présente alors deux variétés de globules rouges imparfaitement développés : les uns, doués de propriétés particulières, très vulnérables, se réunissant en amas dans le sang pur et formant les carrefours du réticulum ; ce sont les hématoblastes ; les autres disséminés et devenus résistants quoique encore presque incolores, et comparables aux globules nains des animaux supérieurs.

Je dois ajouter que chez les grenouilles, la réparation sanguine se fait d'une manière très imparfaite quand l'hémorragie a été très abondante.

Ces recherches ont été complétées par celles que j'ai entreprises ultérieurement sur l'homme et les animaux supérieurs. En examinant ce qui se passe dans le sang pendant la menstruation, ou dans le cours d'affections hémorragipares, j'ai pu suivre les modifications de nombre des hématoblastes sous l'influence des pertes de sang. Les courbes que je mets sous vos yeux vous montrent qu'il y a à un certain moment, après toute perte de sang, une augmentation dans le nombre des hématoblastes, une *crise hématoblastique* (fig. 23, 24, 25).

Elles se rapportent à trois femmes, qui eurent des métrorragies plus ou moins abondantes, et chez qui l'examen du sang fut fait à diverses reprises pendant et après les pertes sanguines (1).

______

(1) *Résumé de la première observation.* — *Métrorragie abondante.* — *Anémie consécutive.* — *Crise hématoblastique.*

C. L..., 24 ans. Pas d'antécédents morbides. Après son mariage qui eut

[1] CXXVII. — [2] CXXVIII.

L'observation de C. L. est des plus instructives ;
vous pouvez en effet constater sur les tracés (fig. 23) l'aug-

Métrorragie. — OBS. I.

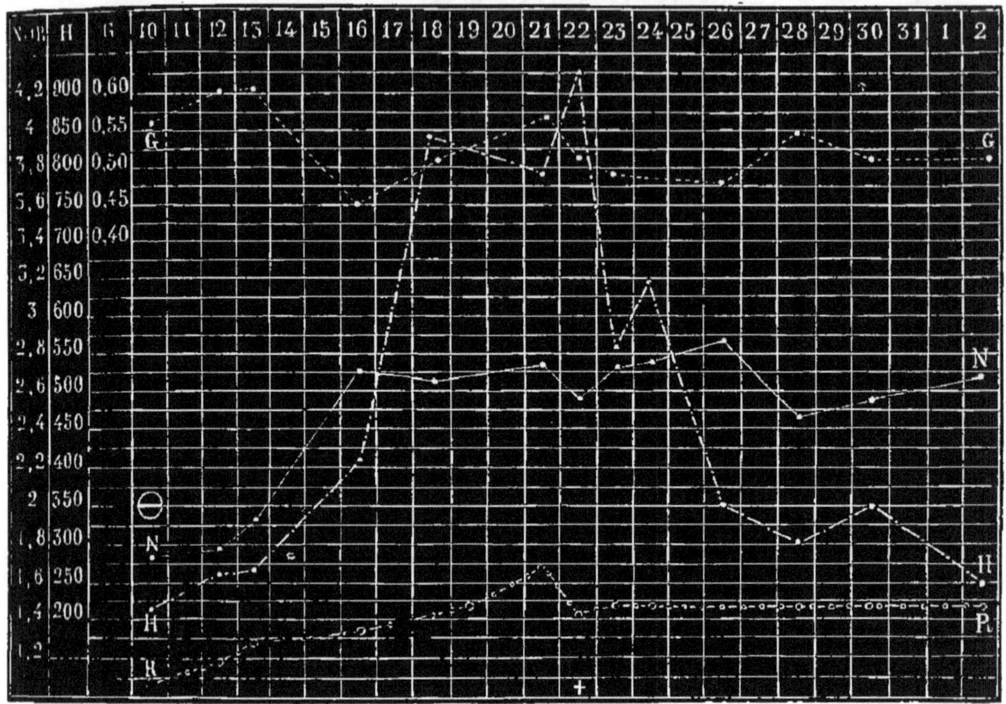

Fig. 23.
10 juill., fin de l'hémorragie.

mentation considérable des hématoblastes qui se produit
au moment où commence la réparation sanguine. Puis
à mesure que le sang devient plus riche en hématies,
le nombre des hématoblastes se rapproche de la normale.

lieu il y a 4 ans elle resta trois mois sans voir, puis eut une perte très
abondante qui dura 7 semaines. Depuis lors, menstruation très irrégulière,
avec caillots, mais sans douleurs, et état anémique croissant. 5 semaines
avant son entrée qui eut lieu le 28 juin 1879, commença la perte qui
dure encore. Signes d'anémie très nets. Rien d'anormal au toucher, traitement par l'ergotine, la glace, puis par le perchlorure de fer, enfin tam-
ponnement le 4 juillet, qui arrête l'hémorragie.

Du 4 juillet au 21 juillet, perte beaucoup moins abondante ; retour lent
des forces. La malade se lève une heure le 14 juillet.

Le 21 juillet, amygdalite phlegmoneuse qui s'ouvre spontanément le 25.

Depuis cette époque, retour progressif, mais lent des forces jusqu'au
5 août, jour où elle est transférée dans un autre service.

La seconde observation montre les mêmes faits ; elle se rapporte à une métrorragie moins ancienne et moins abondante (fig. 24).

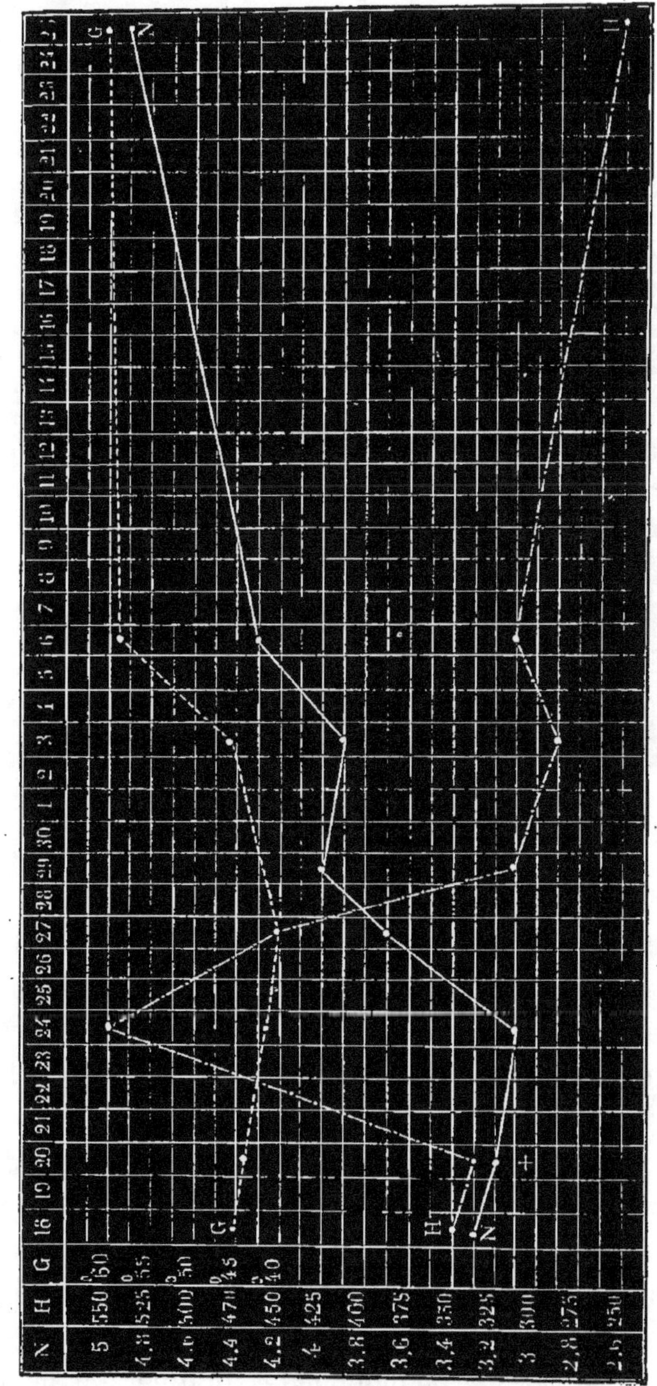

Enfin la troisième observation concerne une jeune femme de 17 ans qui, atteinte de vaginite, fut prise au moment de ses règles d'une perte moyennement. abondante, ménorragie qui dura 7 jours (fig. 25).

Métrorragie. — Obs. III.

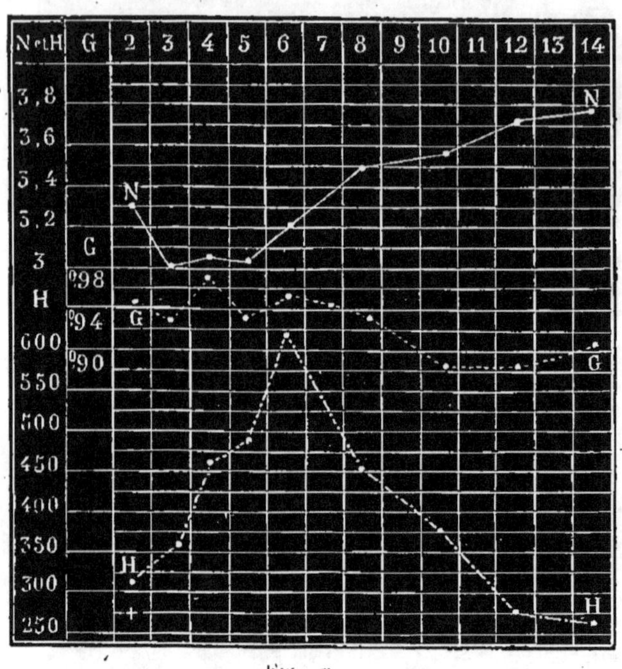

Fig. 25.
+ Fin de la perte.

Je pourrai mettre sous vos yeux d'autres faits de ce genre; ils démontreraient tous que la crise hématoblastique est d'observation constante à la suite des hémorragies. Les tracés précédents suffisent pour faire voir que ce phénomène est d'autant plus manifeste que l'hémorragie a été plus durable et plus abondante.

Ces faits que la clinique m'avait appris, j'ai pu les reproduire expérimentalement. Lorsqu'on soumet un animal à des saignées uniques ou coup sur coup, on assiste toujours à une crise hématoblastique qui accompagne ou suit de près le minimum des globules rouges. On voit le nombre des hématoblastes doubler ou même

tripler : c'est ce que démontrent les expériences entreprises à notre laboratoire.

Il faut ici nous reporter aux tracés qui ont été mis
sous vos yeux dans la leçon précédente.

Dans l'expérience XXXII, page 243, après une saignée de 1/44 du poids du corps, on voit les hématoblastes
diminuer sensiblement après l'hémorragie, pour se multiplier ensuite pendant la période de réparation des globules et de venir avant la fin de cette période près de deux
fois plus abondants qu'à l'état normal.

L'expérience suivante XXXIII donne un résultat analogue. Dans tous ces faits, malgré quelques irrégularités
dans la marche du phénomène, on remarque que la courbe
des hématoblastes présente toujours trois parties principales ; une ligne de descente qui suit celle des globules
rouges, puis une ligne ascendante qui, en général, précède et annonce la multiplication des globules rouges,
enfin une ligne de descente plus ou moins irrégulière qui
correspond au retour progressif à l'état normal.

Les mêmes faits se retrouvent à la suite d'hémorragies
multiples.

Dans les expériences XXXIV et XXXV, pages 247 et
suivantes, le nombre des hématoblastes diminue au fur et
à mesure que les chiens s'anémient.

Mais c'est surtout à propos de l'expérience suivante
XXXVI, p. 251, qui a été l'objet d'observations plus multipliées, que nous pouvons décrire en détail les fluctuations des hématoblastes. Le tracé reproduit d'une manière
frappante les trois phases d'évolution que nous venons
de signaler. La période de descente n'est pas très accusée ; elle atteint son point le plus bas avant que les globules rouges soient tombés à leur chiffre le moins élevé.

Chaque nouvelle perte de sang fait d'ailleurs diminuer d'une manière plus ou moins sensible le nombre des
hématoblastes. La période d'accumulation, ou plutôt

d'augmentation du chiffre absolu des hématoblastes, commence pendant que l'anémie atteint son plus haut degré, et elle annonce nettement la production de nouveaux globules rouges. Bientôt le nombre des hématoblastes devient considérable, le tracé présente une élévation subite et atteint un maximum qui représente près de 3 fois plus d'éléments qu'à l'état sain. L'accumulation des hématoblastes à peine arrivée à son apogée, phénomène qui constitue ce que nous avons appelé la *crise hématique*, ne tarde pas à faire place à la 3ᵉ période pendant laquelle le nombre des hématoblastes redevient peu à peu normal.

Cette appellation de crise est d'autant plus exacte que l'accumulation des hématoblastes est toujours un phénomène rapide et temporaire. C'est ce que l'on peut voir non seulement sur les tracés relatifs à nos expériences, mais aussi sur ceux que nous avons recueillis chez l'homme.

Le point le plus élevé, le sommet de la poussée hématoblastique, coïncide avec la première partie de la réparation globulaire ; elle marque en quelque sorte le moment où la production de nouveaux globules acquiert sa plus grande activité. Quant à la ligne de descente, elle est traînante et le même fait se retrouve dans toutes les observations analogues. Le retour à l'état normal est d'ailleurs d'autant plus lent et plus difficile que l'hémorragie a été plus abondante.

Ces considérations sur les variations du nombre absolu des hématoblastes sont déjà très intéressantes. Cependant pour se rendre un compte plus exact des modifications quantitatives des éléments colorés du sang, il ne faut pas s'en tenir aux valeurs absolues. Il est nécessaire d'établir le rapport entre les globules rouges et les hématoblastes.

C'est ce que nous avons fait pour un certain nombre de nos observations et en particulier pour la XXXVIᵉ. Nous avons représenté sous la forme d'un 4ᵉ tracé, que nous désignons sous la lettre R', le rapport entre les hématies et les hématoblastes N/H. Ce tracé, qui offre, comme nous le verrons dans la suite de ces leçons, un intérêt considérable, permet de faire quelques remarques nouvelles et complémentaires.

A l'état normal le rapport entre les globules rouges et les hématoblastes est ici de 20, c'est précisément le même que chez l'homme. Déjà pendant la période d'anémie, alors que le nombre absolu des hématoblastes diminue, ce rapport indique une augmentation relative de ces éléments. (Voir les chiffres du tableau, colonne R', et la courbe, p. 252 et 253.)

Ainsi la saignée trouble immédiatement le rapport physiologique qui existe entre les globules rouges et les hématoblastes ; les premiers diminuent dans une proportion plus grande que les seconds. Ce défaut de proportionnalité s'accentuant progressivement, bien qu'il arrive à son summum au moment à peu près où le chiffre absolu des hématoblastes est le plus élevé, indique en quelque sorte que la crise hématique se trouve préparée de longue main. La suractivité dans la formation des éléments du sang suit de près la première hémorragie, fait capital qui nous montre la rapidité avec laquelle les phénomènes d'évolution sont suscités dans le sang et qui sera mis encore plus en évidence lorsque nous nous occuperons de la transfusion.

Quant au moment où les hématoblastes atteignent leur plus haut chiffre, il varie nécessairement suivant diverses circonstances. Cependant il nous a paru dépendre surtout de l'état de santé et de vigueur des animaux. Quelques-uns de nos chiens, malgré les mauvaises conditions hygiéniques dans lesquelles ils se trouvaient placés, ont montré une aptitude remarquable à la rénovation de leur sang, un pouvoir de sanguification considérable. Nous signalerons particulièrement sous ce rapport le chien de l'expérience XXXVIII auquel on pratiqua des saignées moyennes coup sur coup. Dès le lendemain de la 1re saignée, le nombre des hématoblastes atteignait son maximum et il restait très élevé pendant tout le cours de la réparation sanguine.

Les chiens de race nous ont paru posséder sous ce rapport des qualités exceptionnelles.

Pendant que se produisent ces variations *quantitatives*, on constate aussi des modifications *qualitatives* des hématoblastes aussi bien que des globules rouges.

Vous ne pourriez suivre ces transformations des hématoblastes, si je ne vous indiquais, au préalable, d'une manière succincte leurs caractères anatomiques et physiologiques, que j'ai exposés avec détails dans les *Archives de physiologie* (1878-1879)[1].

Les hématoblastes sont des corpuscules très petits, ayant chez l'homme environ $3\,\mu$ à $3\,\mu,5$ en moyenne. Ils sont pâles ou très faiblement colorés ; les plus petits sont habituellement incolores. Discoïdes et biconcaves comme les globules rouges, ils se déforment avec une facilité extrême et présentent, par suite, très fréquemment des prolongements de formes diverses, des festons plus ou moins prononcés sur les bords (1).

Particularité très importante à connaître : ils s'altèrent avec une grande rapidité ; ce qui explique pour quelle raison ils n'ont été vus avant mes recherches que sous une forme plus ou moins modifiée. Dès qu'ils sortent des vaisseaux ils subissent des altérations physico-chimiques qui ont des rapports très étroits avec la coagulation. On peut cepen-

---

(1) En dehors de mon mémoire des *Archives de physiologie*, on peut consulter, sur cette question une note publiée, depuis que cette leçon a été faite, dans la *Gazette médicale de Paris*, n° 34, 1881.

dant les étudier facilement dans le sang pur, en retardant la coagulation à l'aide du froid (une température
voisine de 0° est celle qui convient le mieux) (*fig.* 26). Pour

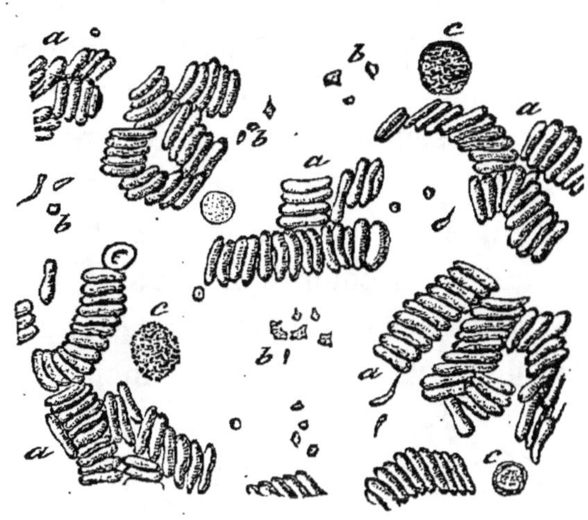

Fig. 26.

a. Sang humain pur, examiné à la température de 0°.
b. Piles formées par les globules rouges.
c. Globules blancs.

en faire une étude plus complète il est nécessaire de les
fixer dès qu'ils sortent des vaisseaux à l'aide de différents réactifs.

Après les hémorragies et toutes les fois, d'ailleurs,
qu'ils s'accumulent dans le sang, les hématoblastes tendent à augmenter de volume. Je conseille de les étudier
dans ces circonstances sur des préparations faites par dessiccation rapide. On remarque alors, au milieu des hématoblastes devenus plus nombreux, des éléments relativement
volumineux, à bord plus épais que les hématoblastes les
plus jeunes, réfractant plus fortement la lumière et contenant souvent déjà une quantité plus notable d'hémoglobine.

Dans le sang pur, ces hématoblastes d'une phase évolutive plus avancée se reconnaissent facilement à leur plus
grande résistance ; ils s'altèrent moins rapidement que
les autres. Lorsqu'ils font partie d'un amas on les distin-

gue encore au bout de quelque temps, alors que les autres sont déjà confondus en une masse commune plus ou moins granuleuse, et quand ils sont prédominants dans ces amas, ceux-ci prennent un aspect mûriforme tout particulier.

On peut voir ainsi, dans le sang pur, au moment de la crise hématique, des amas d'hématoblastes quelquefois considérables, qui ressemblent à de petites perles grisâtres engluées dans une matière visqueuse. Ces petits corpuscules peuvent être étudiés après la coagulation du sang par lavage à l'eau et coloration à l'aide de la fuchsine. On obtient alors des éléments analogues à ceux qui sont représentés figure 27 et qui proviennent d'une pré-

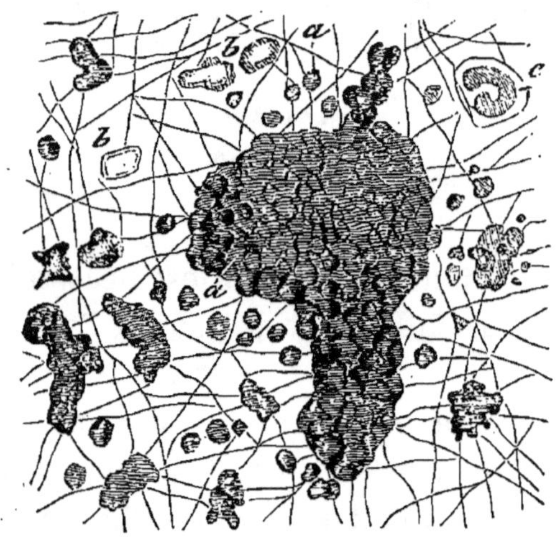

Fig. 27.

Préparation du réticulum le jour de la crise hématique. (22 juillet. Obs. I.)
a. Amas d'hématoblastes.
a″ Hématoblastes isolés.
b. Stromas de globules rouges.
c. Globule blanc.

paration faite le 22 juillet dans le cas de métrorragie dont nous avons donné plus haut (p. 268) l'observation[1].

Les hématoblastes existent dans le sang de tous les vertébrés. Chez ceux dont les hématies ont un noyau incontestable, ils sont également nucléés et comme ils sont

[1] CXXX.

incolores, ou bien comme ils perdent la faible quantité d'hémoglobine qu'ils contiennent peu de temps après leur sortie des vaisseaux, ils ont été confondus et ils le sont encore aujourd'hui avec les globules blancs. Mais après les pertes de sang, on voit apparaître chez les ovipares, aussi bien que chez les animaux supérieurs, des hématoblastes plus persistants et plus colorés qui représentent, comme chez ces derniers, des éléments intermédiaires entre les hématoblastes et les globules rouges.

En effet, tandis qu'on observe ces particularités du côté des hématoblastes, les hématies présentent également des modifications intéressantes.

Dans le sang normal, il y a toujours des hématies de grande, de moyenne et de petite taille. Parmi ces dernières il en est de si exiguës que leur diamètre est le même que celui des hématoblastes. On voit même assez souvent des hématoblastes (surtout dans les préparations faites par dessiccation) qui ont un diamètre plus grand que ces très petites hématies auxquelles j'ai donné le nom de globules nains. Malgré cette extrême petitesse, ces globules nains diffèrent nettement des hématoblastes par ce fait très important que, dans le sang pur, ils sont persistants comme les autres globules rouges et qu'ils ne se groupent pas avec les hématoblastes pour faire partie constituante du réticulum au moment de la coagulation du sang. En outre, ces globules nains sont plus épais et plus colorés que les hématoblastes, et dans le sang normal ils sont habituellement aussi colorés que les globules adultes. Ils diffèrent cependant encore un peu de ces derniers ; car ils se réunissent rarement à eux dans le sang pur au moment de la formation des piles, restent plus volontiers isolés dans les espaces plasmatiques, et se transforment facilement en microcytes.

Or, ces globules nains, rares à l'état normal, deviennent relativement très abondants à la suite des pertes de sang. Ils présentent un diamètre très variable et l'on peut passer insensiblement depuis le plus petit jusqu'au globule rouge adulte. De plus, beaucoup d'entre eux sont pâles, moins riches en hémoglobine que les globules nains normaux ou que les globules rouges voisins et alors les éléments du sang représentent toute une chaîne évolutive dont on se rend difficilement compte dans le sang physiologique et qui est ici d'une facile constatation. Les mêmes faits s'observent chez les ovipares ; les éléments plus allongés, plus petits, pâles et à gros noyaux, que Golubew a décrits chez la grenouille, et que M. Vulpian a fait apparaître chez cet animal après de fortes hémorragies, sont les analogues des globules nains des animaux supérieurs, éléments qui sont, croyons-nous, les intermédiaires entre les hématoblastes et les hématies.

Cette augmentation des globules nains et des petits globules a pour conséquence naturelle une diminution dans les dimensions globulaires moyennes. Aussi, quand bien même la proportion d'hémoglobine contenue dans les hématies reste proportionnelle au volume des éléments, il en résulte un abaissement dans la valeur individuelle des globules, que je désigne pour la commodité des descriptions, par la lettre G. Ce fait est très sensible dans toutes les hémorragies, même à la suite des règles, où, contrairement à ce qu'on pourrait admettre *à priori*, le nombre des globules rouges, en y comprenant les globules nains, s'élève.

Mais ce n'est pas tout. Dans un grand nombre de cas, les globules rouges adultes sont plus ou moins décolorés ; sinon tous, comme dans les anémies chroniques, du moins un certain nombre d'entre eux. Alors la richesse globulaire des hématies adultes tombe au-dessous de la normale, et la valeur moyenne des globules en hémoglobine diminue d'une manière très accusée.

Communément, dans les hémorragies répétées chez

l'homme, la valeur de G tombe aux environs de 0,50, parfois au-dessous; en d'autres termes les globules ont une valeur moitié moindre que les globules sains.

C'est là un fait extrêmement remarquable, dont les auteurs n'avaient tenu aucun compte, et qui doit modifier d'une manière absolue nos idées sur ce que devient le sang à la suite des hémorragies. Vous voyez qu'en se bornant au dénombrement des globules, comme on l'a fait jusqu'à ce jour, on ne peut avoir de la réparation du sang qu'une notion fort imparfaite.

Chez l'homme, j'ai eu assez souvent l'occasion d'étudier les fluctuations de la valeur de G à la suite des pertes de sang, mais rarement dans des cas de perte unique et de peu de durée. Quand cette occasion s'est présentée, j'ai constaté que la réparation sanguine se fait aisément, surtout lorsque ces pertes ont lieu chez des individus bien portants, et que les modifications dans la valeur des hématies en contenu hémoglobique sont peu sensibles. Vous en avez un exemple dans le cas rapporté plus haut (obs. III). La métrorragie était récente, et bien qu'elle ait été assez abondante, la valeur globulaire G n'est pas descendue sensiblement au-dessous de la normale. (Voir les tracés, *fig.* 24, p. 269.)

Il est permis de penser qu'à la suite des hémorragies traumatiques, se faisant en une seule fois ou même en plusieurs, dans un court espace de temps, chez l'homme sain, la valeur globulaire est encore moins affectée. Il serait facile d'entreprendre dans les services de chirurgie des recherches dans cette direction; elles auraient une grande importance au point de vue de la physiologie des pertes de sang.

Dans la plupart des cas que j'ai observés, les hémorragies étaient multiples, plus ou moins espacées et souvent liées à une affection générale ou organique (purpura, scorbut, métrorragies répétées, cancer de l'utérus, etc.).

La valeur globulaire était alors très inférieure à la normale. Vous en avez deux exemples dans les observations rapportées plus haut et qui ont trait à des cas de métrorragie prolongée sans affection organique de l'utérus. Dans l'observation de L. C. la valeur globulaire est tombée à 0,45 (*fig.* 24) ; dans la seconde, elle est descendue jusqu'à 0,40 (*fig.* 25).

Permettez-moi d'insister encore sur certaines particularités très intéressantes que présente le contenu hémoglobique à la suite des pertes de sang. Ce n'est pas au moment où les globules rouges diminuent de nombre que leur richesse en hémoglobine s'abaisse le plus ; ce n'est pas au moment de l'anémie maximum qu'on observe cette chute de la valeur G. Tout au contraire, c'est alors que le sang est en pleine voie de réparation, au moment où se fait une poussée globulaire intense, que ces éléments hâtivement produits sont à la fois plus petits et moins colorés. Ils sont en somme *plus jeunes*. Il semble que l'économie ne puisse leur fournir immédiatement les matériaux nécessaires à leur développement parfait, notamment l'hémoglobine, de sorte qu'en cas d'hémorragies multiples chaque nouvelle perte de sang est suivie d'abord d'un abaissement des globules sans modification sensible de la valeur de G, puis d'une multiplication des hématies, coïncidant avec un abaissement plus ou moins notable de leur richesse en hémoglobine.

Il est intéressant de faire remarquer encore que, dans les cas où ces hémorragies conduisent, par suite de leur fréquence, à une anémie excessive, la valeur globulaire se rapproche de la normale et parfois même la dépasse. Cette contradiction apparente ne résulte pas d'un défaut d'altérations globulaires ; les globules rouges sont au moins alors aussi altérés que dans les anémies de plus faible intensité. Il survient ici un fait particulier que l'on retrouve d'ailleurs dans les anémies d'origine non traumatique, quand elles sont très accentuées. Je veux parler de l'hypertrophie relative des globules rouges. Les grands globules rouges deviennent de plus en plus nombreux et quelques-uns acquièrent même de telles dimentions que j'ai cru devoir leur donner le nom de géants. Ces globules géants peuvent être dans certains cas assez nombreux pour que, malgré la décoloration d'un certain nombre d'hématies, la valeur individuelle des globules G (qui est une moyenne) se rapproche de la normale ou la dépasse. Il semble que dans ces faits, caractérisés par une extrème diminution du nombre des hématies, ces éléments aient une survie plus longue et atteignent par suite un plus grand diamètre. En tout cas, quand les pertes cessent et que les globules se multiplient, on voit survenir plus ou moins rapidement des formes plus petites et des globules nains ; de sorte que la valeur globulaire G diminue pendant que le sang se répare.

Ces particularités montrent que cette valeur globulaire ne donne pas à elle seule la mesure de l'altération des globules, et il sera utile de se rappeler qu'elle résulte à la fois des dimensions des hématies et de leur contenu en hémoglobine.

Après avoir recueilli ces données sur l'homme, j'ai cru utile d'étudier ces mêmes phénomènes, ce même processus, chez les animaux. Je vous ai déjà parlé de mes expériences sur les grenouilles, les tritons, les tortues ; toujours j'ai observé à côté des transformations des hématoblastes la décoloration des globules rouges, en un mot une évolution identique à celle que j'avais pu suivre chez l'homme.

Note complémentaire sur les altérations artificielles
des hématies.

La plupart des observateurs confondant les altérations artificielles des globules rouges soit avec des formes anatomiques normales, soit avec des altérations pathologiques, il me paraît utile de donner une description sommaire des modifications de forme et de couleur que peuvent subir les hématies dans les préparations de sang pur faites par les procédés ordinaires et sans les précautions que nous avons recommandées.

On sait depuis longtemps que les globules rouges sont des éléments extrêmement vulnérables. On a d'ailleurs parfaitement décrit les altérations qu'ils subissent en dehors des vaisseaux au contact des agents physiques et chimiques. Peu d'éléments anatomiques ont été autant étudiés à cet égard. On ne devrait donc pas oublier, comme on le fait trop souvent, que, dans une préparation de sang pur, les globules rouges, ou du moins une partie d'entre eux, peuvent être altérés par des causes multiples, parmi lesquelles nous signalerons particulièrement : 1° l'état plus ou moins humide de l'atmosphère ; 2° l'état de malpropreté et d'humidité des lames de verre ; 3° les traumatismes plus ou moins violents, subis par la couche de sang qu'on cherche à étaler en lame mince ; 4° la présence de particules étrangères dans la préparation ; 5° l'état de malpropreté ou d'humidité de la peau au niveau du point où l'on recueille le sang.

Laissant de côté les modifications produites par le froid, la chaleur, l'électricité, les divers réactifs, je m'occuperai uniquement de celles qui résultent des causes particulières que je viens d'énumérer.

La plupart des altérations de forme ou de couleur que nous allons indiquer peuvent d'ailleurs être produites par des causes multiples.

I. Une des déformations les plus fréquentes consiste dans la transformation des hématies en boules sphériques. Le globule rouge est un élément biconcave et la biconcavité constitue un de ses caractères morphologiques essentiels. C'est donc par erreur que certains anatomistes et entre autres M. Ranvier ont admis l'existence dans le sang de deux variétés d'hématies, les biconcaves et les sphériques (*Traité technique d'histologie*, p. 285). Lorsqu'on fait une préparation de sang normal avec les précautions convenables, on n'observe jamais un seul globule sphérique, et lorsqu'on en voit de tels dans une préparation, en recommençant cette préparation avec le même sang, si l'on a soin d'écarter les causes d'erreur que nous venons de signaler, on ne trouve plus que des éléments biconcaves. De même, en ayant soin de fixer à l'aide d'un réactif approprié, le liquide A, par exemple, les globules rouges à leur sortie des vaisseaux, on peut s'assurer que tous les éléments sont biconcaves.

Nous devons donc considérer la forme sphérique comme une forme anomale.

La *transformation sphérique* ou *vésiculeuse* des hématies constitue un groupe d'altérations importantes qui comprend deux variétés principales. La première est constituée par des hématies sphériques et foncées ; la seconde par des hématies sphériques et pâles.

Les hématies de la première variété se présentent sous la forme de boules sphériques plus petites que les hématies normales ; elles sont sensiblement plus colorées que les globules discoïdes et entourées d'un cercle noirâtre. Elles répondent alors aux éléments décrits par Masius et Vanlair[1] sous le nom de *microcytes* et caractérisent, depuis le travail de ces auteurs, la microcythémie. S'il existait réellement à l'état physiologique des hématies sphériques, la microcythémie ne serait que la conséquence de la surabondance, dans certains cas pathologiques, d'une variété d'éléments rares à l'état normal. La coloration foncée n'est, en effet, que la conséquence de la transformation sphérique, qui fait prendre en même temps à l'élément un plus petit diamètre et une épaisseur plus grande.

[1] CXXVI.

Mais cette déformation à laquelle on a attaché une certaine importance en anatomie pathologique préexiste-t-elle dans le sang en circulation ? J'examine et fais examiner par mes élèves, presque tous les jours depuis 6 ans, du sang emprunté à des malades atteints d'affections très diverses, et cependant je n'ai pas encore rencontré un seul cas de microcythémie. Dans le sang pathologique comme dans le sang normal, toutes les fois que j'ai vu des microcytes, il m'a suffi de faire une nouvelle préparation de sang avec plus de soin pour empêcher l'apparition de ces prétendus éléments pathologiques. En fixant dans ces cas les éléments en question avec le liquide A, j'ai toujours vu les globules rouges, quelque déformés et décolorés qu'ils fussent, présenter la biconcavité. Dès lors il est facile de comprendre ces prétendus cas de microcythémie transitoire, observés par quelques auteurs (Litten[1], Lépine[2]). Cependant, dans trois cas d'anémie extrême, sur des malades presque à l'agonie, j'ai vu quelques très rares globules rouges se transformer en boules, malgré toutes les précautions prises pour l'examen dn sang.

En fixant les éléments par le liquide A, ces globules extrèmement altérés étaient constitués par plusieurs boules sphériques comme si l'hémoglobine s'était fragmentée à l'intérieur d'un stroma unique ; ils étaient d'ailleurs très peu nombreux.

Je suis donc persuadé, quant à présent, que toute l'histoire de la microcythémie repose sur des erreurs d'observation. Cette transformation des hématies, quoique artificiellement produite, n'en est pas moins intéressante pour le physiologiste et pour le médecin, puisqu'elle atteint surtout, ainsi que j'ai déjà eu l'occasion de le montrer, les globules rouges jeunes, c'est-à-dire les globules nains et les petits globules rouges[3].

[1] CXXXI. — [2] CXXV. — [3] CXXXII.

La transformation des hématies en éléments sphériques et pâles est également très commune bien qu'elle ait été plus rarement signalée. Dans ce cas les éléments qui deviennent vésiculeux perdent en même temps une partie de leur hémoglobine et, par suite, sont moins colorés que les globules normaux.

Ils se présentent sous l'apparence d'une vésicule pâle, jaunâtre ou légèrement verdâtre, à contour effacé, ayant une dimension variable, tantôt plus petite, tantôt plus grande que celle des hématies normales. Quelques-unes de ces hématies restent en cet état un temps plus ou moins long; d'autres, au contraire, sont en voie de dissolution progressive, car elles pâlissent de plus en plus, puis disparaissent. Cette disparition complète n'est qu'apparente. Elle n'en impose que lorsque les hématies ayant perdu leur hémoglobine sont isolées dans le plasma. La partie protéique et insoluble de la vésicule, appelée stroma, étant très peu réfringente devient invisible dans ces conditions. Mais il est intéressant de faire remarquer qu'il n'en est pas ainsi dans les cas où l'élément fait partie constituante d'une pile d'hématies, ou bien lorsqu'après la dissolution de l'hémoglobine plusieurs globules normaux viennent se grouper autour de lui.

La présence de la vésicule décolorée est alors rendue manifeste par l'interposition d'une boule ou plutôt d'un espace sphérique qui maintient écartées les hématies et déprime en creux celles d'entre elles qui lui sont contiguës. Cette boule, condensant légèrement la lumière, produit même un effet particulier d'éclairage latéral des éléments qui la touchent.

Pour faciliter les descriptions, nous proposerons de désigner sous le nom de *chlorocytes* les vésicules ayant perdu une partie seulement de leur matière colorante et sous le nom d'*achromacytes* celles qui sont complètement décolorées.

Lorsqu'au moment de faire une préparation de sang pur, on souffle avec la bouche soit sur le sang, soit sur la lame de verre où on le dépose, il se produit toujours un certain nombre de microcytes et de chlorocytes. Parmi ces derniers , quelques-uns continuent à perdre leur hémoglobine et se transforment au bout d'un certain temps en achromacytes. De même lorsqu'une préparation contient un corps étranger retenant un peu d'humidité, on trouve autour de lui un certain nombre de ces hématies modifiées.

L'humidité joue donc un rôle évident dans la production de ces altérations, mais le traumatisme peut à lui seul produire l'état vésiculeux et la dissolution de l'hémoglobine, de sorte qu'en soumettant, à l'aide de divers moyens, les hématies à une compression plus ou moins forte, un observateur anglais, Norris[1], a pu faire apparaître un nombre variable d'achromacytes, produits artificiels dans lesquels il a eu la singulière idée de voir les formes primitives des globules rouges.

Ces achromacytes sont, au contraire, ainsi qu'il est facile de s'en rendre compte, des hématies dont il ne reste plus que la mince enveloppe insoluble.

Ces altérations des globules rouges ne sont pas absolument sans intérêt au point de vue anatomo-pathologique. Dans certains cas morbides, en effet, les hématies paraissent en quelque sorte prédisposées à se transformer en microcytes, et dans d'autres, elles prennent très facilement hors des vaisseaux l'apparence de chlorocytes ou même d'achromacytes.

J'ai observé cette vulnérabilité particulière des hématies chez des malades atteints d'une de ces affections graves (fièvre typhoïde, variole hémorragique, pneumonie typhoïde, etc.) dans lesquelles le sang présente habituel-

[1] CXXXIII.

lement les caractères dits du « *sang dissous* ». Dans quelques cas même, la présence d'achromacytes dans des préparations faites avec le plus grand soin m'a conduit à admettre que cette altération pouvait se produire dans le sang
en circulation, et avant l'action des agents extérieurs.
Mais ces cas ont été si exceptionnels que je dois encore
faire sur ce point quelques réserves. Quoiqu'il en soit,
la présence d'acromacytes au milieu de globules rouges
empilés, dans une préparation de sang pur, faite avec le
plus grand soin, a une certaine signification pathologique,
et indique tout au moins une solubilité anomale de l'hémoglobine.

II. Au nombre des modifications artificielles dont nous
nous occupons, on doit encore ranger les altérations de
forme dues à la production de pointes à la surface des globules et de festons ou crénelures sur leur bord. La première altération, connue sous le nom d'état *mûriforme*
ou épineux, consiste dans la production de petits cônes
plus ou moins pointus et nombreux sur toute la surface
de l'hématie.

Ces élevures se montrent tantôt sur des hématies qui
ont conservé leur forme discoïde et biconcave, c'est le
cas le plus rare ; on a alors le globule rouge épineux
proprement dit. Tantôt elles se produisent sur des éléments devenus déjà vésiculeux, ce qui donne lieu aux
microcytes épineux et aux *chlorocytes épineux.*

Le mode de production de ces pointes n'est pas encore
bien connu ; mais il est parfaitement établi que les
globules fraîchement sortis des vaisseaux et n'ayant
pas subi l'action des agents extérieurs ont toujours une
surface lisse. On peut donc affirmer que les globules épineux, vésiculeux ou non, foncés ou en partie décolorés,
sont des produits artificiels, et cependant la plupart des
auteurs les signalent avec soin dans leurs descriptions
anatomo-pathologiques. Bien plus, on a pris quelquefois

pour des altérations réelles les modifications profondes, et les ruptures produites par un traumatisme plus ou moins violent. Quand, par exemple, un des points d'une préparation de sang pur a été le siège d'une forte compression, par suite de l'application de la pointe d'une aiguille sur la lamelle couvre-objet, un certain nombre d'hématies se fragmentent et chacun de ces fragments se transforme en une boule lisse ou épineuse, tantôt fortement colorée, le plus souvent pâle. La préparation paraît alors contenir en un point de nombreux microcytes ou chlorocytes, et il est certain que ces débris de globules ont été pris par des observateurs pour des hématies pathologiques. Enfin je signalerai encore l'aplatissement des hématies engagées dans un espace d'une épaisseur moindre que la leur, aplatissement s'accompagnant d'une diminution très sensible de la coloration, comme une circonstance qui a pu ou pourrait faire croire indûment à la présence dans le sang de globules géants et décolorés.

Quant à l'état crénelé, il m'a été facile d'en trouver l'explication. Au moment où le sang pur, étalé en couche mince, se coagule, un certain nombre de filaments de fibrine adhèrent à la périphérie des globules rouges. Lorsque les piles de globules rouges se désagrègent sous l'influence du moindre ébranlement de la préparation, quelques-uns de ces filaments, avant de se rompre, exercent une traction sur le bord des globules rouges auxquels ils adhèrent et déterminent ainsi la formation de petites dents ou festons qui caractérisent l'état crénelé.

Voilà donc encore une modification qui n'a pas de signification pathologique.

Cependant les globules rouges ne conservent pas toujours chez les malades leur configuration normale. Il existe un certain nombre de déformations non artificielles qui atteignent les hématies avant leur issue des vaisseaux et constituent de véritables altérations pathologiques. Mais ces altérations, qui s'observent surtout dans l'anémie prononcée, ont ceci de particulier qu'elles ne portent aucune atteinte à la biconcavité.

16ᵉ LEÇON

Sommaire : Modification de la valeur globulaire après les hémorragies.
— Exposé général de la réparation sanguine. — Théorie allemande et
italienne qui attribue l'hématopoïèse à la moelle osseuse et à la rate. —
Hématoblastes nucléés de Neumann. — Des lésions de la moelle osseuse
après les pertes de sang.

Messieurs,

En étudiant dans notre dernière leçon les altérations
globulaires qui succèdent aux émissions sanguines, nous
avons pu les rapporter à une perturbation dans l'évolution physiologique du sang. Pour se rendre compte des
conditions du phénomène, il était utile de chercher à le
reproduire expérimentalement. C'est ce que nous avons
entrepris.

Mes premières expériences sur le chien, faites au Mu-
séum, remontent à 1877 ; elles sont du reste rapportées
dans la thèse de M. Kirmisson[1].

Un jeune chien, pesant 8ᵏ,900, est soumis à une série
de pertes sanguines. Le 14 juillet, saignée de 220 grammes, le 16, application de sangsues qui tirent 50 grammes.
Le 18 juillet, saignée de 260 grammes ; le 28, application de sangsues qui tirent 50 grammes. Enfin le
30 juillet et le 1ᵉʳ août, application de sangsues qui
tirent 40 et 60 grammes de sang. Le chien avait perdu
en tout 690 grammes, soit le $\frac{1}{13}$ environ du poids du
corps, en 18 jours.

Le 2 août, au lieu de 5 240 000 globules, chiffre initial,
on n'en trouve plus que 3 162 000 ; mais, chose remar-

[1] LXIII, p. 50.

quable, la valeur de G est restée à 0,80, ce qu'elle était au début de l'expérience.

J'ai repris ces recherches, pour le cours actuel, en ayant soin de relever, à l'aide de la chromométrie, la valeur de G à chaque examen du sang.

Dans les cas de faibles pertes sanguines, je n'ai trouvé que des variations peu importantes, irrégulières de 1,2,3, jusqu'à 5 0/0 ; elles n'ont aucune valeur absolue à cause des erreurs possibles.

Dans les hémorragies plus importantes, la valeur de G, après des fluctuations irrégulières, baisse dans des proportions plus notables, de 5 à 10 0/0, au moment où le chiffre des globules rouges se relève. Toutefois, d'une manière générale, l'influence des saignées uniques sur la richesse en hémoglobine ne m'a pas paru très accusée.

Il en est autrement dans les *saignées multiples*. Lorsqu'elles sont faites coup sur coup, ou dans un court espace de temps, de manière à produire des effets analogues à une forte saignée unique, la valeur de G, peu modifiée au début, tombe, dans la proportion de 10 à 18 0/0, au moment où se fait la réparation du sang.

Lorsque les saignées sont très espacées, quand les nouvelles pertes de sang sont effectuées au moment où cette réparation a déjà commencé, on constate une diminution considérable de la valeur de G.

C'est en procédant ainsi que, chez un chien, nous avons pu obtenir un sang tout à fait analogue à celui des anémies chroniques.

Exp. XXXIX. Chien terre-neuve d'environ 28 kilogrammes. 4 saignées en 29 jours de 1 000^{cc}, 800^{cc}, 600^{cc}, 800^{cc}, en tout 3 200^{cc}, soit environ $\frac{1}{8,5}$ du poids du corps.

Au moment de la dernière saignée le nombre des globules rouges est encore très élevé 6 890 000, mais la valeur G n'est que de 0,35 au lieu de 0,70.

Après cette saignée le nombre des globules rouges descend à 5 225 000 et, quelques jours plus tard, la réparation du sang amenant une augmentation des globules rouges, la valeur G descend jusqu'à 0,33, chiffre le plus bas que nous ayons obtenu dans nos expériences sur le chien.

Il s'est produit un fait analogue chez le chien de l'expérience XXXVII (p. 254) qui après avoir été saigné plusieurs fois, coup sur coup, a été atteint d'hémorragie secondaire au moment où la réparation sanguine avait commencé. De 0,68 la valeur globulaire est descendue brusquement pendant que les globules rouges se multipliaient à 0,60, puis à 0,50 et plus tard encore, au moment où le chiffre des globules rouges est devenu aussi considérable qu'avant les hémorragies, à 0,33 (1).

Il semble donc que l'organisme est en état de faire à la suite d'une seule hémorragie ou d'hémorragies répétées dans un court espace de temps, les frais de la réparation globulaire, sans que le type physiologique des hématies soit sensiblement modifié. Il n'en est plus de même lorsque cette réparation est entravée par de nouvelles pertes; l'effort de sanguification peut encore être considérable et se traduire par une poussée globulaire intense, mais les éléments nouveaux restent imparfaits et sont d'autant plus altérés qu'ils sont plus nombreux. Ainsi l'anémie chronique post-hémorragique chez les deux chiens précédents, et il en a été de même chez d'autres, était nettement caractérisée par un nombre élevé de globules rouges imparfaits dont la valeur globulaire était très faible. J'ajoute qu'en même temps le nombre des hématies était très oscillant et variait d'un jour à l'autre dans de grandes proportions. Nous avons donc pu dé-

____

(1) La dernière partie de l'observation de ce chien n'est pas consignée dans la relation de l'exp. XXXVII.

terminer artificiellement la production d'un état semblable à celui de l'anémie chronique tel qu'on l'observe
chez l'homme. Ce fait très intéressant complète les données que l'observation et l'expérimentation fournissent
sur l'évolution des globules rouges.

Permettez-moi ici, Messieurs, de faire appel à la clinique pour comparer le mode de réparation du sang à la
suite des émissions sanguines, à ce qui se passe dans les
maladies aiguës. Toutes les affections qui entravent la
formation du sang, ou qui entraînent une destruction
globulaire, sont suivies d'une période de réparation analogue à celle qui succède aux hémorragies. A cet égard,
une maladie aiguë, comme la pneumonie, comme une
fièvre éruptive, équivaut à une forte saignée ou mieux à
une série de petites saignées faites coup sur coup. Or, dès
qu'elle touche à sa fin, dès le début de la convalescence,
survient une crise hématique dont le trait le plus saillant
consiste en une poussée d'hématoblastes, qui précède la
formation de nouveaux globules.

J'ai recueilli une trentaine d'observations de ce genre pour
les maladies aiguës, et une vingtaine pour la fièvre typhoïde.

Voici deux tracés qui peuvent être considérés comme
représentant les 2 types principaux de crise hématique.

Le premier concerne un fait de pneumonie franche
sans complication. Outre les modifications des globules
rouges et blancs et de la valeur de G, on y voit que le
3e jour après la défervescence, le nombre des hématoblastes a tout à coup augmenté (de 275 000 au moment
de la défervescence il s'est élevé à 425 000), pour retomber de nouveau deux jours après au chiffre initial.
C'est un exemple de *crise aiguë*, passagère (*fig.* 28).

Le second tracé se rapporte à un cas de fièvre typhoïde
légère. Le nombre des globules rouges ne présente pas
de variations régulières ; toutefois on remarque qu'il s'a-

baisse après la chute de la fièvre et se relève lentement

Pneumonie franche.

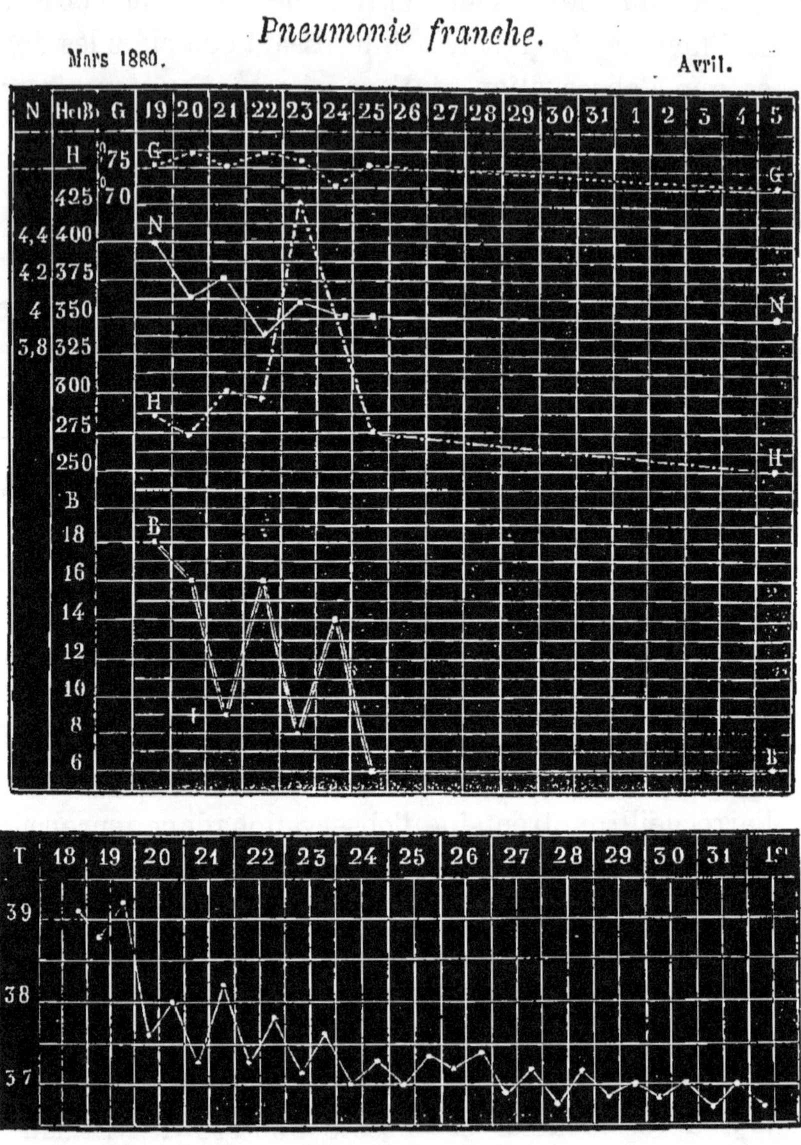

Fig. 28.

+ indique le jour de la défervescence.

pendant les premiers jours de la convalescence (*fig.* 29). Comme pour l'observation précédente, on a rapproché la courbe de la température des tracés représentant les variations des éléments du sang (*fig.* 29, suite).

Les globules blancs tombent à un minimum de 2 600

en quelques jours avant la défervescence, puis augmentent
progressivement, en présentant de grandes oscillations,

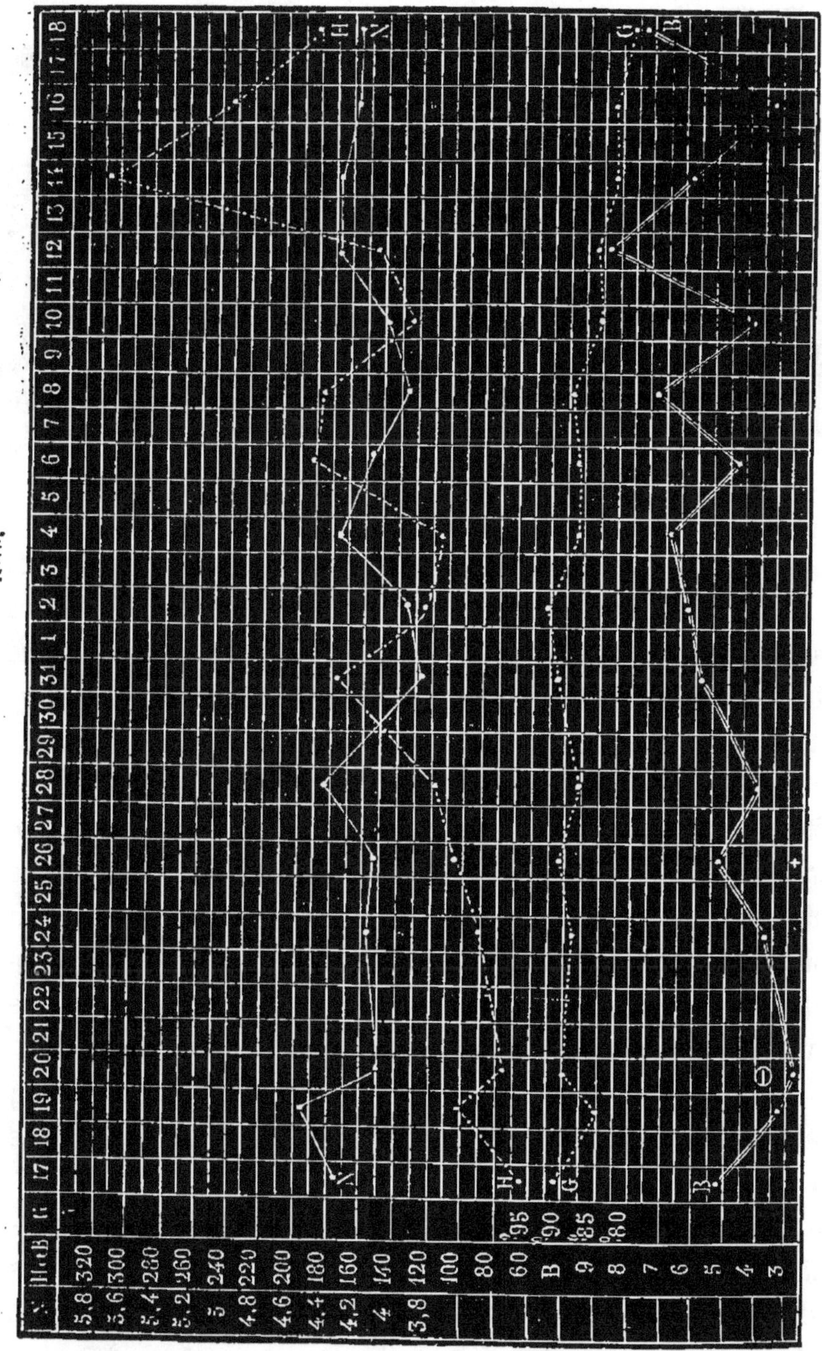

pendant les premiers jours de la convalescence; ils atteignent leur maximum, 9 000, 17 jours après la chute de la fièvre.

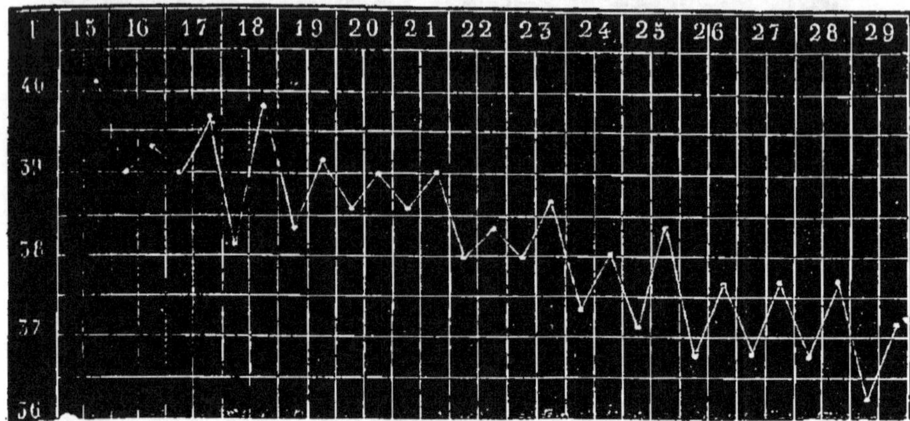

Fig. 29. (*Suite.*)

La courbe des hématoblastes est très intéressante. Ces éléments atteignent un minimum de 62 000 six jours avant la fin de la défervescence ; ils dépassent à peine 100 000 lorsque la fièvre est complètement tombée ; leur ligne offre de grandes oscillations et n'arrive à son summum, 315 000, que 19 jours après que la défervescence a été complète. Quatre jours plus tard, au moment où le malade quitte l'hôpital en pleine convalescence, on ne compte plus que 190 000 hématoblastes ; le sang est encore en pleine période de réparation. C'est un exemple de rénovation sanguine *traînante*, avec crise hématoblastique se faisant par poussées successives.

Malheureusement ces courbes ne sont pas complètes ; car il faudrait suivre la réparation du sang pendant toute la convalescence, à une période où les malades ont généralement quitté l'hôpital. C'est une étude que je recommande à ceux d'entre vous qui pourront fréquenter des asiles de convalescents.

Vous voyez que les faits pathologiques et les données

expérimentales, particulièrement celles qui concernent les hémorragies, établissent un rapport évident entre les hématoblastes et les globules rouges; et nous pouvons, en guise de conclusion, résumer en quelques mots l'évolution des hématies, telle qu'elle peut s'observer dans le sang. Cet exposé est d'autant plus à sa place ici que les hémorragies constituent le meilleur moyen de mettre cette évolution en relief. Sur ces planches vous pouvez suivre toutes ces transformations depuis l'hématoblaste le plus délicat, le plus petit, jusqu'au globule rouge parfait.

Le premier de ces dessins (*fig.* 30) représente les divers types de globules rouges et d'hématoblastes que l'on trouve dans un cas de chlorose.

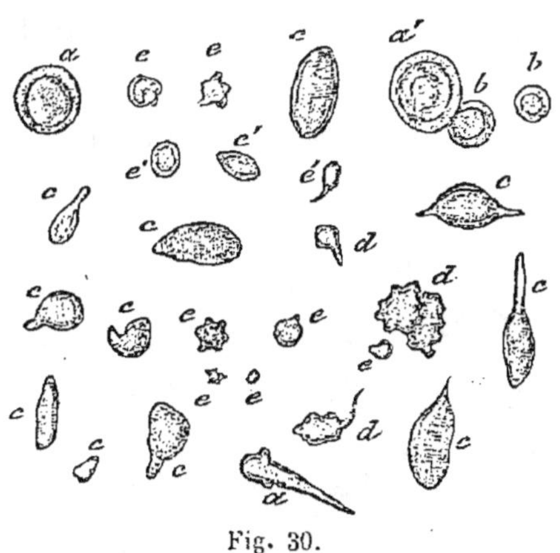

Fig. 30.

Globules rouges et hématoblastes du sang humain desséché dans un cas de chlorose.
a. Hématies adultes de diverses tailles. *a'.* Globule géant.
b. Globules nains non déformés.
c. d. Globules nains déformes, intermédiaires entre les hématoblastes et les hématies.
e. Hématoblastes.
é. Hématoblastes intermédiaires entre les hématoblastes et les globules nains.

L'évolution du sang étant soumise aux mêmes lois aussi bien dans les cas pathologiques que dans les faits expérimentaux, on observe dans la chlorose et [dans les anémies chroniques d'origines diverses les mêmes modifications des éléments du sang. Que l'anémie soit spontanée ou traumatique, toutes les fois que les formes primitives des globules rouges ne se transforment pas rapidement comme à l'état normal en globules adultes et parfaits, qu'il y ait entrave dans la formation des éléments adultes (formation des hématies) ou suractivité dans la production des éléments premiers, le sang présente ces formes inachevées et de passage qui permettent de faire plus aisément qu'à l'état normal l'étude de l'évolution des éléments. Or, dans toutes ces circonstances ce que l'on voit constamment, c'est une accumulation d'hématoblastes plus ou moins développés et de globules nains, de sorte qu'il est facile de constater dans la même préparation tous les types de cette évolution, depuis le plus petit et le plus délicat des hématoblastes jusqu'au globule rouge adulte.

Comparez à ce dessin celui qui représente les éléments du sang du chien rendu anémique par des hémorragies répétées (*fig.* 31) et vous serez frappés de la concordance

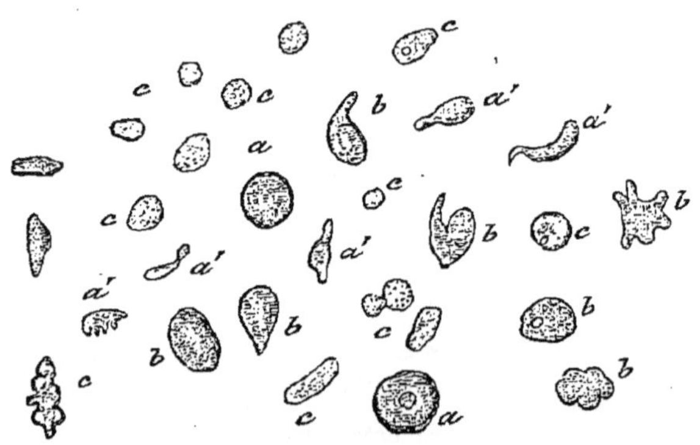

Fig. 31.

Globules rouges et hématoblastes du sang du chien desséché dans un cas d'anémie chronique post-hémorragique.

a. Hématies.
b. Globules nains plus ou moins déformés.
a' Globules nains intermédiaires entre les hématoblastes et les hématies.
c. Hématoblastes à divers degrés de développement.

parfaite entre les faits d'ordre pathologique et les faits expérimentaux. En d'autres termes, comme je vous le disais tout à l'heure, on peut reproduire expérimentalement

un état du sang analogue à celui qui prend naissance
spontanément dans la chlorose.

C'est la marche du phénomène, sa durée, son évolution qui différencient l'un de l'autre ces deux cas
d'origine très différente. Mais tous les deux mettent en
évidence au point de vue physiologique des faits de même
ordre, parce que les globules rouges sont soumis, eu égard
à leur rénovation, aux mêmes lois générales.

Dans l'un et l'autre de ces dessins et dans les préparations histologiques qui vous seront soumises à la fin du
cours, au milieu de ces éléments divers, on peut reconnaître trois types principaux qui se rencontrent souvent
l'un à côté de l'autre : 1° l'hématoblaste pâle, incolore,
délicat, réfractant faiblement la lumière, s'altérant avec
une extrême facilité dès qu'il est sorti des vaisseaux,
tel que je vous l'ai décrit brièvement dans les leçons précédentes (*fig.* 30, *e*; *fig.* 31, *c*).

2° L'hématoblaste plus avancé dans son développement,
plus épais, plus coloré, réfractant par suite plus fortement
la lumière, se rapprochant déjà beaucoup par l'aspect
général du globule rouge légitime. Cet élément est encore
très vulnérable, il se déforme encore facilement après
être sorti des vaisseaux et il prend la même part au processus de coagulation que l'hématoblaste; mais il s'altère
plus lentement que lui et conserve plus longtemps son
individualité dans les amas de sang pur (*fig.* 30, *é*; *fig.* 31,
les plus gros de ceux qui sont marqués *c*).

3° Les globules nains, plus ou moins colorés, souvent
aussi colorés que les adultes et représentant déjà une
hématie légitime complète. Dans les préparations faites
par dessiccation, ces éléments se déforment encore facilement à la façon des hématoblastes, et les plus petits ne
diffèrent de ces derniers éléments que par l'intensité de
leur coloration (*fig.* 30, *d*; *fig.* 31, *a'*).

A défaut des preuves pathologiques que j'ai souvent

invoquées, l'étude des modifications du sang après les hémorragies suffirait pour mettre en lumière d'une manière saisissante la filiation entre les hématoblastes et les globules rouges (1).

J'arrive maintenant à une question délicate, obscure entre toutes, que je ne puis me dispenser d'aborder, car elle est le complément naturel de notre étude sur l'évolution du sang. Nous savons comment se fait cette évo-

(1) M. Pouchet [1] est le seul auteur qui ait vérifié l'exactitude de notre description des hématoblastes chez les animaux supérieurs. Pour les ovipares, il croit encore à la transformation des globules blancs en globules rouges.

Mais tout en acceptant pour les animaux supérieurs notre opinion sur la signification des hématoblastes, il a donné de ces petits éléments une description qui diffère notablement de la nôtre. A son dire, les hématoblastes auraient les mêmes qualités histo-chimiques que le protoplasma des globules blancs ; en grossissant, ils deviendraient des corps ovoïdes, avant de passer à l'état d'hématies. Enfin les globules rouges auxquels j'ai donné le nom de globules nains seraient non des hématies jeunes, mais des hématies en voie de régression. Chacune de ces assertions me paraît inexacte.

En premier lieu, les réactions des hématoblastes, absolument distinctes de celles des leucocytes, se rapprochent au contraire de celles des globules rouges.

En second lieu, l'apparence ovoïde n'existe pas en réalité ; comme les hématoblastes sont relativement très petits, lorsqu'ils nagent dans un liquide, ils sont animés d'une sorte de mouvement brownien, et ils se voient tantôt à plat, tantôt de champ ou sous une légère obliquité. Dans ces deux derniers cas seulement, ils ont l'apparence ovoïde ou en grains de riz prise pour une forme propre par M. Pouchet.

C'est toujours, ainsi que nous l'avons déjà dit, dans les cas où le sang se répare, ou bien encore dans ceux où la formation des hématies est languissante, qu'on voit augmenter le nombre des globules nains, comme celui des hématoblastes intermédiaires. C'est lorsque le sang se rapproche du type physiologique que les globules nains disparaissent. Il est donc impossible d'attribuer à une usure exagérée des globules rouges des éléments qui apparaissent au moment de toute rénovation sanguine, et sont suivis ou accompagnés, dans ces cas, d'une augmentation des globules rouges.

Tout au contraire de M. Pouchet, nous croyons que les plus grands globules sont les plus anciens ; mais leur mode de destruction ne nous est pas connu.

[1] CXXXIV.

lution ; reste à savoir quel est le *point de départ de la ré-paration sanguine, quels sont les organes formateurs du sang*.

Je ne puis évidemment entrer ici dans de longs détails ni reproduire toutes les discussions que cette étude a soulevées. Mais comme les recherches récentes, faites en Allemagne et en Italie, sont peu connues de vous, il me paraît indispensable de vous présenter sinon l'exposé complet, du moins un simple résumé de l'état actuel de la question.

J'ai déjà eu l'occasion de vous rappeler que pendant longtemps la majorité des physiologistes admettaient la transformation directe des globules blancs en globules rouges.

Cette théorie tend aujourd'hui à être abandonnée. On ne croit plus guère à la transformation directe des leucocytes ; mais on admet que les globules rouges proviennent de l'évolution successive, dans les organes hématopoiétiques, d'éléments particuliers décrits par Neumann [1], Bizzozero [2] et récemment par Rindfleisch [3], dans la moelle osseuse. Ce sont les *globules rouges à noyau*, hématoblastes de Neumann. Il faut être prévenu que le nom d'hématoblaste a été donné à trois éléments différents : aux cellules colorées à noyau de la moelle osseuse (Neumann) ; à certaines cellules vaso-formatrices de l'embryon (Wizzozky) ; aux éléments du sang que je considère comme les formes jeunes des hématies. Pour que vous ne confondiez pas les éléments colorés de la moelle des os avec ceux du sang, je les désignerai sous le nom d'*hématoblastes nucléés*.

J'ai vérifié l'exactitude, sur les points principaux, des descriptions de Neumann et de Bizzozero. La moelle osseuse contient, en effet, des éléments colorés par l'hémoglobine ; répartis irrégulièrement, ils sont surtout abon-

____

[1] CXXXV. — [2] CXXXVI. — [3] CXXXVII.

dants dans la moelle rouge, et, par suite, dans la moelle
fœtale. Il est assez difficile de les étudier ; car, d'une part,
ce tissu est tellement riche en cellules que, lorsqu'on en
dilacère un fragment sous le microscope, on isole avec
peine les cellules colorées ; et, d'autre part, ces cellules
sont tellement altérables, qu'elles perdent souvent dans
les réactifs leur aspect normal et leur contenu en hémoglobine, alors même qu'on emploie comme véhicule le
sérum du sang d'un animal de la même espèce. Aussi
M. Robin ayant étudié la moelle à l'aide de l'eau et de
l'acide acétique n'a-t-il pu voir ces cellules que sous une
forme altérée ; car elles constituent, très probablement, les
éléments auxquels cet auteur a donné le nom de médullocelles [1].

Si nous prenons comme exemple de notre description
la moelle du lapin, c'est dans le sérum du sang de cet
animal que nous pourrons le mieux nous rendre compte
de l'aspect naturel des hématoblastes nucléés. Ils se présentent sous l'apparence d'un globule sphérique ou légè-
rément irrégulier, nettement coloré par de l'hémoglobine,
mais plus faiblement que les hématies. Tandis que ces
dernières restent intactes dans le sérum ou deviennent
mûriformes, les hématoblastes nucléés s'altèrent assez rapidement. Ils semblent formés de deux parties ; l'une,
périphérique et colorée, se plisse, se rétracte et tend à
énucléer la partie centrale, c'est-à-dire le noyau, entouré
parfois d'une faible quantité de matière granuleuse. On
dirait une cerise dont on exprime le noyau en comprimant le fruit entre les doigts.

D'autres éléments moins déformés pâlissent et, pendant qu'ils perdent une partie ou la totalité de leur matière colorante, ils laissent apercevoir un noyau relativement volumineux, sphérique, réfractant assez fortement
la lumière, tantôt grisâtre ou à peine verdâtre, parfois

[1] CXXXVIII.

nettement jaunâtre, comme si l'hémoglobine s'était réfugiée autour de lui. Ce noyau est souvent entouré de quelques granulations.

On ne trouve, dans ce genre de préparation, qu'un très petit nombre d'éléments nucléés, non déformés, ou à peine altérés. Ce sont les plus riches en hémoglobine; souvent ils sont assez colorés pour qu'il soit difficile d'y voir le noyau. Enfin, quelques noyaux sont devenus libres ou le deviennent sous les yeux de l'observateur, et ils constituent ainsi les éléments que M. Robin a décrits sous le nom de médullocelles de la variété noyau. Autour de ces noyaux paraissant libres, on aperçoit souvent une très petite quantité de protoplasma incolore ou légèrement teinté. Les noyaux vus dans ces conditions sont, en général, très réfringents, brillants, homogènes, ou très légèrement granuleux; ils ne laissent pas voir de nucléole.

Les hématoblastes nucléés ainsi étudiés ont à peu près les mêmes dimensions que les globules rouges, mais presque toujours ils sont plus petits.

Dans une préparation où les globules rouges mesuraient 7μ,5, les petits hématoblastes nucléés colorés avaient en moyenne 6μ,2 et les grands 7μ,25; le noyau mesurait de 4μ,5 à 5μ.

Cette rapide description montre que, même dans un milieu qui convient aux globules rouges, les cellules colorées de la moelle des os s'altèrent sensiblement.

Les altérations qui se produisent ainsi permettent de reconnaître qu'elles sont formées : 1° d'un corps protoplasmique dont la partie externe plus colorée et plus homogène tend à prendre l'aspect d'un stroma analogue à celui d'un globule rouge ; et 2° d'un noyau relativement volumineux. Mais, pour acquérir une notion plus complète de ces éléments, il est nécessaire de les soumettre à l'influence de réactifs divers.

Je n'entrerai pas dans le détail des recherches multipliées que j'ai faites sur ce sujet, je me bornerai à vous en énoncer les conclusions.

Les hématoblastes nucléés de la moelle des os sont des éléments légèrement contractiles ; examinés sur la platine chauffante, ils changent constamment de forme, tant qu'ils ne sont pas profondément altérés. Ces changements sont surtout actifs entre 35° et 40°. A l'état humide, ces hématoblastes ne sont jamais excavés et, dans les meilleures préparations, ils ont toujours la forme d'une sphère plus ou moins régulière. Leur noyau, en général unique, parfois, mais très rarement, double, se colore avec une grande intensité par l'hématoxyline ; il possède, sous le rapport de son affinité pour les diverses matières colorantes, les propriétés communes aux éléments jeunes ou embryonnaires. Certains procédés d'examen font voir que ce noyau est très granuleux, et que cette apparence granuleuse paraît due à ce qu'il est constitué par de petits lobules soudés entre eux.

A côté de ces hématoblastes nucléés, nettement colorés par de l'hémoglobine, il existe toujours des éléments plus volumineux, ressemblant à des leucocytes, mais s'en distinguant cependant par certains caractères. C'est à tort, je crois, que les auteurs allemands et italiens les considèrent comme des globules blancs (analogues à ceux du sang et de la lymphe). Il y a certes dans la moelle des os de nombreux leucocytes ; mais un grand nombre des éléments non colorés diffèrent des leucocytes.

Outre qu'ils dépassent souvent en volume les plus grands leucocytes, leur noyau présente des caractères particuliers ; il est le plus souvent unique malgré la grande taille de l'élément, parfois en bissac ou double, mais jamais contourné ou en boudin ; enfin quelquefois il présente un aspect tout spécial qui n'a jamais été signalé : il est découpé en prolongements multiples partant du centre, prolongements élégamment sinueux ou dentés, ou bien encore terminés par un petit renflement (*fig.* 32 B.*c.* et C. *d.*).

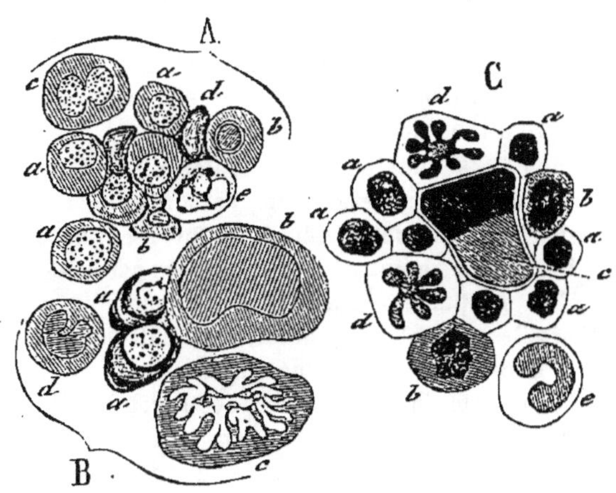

Fig. 32.

Éléments de la moelle des os du lapin.

A. Groupe d'éléments. Préparation par dessiccation seule.
a. Hématoblastes nucléés à noyau granuleux clair.
b. Hématoblastes à noyau masqué ou envahi par de l'hémoglobine.
c. Globule blanc. — *d.* Hématies.
B. Groupe d'éléments d'une préparation faite par dessiccation et coloration par l'iode.
a. Hématoblastes nucléés.
b. Grand élément à noyau unique ne contenant pas d'hémoglobine.
c. Grand élément à noyau découpé.
d. Globule blanc.
C. Groupe d'éléments d'une préparation faite par dessiccation et coloration par l'hématoxyline.
a. b. Divers types d'hématoblastes nucléés.
c. Grande cellule sans contenu hémoglobique.
d. Cellule à noyau découpé.
e. Globule blanc.

Existe-t-il une parenté évidente entre ces grands éléments distincts des globules blancs de la lymphe et du sang et qui correspondent, croyons-nous, aux médullocelles de la grande variété admise par M. Robin, et les hématoblastes nucléés qui correspondraient à la petite variété des médullocelles de cet auteur? Cela est possible, mais il nous paraît bien difficile de l'affirmer.

En tout cas, entre ces deux éléments : le grand et le petit, l'incolore et le coloré, quel est le plus âgé?

D'après ce que nous savons de la facilité avec laquelle se colorent les noyaux des éléments jeunes, on devrait, en admettant une parenté entre les deux éléments, considérer le plus grand comme le plus âgé (1).

(1) L'étude des éléments colorés de la moelle des os offrant d'assez grandes difficultés, je crois utile d'indiquer sommairement parmi les procédés que j'ai utilisés ceux qui mettent le mieux le contenu hémoglobique en évidence, ainsi que ceux qui font le mieux ressortir les particularités anatomiques relatives au noyau.

La dessiccation rapide de la moelle rouge, étalée en couche mince sur une lame de verre, mode de préparation que j'ai déjà recommandé pour l'étude du sang, fixe parfaitement les éléments et fait reconnaître les moindres traces d'hémoglobine. Les hématoblastes nucléés paraissent ainsi plus nombreux que dans les préparations humides ; en même temps ils sont plus volumineux, mais ils restent, en général, plus pâles que les globules rouges légitimes, non nucléés, qui sont mélangés avec eux. Le noyau est pâle, finement granuleux, parfois il est aussi recouvert d'hémoglobine qui masque les granulations, et il se trouve alors, en général, séparé du corps de l'élément par une sorte de fente circulaire ou de collier incolore (fig. 32 A. b.).

Lorsqu'après la dessiccation on recouvre la préparation d'une lamelle, et qu'on y fait passer par capillarité une goutte d'eau iodo-iodurée suffisamment concentrée, on obtient une réaction très intéressante. Les éléments restent adhérents à la lame de verre, conservent leur forme et prennent, partout où il y a de l'hémoglobine, une couleur brun-acajou caractéristique. Le noyau se détache en clair, très nettement, et devient fortement granuleux (B. a.).

Lorsque la solution d'iode s'épaissit ou lorsqu'elle est trop concentrée, le noyau finit par se colorer; ses granulations deviennent très foncées, mais on n'y voit pas de nucléole.

Les globules rouges légitimes se colorent en acajou foncé et ne montrent aucun noyau. Dans les globules blancs les granulations deviennent très foncées, presque noirâtres, tandis que les noyaux restent clairs et sont moins colorés par l'iode que ceux des hématoblastes nucléés. On peut, en faisant passer un peu de glycérine sous la lamelle, conserver au moins pendant quelque temps, ces sortes de préparations. Sous l'influence de la glycérine le noyau des hématoblastes nucléés redevient clair et finement granuleux, la partie hémoglobique conserve une coloration jaune, mais moins foncée que celle des globules rouges.

Les grands éléments ne contenant pas d'hémoglobine et répondant aux grandes médullocelles se colorent très faiblement et presque uniformément en jaune; noyau et corps cellulaire restent presque complètement homogènes (B. b.).

En faisant agir après dessiccation une solution concentrée d'acide osmique, on obtient encore de très belles préparations. Les noyaux des hématoblastes nucléés deviennent très granuleux et se distinguent facilement des noyaux plus pâles des leucocytes, tandis que l'hémoglobine est fixée par le réactif.

Lorsque les éléments ont été ainsi traités par la dessiccation, puis

En tout cas, vous voyez que l'existence dans la moelle osseuse d'éléments colorés pa r de l'hémoglobine est indiscutable. S'ensuit-il que la moelle osseuse soit un organe hématopoiétique ? S'ensuit-il que les globules blancs se transforment en hématoblastes nucléés, et ceux-ci en hématies sans noyau? Là est la question à discuter.

D'après Neumann et Bizzozero, il y a trois états suc-cessifs dans l'évolution des globules rouges. Le premier est représenté par les globules blancs et les cellules mé-dullaires incolores ; dans le second apparaissent les hé-matoblastes nucléés; enfin, dans le troisième, le noyau dis-paraît, et le globule rouge se montre avec ses caractères normaux.

On a beaucoup discuté sur le mode de disparition du noyau. Sans insister sur ce point, je me bornerai à vous citer les recherches récentes de Rindfleisch. D'après lui, l'hématoblaste se déforme en calotte ; le noyau est ex-pulsé avec une faible masse protoplasmique. Du redres-sement de l'hématoblaste résulterait la biconcavité du globule rouge. Cette expulsion du noyau est un phéno-mène que j'ai souvent observé mais que j'attribue à l'ac-tion des agents extérieurs ou des réactifs; rien ne prouve qu'il se produise dans l'organisme.

l'acide osmique, il est facile de faire agir sur eux divers liquides colo-rants.

On établit un courant d'eau distillée pour chasser la solution osmique, puis on fait pénétrer sous la lamelle soit une solution aqueuse de car-min, soit une solution alunée d'hématoxyline. Ce dernier réactif donne de très beaux résultats, bien que l'hémoglobine soit, en général, presque complétement détruite par ce mode de préparation (C.).

Les noyaux des hématoblastes nucléés (a. b.) se colorent d'une ma-nière remarquablement intense et deviennent très granuleux. Les noyaux des globules blancs se colorent également, mais moins fortement, et res-tent homogènes ; enfin, les grands éléments que nous avons décrits fixent très peu la matière colorante; ils se colorent d'une manière diffuse et leur gros noyau unique devient rarement très apparent. (C. c.) à moins que ce noyau ne présente ces découpures multiples et si parti-culières que nous avons signalées. Cette dernière variété de noyau se co-lore, en eff t, à peu près comme le noyau des globules blancs (C. d.).

En résumé, on n'a jamais pu suivre cette évolution depuis la cellule lymphoïde jusqu'au globule rouge parfait. D'ailleurs on ne trouve jamais d'hématoblastes nucléés dans le sang des animaux supérieurs adultes. Ce fait n'est pas nié par Neumann ; mais cet auteur l'explique par la transformation extrêmement rapide des hématoblastes en globules rouges dans le réseau capillaire veineux de la moelle osseuse où on les trouverait en très grand nombre.

Cependant les éléments colorés de la moelle des os ne sont pas sans analogie avec certains éléments du sang. Nous verrons, en effet, qu'à l'époque où l'embryon contient dans son sang des éléments nucléés, quelques-uns de ceux-ci ressemblent d'une manière évidente aux hématoblastes nucléés de la moelle des os. Mais ces éléments, qui apparaissent avant qu'on puisse distinguer les éléments de la moelle des os, disparaissent bien longtemps avant la naissance et ne se retrouvent plus à aucun moment de la vie extra-utérine.

L'interprétation de Neumann ne nous paraît donc pas acceptable. D'ailleurs, la présence de ces éléments nucléés n'est qu'une des particularités anatomiques de la moelle osseuse. Cet organe est très complexe, et, pour montrer les difficultés de ce sujet, sans entrer dans de plus longs détails, je vous rappelerai seulement l'opinion de Bizzozero sur le rôle hématopoiétique de la moelle osseuse. D'après lui :

1° La moelle osseuse sert à la formation des globules blancs et des éléments lymphatiques ;

2° Elle est un organe de destruction des globules rouges ;

3° Enfin, elle est un organe producteur des globules rouges, en raison des transformations qu'éprouvent les globules blancs dans son intérieur.

La théorie de la formation des globules rouges aux dépens de la moelle osseuse s'appuie, non seulement sur ..es considérations anatomiques, mais encore sur les résultats de certaines données *anatomo-pathologiques*, ainsi que sur quelques *expériences*.

Examinons brièvement ces faits, en commençant par ceux qui relèvent de l'expérimentation.

Divers auteurs ont constaté chez les animaux, à la suite de pertes de sang, le retour de la moelle osseuse à l'état fœtal ; dans cette moelle rouge on trouverait un grand nombre de globules rouges nucléés. Deux observateurs allemands, Litten et Orth[1], auraient même vu ces éléments dans le sang de chiens soumis à de copieuses saignées.

'ai examiné cette question avec la plus grande attention; à cet effet, j'ai mis à nu la moelle osseuse du fémur chez un très grand nombre de chiens morts ou non d'hémorragie. L'état de la moelle est très variable. Chez la plupart des chiens elle est d'un rouge intense dans toute l'étendüe du canal médullaire. Cependant, au centre du canal, lorsqu'on écarte le manchon de moelle rouge périphérique, on trouve une petite colonne grisâtre ou jaunâtre de moelle graisseuse, et encore cette partie est-elle rarement distincte chez les animaux jeunes et chez les petits chiens. C'est chez les grands chiens ayant de gros fémurs qu'on trouve de la moelle graisseuse, et cela habituellement dans la partie moyenne du corps de l'os seulement, parfois irrégulièrement dans toute la longueur du canal médullaire.

Vient-on à comparer la moelle chez les animaux morts d'anémie produite par des hémorragies multiples et chez ceux qui sont morts d'anémie aiguë ou de toute autre cause, on ne trouve aucune différence. Ainsi sur quatre chiens profondément anémiés, deux avaient la moelle du

[1] CXXXIX.

fémur rouge dans toute son étendue, deux autres présentaient une portion moyenne graisseuse. Les deux derniers animaux étaient précisément de grands chiens à os volumineux.

Je mets sous vos yeux deux fémurs, fendus pour laisser voir la moelle, recueillis l'un sur un chien mort à la suite d'hémorragies répétées, l'autre sur un chien mort par un tout autre mécanisme. Les deux moelles sont aussi rouges et aussi fluides l'une que l'autre.

S'il n'y a pas à la suite des hémorragies de modifications sensibles et constantes dans les caractères macroscopiques de la moelle osseuse chez les chiens, le microscope indique-t-il une différence qui ne soit pas appréciable à la vue ? Pas davantage. Comme le nombre des hématoblastes nucléés trouvés dans une préparation de moelle est très variable, non seulement pour des animaux différents, mais encore pour les diverses régions d'une même moelle, comme d'autre part on n'a pas de données certaines sur la proportion de ces éléments à l'état sain, il me paraît impossible, lorsque par hasard ils sont nombreux dans une préparation, d'affirmer qu'il s'agit de quelque chose d'anomal.

Quant à l'apparition des globules rouges nucléés dans le *sang* de chiens soumis à des hémorragies multiples, je n'ose mettre en doute les assertions de Litten et Orth, mais, ce que je puis affirmer, c'est que jamais chez les nombreux animaux que j'ai mis en expérience, et dont le sang a été examiné un grand nombre de fois par divers procédés, je n'ai vu un seul globule rouge analogue à ceux de l'embryon.

Les chiens peuvent donc perdre une quantité considérable de sang et réparer cette perte sans que leur sang présente à aucun moment un globule rouge à noyau.

17e LEÇON

Sommaire : Des lésions de la moelle osseuse dans certains états morbides. — Des altérations de la rate après les hémorragies et dans les cachexies. — Discussion de la théorie qui attribue l'hématopoïèse à la moelle des os et à la rate. — Exposé général du rôle des hématoblastes dans l'évolution du sang. — Origine et mode de formation des hématoblastes.

Messieurs,

Dans la dernière leçon j'ai discuté la valeur des faits expérimentaux produits en faveur de la théorie de Neumann et Bizzozero ; il nous reste aujourd'hui à examiner les arguments indirects, empruntés à la pathologie, qui, à côté de ces soi-disant preuves expérimentales, ont été récemment invoqués.

Dans certains processus morbides on aurait constaté la transformation de la moelle jaune en moelle rouge, en même temps que des globules rouges à noyau apparaissent dans le sang (Neumann, Cohnheim, Litten et Orth, etc.). Il en serait ainsi pour plusieurs affections qui entraînent une profonde altération du sang, leucocythémie, anémie pernicieuse progressive, cachexies diverses.

Sur ce point encore j'émettrai les plus formelles réserves, en m'appuyant sur mes propres recherches.

En effet la moelle des os, celle du fémur pris comme terme de comparaison, ne présente en général que des altérations peu accusées. Chez les adultes morts de maladies aiguës, de pneumonie par exemple, la moelle est très graisseuse et la teinte rouge ne se voit que dans des zones peu nombreuses et peu étendues ; mais elle offre souvent le même aspect, ou à peu de chose près, chez les anémiques.

Dans les cachexies elle est souvent un peu rouge et

gélatiniforme par places ; mais n'est-ce pas une conséquence du marasme, c'est-à-dire de la résorption du tissu
adipeux, sensible dans la moelle des os, comme dans les
autres parties du corps?

Quant à la présence des globules rouges à noyau dans
le sang, il importe de faire remarquer que rien n'est plus
rare. Je n'ai rencontré cette variété d'éléments que dans
des cas d'anémie extrême avec abaissement du nombre
des globules rouges au-dessous d'un million. Ces hématies nucléées étaient toujours très peu nombreuses; leur
noyau non visible dans le sang pur ne le devenait que
par l'action de certains réactifs. Elles étaient d'ailleurs
analogues à la petite variété de globules rouges nucléés
de l'embryon.

Mais j'ai trouvé dans les mêmes cas des globules blancs
de la lymphe chargés d'hémoglobine, comparables aux
éléments des ganglions lymphatiques. Il semblait y avoir
dans les vaisseaux rouges un mélange de sang et de lymphe.

En résumé, vous le voyez, Messieurs, ni les données
expérimentales, ni les données cliniques ne nous fournissent la preuve des faits avancés par les auteurs allemands.

La moelle osseuse ne serait pas, au dire des physiologistes, le seul organe hématopoïétique.

Depuis longtemps on assigne la même fonction à la *rate*,
mais ce rôle est resté jusqu'à présent très obscur. L'attention a été de nouveau attirée récemment sur ce
point par les travaux de plusieurs observateurs et notamment par ceux d'histologistes italiens, Bizzozero, Foa,
Salvioli, Pellacani, qui ont trouvé dans la rate, du moins
dans certaines circonstances, des hématoblastes nucléés,
analogues à ceux de la moelle des os.

Il nous faut exposer rapidement les données que l'on
possède aujourd'hui sur la part que la rate peut prendre
à la rénovation du sang après les saignées.

Déjà en 1858, Lediberder et Fauvel [1] avaient, dans ces conditions, signalé une hypertrophie du parenchyme splénique et le fait avait été confirmé par MM. Vulpian et Dechambre dans leur travail publié dans la *Gazette hebdomadaire*. Laforest [2] a reproduit à peu près leurs conclusions dans sa thèse sans y rien ajouter.

MM. Vulpian et Dechambre [3] en comparant le poids de la rate au poids du corps ont trouvé les rapports suivants :

Chez les chiens non saignés le poids de la rate est comme 1 à 388,39 ; chez les chiens saignés le rapport au poids initial est comme de 1 à 267,75, au poids ultime comme 1 à 255,56.

Il y a donc une hypertrophie de la rate qui pouvait s'expliquer par la participation active de cet organe à la reproduction du sang. Mais ce n'était là qu'une hypothèse dont les auteurs italiens contemporains ont cherché à démontrer l'exactitude.

Bizzozero et Salvioli [4] ont reconnu que chez diverses espèces de mammifères la rate peut devenir un lieu de production active de globules rouges, lorsqu'on a rendu l'animal anémique par des saignées abondantes.

Foa et Salvioli [5], après avoir étudié les fonctions hémato poiétiques du foie et de la rate chez l'embryon, ont vu que, tandis que l'hématopoièse hépatique cesse graduellement pendant les premiers mois de la vie extra-utérine, la rate, au contraire, chez quelques animaux, conserve pendant un certain temps ses fonctions hématopoiétiques ; toutefois cette fonction de la rate peut se suspendre de bonne heure chez quelques animaux, même assez jeunes, et semble du reste cesser complétement plus tard.

Enfin Pellacani [6] prétend que chez l'homme, même d'un âge avancé, la rate peut dans certains cas pathologiques participer activement à la formation des globules

[1] CXL. — [2] CXLII. — [3] LXIV. — [4] CXLIII. — [5] CXLIV. — [6] CXLV.

rouges. Il fait reposer cette opinion sur des observations d'individus morts dans le marasme (diarrhée, cancer de l'estomac).

On a donc invoqué, ici encore, des preuves expérimentales et des faits anatomo-pathologiques.

Pour ma part, j'ai entrepris sur ce sujet quelques recherches dont je me bornerai à vous donner succinctement les résultats.

Vous savez que M. Malassez a cru pouvoir étudier le fonctionnement de certains organes, la rate en particulier, en faisant le dénombrement des éléments du sang qui y entrent et de ceux qui en sortent.

J'ai repris ces recherches en 1877, tant sur des chiens à l'état normal que sur un chien saigné à plusieurs reprises.

Ces premières expériences, faites avec l'aide de mon ami M. Paul Berger, ont donné pour la rate chez des animaux non saignés, à jeun depuis 12 heures, morphinisés, l'organe étant laissé en place, et aussi au repos que possible, les résultats suivants :

Moyenne de 4 expériences.

Pour les globules rouges, veine splénique ...	6 494 000
— artère — ...	6 460 000

Différence 34 000, soit 0,52 0/0.

Pour les globules blancs, veine splénique ...	13 450
— artère — ...	13 360

Différence 90, soit 0,68 0/0.

Ce sont des différences tout à fait négligeables. En tenant compte du diamètre des éléments, nous avons trouvé dans l'artère, comme dans la veine, à peu près 80 0/0 de globules moyens, 10 0/0 de petits, 10 0/0 de grands.

Le seul résultat positif se dégageant de ces premiers essais est relatif à la valeur globulaire. Les éléments du sang veineux avaient, 3 fois sur 4, une valeur globu-

laire (G), de 5 à 10 0/0 plus faible que celle des hématies de l'artère. Les globules rouges abandonnent-ils sans
se détruire une partie de leur matière colorante, résultat
qui expliquerait la richesse de la rate en fer, signalée
comme supérieure à celle du sang par M. M. Malassez et
Picard[1]? Il faudrait, avant de conclure sur ce point spécial, multiplier les expériences.

Mais si la rate au repos n'a pas d'action appréciable
par la numération sur la constitution anatomique du sang,
en est-il de même chez les animaux saignés? Une seule
expérience faite à cette époque a donné un résultat néga-
tif. L'animal n'était pas très anémique, mais il se trouvait dans la période de réparation.

Chiffres trouvés :

Veine splénique	N	3 937 000
—	B	22 800
—	G	0,70
Artère splénique	N	3 999 050
—	B	20 500
—	G	0,75

Ces chiffres sont confirmatifs des premiers ; je dus
conclure qu'il n'y a pas de différence sensible entre le
sang de la veine et de l'artère spléniques, ni chez les animaux sains, ni chez ceux qui sont en état d'anémie.

Plus tard, continuant mes recherches dans ce sens, j'ai
fait, en outre du dénombrement des globules rouges et
des globules blancs, celui des hématoblastes dans le sang
artériel et veineux de la rate. J'ai trouvé ces derniers
éléments plus nombreux dans le sang de l'artère, mais
dans une faible proportion ; et j'ai constaté en même
temps qu'ils y étaient, en général, petits.

Voyant que la numération ne pouvait donner la solution du problème, j'ai pratiqué chez plusieurs espèces ani-

[1] CXLVI.

males, chien, lapin, chat, *l'ablation de la rate* pour voir quelles modifications présenterait le sang dans ces condilions. Quoique mes expériences n'aient pas été multipliées, je crois qu'elles n'en ont pas moins une certaine valeur.

Chez un lapin dératé j'ai vu au bout de quelques jours le chiffre des hématoblastes s'élever au double du chiffre initial et rester à ce taux pendant quelques jours.

Je soumis un chien à la même opération; il en résulta de la fièvre et une suppuration de la paroi abdominale qui entraîna l'amaigrissement de l'animal. On ne constata aucune modification sensible du sang; seuls les globules blancs furent très abondants pendant là période de suppuration, mais revinrent plus tard à leur chiffre normal.

Enfin, je voulus voir quel serait l'effet de l'ablation de la rate pratiquée peu après la naissance, au moment du développement général de l'être.

On prit deux petits chats de la même portée et l'on fit sur le plus fort l'ablation de la rate. Il y eut suppuration et il se produisit une sorte d'éventration qui se combla peu à peu; au bout de 13 jours la plaie était complètement cicatrisée. Sous l'influence de cette opération, grave en somme, il y eut arrêt de développement. Au bout de 13 jours le chat opéré ne pesait que 250 grammes, son frère 440 grammes. Dans le sang on trouva une diminution très sensible des globules rouges avec abaissement de la valeur globulaire et une augmentation des globules blancs et des hématoblastes. Ainsi au moment où le chat non opéré avait 190 000 hématoblastes, le chat opéré en avait 440 000.

Un mois et demi après l'opération, il n'y avait plus de différence sensible entre les deux chats sous le rapport du sang, mais l'animal opéré était encore moins développé que l'autre.

Enfin j'ai voulu vérifier les assertions des auteurs italiens sur les lésions que présenterait la rate chez les animaux morts à la suite d'hémorragies multiples. Là encore je n'ai obtenu que des résultats discordants.

Ainsi chez un chien qui, à la suite d'abondantes hémorragies, avait beaucoup maigri et pesait au moment de la mort 22 kilos, j'ai trouvé une rate de structure normale, ne pesant que 52 grammes, chiffre inférieur à la moyenne. Je dois cependant ajouter qu'elle s'était rétractée, avant la mort, par exposition à l'air.

Dans un autre cas analogue, la rate était légèrement hypertrophiée; la pulpe était pâle, les corpuscules de Malpighi augmentés de volume. Enfin, chez un troisième chien mort également d'hémorragie, et pesant 14 k., la rate était manifestement hypertrophiée (141 gr.).

Dans ces deux derniers cas, la rate renfermait quelques cellules colorées par de l'hémoglobine, analogues à celles de la moelle osseuse ; de plus, autant que j'ai pu en juger à cause de l'extrême vulnérabilité de plusieurs éléments, il paraissait y avoir de nombreux hématoblastes, comparables à ceux du sang.

En résumé, ces expériences n'ont fourni, vous le voyez, que des résultats peu précis et presque toujours négatifs. J'ai tenu cependant à vous les mentionner pour vous faire connaître les divers procédés qui peuvent être utilisés dans cette étude. Si l'on poursuit ces recherches, on ne tirera pas, je crois, grand profit de l'examen comparatif du sang à son entrée et à sa sortie de la rate, du moins en employant les procédés de numération des globules sanguins. Il faudrait qu'il y eût à tout instant des formations ou des destructions actives d'éléments pour que les modifications proportionnelles des globules rouges et blancs pussent, par cette voie, être mises en évidence. On comprend, en effet, que la rate étant constamment irriguée par le sang, pourrait avoir une grande influence sur la constitution anatomique de ce liquide, sans que la numération indiquât une différence précise entre le sang qui en sort et celui qui y pénètre. Cependant les expériences que nous avons faites sur les chiens rendus anémiques par des saignées montrent que, même dans ces conditions, le sang de la veine splénique ne renferme pas d'éléments nucléés.

Le procédé, qui consiste à faire l'examen du sang avant et après l'ablation de la rate, c'est-à-dire après la suppression de la fonction de l'organe, aurait dû donner d'utiles renseignements. Nous savons que les différents organes hématopoïétiques peuvent se suppléer les uns les autres, mais cette suppléance ne peut s'établir instantanément ; et, si la rate a une action marquée sur la constitution anatomique du sang, à l'état physiologique, il est difficile de comprendre qne l'ablation de cet organe n'entraîne pas de modifications plus sensibles dans l'état de ce liquide. Les recherches de ce genre devront être poursuivies et multipliées.

En résumé, ces considérations sur l'évolution du sang, nous mettent en présence de deux théories : la *théorie allemande et italienne* et *celle que je vous ai exposée.*

Pour comprendre cette discussion et interpréter les faits en apparence contradictoires qui sont relatifs à la formation et à la réparation du sang, il faut faire appel aux données fournies par l'embryologie.

Vous n'ignorez pas que le sang de l'embryon, pendant la première période de la vie intra-utérine est plus complexe que celui de l'animal bien développé. On y trouve des globules rouges à noyaux et des globules paraissant dépourvus de noyaux, tout à fait semblables à ceux de l'adulte. Les globules à noyaux, que je ne puis décrire ici en détail, présentent plusieurs variétés ; les uns, parfaitement biconcaves, semblent être au premier abord de simples globules rouges ordinaires, géants ; mais ils laissent apparaître en s'altérant ou lorsqu'on les traite par divers réactifs, un ou parfois deux noyaux relativement petits ; les autres plus petits, non excavés, sphériques ou irréguliers se déforment facilement, contiennent un noyau relativement volumineux et ressemblent beaucoup, si toutefois ils ne sont pas absolument identiques, aux globules rouges nucléés de la moelle des os.

Enfin, j'ai pu m'assurer sur des embryons humains frais, ainsi que sur des embryons d'animaux, que le sang contient déjà des hématoblastes tout à fait semblables à ceux du sang de l'adulte, mais moins nombreux que pendant la vie extra-utérine. Il est même facile de voir dans le sang embryonnaire tous les intermédiaires entre les hématoblastes et les globules excavés non nucléés.

Ces hématoblastes existent-ils dès les premiers moments de l'existence du sang ? D'après des recherches, dont l'exposé serait ici hors de propos, entreprises sur le têtard de grenouille, les hématoblastes paraissent manquer pendant la première période de l'évolution du sang. Les premiers globules rouges sont de grandes cellules embryonnaires contenant de l'hémoglobine.

Chez les animaux supérieurs, il est possible qu'il en soit également ainsi, et que l'apparition des hématoblastes et des globules biconcaves sans noyau représente une période relativement plus avancée du développement du sang, succédant à une toute première phase très courte, pendant laquelle le sang ne renfermerait que des globules rouges nucléés. Cette première phase est d'ailleurs admise par la plupart des embryologistes. Quoi qu'il en soit, déjà chez de tous jeunes embryons, on trouve au moins deux types d'éléments colorés du sang et il est naturel de penser que chacun d'eux a une origine particulière.

Au fur et à mesure que l'embryon se développe, les globules non nucléés qui procèdent des hématoblastes deviennent de plus en plus prédominants, pendant que les hématoblastes eux-mêmes se multiplient ; bien

avant la naissance, lorsque chez l'homme le fœtus entre
dans le 5e mois de la gestation, la formation des hématies
se simplifie, l'origine hématoblastique persiste seule et
les globules rouges nucléés, devenus pendant le 4e mois
de plus en plus rares, disparaissent habituellement d'une
manière définitive dans le cours de ce mois.

Après la naissance et pendant toute la vie, la rénovation du sang continue à se faire suivant ce seul et
unique mode, qu'il s'agisse de la rénovation incessante
du sang, qui est un acte physiologique, ou de cas pathologiques (maladies ou hémorragies). Toujours les globules rouges tirent leur origine du développement progressif et régulier des hématoblastes. La réparation qui
succède aux hémorragies, ou qui se produit dans la
convalescence d'une maladie aiguë quelconque, n'est que
l'exagération d'un fait physiologique; elle est due à la
suractivité du processus normal et incessant de rénovation du sang.

Telle est la théorie que je propose, ou plutôt telles sont
les conclusions légitimes des recherches anatomiques,
expérimentales et cliniques que j'ai entreprises sur ce
sujet, et particulièrement des faits mis en évidence
par l'étude des modifications du sang après les hémorragies.

Nous avons vu cependant que, dans certains cas pathologiques, on peut trouver chez l'adulte quelques globules
rouges nucléés dans le sang. Mais ces faits ont-ils l'importance que leur attribuent les auteurs que nous avons
cités?

Remarquez que ces éléments ne se montrent que dans
des cas d'anémie extrême, d'un pronostic particulièrement
défavorable, qu'ils coïncident avec une destruction progressive du liquide nourricier dont la régénération est
entravée par le processus morbide. Aussi vois-je dans ce
fait anatomo-pathologique intéressant, mais à coup sûr

exceptionnel, la preuve que, dans certains états graves,
alors que tous les organes hématopoiétiques sont altérés,
le sang peut contenir une variété d'éléments appartenant
aux premiers moments de la vie embryonnaire. Mais je ne
crois pas qu'il s'agisse d'un processus de rénovation. Je
n'ai jamais vu, en effet, dans le sang, qu'un très petit nombre de ces éléments, et, lorsque, sous l'influence d'un traitement reconstituant, l'état des malades est devenu plus
satisfaisant, cette amélioration a toujours été marquée
par la disparition des cellules à noyau et par une augmentation dans le nombre des hématoblastes qui bientôt ont
donné naissance à des globules rouges.

Je ne pense même pas qu'on puisse, dans l'état actuel
de nos connaissances, attribuer aux modifications de la
moelle des os ou de la rate la présence dans le sang des
globules rouges nucléés, ni prétendre que ces organes,
dont le rôle hématopoiétique, pendant la vie embryonnaire,
n'est pas encore bien défini, reprennent alors des fonctions depuis longtemps supprimées.

Les cellules rouges nucléées du sang se montrent chez
l'embryon avant la formation de la rate et de la moelle
osseuse et ont déjà disparu, alors que la moelle et peut-
être aussi la rate contiennent un grand nombre d'hématoblastes nucléés. En admettant même comme bien établi
que, dans quelques faits pathologiques, le nombre des
cellules colorées de la moelle osseuse et de la rate s'élève
au-dessus de la normale, rien ne prouve que ces éléments
quittent ces organes pour passer dans le sang et encore
moins y devienent des globules rouges ordinaires ; rien
enfin ne prouve que les quelques cellules rouges à noyau
qu'on rencontre dans le sang profondément altéré par certaines maladies soient formées par la rate ou la moelle
osseuse.

Si les auteurs allemands et italiens ont été entraînés
à généraliser une théorie qui pouvait servir tout au plus

à comprendre quelques particularités anatomo-pathologiques tout à fait rares, c'est qu'ils ignoraient et ignorent
encore aujourd'hui les faits relatifs aux hématoblastes et
à leur transformation en globules rouges, faits qu'il est
facile cependant d'observer à l'état sain et à l'état pathologique, et qui peuvent également être étudiés chez
l'embryon.

Comment admettre avec Neumann la permanence des
fonctions hématopoiétiques d'un organe comme la moelle
osseuse qui, après la naissance, se transforme en grande
partie en tissu adipeux? Ce serait une erreur de croire
que les globules rouges sont permanents; ils sont incessamment détruits et remplacés par d'autres. Et, en supposant même que la moelle des os ait ancore, chez l'adulte,
une certaine activité, il n'en demeure pas moins établi
que, dans toutes les réparations sanguines que j'ai étudiées, dans la chlorose, dans les maladies aiguës, dans
la convalescence des pertes de sang, fussent-elles même
extrêmement abondantes, la régénération de ce liquide
s'effectue toujours à l'aide des hématoblastes, sans qu'on
constate dans le sang l'existence d'un seul globule rouge
nucléé.

En résumé, sans nier l'origine multiple des éléments colorés du sang, fait hors de doute pendant une partie de la vie
embryonnaire, nous croyons que, déjà avant la naissance
et chez l'adulte, la formation du sang évolue suivant un
type unique, et que cette formation, incessante à l'état
normal, est simplement suractivée lorsque l'organisme
doit combler les pertes que les maladies ou les hémorragies lui ont fait subir. J'admets cependant que, dans
quelques cas rares, dans les états cachectiques voisins
de la mort, alors que le nombre des hématies est en décroissance progressive, on voit exceptionnellement circuler quelques cellules colorées à noyau, dont l'origine,
médullaire ou splénique est loin d'être établie, mais qui

peuvent être considérées comme un retour du sang vers sa constitution embryonnaire.

Ne voit-on pas, dans d'autres processus morbides, divers tissus reprendre également une structure embryonnaire? Lorsque nous connaîtrons mieux la genèse des éléments de l'embryon, ces processus pathologiques deviendront sans doute plus compréhensibles.

Il resterait, pour traiter complètement le sujet, à indiquer l'*origine* et le *mode de formation* des hématoblastes. Sur ce point, je ne puis encore énoncer un résultat définitif.

Vous savez déjà que nous avons trouvé des hématoblastes dans le sang de l'embryon, et émis l'opinion que leur apparition est postérieure à celle des premières cellules rouges à noyau. Quels sont les organes ou les parenchymes qui, à ce moment, leur donnent naissance?

Ce point devra être étudié plus tard, mais on sait qu'au sein des cellules angioplastiques ou vaso-formatives de M. Ranvier on voit se produire *in situ* dans la substance granuleuse, qui en se résorbant formera la lumière du capillaire, des hématoblastes destinés à devenir ultérieurement des hématies non nucléées, alors que le vaisseau en évolution ne renferme ni globules blancs, ni globules à noyau.

D'un autre côté, la lymphe et le chyle qui se déversent dans le sang contiennent des hématoblastes et probablement aussi, lorsqu'on approche de l'embouchure de leurs vaisseaux dans le système sanguin, des globules rouges jeunes. Le tissu des ganglions lymphatiques et chylifères renferme également des hématoblastes, et dans le protoplasma des éléments cellulaires de ces organes on trouve des corpuscules colorés par de l'hémoglobine, très analogues aux hématoblastes libres du sang.

Je crois donc que c'est du côté du système lymphatique, dont les rapports avec le système sanguin sont si directs, qu'il faut chercher l'origine des hématoblastes, c'est-à-dire du côté qui précisément a été tout à fait négligé par les auteurs dont nous avons discuté les opinions.

Toutefois les observations de ce genre sont si délicates, les résultats qu'elles donnent doivent être si souvent contrôlés, que sur ce point nous ne voulons pas énoncer de conclusions définitives. Cette question réservée, mes recherches sur les hématoblastes, j'espère vous l'avoir démontré, donnent la solution des autres problèmes afférents à l'évolution du sang, dans les conditions normales ou pathologiques.

18ᵉ LEÇON

Messieurs,

Après vous avoir fait connaître les modifications que produisent les émissions sanguines dans les diverses fonctions de l'économie, il ne me reste plus qu'à étudier, au même point de vue, la *nutrition générale*. Du moment où toutes les grandes fonctions sont intéressées par les pertes de sang, du moment où, sous cette influence, la circulation, la respiration, la constitution du liquide sanguin sont profondément modifiées, vous devez prévoir qu'il se produit aussi dans les processus nutritifs des perturbations fort sensibles, même avec nos procédés si imparfaits d'analyse.

L'étude des échanges respiratoires, des actes sécréteurs, des phénomènes d'assimilation et de désassimilation, démontre, en effet, que les saignées retentissent sur la nutrition générale.

De la *calorification*, je n'ai plus rien à vous dire, car nos connaissances sur cette matière se bornent aux données que je vous ai fournies antérieurement sur les troubles thermiques consécutifs aux pertes de sang.

Nous sommes mieux renseignés sur les *échanges respiratoires*. Leichtenstern [1], dans des expériences faites sur deux lapins, en tenant compte du nombre des respirations, du volume de l'air correspondant à chaque mou-

---

[1] LXXVII.

vement respiratoire, a constaté qu'après chaque saignée le volume d'air respiré allait en diminuant.

Deux physiologistes rompus à cet ordre de recherches, Voit et Rauber [1], ont de même étudié sur le lapin les produits de la respiration, en se servant de l'appareil bien connu de Voit-Pettenkofer. Ils ont trouvé une légère diminution dans l'absorption d'oxygène et dans l'élimination de l'acide carbonique.

Bauer[2], reprenant ces expériences avec le même appareil, chez des chiens, a également constaté une diminution dans la production de l'acide carbonique, diminution qui dépasse même celle qu'entraîne un jeûne de 48 heures.

Enfin les résultats obtenus par M. Vinay[3] concordent pleinement avec ceux des auteurs allemands. Il a analysé les gaz expirés avant et après la saignée ; voici les chiffres qu'il nous a donnés :

Premier chien : avant la saignée, 4, 1 CO^2 pour 100 volumes d'air expiré ; 1 heure après une saignée égale au quart de la masse de sang, 2, 4 CO^2.

Second chien : avant la saignée　　$CO^2 = 3, 6.$

$$O = 17, 8.$$

Après une saignée du tiers de la masse sanguine :

$$CO^2 = 2, 7.$$
$$O = 17, 7.$$

Les modifications que subissent les *échanges nutritifs* sous l'influence des saignées ont été surtout étudiées par Jürgensen et Bauer. Les données que l'on possédait sur l'excrétion du carbone et l'absorption de l'oxygène ont été complétées par leurs recherches sur l'excrétion de l'azote sous forme du produit excrémentitiel type, l'urée.

Jürgensen[4] prend des chiens en état de jeûne depuis 48 heures ; il retire avec le cathéter toute l'urine de la vessie, les enferme dans une boîte où l'urine est recueil-

<hr>

[1] CXLVII. — [2] LXXVIII. — [3] IX. — [4] XC.

lie, pèse le corps, à 10 grammes près, et les matières fécales. Pour l'urine et l'urée excrétées, il prend comme terme de comparaison les quantités rendues de la 48ᵉ heure à la 72ᵉ heure, période de l'inanition où, comme on le sait, l'excrétion d'urée reste stationnaire. J'ajoute que pendant toute la durée de l'expérience les animaux sont soumis à un jeûne absolu.

Dans ces conditions, il a constaté qu'une saignée de 0,6 0/0 du poids du corps (7 0/0 environ de la masse sanguine) est sans influence sur l'urée. Mais les saignées de 1,2 à 3,4 0/0 du poids du corps (15 à 45 0/0 de la masse sanguine) peuvent tripler la quantité d'urée éliminée dans les 24 heures. Les saignées un peu notables produisent une augmentation très sensible, incontestable, de l'urine et de l'urée. En tenant compte des différences individuelles, cet accroissement de l'excrétion azotée est en rapport avec l'abondance de la saignée.

Bauer[1] a obtenu chez deux chiens, l'un nourri, l'autre à jeun, les mêmes résultats et a vu cette sécrétion exagérée persister pendant plus de 24 heures.

A côté de ces recherches, se placent celles de MM. Lépine et Flavard[2], qui, chez des chiens saignés en état d'inanition, ont constaté une excrétion exagérée d'acide phosphorique, dans des proportions plus fortes encore que pour l'urée.

Ces résultats, qui en présence de l'unanimité des physiologistes ne peuvent être révoqués en doute, sont d'autant plus frappants qu'ils paraissent en désaccord, du moins à première vue, avec un fait signalé par un grand nombre de médecins et d'expérimentateurs. Je fais allusion à *l'augmentation du poids du corps* à la suite des hémorragies, que l'on trouve mentionnée dans maintes observations.

Beaucoup de cliniciens ont vu survenir un embonpoint

[1] LXXVIII. — [2] CXLVIII.

assez accusé chez des individus soumis à des saignées petites et répétées, chez de prétendus pléthoriques, par exemple, qui se faisaient tirer du sang plusieurs fois par an.

D'autre part, en Angleterre, on saigne, prétend-on, les veaux pour les engraisser ; à la suite des pertes sanguines le sang deviendrait blanc et laiteux.

Les recherches expérimentales plaident dans le même sens. Beaucoup d'observateurs, Marshall Hall, Bauer, MM. Vulpian et Dechambre, Hünerfauth, entre autres, ont noté l'engraissement de leurs animaux après les hémorragies, et, pour mon compte, j'ai vérifié plusieurs fois l'exactitude de ce fait.

Mais cet engraissement n'a rien de régulier, ni de constant ; il dépend de circonstances multiples. On l'observe habituellement pendant ou immédiatement après la période de réparation, quand les saignées n'ont pas été excessives ni trop fréquemment renouvelées ; mais il faut pour cela que les animaux aient conservé l'appétit et soient largement nourris.

Il se produit, au contraire, de l'amaigrissement à la suite des saignées très copieuses, qui font disparaître l'appétit, ou à la suite de saignées abondantes et espacées. Ainsi, chez un de nos chiens, très affaibli par de nombreuses pertes de sang, nous pûmes constater une série de phénomènes corrélatifs : dégoût des aliments, diarrhée, amaigrissement, marasme.

Perl[1] a observé des faits analogues ; il montra, de plus, que dans ces cas le muscle cardiaque subit une dégénérescence graisseuse. Ce sont les seules recherches précises que l'on ait faites sur l'adipose des tissus albuminoïdes, admise *à priori* par diverses auteurs, notamment par Bauer. De notre côté, nous ne l'avons constatée, et

---

[1] CXLIX.

encore à un faible degré, que chez des animaux atteints d'anémie chronique.

Les effets des saignées sur les *fonctions digestives* et les *sécrétions* sont, en général, peu connus, car je ne puis vous citer ici que les recherches fort incomplètes de Manassein et de Ranke.

Manassein [1], à l'aide d'un procédé chimique qui me parait, autant que je puis en juger, fort critiquable, s'est cru en mesure d'établir que la puissance digestive du suc gastrique est diminuée par les saignées. D'un autre côté, Ranke [2], chez le cobaye a noté, dans ces conditions, une diminution de la sécrétion biliaire. C'est un terrain neuf, tout entier à explorer.

Comment expliquer cette perturbation dans les échanges nutritifs, dont les deux points principaux sont l'augmentation de l'urée, la diminution dans l'excrétion de l'acide carbonique ?

Deux théories sont en présence, celle de Bauer et celle de Fränkel.

Pour Bauer, ces troubles de la nutrition ont une double origine : d'une part, il se fait une dénutrition exagérée des éléments albuminoïdes ; d'autre part, la combustion des matières grasses est ralentie à cause de la diminution dans la consommation d'oxygène. Ainsi s'expliqueraient l'accumulation de la graisse dans l'économie et la transformation des tissus, dont les principes albuminoïdes seraient en partie consumés.

Cette théorie, qui se fonde surtout sur les travaux de Voit, a été récemment combattue par Fränkel [3], qui, en s'appuyant sur des recherches faites par Traube, explique le processus d'une tout autre façon. D'après lui, il faudrait attribuer les altérations nutritives causées par les pertes de sang à la diminution dans l'absorption d'oxygène. L'assimilation de l'albumine serait en raison

[1] CL. — [2] CLI. — [3] CLII.

directe de la vitalité des éléments ; ceux-ci, recevant moins d'oxygène qu'à l'état normal, utiliseraient moins d'albumine, d'où la surcharge des excreta en produits excrémentitiels azotés, en urée.

Je ne saurais prendre parti pour l'une ou l'autre de ces théories ; d'ailleurs nos connaissances sur la nature intime des processus nutritifs sont trop peu précises pour qu'on puisse émettre une doctrine qui soit à l'abri de la critique; mais, la question pathogénique réservée, les faits sont bien établis et parlent assez haut au point de vue thérapeutique. Les pertes de sang amènent, on ne saurait en douter, une modification très appréciable dans l'équilibre nutritif, produisent une surcharge de graisse dans l'organisme et probablement une tendance à la dégénérescence graisseuse des tissus. L'action des saignées sur la nutrition générale est donc beaucoup plus accusée qu'on ne le pense généralement, et ce fait est d'autant plus intéressant que la plupart des processus, dans lesquels le médecin emploie les émissions sanguines, ont une influence analogue sur les phénomènes d'assimilation et de désassimilation de la vie organique.

Arrivé au terme de cette étude physiologique des émissions sanguines, nous pouvons en tirer quelques *conclusions générales* concernant l'emploi thérapeutique des saignées ; mais, comme la question n'a par nous été envisagée qu'à un point de vue restreint, il serait impossible de discuter ici toutes les indications de la saignée. Qu'il nous suffise de mettre en lumière certains faits importants qui découlent de cette étude, et dont le clinicien devra toujours tenir compte lorsqu'en face de cas pathologiques il voudra faire appel à la phlébotomie.

D'une manière générale, l'opinion ancienne sur l'absolue innocuité de la saignée doit être abandonnée. Non, l'ouverture de la veine est toujours une opération sérieuse. La physiologie, en nous montrant toute l'importance du liquide sanguin dans les processus nutritifs, dans les échanges qui constituent la vie organique, pouvait faire prévoir que la soustraction d'une certaine quantité de sang n'est pas chose indifférente pour l'économie; l'expérimentation confirme ces données, en nous révélant toutes les perturbations fonctionnelles ou organiques qu'amènent les pertes de sang.

Mais l'opinion contraire des détracteurs à outrance de la saignée n'est pas moins exagérée. Nous savons, en effet, que le sang, qui est en voie constante de rénovation, peut se réparer rapidement et probablement d'une manière parfaite par une simple mise en œuvre des processus physiologiques d'hématopoièse, qui paraissent suractivés par la saignée elle-même; en un mot, on ne saurait douter du remarquable pouvoir de réparation que possède le sang. Toutefois, ce pouvoir a des limites qu'il est fort imprudent de franchir. En dehors des dangers que fait courir une perte de sang unique très abondante ou une série d'émissions sanguines, dangers immédiats ou consécutifs, mort par anémie aiguë ou chronique, la réparation s'effectue d'une manière fort incomplète, quand le sang a été soumis à une trop forte épreuve. Tantôt le processus de rénovation semble s'établir, mais affecte une lenteur extrême, de sorte que le retour à la normale se fait attendre des semaines, des mois; tantôt même l'altération est plus durable et peut être définitive. Les organes hématopoiétiques sont atteints dans leur vitalité; la réparation sanguine en est, par suite, singulièrement entravée, et le contre-coup de cette hématopoièse imparfaite se fait sentir dans toute l'économie, se traduit par des modifications profondes de la constitution.

Où commence l'excès? Nous ne saurions le dire d'une manière précise, car il n'est pas possible de conclure du chien à l'homme, puisque tout porte à croire que cet animal répare plus vite et plus facilement son sang. Mais l'expérimentation nous fournit cependant sur ce point des données intéressantes qui sont applicables à la thérapeutique.

Une perte de sang unique, fût-elle même très abondante, est bien supportée ; les saignées, coup sur coup, telles qu'on les pratique dans la méthode antiphlogistique, sont déjà d'une réparation moins facile ; car elles équivalent presque à une saignée unique aussi importante que toutes les saignées réunies. Enfin les saignées copieuses, faites à intervalles assez éloignés pour que la réparation ait déjà commencé au moment où la veine est ouverte de nouveau, les saignées espacées sont de beaucoup les plus graves ; elles, surtout, altèrent le type physiologique des hématies et entravent la rénovation quantitative et qualitative du sang.

D'ailleurs, est-il nécessaire de le dire, la rapidité de la réparation sanguine dépend non seulement de l'abondance des saignées, mais encore des conditions dans lesquelles se trouve placé l'organisme au moment de la perte sanguine. Elle varie nécessairement avec la santé générale et certaines qualités individuelles de résistance qu'il est souvent impossible de mesurer. Et ici, il faut avant tout tenir compte de l'état du tube digestif et des organes hématopoïétiques.

Ce que nous venons de dire s'applique à l'homme *sain* ; mais la *thérapeutique* peut également utiliser ces données expérimentales. Du moment où les saignées altèrent à la fois le liquide sanguin et les fonctions principales, leur influence sur les *processus morbides* ne saurait être déniée ; ce qui légitime leur emploi dans certains cas pathologiques, mais non dans tous. Rien ne justifie en effet l'usage de la phlébotomie dans les maladies infectieuses, caractérisées par la présence dans le sang d'un ferment chimique ou organisé. Recourir à la saignée pour éliminer l'agent infectieux, cette matière peccante, est une vue ancienne que la physiologie condamne ; et cela d'autant plus que, dans ces maladies, la réparation du sang est singulièrement laborieuse.

D'un autre côté, l'efficacité de la saignée, indéniable dans certaines maladies, ne tient pas, comme on le pensait autrefois, aux modifications physico-chimiques qu'elle apporte dans la constitution du sang. Ainsi c'est à tort que les phlébotomistes ont justifié son emploi dans les affections inflammatoires, dans les phlegmasies, par les modifications de la fibrine qu'on rapportait à la saignée. Non, ce n'est qu'un point secondaire. Si les émissions sanguines influencent les processus morbides, c'est en agissant sur toutes les grandes fonctions, c'est en modifiant la pression sanguine, la répartition du liquide nourricier dans les organes, le rythme respiratoire, la calorification ; d'où ces perturbations dans les échanges nutritifs, qui prouvent que leur influence s'étend jusqu'à la vie organique la plus intime. Une partie de ces effets se rattachent d'ailleurs incontestablement à des altérations matérielles du sang ; abaissement du chiffre des globules, de l'hémoglobine, et de la quantité d'oxygène mise en circulation.

Le bénéfice de la saignée n'est donc obtenu qu'au prix de modifications importantes du sang, qui doivent toujours être temporaires, pour n'être pas, en dernière analyse, nuisibles.

Toutes les fois que la réparation du sang se fait d'une manière incomplète, la saignée entraîne de graves inconvénients pour la santé générale ; c'est, comme on l'a dit à fort juste titre, une arme à deux tranchants.

Vous voyez donc, Messieurs, que la question de la réparation du sang domine toute l'histoire thérapeutique de la phlébotomie ; c'est par ce motif que nous lui avons

donné une place si importante dans notre étude expérimentale.

A cet égard, sans sortir des généralités, on peut dire
qu'il ne doit être fait appel à la saignée que dans les cas
où l'organisme est capable de réparer à la fois les désordres produits par la maladie et ceux que va causer
l'émission sanguine elle-même.

La saignée est donc formellement contre-indiquée dans
la plupart des maladies chroniques. Alors en effet, le sang
est altéré dans sa composition, les organes hématopoiétiques, plus ou moins lésés, ne remplissent leur fonction
que d'une manière fort incomplète et ils sont surtout
au-dessous de leur tâche, quand, après des pertes d'a-
bondance variable, la suractivité du processus de sanguification est devenue une condition *sine quâ non* du retour à la santé. Ainsi ce n'est pas seulement dans les
cachexies que le médecin doit être économe de sang,
c'est encore dans toutes les affections chroniques du
tube digestif ou de ses annexes ; c'est encore dans toutes
les maladies qui entravent l'hématose, qu'elles portent
sur le système respiratoire ou sur l'appareil cardio-vas-
culaire. Et comme dans les affections cardiaques d'ancienne date il existe toujours une lésion profonde du sang,
on ne pourra recourir à la saignée qu'en cas d'accidents
asystoliques rendant le péril imminent, alors que toutes les
autres médications sont manifestement inefficaces, ou ont
déjà échoué.

Il est d'ailleurs évident que dans le cas où sous l'influence d'une stase veineuse ou d'un œdème pulmonaire, les
manifestations asphyxiques menacent à bref délai l'existence, il ne faut pas hésiter à recourir à la saignée, qui grâce
à ses effets immédiats peut faire disparaître le danger, ou
du moins donner à d'autres médications le temps d'agir.

Tout au contraire la saignée peut intervenir, *largâ
manu*, dans les maladies qui ne portent aucune atteinte

à la nutrition intime, dans toutes les affections du système nerveux qui ne s'accompagnent d'aucune altération
soit du sang, soit des organes hématopoiétiques.

Le type des processus morbides justiciables de la saignée
nous est fourni par l'éclampsie puerpérale. Voici une femme
qui, en pleine santé, est prise d'accidents convulsifs qui
peuvent rapidement entraîner la mort. N'hésitez pas à
saigner ; la pratique vous apprend que la phlébotomie
constitue une des médications les plus efficaces et l'expérimentation vous indique que la réparation se faisant,
dans ces cas, avec une grande facilité, le retour à la
santé sera des plus prompts.

Quant aux maladies aiguës, celles, où le zèle des phlébotomistes à outrance s'est surtout donné libre carrière,
les indications de la saignée y sont fort nettes. Rappelez-
vous en effet les quelques considérations que nous avons
émises relativement à l'évolution du sang dans les phlegmasies ou les pyrexies.

Dans les maladies aiguës à cycle court, il se produit
toujours, au début de la convalescence, une crise hématique aiguë, indiquant le réveil physiologique d'organes
hématopoiétiques passagèrement éprouvés ; cette activité
du processus de sanguification, sur laquelle vous pouvez
compter, explique pourquoi les émissions sanguines, coup
sur coup, mais modérées, sont alors bien supportées.

Il n'en est pas de même dans les affections aiguës de
longue durée, qui altèrent les organes de l'hématopoièse,
Vous savez, en effet, que dans ces maladies la crise hématique est traînante, la rénovation du sang pénible, et qu'il
existe des altérations étendues des tissus azotés, lésions qui
doivent se réparer en même temps que le sang. Aussi, autant
dans la pneumonie franche les émissions sanguines passent inoffensives, autant toute perte de sang dans la fièvre
typhoïde peut exercer une fâcheuse influence sur le processus morbide ou sur la convalescence.

Sous ce rapport l'hématologie clinique a dès à présent rationnalisé en quelque sorte les indications générales des saignées et donné l'explication des faits si péniblement acquis par l'empirisme.

Si maintenant vous me demandez d'énoncer une loi générale qui soit comme la conclusion de ces recherches expérimentales, j'arriverai à une formule d'une haute valeur pratique : jamais on ne doit ouvrir la veine, si l'examen du sang, par les méthodes que nous avons fait connaître, nous indique l'existence d'altérations sérieuses dans sa composition, si d'autre part l'organisme sur lequel on veut agir est incapable de produire un sang physiologique. Dans ces cas toute émission sanguine ne peut qu'aggraver l'état du malade. Aussi faut-il proscrire les saignées chez les chlorotiques, chez les personnes atteintes d'anémie chronique, alors même que la phlegmasie la plus intense semblerait constituer une indication formelle. A cette règle absolue je ne vois qu'une exception, que je vous ai d'ailleurs déjà mentionnée : le cas où, en présence d'un danger imminent, toute autre considération doit s'effacer devant l'urgence d'une déplétion vasculaire.

19ᵉ LEÇON

Messieurs,

On a donné le nom de transfusion à l'opération par
laquelle un liquide quelconque est introduit dans les
voies circulatoires. Dans son sens le plus général, cette
dénomination s'applique aussi bien aux injections intra-
veineuses de substances médicamenteuses, comme le
chloral dans le tétanos,ou de sérosités artificielles, comme
on l'a fait dans le choléra, qu'aux injections de sang
provenant de l'homme ou des animaux. Nous laisserons
de côté les injections médicamenteuses, pour ne nous
occuper que de l'opération qui consiste à faire passer du
sang d'un animal quelconque dans les vaisseaux d'un
autre animal, appartenant ou non à la même espèce.

Ainsi délimité, le sujet, quelque simple qu'il paraisse
au premier abord, est en réalité fort complexe. Tous les
problèmes physiologiques qu'il soulève sont loin d'être
tranchés, malgré les nombreux travaux auxquels la
transfusion a donné lieu dans ces derniers temps.

La question peut, doit être envisagée aux points de
vue les plus divers; et je ne puis mieux vous faire voir
ses différentes faces, qu'en vous traçant un tableau succinct des recherches poursuivies jusqu'à ce jour, et en
suivant ainsi, à travers la littérature médicale, les efforts
des cliniciens ou des expérimentateurs pour élucider ce
problème de thérapeutique.

La transfusion remonterait à la plus haute antiquité, au dire de certains auteurs qui ont été chercher dans des ouvrages plus ou moins authentiques, plus ou moins probants, une allusion à cette pratique. En tout cas, ces documents n'ont aucune valeur scientifique et il nous faut arriver jusqu'à Lower [1] (1666), pour trouver un travail qui ait une véritable importance. Lower fit couler le sang artériel d'un chien dans la veine d'un autre chien, en poursuivant la transfusion jusqu'à la mort du transfuseur. Ainsi la première réalisation expérimentale de cette opération consista dans la transfusion du sang artériel complet à un animal de la même espèce.

Encouragé par le succès de Lower, Ed. King [2] fit faire un premier pas à la question. Malgré les idées régnantes à cette époque sur la supériorité du sang artériel, au point de vue de l'énergie vitale, il opéra de veine à veine; de plus il employa le sang d'animaux d'espèces différentes. Il essaya la transfusion du veau au mouton, opération qui fut aussi inoffensive que celle de Lower.

A la même époque, un Français, Denis [3] (de Montpellier) commença une série de recherches fort remarquables surtout pour le temps. Il répéta l'expérience de Lower, mais en conservant les deux chiens, puis celle de Ed. King, en injectant à des chiens du sang de veau. Ayant ainsi constaté la parfaite innocuité de cette pratique, il fit faire pour la première fois par Emmerez une transfusion *chez l'homme*. C'est le 15 juin 1667 que s'ouvre ainsi l'histoire thérapeutique de la transfusion. Convaincu que le sang des animaux convient mieux à l'homme que le sang humain, parce que le dernier recèle les germes des vices de l'individu auquel il a été emprunté, il se servit de sang d'agneau. Ainsi se posait, dès la première transfusion, la question qui est aujourd'hui

[1] CLIII. — [2] CLIV. — [3] CLV.

encore l'objet des plus vives discussions entre physiologistes et médecins.

Permettez-moi de vous donner quelques détails sur cette opération mémorable. Le jeune homme sur lequel on pratiqua la transfusion, âgé de 16 ans, présentait depuis deux mois une affection fébrile avec stupeur et somnolence (fièvre typhoïde probablement), au cours de laquelle on lui avait fait vingt saignées. Après lui avoir retiré 3 onces (90 grammes) de sang, on lui transfusa 9 onces (270 grammes) de sang artériel d'agneau; il guérit.

Remarquez que, dans la pensée des premiers transfuseurs, le but à atteindre était de remplacer un sang vicié par un sang sain; remarquez aussi, à l'honneur de ces innovateurs, que tous les essais sur l'homme furent précédés de tentatives sur les animaux. Cependant, peu après, les deux expérimentateurs voulurent faire une nouvelle expérience *in animâ vili* et s'adressèrent à un robuste porteur de chaises qui, moyennant une modique rétribution, consentit à se laisser tirer 10 onces de sang qu'on remplaça par une quantité égale de sang d'agneau. L'expérience fut à ce point inoffensive que, dès le soir, l'opéré reprenait ses occupations et s'offrait à subir une nouvelle transfusion, qui du reste ne fut pas tentée.

La même année, Lower et King firent la première opération de ce genre en Angleterre; après une saignée de 6 à 7 onces de sang, ils injectèrent dans les veines d'un homme environ dix onces de sang artériel d'agneau; ils suivirent donc les errements de Denis et Emmerez.

Ces audacieuses pratiques eurent un grand retentissement en Europe, particulièrement en Flandre et en Italie, et dès 1668, Fracassati, Riva et Manfredi[1] faisaient la transfusion d'*homme* à *homme*.

De leur côté, Denis et Emmerez avaient trouvé l'occa-

[1] CLVI.

sion de pratiquer deux nouvelles opérations. Dans la première, deux palettes de sang de veau furent injectées, à deux reprises, sur un individu qui succomba, probablement à sa maladie. Dans la seconde, il s'agissait d'un fou, qui guérit après 2 transfusions successives.

Mais alors une ère de réaction violente commença ; les opposants obtinrent qu'une ordonnance royale réglementât l'usage de cette opération qui, pendant de longues années, ne donna plus lieu qu'à quelques essais isolés. Durant cette période — qui finit seulement avec le siècle actuel — période où la transfusion paraît tombée dans un oubli presque absolu, nous n'avons à signaler qu'un seul travail important, celui de Michel Rosa [1] (Modène, 1788). A l'aide d'expériences nombreuses, Rosa chercha à établir qu'on peut, sans danger pour la vie, mêler au sang celui d'un animal d'une autre espèce, et même qu'on peut, par ce procédé, ranimer un animal rendu exsangue par hémorragie.

De 1788 à 1815 un silence presque absolu se fait sur la transfusion ; mais à ce moment elle revient à l'ordre du jour, grâce aux recherches presque simultanées de Hufeland [2], de Graefe [3], Petrus Christus de Boer [4], enfin de James Blundell [5].

Ce dernier surtout se signala par une innovation capitale. Le premier il se demanda si l'on ne pourrait pas, au lieu de faire passer directement le sang d'un vaisseau dans l'autre, le recueillir dans une seringue pour l'injecter ensuite. Blundell d'ailleurs reprend, en quelque sorte, la question *ab ovo*, sous toutes ses faces, en se plaçant dans les conditions les plus diverses. Ainsi il transfuse du sang artériel de chien dans les veines d'un autre chien, puis du sang artériel d'un animal dans ses propres veines. Dans une autre série d'expériences, il cherche à montrer que le passage du sang à travers la seringue ne

[1] CLVII. — [2] CLVIII. — [3] CLIX. — [4] CLX. — [5] CLXI.

détruit pas les propriétés de ce liquide, quand il n'y séjourne pas trop longtemps, de 30 à 60 secondes au plus. On doit encore à Blundell des recherches sur les injections de sang humain au chien, dont le premier il signale la nocuité, et sur les injections de sang veineux, qui, pour lui, sont tout aussi efficaces que celles de sang artériel. Il étudie pour la première fois les dangers de la transfusion et est amené à chercher quel temps le sang de chien met à se coaguler. Enfin, il pratique dans les veines des injections d'air provenant des poumons et les reconnaît inoffensives, du moins chez le chien.

D'un autre côté Blundell fit sur l'homme quelques transfusions heureuses ; mais, sans s'abandonner à un engouement excessif pour cette opération, il la réserva d'une manière exclusive aux cas d'hémorragies profuses.

Depuis cette époque les recherches se multiplient, la transfusion acquiert des partisans convaincus. Toutefois d'autres expérimentateurs, et, parmi les plus autorisés, Prévost et Dumas[1], montrent les dangers de la transfusion du sang d'un animal à un animal d'espèce différente et condamnent formellement cette pratique.

Enfin en 1828 paraît le travail important de Dieffenbach[2], riche d'expériences intéressantes sur les deux procédés alors connus ; le premier qu'il appelle *transfusion immédiate*, de l'artère d'un animal à la veine d'un autre, le second, celui de Blundell, *transfusion médiate*, à l'aide de la seringue. Sans m'arrêter à ce travail, que j'aurai plusieurs fois à vous citer, je ne vous signalerai ici que les résultats principaux auxquels Dieffenbach est arrivé. Après avoir montré, comme Prévost et Dumas, le danger de l'injection du sang appartenant à un animal d'espèce différente, il fait le premier des expériences avec le sang ayant séjourné un temps plus ou moins long hors de l'organisme et par suite *défibriné*. Moins enthousiaste que

[1] CLXII. — [2] CLXIII.

les expérimentateurs anciens, il considère la transfusion comme une opération toujours dangereuse, qui doit être pratiquée uniquement dans les cas de mort imminente par hémorragie et alors que toutes les ressources de l'art ont été employées inutilement ; chez l'homme, d'après lui, il ne faut se servir que du sang veineux humain.

A partir de ce moment, tous les problèmes que soulève l'étude de la transfusion sont nettement posés, sinon résolus.

En 1838, Bischoff[1] complète les recherches de Dieffenbach, à l'aide d'expériences fort ingénieuses. Comme cet auteur, il montre que les globules rouges sont les principes actifs du sang ; comme J. Müller, il s'attache à prouver que le battage ne les altère pas. De plus, il établit par de nombreuses expériences que l'injection d'un sang pris sur des animaux d'espèce différente a de très fâcheux effets, qu'il attribue à la fibrine ; ce qui l'amène à conseiller l'emploi du sang défibriné.

Malgré ces beaux travaux, pendant les vingt années qui suivirent, la pratique de la transfusion ne se généralisa pas, et dans cette période on ne trouve que quelques faits isolés, de loin en loin. On arrive ainsi à l'ère actuelle, qui s'ouvre en 1860. Les recherches se multiplient, la question est envisagée à tous les points de vue, et entre dans une phase réellement active, pratique, grâce aux efforts qui sont faits pour améliorer les méthodes et perfectionner l'outillage. Je ne puis citer tous les auteurs qui sont entrés dans cette voie avec Oré[2], Moncoq[3], Nicolas Duranty[4], Roussel[5], etc.

Mais en même temps se produit une scission parmi les expérimentateurs, et c'est le trait le plus saillant de l'histoire contemporaine de la transfusion. Alors qu'avec Landois[6], Eulenburg[7], Panum[8], de Belina[9], les conclu-

---

[1] CLXIV. — [2] CLXV. — [3] GLXVI. — [4] CLXVII. — [5] CLXX. — [6] CLXXI. — [7] CLXXII. — [8] CLXXIII. — [9] CLXXIV.

sions de Bischoff semblent triompher et la défibrination paraît l'emporter, la doctrine des anciens transfuseurs, l'injection à l'homme de sang complet emprunté à un animal trouve en Gesellius[1] un défenseur. Le débat s'engage sur ce point, et l'histoire entière de la transfusion semble ainsi tourner dans un cercle dont elle ne peut sortir. M. Oré, Hasse, Kush, Kusten, Livi, Sponza, Albini, Vizioti, etc. se déclarent partisans de la nouvelle méthode[2]; Panum, Landois reprennent leurs expériences; Ponfick, Worm Müller, forts de nouvelles recherches, rejettent au contraire les prétentions de cette innovation rétrograde.

Cette revue rapide vous montre la multiplicité, la complexité des problèmes soulevés par la transfusion. Malgré les expériences nombreuses faites sur les animaux, avec toutes les ressources de la technique la plus perfectionnée, malgré les observations aujourd'hui très multipliées fournies par la clinique, tous ces problèmes ne sont pas encore résolus, et, en dépit des assertions contraires de quelques médecins trop prompts à porter un jugement, on peut dire que l'étude de la transfusion est à peine ébauchée. C'est sans doute pour ce motif que cette opération se répand si difficilement en France, tandis que, pendant ces dernières années, on en a fait un si grand abus à l'étranger.

Sans avoir la prétention d'apporter ici une solution à tous les points en litige, — un tel programme demanderait plusieurs années, — nous essaierons, en présentant un exposé critique des principaux travaux sur la matière, de résoudre à l'aide de l'expérimentation certaines questions importantes. Enfin, en vous indiquant les lacunes qu'il reste à combler, nous aurons fait, non une étude complète, mais l'esquisse d'un cadre pour des recherches ul-

[1] CLXXV. — [2] CLXXVI.

térieures. D'ailleurs, nous nous limiterons aux questions afférentes à la thérapeutique expérimentale.

Ici, plus que jamais, la méthode expérimentale trouve son application. Elle nous permet à la fois d'aborder l'examen des effets produits par les divers modes de transfusion et d'en discuter l'utilité, au point de vue thérapeutique, en d'autres termes, d'en préciser les indications générales.

Mais il nous faudra, dans cette étude, procéder avec une méthode rigoureuse et catégoriser les faits avec le plus grand soin, pour ne pas confondre dans une analyse physiologique commune des opérations absolument distinctes.

Les recherches modernes démontrent, en effet, que le sang perd, hors de l'organisme, une partie de ses qualités et que, de plus, il diffère notablement d'une espèce animale à l'autre.

C'est sur ces deux points que porte surtout le débat. Dans un camp sont les partisans convaincus de la défibrination, dans le camp opposé ceux qui refusent jusqu'au nom de transfusion à l'injection du sang défibriné. D'autre part, les uns n'admettent que la transfusion du sang humain, pendant que certains physiologistes préconisent la pratique ancienne, l'usage du sang d'animaux.

En ce qui concerne les applications de la transfusion au traitement des maladies, les divergences sont encore plus accusées. Sous ce rapport, l'étude expérimentale nous fournira des données intéressantes sur l'utilité de cette opération dans certains processus morbides, où elle a été recommandée par les partisans à outrance de ce mode d'intervention thérapeutique.

Notre plan est tout tracé par les considérations dans lesquelles nous venons d'entrer. Nous aurons à étudier successivement :

A. La transfusion entre **animaux** de même espèce : .

1° Avec du sang défibriné ;
2° Avec du sang complet.
B. La transfusion entre animaux d'espèce différente :
1° Avec du sang défibriné ;
2° Avec du sang complet.

Abordons aujourd'hui l'étude de la *transfusion entre animaux de la même espèce ;* nous ne pourrons le faire avec fruit qu'après avoir discuté certaines questions préjudicielles. En vous exposant les phases successives par lesquelles a passé l'opération de la transfusion, je vous ai montré que les physiologistes et les cliniciens sont loin de s'entendre sur la nature du sang à employer. Pendant que les premiers transfuseurs se servaient exclusivement de sang complet, soit artériel, soit veineux, les contemporains préconisent au contraire la défibrination préalable. Si l'on ne prend, disent-ils, cette précaution indispensable, le sang pourra se coaguler dans les instruments pendant les manœuvres plus ou moins compliquées que demande l'opération, et l'on sera ainsi exposé à des accidents fort graves. D'un autre côté, on s'est élevé contre l'emploi du sang veineux, parce que celui-ci, trop riche en acide carbonique et relativement pauvre en oxygène, ne paraissait pas avoir une influence aussi vivifiante que le sang artériel.

Ces critiques sont-elles fondées ? Pour bien saisir la portée de ces arguments, il faut se rendre un compte exact des effets que la thérapeutique attend de la transfusion.

Comme le sang agit par sa masse et par les éléments anatomiques qu'il renferme, l'opération de la transfusion doit produire deux séries d'effets. D'une part, en augmentant la masse sanguine, elle influence la pression vasculaire, la vitesse du sang, et par suite toutes les grandes fonctions et tous les processus nutritifs. D'autre part, en introduisant dans le sang du transfusé des globules nouveaux, destinés à remplacer les éléments anciens, plus ou moins altérés, plus ou moins impropres à remplir leurs fonctions physiologiques, la transfusion doit servir à la reconstitution du liquide sanguin.

Dès lors, la première question qui se pose, celle qui domine en quelque sorte toute l'histoire de la transfusion, est celle-ci : *Le sang peut-il être greffé?* En d'autres termes, le sang nouveau fait-il partie intégrante de l'organisme, d'une manière temporaire ou définitive, est-il apte à jouer le rôle dévolu aux globules dans les phénomènes respiratoires ou nutritifs?

Seconde question : cette greffe sanguine, peut-on l'obtenir avec toutes les espèces de sang, sang complet, sang défibriné, sang de la même espèce animale ou d'une espèce différente? C'est ce point de vue qui doit nous préoccuper avant tout.

Disons immédiatement que, la greffe sanguine ne pouvant être espérée qu'avec du sang de la même espèce animale, nous aurons surtout à rechercher si la défibrination est un obstacle au but que l'on poursuit par la transfusion, ou si, au contraire, elle conserve au sang son intégrité complète ou à peu près complète.

Le sang défibriné a-t-il la même valeur que le sang complet? Sous ce rapport les auteurs sont, comme je l'ai dit, divisés en deux camps.

Les partisans de la défibrination assurent que le sang ainsi modifié produit tous les effets qu'on peut obtenir du sang complet, et que, par conséquent, il doit lui être préféré, puisqu'il n'expose pas aux mêmes accidents. Au contraire, les adversaires de la défibrination, considérant le sang défibriné comme privé de ses qualités vitales essentielles, comme un sang mort, soutiennent que cette pratique enlève à la transfusion toute son efficacité.

On a fait valoir de part et d'autre un grand nombre

d'arguments tirés soit d'expériences sur les animaux, soit d'observations faites sur l'homme. Mais, au cours de cette discussion parfois passionnée, on n'a pas toujours apporté beaucoup d'ordre dans l'exposé des expériences; on a produit des faits trop complexes pour être probants, au lieu d'envisager séparément chacun des problèmes que cette étude soulève.

Pour qui veut procéder avec méthode, il importe avant tout de savoir comment le sang se comporte hors de l'organisme ; comment se fait la coagulation, quelles sont les parties du sang qui subissent à ce moment des modifications anatomiques ou physiologiques, sous quelles influences se produisent ces altérations, dans quelles conditions le sang conserve tout ou partie de ses propriétés? Voilà autant de questions préjudicielles qu'il s'agit de résoudre.

Nous sommes donc amené à rappeler, comme préambule à l'étude expérimentale de la transfusion, les conditions qui régissent la *coagulation du sang.*

Lorsque le sang est extrait du corps, et abandonné à l'air, il ne tarde pas à se prendre en une masse molle et tremblotante. Bientôt celle-ci se rétracte, en même temps que de sa substance suinte un liquide de plus en plus abondant ; et, lorsque la coagulation est achevée, le sang est ainsi divisé en deux parties: l'une, solide, rouge, le *caillot ;* l'autre, liquide, incolore, le *sérum.*

Le temps que le sang humain sain met à se coaguler dépend de conditions multiples dont les principales sont relatives à la température et au contact avec les objets extérieurs. A la température ambiante, moyenne, la coagulation commence de 2 à 5 minutes après la sortie des vaisseaux et demande, pour que la rétraction soit complète, de 12 à 48 heures.

Il y a du reste sous ce rapport des différences individuelles assez étendues. On a dit en outre que le sang se coagule plus vite chez la femme que chez l'homme et que le sang artériel se solidifie plus vite que le sang veineux. La coagulation du sang veineux est d'autant plus retardée qu'il est plus riche en acide carbonique. MM. Mathieu et Urbain ont cependant prétendu que le sang privé de CO_2 ne se coagule pas.

Nasse a fixé très exactement le délai nécessaire à la coagulation du sang veineux humain. Il distingue cinq temps : 1° formation d'une pellicule à la surface ; 2° formation d'une enveloppe qui descend le long des parois du vase et renferme le sang comme dans un manchon ; 3° transformation du sang en gelée ; 4° transformation du sang en un gâteau solide et séparation du sérum ; 5° expression complète de ce sérum.

Dans le tableau suivant Nasse a indiqué le temps nécessaire pour l'apparition des quatres premiers phénomènes.

	Au plus tôt.	Au plus tard.	Moyenne (homme).	Moyenne (femme).
1°	$1^m 3/4$	5-6^m	3'45"	2'50"
2°	2	6-7	5'22"	5'12"
3°	4	10-12	9'55"	7'40"
4°	7	13-16	11'49"	9'55"

Ces données ont été confirmées par Panum.

Chez les animaux, et c'est là un détail intéressant au point de vue expérimental, on trouve, à cet égard, de grandes variations ; en général le sang de ceux qui servent à nos expériences se coagule plus vite que celui de l'homme ; et j'ai eu déjà l'occasion de vous dire que la grande coagulabilité du sang chez le chien constitue souvent une réelle difficulté opératoire. Un animal fait exception à cette règle ; c'est le cheval, dont le sang se coagule très lentement.

L'élévation de la température hâte la coagulation qui n'est jamais plus rapide qu'entre 39° et 45° (Hewson); d'où le danger d'une température extérieure élevée et de l'emploi d'instruments chauds. Au contraire une température basse, voisine de 0°, ou inférieure à 0° retarde ou même empêche la coagulation. Il en est de même d'une température qui dépasse 52°. D'ailleurs, ainsi que nous le verrons ultérieurement, les températures excessives, au-dessous de 0° ou au-dessus de 50°, produisent une altération profonde du liquide sanguin.

D'un autre côté le contact du sang avec les agents extérieurs et les corps étrangers de toute sorte exerce une influence considérable sur la coagulation. Celle-ci est accélérée par l'air extérieur et l'oxygène, et, inversement, l'absence d'air ou d'oxygène la retarde. Cependant elle se produit dans le vide barométrique.

L'influence des corps étrangers a été mise en évidence par les expériences de Brücke, Lister, etc., et celles toutes récentes de M. Glénard. Hewson, jetant une ligature sur les deux extrémités d'un vaisseau, a constaté que le sang reste liquide, tant qu'on n'y injecte pas d'air, mais se prend alors rapidement en masse. Brücke obtient le même résultat, soit en projetant du mercure dans le courant circulatoire, soit en plongeant une aiguille fine dans le cœur ou un vaisseau. Enfin le sang altéré est lui-même une cause de coagulation. Nous verrons par exemple que, d'après Naunyn, lorsqu'on introduit dans l'organisme du sang dont les globules ont laissé échapper leur hémoglobine sous l'influence de la congélation, on détermine chez l'animal transfusé des coagulations intra-vasculaires.

Vous comprenez, Messieurs, l'intérêt de ces faits au point de vue du manuel opératoire de la transfusion; nous aurons d'ailleurs à y revenir.

Les *causes de la coagulation* sont encore fort obscures, malgré les nombreux travaux faits sur ce sujet, et il n'entre pas dans notre cadre d'exposer les différentes opinions autrefois ou actuellement régnantes sur ce point, ni d'en discuter la valeur. Il nous importe cependant de savoir aussi exactement que possible en quoi le sang défibriné diffère du sang complet.

La fibrine ne préexiste pas toute formée dans le sang; il résulte des travaux d'Alexandre Schmidt[1] qu'au moment où elle se forme, il se produit très vraisemblablement un phénomène chimique analogue à celui d'une fermentation. Le sang contiendrait deux substances, le *fibrinogène* et la *fibrino-plastique*, qui formeraient la fibrine sous l'influence d'un corps particulier agissant à la façon d'un ferment. Quoi qu'il en soit de cette théorie chimique, il y a lieu de se demander si les éléments figurés du sang prennent part à cet acte important et aussi de chercher quelles modifications anatomiques ou physiologiques ils éprouvent au moment où se produit la séparation de la fibrine.

L'examen histologique du processus de coagulation fournit à cet égard des renseignements du plus haut intérêt en ce qui concerne surtout les hématoblastes et les globules rouges.

Cet examen doit être pratiqué avec la cellule argentée, d'après la méthode que je vous ai déjà exposée (Leçon 6, p. 89). Quand la préparation est correcte, c'est-à-dire que la couche de liquide sanguin est d'une minceur convenable et partout égale, ou peut suivre la coagulation dans tous ses détails.

Étudions d'abord la part qu'y prennent les hématoblastes.

Dans toute préparation de sang pur, on voit, au sein des espaces plasmatiques qui séparent les îlots de globules rouges, un certain nombre d'hématoblastes isolés ou en amas. Au moment où la coagulation commence, il se détache des hématoblastes quelques traînées filamenteuses peu nombreuses qui se perdent en s'effilant à une petite

<hr>

[1] CLXXVII.

distance de ces éléments. De plus, çà et là, se voient
quelques petits filaments fibrillaires, très ténus (*fig.* 33).

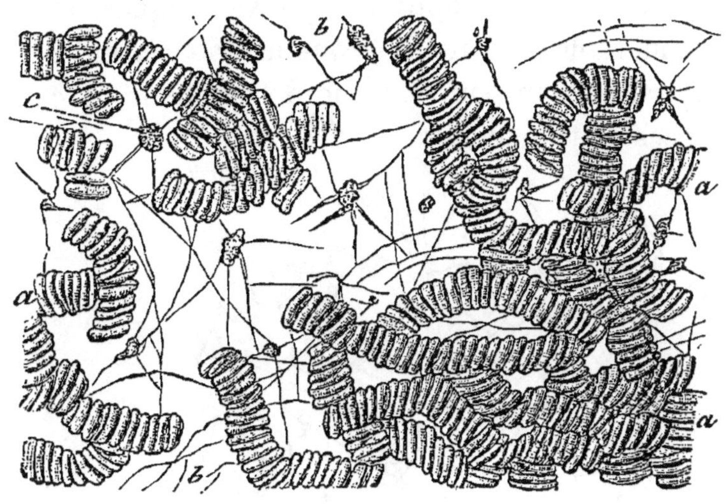

Fig. 33.
Sang normal coagulé.
a. Piles formées par les hématies.
b. Espaces plasmatiques dans lesquelles apparaissent les filaments de fibrine qui
partent des amas *c* d'hématoblastes.

Pour étudier plus complètement le réticulum dans le
sang normal, il faut faire le lavage de la préparation et
colorer le réticulum à l'aide de l'iode ou de la fuchsine.
Qu'on laisse la gouttelette de sang pendant 12 ou 24 heures
dans une chambre humide, jusqu'à ce que la coagulation
soit complète, puis qu'à travers le caillot on fasse passer
un courant d'eau qui entraîne les globules rouges, qu'enfin on substitue à l'eau de l'eau iodo-iodurée, on obtient
une préparation colorée montrant la disposition anatomique du réticulum fibrineux. Les hématoblastes occupent
les carrefours du réseau filamenteux formé par une série
de fibrilles nombreuses qui constituent une sorte de
treillis à mailles irrégulières (*fig.* 34).

De tous ces faits, très succinctement exposés, il résulte
que les hématoblastes fournissent un point de départ au
réseau filamenteux dont la formation produit la coagulation du sang. D'un autre côté, si l'on songe que le sang

défibriné ne contient plus ces éléments destinés à former des globules rouges, on voit combien la défibrination du sang en doit modifier les aptitudes physiologiques. C'est un fait considérable dont nous ferons ultérieurement ressortir l'importance, au point de vue de la valeur de certaines espèces de transfusion.

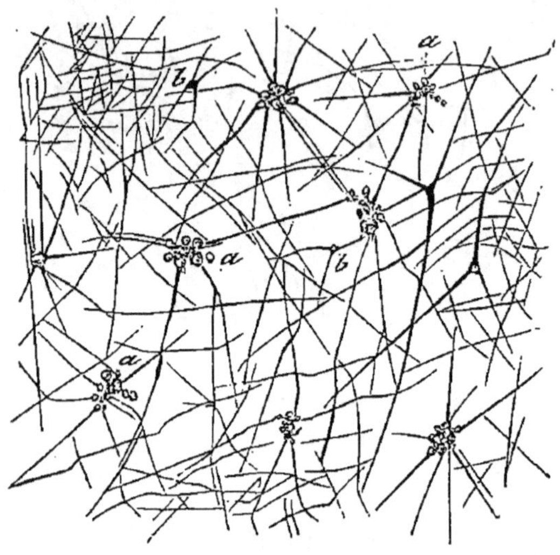

Fig. 34.

Réticulum du sang humain préparé par lavage et coloration par l'iode.
a. Amas d'hématoblastes.
b. Fibrilles du réticulum.

Mais si la participation des hématoblastes au processus de coagulation est bien établie, il n'est pas moins certain que les autres éléments figurés, notamment les *globules rouges*, y jouent aussi un rôle important.

Déjà Heynsius[1] a fait sur ce point des expériences curieuses, dont je crois utile de vous rapporter la principale. Il recueille dans une éprouvette graduée, contenant un demi-litre d'une solution de chlorure de sodium au deux-centième, placée dans la glace, cinquante centimètres cubes de sang de cheval. Lorsque les globules se sont déposés au fond du vase, il décante, puis ajoute une nouvelle solution de chlorure de sodium, et décante de nou-

[1] CLXXVIII.

veau de façon à enlever tout le plasma sanguin. Il ajoute alors aux globules cinquante centimètres cubes de sang de bœuf et porte l'éprouvette à la température de 40°; au bout de quelques minutes, ce sérum se coagule. Heynsius constate que ce caillot lavé, desséché, est presque égal en poids au caillot fourni par une quantité égale de sang (globules et plasma).

D'un autre côté, il a montré que la quantité de fibrine fournie par le plasma seul est de beaucoup inférieure à celle que donne le sang complet. Ces deux expériences, dont la valeur a d'ailleurs été contestée, tendent à prouver que les globules rouges prennent une part importante dans le phénomène de la coagulation.

D'autres observateurs, Hoppe-Seyler, Landois, ont confirmé ce fait par des expériences qui ne permettent pas de douter de la présence dans les globules rouges, d'une substance analogue à la fibrine. Du reste, Denis (de Commercy)[1] avait déjà admis l'existence d'une substance qu'il appelait fibrine du globule.

Nous allons voir maintenant que l'étude histologique de la coagulation, mettant en relief certaines particularités de ce processus, conduit au même résultat.

Sur une préparation convenable de sang, on voit les globules rouges, flottant dans le liquide, en quelque sorte attirés les uns vers les autres et s'accolant par leurs faces, pour former des séries que depuis longtemps on a comparées à des *piles de monnaie*. Ces piles, en se réunissant, constituent des îlots; ceux-ci laissent entre eux des espaces libres, plasmatiques, qui communiquent entre eux de façon à simuler des *mers*.

Si, avec la pointe d'une aiguille, on exerce une légère pression sur la lamelle, immédiatement après que la préparation du sang est faite, les piles d'hématies s'étirent comme si elles étaient constituées par du caoutchouc

[1] CLXXIX.

rouge. Dès que la pression cesse, la pile revient sur elle-même. Or, dès que le sang est coagulé, si on refait la même expérience, on voit les piles se désagréger et les globules se séparer définitivement les uns des autres.

La disposition en piles des globules rouges semble donc due à une atmosphère visqueuse qui les entoure et qui provient vraisemblablement du corps globulaire, et non à la régularité de leur forme. Chez certains animaux d'ailleurs, comme le chat, dont les hématies deviennent rapidement épineuses, l'empilement se produit aussi bien que chez ceux dont les globules sont plus réguliers.

L'étude du sang dans les *phlegmasies*, où, comme vous le savez, la quantité de fibrine est augmentée, nous montre une exagération de ce processus (*fig.* 35).

Les piles d'hématies, confondues en partie, forment des

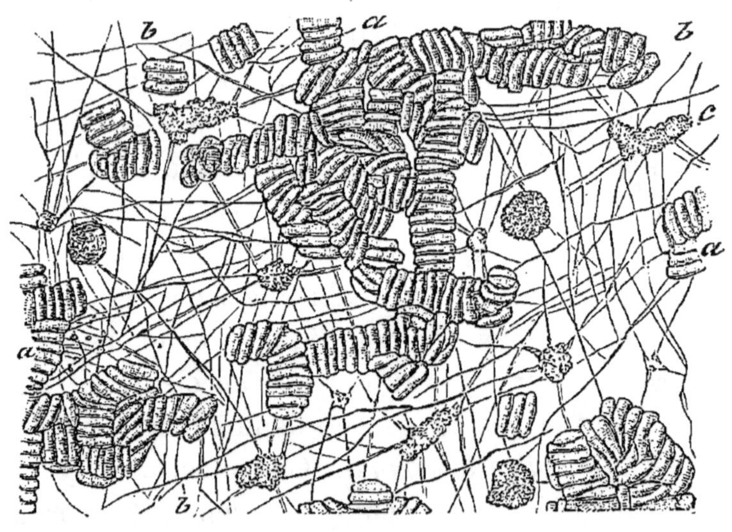

Fig. 35.

Sang coagulé dans un cas de pneumonie légère.
a. Piles d'hématies.
b. Espaces plasmatiques dans lesquelles on voit le réticulum fibrineux épaissi.
c. Amas d'hématoblastes modifiés.

amas volumineux, reliés presque tous entre eux et circonscrivant de toutes parts des espaces plasmatiques irréguliers qui prennent l'aspect de véritables *lacs*. Le réticulum est beaucoup plus dense, formé de fibrilles plus grosses que dans le sang normal et par suite plus visibles. Qu'on vienne alors à laver ces préparations et à les colorer par l'iode ou la fuchsine, on voit apparaître un fin réseau assez régulier dans les points primitivement occupés par les piles d'hématies.

Ces observations et quelques autres qu'il serait trop long de rapporter ici, m'ont conduit à admettre que les globules rouges prennent part au processus de coagulation, en s'entourant d'une matière visqueuse, qui paraît se solidifier au moins en partie au moment où le sang se coagule.

On doit donc admettre, et je pourrais encore vous signaler à ce propos les recherches récentes de Dogiel, que le globule rouge participe au processus de coagulation, contribue à la formation de la fibrine [1].

Restent les *globules blancs*; ici les données sont moins nettes, quoique, pour A. Schmidt et Mantegazza, ces éléments auraient un rôle prépondérant. Dans la théorie d'A. Schmidt, fondée sur une série de recherches qui ont duré vingt ans, la substance « fibrinogène » préexiste seule toute formée dans le sang ; au contraire, la substance qu'il a appelée fibrinoplastique et qui serait un des générateurs de la fibrine, ainsi que le ferment, ne se produiraient que dans le sang sorti des vaisseaux et aux dépens des matériaux de destruction des leucocytes.

De son côté Mantegazza [2], dans un travail qui n'a pas la même autorité que celui de Schmidt, fait de la fibrine un produit de sécrétion des globules blancs ; sans leucocytes, point de fibrine, point de coagulation sanguine. Mais la doctrine de Schmidt et celle de Mantegazza ont été l'objet de vives critiques, et l'examen histologique nous donne à l'égard des globules blancs des renseignements moins décisifs que pour les autres variétés d'éléments figurés.

' CXXX, 2e mém. — ² CLXXX.

Dans une préparation de sang pur, faite avec le plus grand soin, on voit les globules blancs tétanisés par les agents extérieurs, se contracter sous forme de boules ; on distingue alors à leur surface de petites vésicules transparentes, qui semblent sortir du globule et finissent par crever dans le milieu ambiant, en laissant échapper un liquide. Puis les leucocytes se déforment, se déplacent au milieu des fibrilles sans paraître y adhérer, sans faire corps, comme les hématoblastes, avec le réseau fibrineux. Toutefois, dans les cas pathologiques, lorsque le réticulum est épaissi, j'ai vu parfois ces éléments gonflés, plus granuleux, moins mobiles ; il m'a semblé qu'ils adhéraient pendant un certain temps aux filaments fibrineux, mais pour se dégager bientôt.

Enfin, en colorant la préparation après l'avoir soumise au lavage, on trouve quelques globules blancs sous forme de plaques étoilées adhérant à leurs angles à des prolongements fibrineux.

Ajoutons que dans tous les processus s'accompagnant d'une augmentation de la fibrine, les globules blancs sont plus nombreux qu'à l'état normal ; il en est ainsi dans les phlegmasies comme la pneumonie, dans les suppurations. D'un autre côté, le froid, qui retarde les transformations des hématoblastes et paralyse les globules blancs, retarde aussi la coagulation et en modifie profondément le processus.

La participation des leucocytes au phénomène que nous étudions n'est certes pas établie d'une manière absolue ; mais, tout au moins, l'ensemble de ces données doit nous faire incliner vers une solution affirmative.

Vous voyez, Messieurs, que, même en nous limitant au point de vue anatomique, la coagulation du sang est un processus extrêmement complexe, auquel prennent part tous ses éléments figurés. Pendant que les hématies et probablement aussi les leucocytes fournissent au caillot certains matériaux, les hématoblastes, dans le sang qui se coagule spontanément, sont profondément modifiés et font corps avec le réticulum.

Il en résulte que dans le sang dont on a enlevé la fibrine par le battage (celui qui sert à la transfusion), il n'y a plus d'hématoblastes. Ceux-ci ont été entraînés avec les filaments de fibrine. D'autre part, la défibrination diminue également le nombre des globules blancs ; quelques-uns d'entre eux sont détruits par le battage ; un grand nombre d'autres sont emprisonnés dans la fibrine. A ces deux titres, le sang défibriné diffère anatomiquement d'une manière très sensible du sang complet.

Il s'agit de rechercher maintenant — et c'est de cette question que se sont exclusivement préoccupés les expérimentateurs — si les éléments qui restent sont modifiés par les manœuvres auxquelles on soumet le sang pour le défibriner.

On a eu recours à plusieurs procédés différents. On a fait la défibrination en *vase clos*, de manière à empêcher l'évaporation du sang, en l'agitant avec des fragments de verre, de silice, une petite pelle ou un peigne ; mais ce *modus agendi* a été rarement employé. Le plus souvent, c'est à *l'air libre*, dans un vase de verre ou de porcelaine, que l'on bat le sang, avec un petit balai formé par une substance flexible, auquel les parties solides viennent adhérer. D'ailleurs, dans l'un et l'autre cas, pour empêcher que le sang ne renferme de petits caillots, on le passe à travers un linge fin, aussi propre que possible, un drap ou un papier à filtre.

Ces manœuvres, ainsi que le séjour hors de l'organisme, ne font-elles subir aucune modification aux éléments du sang et particulièrement aux globules rouges ?

Nous aborderons l'exposé de cette importante question dans notre prochaine leçon.

———

20ᵉ LEÇON

Sommaire : *Du sang défibriné.* (Suite.)— Modifications quantitatives et qualitatives des globules rouges de ce sang. — Des propriétés physiologiques du sang défibriné.— De l'hémoglobinurie prise comme critérium de la dissolution globulaire. — Expériences de Landois. — Accidents causés par la transfusion du sang défibriné. — Expériences de Magendie. — Discussion de ces faits.

Messieurs,

Continuons l'examen critique des prétentions des partisans de la défibrination. Dans notre précédente leçon, l'étude du processus de coagulation nous a appris que le sang défibriné diffère du sang complet, d'une part par l'absence des hématoblastes, de l'autre par la diminution du nombre des leucocytes.

Ignorant le premier fait, n'attachant au second qu'une importance secondaire , les expérimentateurs se sont attachés à établir que la défibrination ne produit aucun changement appréciable dans les caractères tant anatomiques que physiologiques des éléments principaux du sang, des globules rouges. C'est cette assertion qu'il s'agit maintenant de discuter.

L'examen microscopique du sang avant et après la défibrination fournit à ce sujet quelques renseignements. Lorsque celle-ci a été faite en vase clos, avec toutes les précautions nécessaires, la numération des globules rouges n'indique pas une différence sensible ; et même on trouve parfois plus de globules après la défibrination parce que la masse du sang a un peu diminué.

Quand on opère à l'air libre, et aussi promptement que possible pour que le sang ne puisse subir un commencement de dessiccation, on trouve cependant une augmentation dans le nombre des hématies. La filtration accroît d'une manière plus sensible encore la proportion des globules rouges. On peut en conclure que la défibrination et la filtration ne détruisent pas un nombre sensible de globules rouges puisque le dénombrement des hématies fait constater les effets inévitables de l'épaississement du sang. Mais il faut reconnaître que ces manipulations altèrent toujours les caractères extérieurs de quelques-uns de ces éléments.

Un certain nombre d'entre eux, déformés, sphériques ou mûriformes, sont plus vulnérables qu'avant la défibrination. Cependant lorsque le sang est conservé à la température ambiante ordinaire, la plupart des globules rouges continuent à présenter pendant plusieurs jours des caractères anatomiques à peu près normaux. Les altérations anatomiques, imputables à la défibrination, ne sont donc pas très accusées et ne paraissent s'accentuer que lentement. Mais on pouvait admettre que si la défibrination ne modifie pas les globules rouges au point de vue morphologique, elle en facilite la dissolution après réintégration du sang dans l'organisme.

Les partisans de la défibrination ont cherché à démontrer que lorsque le sang est convenablement conservé hors de l'organisme, les globules ne se dissolvent pas après la réinjection du sang.

A cet effet on a choisi un critérium dont la valeur est discutable.

Vous connaissez sans doute cette singulière affection, caractérisée par la présence dans l'urine, à certains moments, du pigment sanguin peu ou point modifié, *l'hémoglobinurie paroxystique*. Elle est généralement attribuée à la destruction rapide, dans certaines conditions étiologiques mal connues, telles que le froid, des globules rouges et à la mise en liberté d'un excès d'hémoglobine qui est éliminé par les appareils excréteurs.

Or, Landois voit dans l'hémoglobinurie le critérium de la destruction globulaire.

Il considère les globules rouges retirés du corps comme morts, lorsque après avoir été introduits dans la circulation, ils se dissolvent rapidement, et que le plasma se colore par l'hémoglobine dissoute tandis que la matière colorante apparaît dans les diverses sécrétions.

Pour reconnaître la coloration du *plasma*, Landois soumet le sang à *l'épreuve du sel de Glauber*. Il prend à l'opéré un échantillon de sang, de 1 à 2^{cc}, et le mélange à volume égal avec une solution concentrée de sulfate de soude. On remue et on filtre. Les globules rouges restent sur le filtre et le plasma non coagulé mais étendu de moitié est recueilli et examiné.

On peut aussi laisser le sang se coaguler et noter si le sérum prend une coloration rouge laquée.

Enfin, pour estimer la proportion des éléments dissous dans le plasma coloré, Landois se sert d'un procédé chromométrique analogue à l'échelle liquide de Welcker.

Pour la recherche de l'hémoglobine dans l'urine, il a employé le procédé de Heller. On ajoute à l'urine de la potasse caustique, on chauffe à l'ébullition; les phosphates se précipitent et l'hémoglobine se dépose avec une belle coloration rouge. Ce procédé serait encore sensible à 1/2048.

Avant d'aller plus loin dans cette étude, il y aurait lieu bien certainement de rechercher dans quelle mesure l'accès d'hémoglobinurie peut servir de critérium de la fonte globulaire. Rien ne prouve en effet qu'une certaine quantité d'hémoglobine ne puisse se dissoudre, sans qu'il survienne des phénomènes pathologiques, sans que cette substance soit éliminée en nature par les reins et les urines. Bientôt, à propos de nos expériences nous aurons l'occasion de revenir sur ce point.

Ces réserves faites sur le principe de la méthode de

Landois, les résultats que cet auteur a obtenus n'en sont
pas moins fort instructifs. Il a surtout étudié l'influence
de la *température* sur la dissolution du sang.

D'après lui, les phénomènes de dissolution de l'hémoglobine et d'albùminurie se manifestent quand le sang a
été chauffé de 50° à 60° C.

Pour examiner les effets d'une température élevée, il
soumet l'animal à une saignée veineuse ; le sang est défibriné, filtré, chauffé au bain-marie et maintenu pendant
20 minutes au degré voulu ; puis il est ramené à la température du corps et réintroduit dans la circulation.

Voici les chiffres de Landois, variables pour les diverses espèces animales.

Sang du lapin		51°
—	porc	52° à 58°
—	chat	53° à 56°
—	cobaye	52° à 55°
—	mouton	52° à 60°
—	veau	60°
—	cheval	50° à 58°
—	chien	52° à 55°

Quoi d'étonnant d'ailleurs que les phénomènes du sang
dissous s'observent à ces températures, puisque l'on sait
depuis longtemps que dans ces conditions, et même
qu'après congélation, les globules rouges sont, sinon complètement détruits, du moins singulièrement altérés ?
Max Schultze[1], et après lui beaucoup d'observateurs parmi
lesquels je citerai M. Hénocque[2], dans un travail fait en
collaboration avec moi, ont observé la déformation et la
dissolution des globules rouges aux mêmes températures.

De fait, les recherches de Landois ne prouvent qu'une
chose, à savoir que les solutions d'hémoglobine, obtenues
par la chaleur ou la congélation, produisent les effets du
sang dissous.

CLXXXI. — [2] CLXXXII.

Dans ces mêmes conditions, on a observé chez les animaux, mis en expérimentation, des phénomènes intéressants. La température est toujours abaissée, ce qui peut s'expliquer soit par l'insuffisance des oxydations, soit par la formation de caillots.

Naunyn[1], Plòsz et Gyorgyai[2] avaient observé la production de caillots quand on injecte du sang dissous par congélation ; pareille chose a lieu quand on se sert de sang surchauffé. Ces coagulations intra-vasculaires, qui peuvent menacer sérieusement l'existence, sont elles-mêmes dues soit à une action non définie encore du sang altéré sur le sang du transfusé, soit aux squelettes, aux débris globulaires qu'il renferme ; on comprend, en effet, que les stromas globulaires peuvent jouer le rôle de corps étrangers et devenir le centre d'un caillot.

Lorsqu'un animal meurt, la température s'abaisse jusqu'au terme fatal. Lorque au contraire il se rétablit, à cette chute thermique succède une élévation, produite par un mouvement fébrile.

Étant ainsi connue, l'action d'une température soit trop élevée, soit trop basse sur le sang défibriné, une seconde question se pose. Peut-on conserver quelque temps le sang hors de l'organisme sans qu'il s'altére ? Il est d'autant plus important d'être fixé sur ce point, que parfois un certain temps s'écoule entre la saignée et la transfusion.

Landois a fait également quelques expériences à ce sujet, avec son élève Du Cornu[3]. Il a vu que le sang défibriné du lapin paraît se conserver pendant 35 à 36 heures à la température de 12 à 15° R., sans que les globules perdent leur vitalité. Au delà de ce temps, ils commencent à s'altérer. Mais par le refroidissement on peut retarder cette décomposition, comme le prouvent les expériences déjà anciennes de Polli[4].

CLXXXIII — CLXXXIV. — [3] CLXXXV — [4] CLXXXVI

Panum, Sutugin[1], Ponfick[2] ont vu le sang défibriné conserver ses propriétés physiologiques pendant plusieurs jours quand il est plongé dans la glace. Landois et Du Cornu, de leur côté, ont pu injecter sans inconvénient du sang défibriné maintenu dans une cave à glace pendant 4 à 5 jours.

Toutefois, il ne faut pas que le sang soit congelé, et il est utile de savoir que chez l'homme la dissolution des globules par congélation s'obtient, ainsi que je l'ai vu, à —2° environ.

Telles sont les données que nous possédons sur les conditions de conservation ou de dissolution des globules, données intéressantes au point de vue de la transfusion. Il ne faudrait pas d'ailleurs attribuer à ces recherches une signification absolue.

Alors même que l'on admettrait l'exactitude de l'hémo-globinurie comme critérium de la dissolution globulaire, ces expériences reviennent à ceci : lorsque les globules du sang défibriné n'ont pas été altérés et en partie dissous hors de l'organisme, ils peuvent y être réintroduits sans se dissoudre. Proposition qu'il ne faut pas accepter sans ré-serves et qui sera du reste contredite par nos expérien-ces.

Quoi qu'il en soit, la question devait être examinée au point de vue *physiologique*. Le sang défibriné, c'est-à-dire renfermant encore les éléments actifs du sang complet, n'a-t-il acquis aucune propriété nocive? Est-il capable de continuer à vivre et à fonctionner normalement?

La première question a été soulevée par Magendie. Ses expériences fort intéressantes ont fait foi pendant longtemps.

Magendie[3] ouvre la jugulaire à un chien, recueille tout le sang qui s'en écoule, puis le réinjecte après l'avoir défi-

[1] CLXXXVII. — [2] CLXXXVIII. — [3] CLXXXIX.

briné par battage. L'animal meurt dans la soirée. Cette expérience, répétée à plusieurs reprises, donna toujours le même résultat ; la mort survenait d'autant plus vite que l'animal conservait moins de sang normal.

Dans ces conditions, Magendie constata des altérations cadavériques, dont la pathogénie a été fort discutée. C'étaient des lésions vasculaires portant principalement sur l'appareil respiratoire et le tube digestif : œdème hémorragique des poumons, épanchements sanguins avec injection des capillaires de l'intestin, plus rarement injection des capillaires de l'estomac ; enfin putréfaction rapide du cadavre.

Magendie attribuait tous ces phénomènes à la diminution de la viscosité du sang. Le sang, privé de sa matière coagulable, ne pourrait plus se mouvoir que difficilement dans les vaisseaux ; le sérum traverserait les parois vasculaires par imbibition, ce qui amènerait des congestions viscérales et des extravasations sanguines; et, comme celles-ci se font surtout dans les poumons, la mort surviendrait par asphyxie.

De ces diverses considérations, Magendie se crut autorisé à conclure que le sang doit à sa viscosité de pouvoir circuler à travers les vaisseaux, et que, par suite, le priver de sa matière coagulable, c'est le rendre impropre à entretenir la vie.

C'était la condamnation de la défibrination.

Mais, depuis, nombreux ont été les expérimentateurs qui, à la suite d'injections de sang défibriné, ont vu survivre leurs animaux. Bischoff, Oré, Panum, Ponfick, Landois et d'autres, sur un nombre très grand d'expériences, n'ont observé que rarement les altérations signalées par le physiologiste français.

De son côté, Panum a cherché à expliquer l'épanchement hémorragique intestinal par un processus différent de celui qu'invoquait Magendie. Pendant la saignée préalable, le cœur s'arrêterait ou du moins se ralentirait singulièrement, de sorte que le sang stagnerait dans les vaisseaux veineux. Au moment de la transfusion, le cœur, reprenant ses fonctions, aurait, pour mettre en mouvement le sang arrêté dans les capillaires, à faire un effort considérable. La pression serait très élevée, particulièrement dans la veine porte, en raison des deux systèmes de capillaires de ce département circulatoire ; de là résulteraient des extravasations sanguines dans l'intestin. D'ailleurs, alors que le sang est stagnant, il pourrait s'être formé des coagulations partielles qui seraient également l'origine de petits infarctus. L'explication de Panum est, comme vous le voyez, purement mécanique.

D'un autre côté, le même auteur a fait voir qu'en pratiquant des transfusions successives de sang défibriné à un chien, la fibrine, diminuée après la transfusion, se reforme rapidement. Ce n'est donc pas à l'absence de la fibrine que les accidents de la transfusion peuvent être rapportés, et il est établi que Magendie a exagéré l'importance du principe coagulable du sang.

Cependant la défibrination ne s'est pas toujours montrée inoffensive dans plusieurs expériences contemporaines. A ce propos, permettez-moi de vous en rapporter une, fort instructive, qui est due à Panum même.

Un chien, qui avait environ 174 grammes de sang, est saigné par la carotide. Après lui avoir soustrait 122^{cc} de sang, chiffre considérable, si le chien n'avait en réalité que 174 grammes de sang, on lui injecte par la veine jugulaire 96 grammes de sang défibriné emprunté à un autre chien, de sorte que le transfusé avait à ce moment 148 grammes de sang. Une nouvelle saignée de 100 grammes rend le chien mourant; nouvelle injection de sang défibriné (80 grammes) qui porte la masse sanguine à 128 grammes. Le chien se ranime, mais rend par la gueule une écume sanguinolente. On lui fait une troisième saignée de 40 grammes, suivie au bout de trois quarts d'heure d'une injection de 32 grammes. A ce moment le poids total du sang était de 120 grammes, inférieur de 54 au poids initial ; il se produit un écoulement de sang par l'anus, des vomissements sanglants, et l'animal succombe au bout de quelques heures.

Panum attribue ces phénomènes si graves à l'action du sang défibriné sur le système nerveux. Landois, qui rapporte cette expérience, leur donne une autre origine [1]. Tout d'abord il fait remarquer que les globules ont continué à fonctionner, puisque la mort n'a pas été immédiate. Quant aux accidents ultimes, il les rattache à une influence toute mécanique. Quelque précautions qu'on prenne en filtrant le sang défibriné, il passe toujours, dit-il avec raison, de fines particules de fibrine qui, jouant le rôle de corps étrangers, peuvent amener des embolies pulmonaires, des ruptures vasculaires ; les débris globulaires ont la même action. Quand ces embolus ont traversé les poumons, ils s'accroissent dans leur trajet intravasculaire, et s'arrêtent dans d'autres vaisseaux comme ceux de l'intestin, y déterminent également des infarctus hémorragiques ; d'où le melæna et la gastrorragie.

Cette interprétation de Landois a trouvé sa confirmation dans les expériences de Ponfick, qui, à la suite d'injections de sang défibriné, a constaté parfois des lésions d'origine embolique : infarctus du poumon, de la rate, de la muqueuse stomacale ; congestion et exsudats sanguinolents dans l'estomac et les intestins.

D'ailleurs, Landois voulut élucider complètement cette question en transfusant à des chiens, à plusieurs reprises, leur propre sang défibriné. Des deux expériences qu'il a faites dans ce sens, je ne vous rapporterai que la principale.

---

[1] CLXXI, p. 94.

Chien de 19200 grammes ; poids du sang évalué à 1476 grammes, soit un tiers du poids du corps.

Le sang est extrait de la veine jugulaire externe, puis, après défibrination, réinjecté par le bout périphérique de *l'artère* fémorale. Cinq saignées successives sont ainsi pratiquées, avec une pause d'une demi-heure entre la 3e et la 4e ; elles se montent à 436, 280, 210, 200 et 196 grammes.

Comme le sang injecté ne passait plus facilement, à la fin de l'expérience, par l'artère, les derniers 80 grammes furent introduits par la veine jugulaire externe. Sur les 1322 grammes de sang extrait, on en perdit 150 grammes, de sorte que le chien avait à la fin 1326 grammes de sang ; la fibrine desséchée pesait 4^{gr},7.

Au cours de l'expérience, on vit la jambe sur laquelle portait l'injection frappée de paralysie. Le lendemain, le chien était mort, après avoir rendu 300^{cc} d'une urine de couleur brunâtre, albumineuse, ne renfermant pas de pigment biliaire, mais contenant une faible quantité d'hémoglobine. A l'autopsie on ne constata pas de lésions viscérales importantes. Dans les veines mésentériques se trouvaient quelques caillots blancs. Le membre injecté était rouge, hyperhémié, œdémateux, parsemé de petites suffusions sanguines.

Le plasma du dernier sang injecté était coloré par l'hémoglobine, ce qu'on observa du reste dans une autre expérience analogue. Landois en conclut que les défibrinations successives amènent une destruction globulaire de plus en plus intense. Les stromas globulaires, jouant le rôle d'embolus, auraient produit les lésions de la jambe et les coagulations des veines mésentériques.

Au point de vue pratique, il tire de ses expériences deux conclusions importantes ; la première est qu'il faut injecter lentement, ce qui a été recommandé de tout temps, la seconde qu'il est préférable de pousser le sang par le bout périphérique d'une artère. Cette dernière proposition a conduit quelques chirurgiens à pratiquer la transfusion par une artère périphérique. Laissant de côté la partie clinique de la question, je n'aurai pas l'occasion de revenir sur ce point. Je me bornerai donc à vous rappeler combien une plaie artérielle est chose grave chez l'homme, et, pour vous montrer les dangers d'une semblable opération, je vais vous donner la relation d'une expérience de transfusion artérielle que j'ai faite récemment dans notre laboratoire.

Exp. XL. Jeune chien bâtard, très vigoureux. Poids 16 kil. Le 3 janvier, saignée de 550^{cc}, soit de $\frac{1}{28}$ environ du poids du corps.

Le chien reste pendant quelque temps dans un état lipothymique avec palpitations cardiaques violentes et essoufflement. Les jours suivants il se remet un peu.

Le 10, la plaie a donné lieu pendant la nuit à une hémorragie dont il est impossible d'apprécier la valeur, mais qui a dû être relativement très forte. En effet, le chien ne pèse plus que 14 kil., il est d'une extrême faiblesse, titube en marchant ; respirations fréquentes, poil hérissé, extrémités froides. Température centrale 32°,5 (la température extérieure est d'ailleurs assez basse).

On retire alors à un chien vigoureux 500^{cc} de sang ; on le défibrine et on l'injecte à ce chien défaillant par l'artère fémorale gauche.

Pendant la transfusion, la température rectale varie un peu.

Après la 1re injection de 100^{cc} .... 32°,1
   —   2e —   .... 31°,7
   —   3e —   .... 31°,4
   —   4e —   .... 32°,6

Il est impossible d'en injecter plus ; déjà il a été difficile de vider dans l'artère la 4e seringue.

Après la transfusion la température rectale ne tarde pas

à remonter. Un quart d'heure après, elle est de 34°, une heure après de 34° 5.

L'oreille incisée qui ne saignait pas avant l'opération, laisse couler abondamment un sang très fluide.

Le lendemain l'animal paraît souffrant, le membre gauche (côté de l'opération) commence à s'œdématier ; le chien ne marche que sur trois pattes. T. R. à 2 heures 37°, 6 ; à 5 h. 39°, 2.

Les jours suivants le membre se tuméfie de plus en plus, devient douloureux au toucher ; tout autour de la plaie il se fait un léger suintement séreux d'une odeur infecte. Le chien s'affaiblit rapidement, refuse de manger et meurt dans la nuit du 15 au 16. Le 12, T. R. 39°,3.- Le 13, T. R. 38°,5. -- Le 14, T. R. 34°,9.

Remarquez, comme complément des données que je vous ai fait connaître sur la température après les saignées, à quel chiffre extrêmement bas était tombée la température centrale au moment où la transfusion a été pratiquée. C'est la température la plus basse que nous ayons observée après les pertes de sang.

A l'autopsie on trouve dans le tissu cellulaire qui double la peau, au niveau de la plaie, une nappe de pus concret qui s'infiltre irrégulièrement par en haut jusqu'au pli de l'aine et descend jusqu'au genou. De là partent des fusées purulentes qui pénètrent dans les interstices musculaires de la cuisse ; les muscles contiennent de petits abcès de la grosseur d'un pois à celle d'une noix. Le reste du membre est tuméfié, rouge ; le tissu cellulaire dans les points non infiltrés de pus est dur, lardacé, fortement vascularisé. L'artère est rouge et épaissie au niveau de la plaie, mais on ne voit pas de caillots dans les gros troncs. Les viscères sont sains.

Revenons maintenant aux effets du sang défibriné.

Je ne vous ai pas encore parlé d'une autre interprétation des accidents produits par la défibrination, récemment soutenue par Armin Köhler [1], de Dorpat. Soumettant le sang à l'action de la presse hydraulique, il constate que la partie liquide se charge de ce ferment de la fibrine, que les recherches d'Alex. Schmidt nous ont fait connaître ; partant de là, Köhler attribue les phénomènes causés par le sang défibriné à ce ferment qui produirait la coagulation du sang chez le transfusé.

Des expériences, beaucoup plus probantes, de Jakowicky [2] réduisent à néant cette hypothèse. Le ferment obtenu par la méthode d'Al. Schmidt, et éprouvé sur du plasma de chien et de cheval, Jakowicky l'injecte dans les vaisseaux, sans déterminer de coagulation vasculaire. Comme de plus, au bout de 24 heures, le sang du transfusé ne renferme pas plus de ferment qu'à l'état normal, il est permis d'affirmer que celui-ci se détruit dans la circulation, sans exercer l'action coagulante supposée par Köhler. D'ailleurs, dans ces expériences, l'urine renferme, non du ferment de la fibrine, mais une diastase qui paraît analogue, sinon identique à cette matière albuminoïde, décrite par Béchamp sous le nom de néphrozymase.

Toutefois, plus récemment encore, Edelberg [3], dans un travail ayant pour but de rechercher la cause de la fièvre chez les blessés, a repris les expériences de Jackowicky. Il admet que le ferment fibrinogène peut, lorsqu'il est injecté dans le sang en quantité suffisante, amener la coagulation immédiate du sang en circulation, et par suite entraîner la mort. Quoi qu'il en soit de ces opinions contradictoires, il me paraît difficile d'expliquer, à l'aide de ces recherches, les effets du sang défibriné.

Nous n'en avons pas encore fini, Messieurs, avec l'examen des diverses questions que soulève la défibrination. On pourrait encore se demander si le sérum du sang d'un autre individu n'est pas nuisible pour le sang du transfusé. Il se pourrait en effet que le mélange du sang res-

<hr>

[1] CXC. — [2] CXCI. — [3] CXCII.

tant avec le sang défibriné qu'on injecte produisît une altération des globules du transfusé. Quand on examine le sang d'un chien dans le sérum d'un autre, les éléments figurés ne restent pas tous intacts. Il peut bien y avoir là une cause perturbatrice dont l'importance n'a pas été déterminée. Il est vrai, que dans nos expériences sur la masse totale du sang, l'injection du sérum de sang de chien n'a jamais amené ni hémoglobinurie, ni albuminurie, n'a pas produit d'altérations globulaires très accusées. Mais cette épreuve n'a, comme nous l'avons vu, qu'une valeur relative. Elle montre cependant que si le sérum détruit quelques globules, son influence nocive est, en tout cas, peu importante et il est très probable qu'elle est négligeable.

En résumé, il n'a pas jusqu'à ce jour été donné une interprétation satisfaisante des accidents produits par la défibrination, et comme la formation d'embolies ne peut expliquer les phénomènes observés, les expériences de Magendie conservent encore toute leur valeur.

Cette difficulté n'a pas arrêté les partisans de la défibrination. Quant à nous, nous avons cherché à élucider ce point important de l'étude de la transfusion à l'aide d'expériences dont nous parlerons plus tard.

La question de la vitalité des globules réintroduits dans l'organisme a-t-elle été mieux étudiée ? On a conclu des faits que nous venons d'exposer que les globules continuent à vivre, qu'il ne s'en détruit pas un nombre considérable, que le sang défibriné ne paraît pas toxique. Mais que devient le sang transfusé ? Quelle est la durée de sa survie ? Réintroduit dans la circulation, continue-t-il à fonctionner comme du sang complet ? Quelles modifications imprime-t-il au processus de rénovation du sang dont nous nous sommes occupé à propos des émissions sanguines ? Autant de problèmes d'importance majeure, que l'on n'a guère tenté de résoudre. Et cependant, c'est en cherchant dans cette direction, que l'on trouvera s'il existe une différence entre le sang défibriné et le sang complet. Toutes les recherches dont nous avons parlé jusqu'à présent ne peuvent donc être considérées que comme des études préliminaires.

21ᵉ LEÇON

Messieurs,

Parmi les questions que soulève l'étude du sang défibriné au point de vue physiologique, il en est deux seulement que nos prédécesseurs aient cherché à résoudre : quelle est la survie des globules rouges de ce sang dans le corps du transfusé ? quelle action exerce-t-il sur cet organisme ?

C'est à Worm Müller [1] qu'on doit les seuls travaux qui aient été faits quant à présent à l'aide des méthodes qui nous renseignent sur les modifications quantitatives et qualitatives du sang.

Si à l'occasion d'une transfusion de sang complet faite par Béhier [2], en 1876, on compta les globules avant et après l'opération, si moi-même j'ai publié deux cas du même genre, les malades n'ont jamais été suivis, et ces numérations ne nous donnent aucun renseignement précis sur les effets physiologiques de la transfusion.

Les recherches très intéressantes, malgré leurs imperfections, du physiologiste de Christiania ont été faites avec du sang défibriné, sur des chiens inanitiés. S'il a soumis les animaux à l'inanition, c'est pour faciliter ses études sur les processus nutritifs. Vous savez, en effet, que, pendant l'inanition, il existe toujours une période dans laquelle les excrétions azotées ne subissent pas de variations sensibles; de sorte que si l'on intervient à ce moment, on peut rapporter les phénomènes nouveaux que l'on observe à la condition nouvelle qui est introduite dans l'expérience.

[1] CXCIII. — [2] CXCIV.

Worm Müller a tenu compte de plusieurs facteurs : poids du corps, perte de poids, absolue et rapportée à un kilogramme du poids du corps, quantité et poids spécifique de l'urine, urée rapportée à un kilogramme du poids du corps et à un kilogramme de perte, nombre des globules rouges, température, excréments. J'ai résumé dans un tableau un peu simplifié les résultats d'une de ses expériences.

Exp. I de W. Müller. — Augmentation de 28 0/0 environ de la masse du sang par injection de sang défibriné.

DATES.	POIDS DU CORPS EN KILOG.	URINE EN CC.	POIDS SPÉCIFIQUES (Urine).	URÉE EN GRAMMES.	NOMBRE des globules rouges par millimètre cube.	TEMPÉRATURE RECTALE.	EXCRÉMENTS EN GRAMMES.	ALIMENTS.	OPÉRATION.	REMARQUES.
1874. Juillet,										
25	6,230	82	1,063	5,99	5 922 400	»	»			
26	6,110	39	1,067	3,01	6 419 600	»	»			
27	6,010	43	1,072	3,318	6 726 500	»	»		Avant Transfusion	La transfusiona duré 14 minutes. L'examen du sang a été fait environ 3 heures après l'opération
28	5,910	36	1,075	3,024	6 798 000	39°,95	10	Inanition.	Après.	
28	6,100	»	»	»	7 648 740	39	2-3			
29	5,790	90	1,070	6,865	7 953 000	»	»			
30	5,650	53	1,070	4,891	6 864 000	»	»			
31	5,510	60	1,069	4,991	6 622 000	39	5			
Août.										
1er	5,380	49	1,050	3,587	6 061 000	»	»			
2	5,270	42	1,088	3,118	5 998 740	»	»	125cc.m. lait. 15cc.m. eau.		
3	5,320	»	»	»	»	»	»	192cc.m. lait. 88cc.m. eau. 60 gr. viande		
4	5,470	»	»	»	5 615 500	»	»	57cc.m. lait. 38cc.m. eau.		

Partant de cette donnée que le poids du sang équivaut au treizième environ du poids du corps, Worm Müller a fait deux séries d'expériences. La première comprend cinq expériences, dans lesquelles il augmente la masse du sang d'environ 28 0/0, 30 0/0, 58 0/0, 83 0/0, 75,5 0/0. La seconde ne comprend que deux expériences; la masse du sang y fut accrue dans des proportions énormes, 160 et 154 0/0; ces dernières opérations furent suivies de mort.

Les examens du sang furent faits par la méthode de M. Malassez.

Enfin on pratiqua les transfusions tantôt après 1, 2, 3 à 6 jours d'inanition, tantôt après une période d'inanition, précédée d'une période d'alimentation, elle-même précédée d'une période d'inanition, et une seule fois sans inanition préalable.

Comme il serait trop long d'entrer dans le détail de chacune de ces expériences, nous nous contenterons de passer rapidement en revue les résultats obtenus.

La question qui préoccupa le plus Worm Müller fut l'étude de la *masse du sang*. Il s'attacha à montrer qu'on peut l'augmenter dans des proportions considérables sans amener d'accidents appréciables; aussi eut-il soin d'injecter le sang, sans pratiquer de saignée préalable.

Les premiers expérimentateurs, au contraire, redoutant la pléthore consécutive à la transfusion, et obéissant aux idées régnantes en pathologie sur ce sujet, commençaient toujours l'opération par une saignée déplétive. Ils avaient d'ailleurs pour but, ainsi que nous l'avons déjà dit, de *remplacer* un sang vicié par un sang sain.

Or, ces prétendus dangers de la pléthore sont absolument chimériques. Worm Müller lui-même avait déjà fait voir, dans d'autres expériences dont je vous ai entretenus, que le système vasculaire peut, sans inconvénient sensible, s'adapter à une masse sanguine très variable.

avait d'ailleurs été précédé dans cette voie par plusieurs expérimentateurs. C'est ainsi que Panum, en 1854, avait augmenté la masse du sang de 52 et même de 94 0/0, que Landois et Eulenburg avaient pu tripler en 24 jours la quantité de sang par des transfusions successives, sans observer d'accidents. De même, Casse[1] et Lesser[2] ont pu doubler, sans inconvénient, la masse du sang.

D'un autre côté, Ponfick fit des expériences analogues, en se servant d'un sérum artificiel, d'une solution albumineuse mélangée à 1 0/0 de chlorure de sodium et à des globules rouges. Après avoir injecté une quantité de ce liquide égale à la moitié du poids du sang, il n'eut à constater que des accidents relativement insignifiants : un peu d'oppression, de la fréquence et de l'irrégularité du rythme respiratoire, une légère diarrhée bilieuse, l'excrétion d'une urine alcaline, albumineuse pendant quelques jours.

Enfin Cohnheim et Lichtheim[3] ont injecté une solution de $\frac{6}{1000}$ de chlorure de sodium, jusqu'à concurrence du tiers de la masse sanguine, sans produire de destruction apparente des globules.

De mon côté, j'ai pu augmenter de moitié (50 0/0) la masse sanguine avec de l'eau pure, sans déterminer aucun phénomène pathologique, pas même de l'hémoglobinurie. Le nombre des globules, dans mes deux expériences, portant l'une sur un chien, l'autre sur un lapin, fut à peine modifié. Or, soit dit en passant, quand on songe à l'action dissolvante si énergique de l'eau sur les globules, et d'autre part à l'absence d'hémoglobinurie dans ces expériences, on est amené à révoquer en doute que ce dernier phénomène puisse servir de critérium de la fonte globulaire, comme l'admet Landois.

[1] CXCV. — [2] CXCVI. — [3] CXCVII.

Voici la relation de ces expériences.

Exp. XLI. Lapin pesant 1830 grammes le 25 juin.

$$N = 4\ 744\ 500$$
$$H =\quad 387\ 500$$
$$B =\quad\quad 7\ 260$$
$$G =\quad\quad 0,65$$

Injection de 75 grammes d'eau par la veine jugulaire.
La numération faite une demi-heure après donne :

$$N = 3\ 976\ 000$$
$$H =\quad 209\ 700$$
$$B =\quad\quad 4\ 620$$
$$G =\quad\quad 0,75$$

Le 28 juin on trouve :

$$N = 4\ 931\ 400$$
$$G =\quad\quad 0,64$$

Exp. XLII. Petit chien griffon. Poids 6 k. 400.

$$N = 4\ 639\ 000$$
$$H =\quad 16\ 2000$$
$$G =\quad\quad 0,73$$

Injection de 260^{cc} d'eau dans la jugulaire droite.
Examen du sang 25 minutes après l'injection.

$$N = 3\ 736\ 700$$
$$H =\quad 120\ 400$$
$$G =\quad\quad 0,88$$

Le lendemain on trouve :

$$N = 4\ 660\ 000$$
$$H =\quad 140\ 000$$
$$G =\quad\quad 0,73$$

Les animaux n'ont été aucunement souffrants. L'élévation rapide de la valeur de G de 0,64 à 0,75 chez le lapin,
de 0,73 à 0,88 chez le chien doit être rapportée à la disso-

lution de l'hémoglobine dans le plasma. On remarquera qu'au bout de 24 heures déjà cette hémoglobine dissoute était détruite et que les globules rouges paraissaient réparés. Cependant il aurait fallu suivre pendant plusieurs jours les animaux ; le retour au chiffre initial au bout d'un temps si court, pouvant s'expliquer plutôt par des variations de la masse sanguine que par une réparation globulaire.

Quoi qu'il en soit, tous ces résultats, absolument concordants, permettent d'affirmer que l'augmentation de la pression vasculaire et de la masse du sang n'entraînent pas les désordres généraux que certains expérimentateurs anciens leur attribuaient.

S'il y avait encore un doute sur ce point, les expériences de Worm Müller le dissiperait d'une manière définitive. Elles montrent que les injections faites lentement, avec précaution (ce détail a de l'importance) peuvent être assez copieuses pour augmenter la masse sanguine normale de 82 à 83 pour 100, sans déterminer aucun symptôme morbide.

Mais à cette adaptation de l'aire vasculaire il y a une limite. Worm Müller la fixe, pour le chien, à 154 pour 100 environ, toute réserve faite des différences individuelles.

Il ne faudrait pas d'ailleurs considérer ces chiffres comme absolument exacts ; car ces données reposent sur deux hypothèses plus ou moins discutables. Worm Müller admet, en effet, 1° que la masse de sang chez le chien est dans le rapport de 1 à 13 avec le poids du corps; or nous avons vu que ce chiffre, du moins chez quelques chiens, est au-dessous de la réalité. 2° que pendant l'inanition la masse du sang reste proportionnelle au poids du corps. Ce fait est loin d'être démontré, malgré les expériences de Panum et de ses élèves.

Mais, si les chiffres donnés par Worm Müller ne sont

pas d'une exactitude indiscutable, il n'en reste pas moins
établi que la masse du sang peut être, sans danger, portée
au double de son taux normal, et même probablement au-
dessus.

Cette augmentation est-elle durable? Worm Müller
pense que deux heures après la transfusion, la moitié du
sérum du sang injecté est déjà résorbée, puis que l'augmentation de la masse sanguine, encore sensible, s'atté-
nue peu à peu; au bout de 2 à 5 jours, la masse du sang
serait de nouveau normale. Ce retour s'effectuerait d'ailleurs d'autant plus vite que la transfusion a été moins copieuse, fait qui peut être invoqué en faveur de l'opinion
de Valentin et d'autres physiologistes, d'après laquelle
le rapport du poids du sang à celui du corps tend à
rester constant dans l'organisme sain ou malade. Mais
remarquez que les résultats sont déduits uniquement des
chiffres donnés par la numération des hématies. Or, rien
ne prouve comme le suppose l'auteur qu'il faille rapporter,
d'une manière exclusive, les fluctuations dans le nombre
des hématies aux variations de la masse sanguine. Dans
l'espace de quatre à cinq jours, il peut y avoir des globules
nouveaux formés, et d'autres détruits. Et alors quelle
valeur attribuer aux déductions de Worm Müller qui reposent sur ce fait, [qu'au bout de quelques jours, le chiffre
le plus élevé des globules est précisément proportionnel
au nombre des globules injectés ?

Il faut ajouter en outre que ces numérations ont été
pratiquées sur des animaux inanitiés, ce qui complique
encore l'interprétation ; car l'inanition produit une augmentation progressive dans le nombre des globules rouges.

C'est un fait que j'ai constaté il y a quelque temps
déjà dans des expériences rapportées dans la thèse de
M. Dupérié[1]. Depuis, en raison de l'intérêt que présentent
ces recherches pour l'appréciation de certaines expé-

[1] LVIII.

riences, celles de Panum et de Worm Müller en particulier, j'ai fait reprendre cette question par plusieurs des
élèves qui fréquentent le laboratoire.

Je mets sous vos yeux une courbe très démonstrative
qui représente les modifications quantitatives des éléments du sang chez un cochon d'Inde inanitié. On y
voit le nombre des globules rouges s'élever jusqu'à la
mort, probablement par épaississement du sang. D'ailleurs
le même fait résulte des chiffres fournis par Worm Müller
lui-même, puisque dans l'expérience rapportée plus haut
sous la forme d'un tableau on constate que les globules
rouges s'élèvent en 48 heures de 5 922 400 à 6 726 500.

Voici une expérience faite avec grand soin et mettant
en évidence toutes les particularités qui peuvent s'observer, à cet égard, dans le sang pendant l'inanition (1).

Exp. XLIII. Chienne griffonne pesant 5 kilog. 400,
soumise à l'inanition à partir du 22 septembre 1881, morte
le 25ᵉ jour.

La lettre R représente la richesse globulaire exprimée
en globules sains, la lettre P le poids du corps.

(1) Cette expérience a été faite dans notre laboratoire par M. Reyne, pos-
térieurement à cette leçon. Nous la publions de préférence parce qu'il
s'agit d'interpréter ici des faits observés sur le chien et non sur le cochon
d'Inde.

DATES.	N.	H.	B.	R.	G.	P.
22 septembre	5 318 000	395 000	7 750	4 215 000	0,77	5k,400
23 —	5 369 200	378 000	6 850	4 187 000	0,78	5 ,200
24 —	5 452 000	342 000	5 550	4 252 500	0,78	5 ,000
25 —	5 480 000	302 700	6 750	4 219 600	0,77	4 ,850
26 —	5 589 000	281 000	6 840	4 201 000	0,75	4 ,700
27 —	5 677 800	273 000	6 950	4 387 300	0,77	» »
28 —	5 712 000	255 000	4 850	4 455 300	0,78	4 ,600
30 —	6 012 000	239 000	7 750	4 629 000	0,77	4 ,500
1er octobre	6 240 000	241 000	6 400	4 929 800	0,79	4 ,300
2 —	6 248 000	250 300	5 550	4 936 000	0,79	4 ,150
3 —	6 634 000	255 000	5 425	4 941 800	0,76	4 ,000
4 —	6 642 000	221 000	6 300	5 049 000	0,76	3 ,900
5 —	6 791 400	231 300	4 600	5 297 000	0,78	3 ,800
6 —	6 692 000	233 800	6 800	5 162 000	0,77	» »
7 —	6 944 000	235 000	6 200	5 552 000	0,80	3 ,700
8 —	6 848 000	230 000	7 750	5 241 000	0,78	3 ,600
9 —	6 952 000	233 300	4 850	5 422 500	0,78	3 ,500
10 —	7 061 000	235 600	6 975	5 084 500	0,72	3 ,375
11 —	7 086 000	207 000	6 200	5 031 400	0,71	3 ,300
12 —	7 272 600	210 000	8 600	4 872 600	0,67	3 ,200
14 —	7 384 200	203 000	7 750	4 799 700	0,65	3 ,000
15 —	7 499 000	186 850	6 400	4 729 600	0,65	2 ,900
16 —	7 767 300	177 200	6 200	4 815 000	0,62	2 ,750
17 —	»	»	»	»	»	2 ,600

Les résultats de cette expérience sont représentés sous une forme graphique (*fig.* 36).

Ce tableau et ces courbes montrent que le nombre des globules rouges s'élève progressivement jusqu'à la mort; on remarque cependant que, du 14e au 18e jour de l'inanition, il varie peu.

Les hématoblastes vont au contraire en diminuant jusqu'à la mort; mais, pendant une assez longue période, du 9e au 19e jour, ils restent presque stationnaires.

Les globules blancs subissent des fluctuations semblables à celles qu'on observe à l'état normal.

Enfin la valeur individuelle des globules n'est influencée

d'une manière sensible que pendant les derniers jours,
du 19e au 25e. Quant à la richesse globulaire, elle varie
à peine durant les six premiers jours : puis, après avoir
augmenté progressivement jusqu'au 16e jour, elle diminue
de nouveau, tout en restant encore, à la veille de la mort,
plus élevée qu'au début de l'expérience.

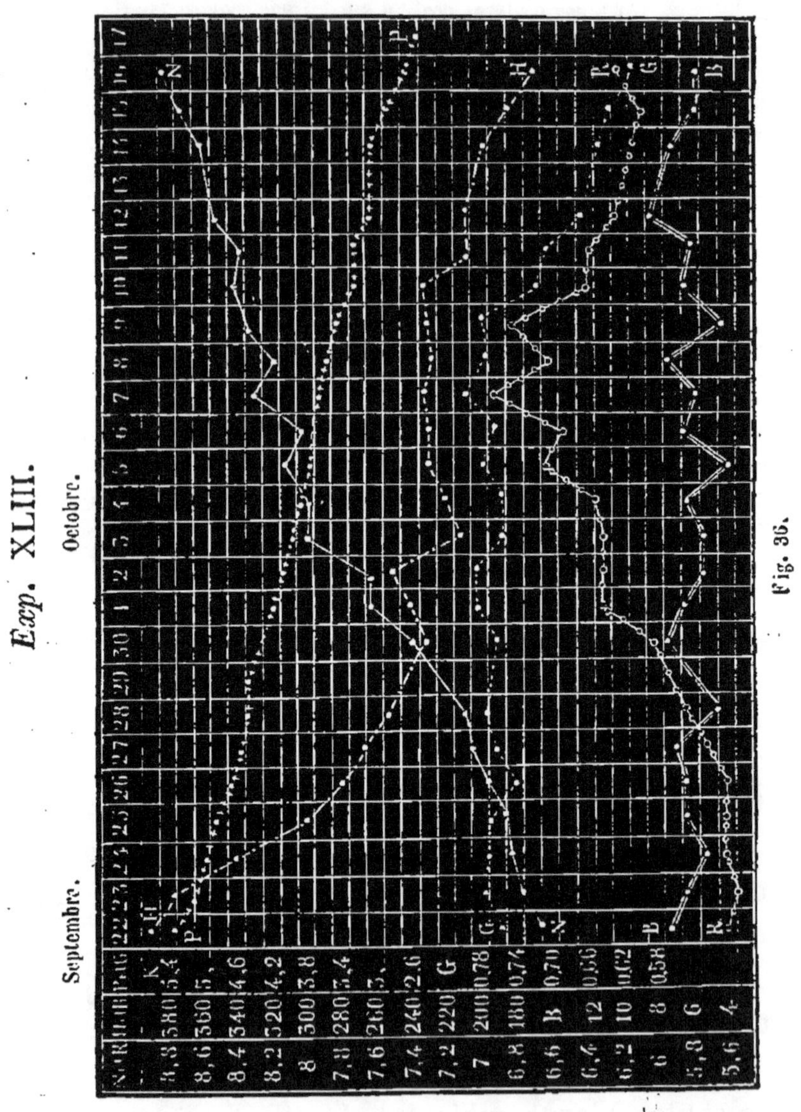

Ces recherches sur la numération des hématies dans
l'inanition montrent évidemment que Worm Müller,

n'ayant pas tenu compte de l'augmentation des globules rouges, produite par l'absence d'alimentation, n'a pu donner que des résultats approximatifs.

Poursuivons l'analyse des expériences de cet auteur.

Que devient le sang injecté? A cet égard, elles paraissent assez probantes.

Worm Müller a successivement étudié à ce point de vue le plasma et les globules.

En ce qui concerne le *plasma*, il admet que les matières albumineuses du sérum résorbé sont décomposées et transformées en urée, en se fondant sur l'augmentation de l'excrétion azotée par les urines, après la transfusion. (Voir par exemple les chiffres du tableau de la p. 275.) Cette hypothèse est très admissible; il serait, d'ailleurs facile de la vérifier en injectant dans le sang du sérum, et en recherchant ce que devient l'urée dans ces conditions. Je regrette que le temps m'ait manqué pour me livrer à cette étude qui serait très démonstrative.

Quant *aux globules rouges*, il résulte des recherches de Worm Müller qu'ils paraissent rester inaltérés pendant 2 à 4 jours après la transfusion, malgré l'inanition. Mais cette survie aurait une durée limitée; au début les globules augmentent de nombre, pendant que la masse sanguine revient à la normale; puis la numération donne des chiffres moins élevés, alors que la production d'urée dépasse encore le taux physiologique.

Il importe, pour la pratique de la transfusion, de faire remarquer que, dans les expériences de Worm Müller, quand le sang a été conservé par le froid, la destruction globulaire paraît plus prompte.

Enfin, ces recherches ne nous donnent pas de renseignements précis sur le sort de la *matière colorante* du sang. D'après deux expériences, dans lesquelles les animaux rendirent des urines très colorées, l'auteur est porté à croire qu'une certaine partie de l'hémoglobine est éliminée par les urines. Jamais cependant, on ne voit survenir d'ictère, jamais les urines ne renferment de pigment biliaire.

En résumé, bien que ces expériences n'aient pas une valeur absolue, bien qu'on puisse émettre des doutes **sur** l'exactitude de certaines numérations, sur le bien fondé de plusieurs hypothèses invoquées par l'auteur, bien qu'on doive regretter l'absence de certains renseignements, le travail de Worm Müller ne nous en a pas moins fourni des données intéressantes. Il nous a fait connaître une fois de plus que la prétendue pléthore aqueuse n'entraîne aucune conséquence fâcheuse, et il a démontré que les globules rouges, transplantés dans un autre organisme, peuvent y vivre probablement quelque temps en tant qu'éléments anatomiques.

Ce dernier fait serait surtout intéressant, si, comme Worm Müller l'admet, l'inanition était une condition défavorable à la survie des hématies, si, comme il le pense, la destruction globulaire était plus lente chez les individus qui se nourrissent. Or, cette hypothèse n'est évidemment pas exacte, puisque nos expériences prouvent que l'inanition fait augmenter le nombre des globules, par épaississement du sang, jusqu'à la mort des animaux.

Quelle est donc la véritable portée des expériences de Worm Müller ? Que faut-il en conclure au point de vue de la question qui nous occupe, c'est-à-dire celle de la vitalité des éléments du sang défibriné ? Elles ont démontré que les globules, surajoutés à la masse sanguine d'un animal, au moyen d'un sang défibriné, ne se détruisent pas immédiatement ; mais enfin ils se détruisent. Mais comme il est impossible d'admettre qu'on puisse produire une pléthore globulaire définitive, comme les globules injectés dans les conditions choisies par l'auteur sont évidemment voués à une mort certaine, ces expériences, quelque intéressantes qu'elles soient à certains égards, ne peuvent fournir sur ce point une réponse valable.

Avant d'indiquer comment nous avons cherché à résoudre cette question, nous terminerons dans notre prochaine leçon l'exposé des données sur les effets généraux de la transfusion avec du sang défibriné.

22ᵉ LEÇON

Sommaire : Phénomènes généraux consécutifs à la transfusion du sang défibriné. — Expériences personnelles sur les résultats de cette opération.

Messieurs,

Nous abordons aujourd'hui l'étude des *phénomènes généraux* consécutifs à la transfusion de sang défibriné. Ils n'ont pas, disons-le immédiatement, été étudiés en détail jusqu'à ce jour. On ne connaît pas, en effet, les modifications que cette opération amène dans la circulation, dans le nombre et la force des pulsations, dans la vitesse du courant sanguin, enfin dans le rythme de la respiration.

Le fait le plus frappant est le retour des forces qui est très accusé chez les animaux préalablement saignés. Quand le sang transfusé est ajouté à la masse sanguine normale, surtout quand celle-ci est augmentée dans des proportions considérables, de 80 à 100 pour cent, on observe habituellement quelques troubles peu intenses et passagers tels que de la faiblesse ou de l'abattement, un peu d'oppression, de l'inappétence. Ce sont les seules manifestations morbides qu'aient signalées les auteurs, comme Panum, Lesser, Worm Müller.

Lesser a mis en lumière un fait intéressant. Chez les animaux ainsi rendus pléthoriques, les saignées sont plus rapidement fatales que chez ceux dont la masse sanguine est restée à son taux normal; leur résistance aux hémorragies est à ce point amoindrie que les animaux peuvent succomber au moment où les vaisseaux renferment encore plus de sang qu'à l'état physiologique. Voici une des expériences de Lesser. On fait à un chien une injection de 120[cc] de sang défibriné. La tension artérielle s'accroît d'abord, puis reste stationnaire, bien qu'on transfuse jusqu'à concurrence de 350[cc]. On ouvre alors la veine et on soustrait 100[cc] sans que la pression s'abaisse; puis tout à coup l'animal tombe, et présente les signes de la mort imminente alors que les vaisseaux contiennent encore 110[cc] de plus qu'avant l'expérience. L'auteur explique ce résultat par l'abaissement subit de la pression artérielle incompatible avec la vie.

Les recherches sur les modifications produites dans les *échanges nutritifs* par la transfusion de sang défibriné ont également été peu nombreuses; elles ont donné des résultats analogues à ceux qu'avait constatés Worm Müller et dont je vous ai déjà entretenus.

Panum a vu qu'en remplaçant chez un chien inanitié le sang d'une saignée par une transfusion de sang défibriné, on n'amène aucun changement sensible dans l'excrétion d'urée et d'urine, ni dans la perspiration insensible. Ces résultats demanderaient peut-être à être vérifiés. D'autre part, la même opération ne paraît pas enrayer la croissance du corps; car, faisant subir à un jeune chien 4 transfusions successives après autant de saignées déplétives, Panum put s'assurer que son développement n'en était en aucune façon retardé.

Pour l'excrétion urinaire, pour l'élimination azotée, Tschiriew[1], Forster[2] et Landois, en faisant des expériences analogues à celles de Worm Müller ont obtenu le même résultat et constaté comme lui que la transfusion est suivie d'une augmentation dans l'excrétion d'urée.

Enfin, relativement à la *température*, les données fournies par les auteurs sont bien peu concordantes. Je n'ai à vous signaler, sur ce sujet, qu'un travail récent de Liebrecht[3] (de Liège), et encore s'agit-il de sang complet.

<hr>

[1] CXCVIII. — [2] CXCIX. — [3] CC.

En faisant passer sur le même animal le sang d'un vaisseau dans l'autre, par exemple de l'artère dans la veine crurale ou de la carotide dans la jugulaire, il a observé 4 fois sur 9 une élévation notable de la température; dans un cas elle atteignit 42°,3. Ce fait mérite d'être rapproché de ce que l'on constate chez l'homme qui, à la suite de la transfusion, est atteint le plus souvent d'un mouvement fébrile.

De notre côté, dans nos transfusions de sang défibriné, nous avons observé tout au contraire un abaissement assez marqué et assez persistant de la température.

Vous voyez combien nous sommes pauvres en renseignements précis sur ce point de l'histoire de la transfusion; il y a encore là une lacune à combler.

Après cet exposé succinct des données que nous possédons aujourd'hui il me reste à vous entretenir des recherches faites dans notre laboratoire. S'il nous a été possible, comme vous allez le voir, de mettre en lumière certains faits intéressants, nous n'avons pu aborder tous les problèmes que soulève cette étude.

Vous savez, Messieurs, que le sang défibriné ne renferme plus d'hématoblastes. Il y avait lieu, selon moi, d'examiner tout d'abord les conséquences de ce fait, resté méconnu jusqu'à ce jour.

Pour étudier cette question, il m'a semblé qu'on n'obtiendrait pas de résultats nets en injectant chez un animal sain, inanitié ou nourri, le sang défibriné d'un autre animal de même espèce. En effet, dans ce cas, l'animal conserve les hématoblastes de son propre sang, et s'il se fait une destruction globulaire, les hématies détruites peuvent être remplacées par un développement rapide de ces hématoblastes, et nous verrons plus loin que cette hypothèse s'est trouvée vérifiée expérimentalement. On est en droit même de supposer, toujours dans ce cas, que l'hémoglobine, résultant de la fonte globulaire, mise en liberté dans le plasma, n'est pas éliminée et peut servir à la formation des globules nouveaux.

Si, comme nous le pensons, c'est à l'évolution successive des hématoblastes qu'est due la rénovation du sang, pour bien étudier les effets physiologiques de la défibrination, c'est-à-dire, je le répète, d'une opération qui enlève à ce liquide ses hématoblastes, il fallait se mettre dans de telles conditions qu'une partie du sang fût privée de ces éléments spéciaux.

Mais alors, si les globules rouges introduits par la transfusion ne survivent que pendant un certain laps de temps, une semblable opération n'équivaudrait-elle pas à une émission sanguine ? D'autre part, vu la production et l'évolution rapide des hématoblastes, n'assisterait-on pas, comme à la suite des émissions sanguines, à une poussée d'hématoblastes et de globules jeunes, qui viendraient prendre la place des globules détruits ? Autant de questions auxquelles l'expérimentation seule pouvait répondre. Bien que de nos deux expériences, l'une ait été troublée par une complication fâcheuse, une hémorragie secondaire, la première est assez nette pour qu'on en puisse tirer un certain nombre de conclusions.

Je vais entrer dans quelques détails sur cette expérience dont les résultats ont été transcrits sur un graphique que je mets sous vos yeux (*fig.* 37).

Exp. XLIV. Chien vigoureux, épagneul. Poids, 15 kilogrammes. Nombre des globules rouges 6 400 000.

Le 8 février 1881 on lui retire 540^{cc} de sang par la fémorale droite ; ce qui représente environ le $\frac{1}{27}$ du poids du corps ; on défibrine ce sang, on le filtre ; il reste 460^{cc}, que l'on injecte par la saphène gauche. La différence est de 80^{cc}. Mais il n'y a pas perte équivalente de globules : car le sang, battu et filtré à l'air, s'était épaissi et était devenu plus riche en globules. Température avant 39°7, après l'expérience 38°8.

Le lendemain survient une augmentation notable dans le nombre des hématies (7 300 000). Le 10, retour au chiffre antérieur ou à peu près.

Puis il se produit un abaissement progressif et assez régulier jusqu'au 19 février, onze jours après le début de l'expérience ; à ce moment le chiffre des globules n'est plus que de 3 615 000.

A partir du 19, le sang se répare et le nombre des globules s'élève d'une manière assez régulière, comme à la suite des émissions sanguines. Le 4 mars il est de 5 882 000. Le chien paraît bien portant.

Tableau representant l'état anatomique du sang.

DATES.	N.	H.	B.	G.
8 février.........	6 411 000	238 700	3 180	0,56
9 —	7 300 000	159 000	13 500	0,65
10 —	6 367 700	152 500	21 600	0,53
11 —	5 497 000	193 800	12 400	0,64
12 —	5 630 500	184 200	10 000	0,66
14 —	4 721 700	197 000	11 000	0,75
15 —	4 556 500	294 500	8 700	0,69
16 —	4 829 000	235 000	7 140	0,69
18 —	4 257 000	292 200	8 700	0,71
19 —	3 616 000	266 900	10 600	0,69
22 —	4 340 000	247 800	7 940	0,70
23 —	4 931 000	295 800	9 530	0,64
25 —	4 480 000	324 000	12 700	0,69
26 —	4 620 000	311 000	6 350	0,68
28 —	4 321 000	200 000	7 940	0,72
2 mars	4 518 000	231 800	7 260	0,74
4 —	5 882 000	260 000	4 760	0,65
5 —	5 922 000	209 000	18 000	0,60
6 —	5 052 000	196 000	16 670	0,62
7 —	4 575 000	238 300	7 260	0,66
8 —	5.007 600	254 000	7 940	0,63
9 —	4 480 000	254 000	3 970	0,70
10 —	4 254 000	349 000	5 300	0,73
12 —	4 657 200	311 000	6 350	0,75
14 —	5 541 400	293 500	15 088	0,60

Exp. XLIV.

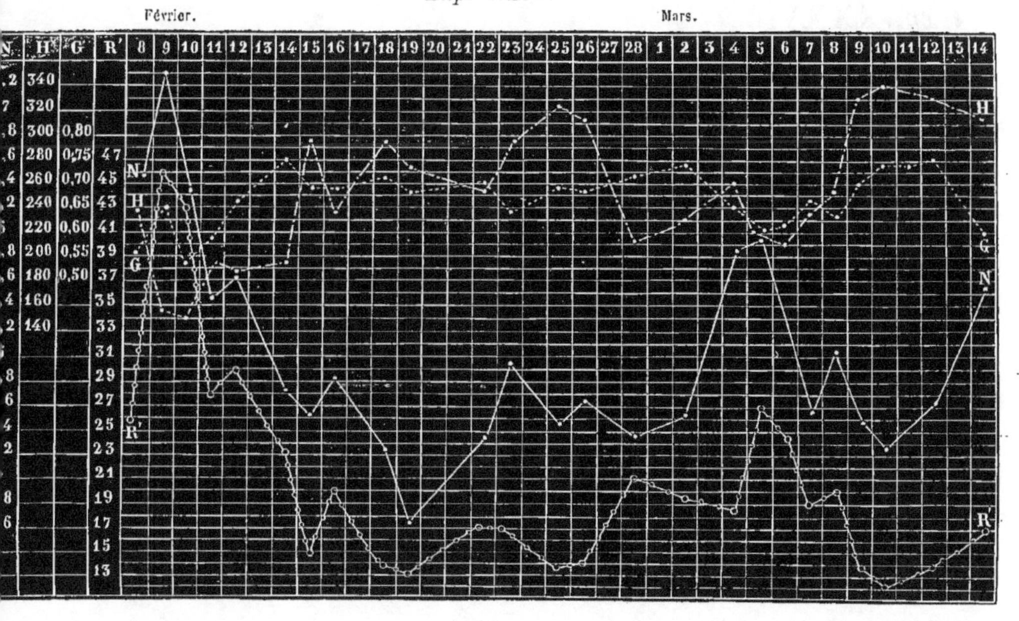

Tels sont les chiffres bruts ; il s'agit de les interpréter, et, comme vous allez le voir, ils nous fournissent des données précises sur la valeur physiologique de la transfusion faite avec du sang défibriné.

Si, en effet, vous jetez un coup d'œil sur la courbe des globules rouges, vous voyez que l'opération a produit les mêmes effets qu'une saignée abondante, ou plutôt que des saignées moyennes répétées à de courts intervalles ; cette courbe est, pour ainsi dire, identique à celles que nous vous avons mises sous les yeux dans notre étude des émissions sanguines à propos de saignées multiples (*exp.* XXXVI).

Mais le minimum des globules rouges n'a été atteint qu'au bout de onze jours, c'est-à-dire un peu plus tard que dans une saignée équivalente. Il y a donc eu survie de ces éléments, mais survie temporaire.

Comme la fonte globulaire s'est montrée particulièrement intense deux et trois jours après l'opération, il faut admettre que cette survie des globules n'est pas longue. Quant à l'élévation assez sensible du chiffre des globules rouges, le lendemain de l'opération, elle s'explique très probablement à la fois par l'épaississement du sang, résultat de la défibrination, et par le jeûne, le chien n'ayant pas mangé le jour de l'opération.

Les modifications des *hématoblastes* ne sont pas moins intéressantes ; elles ressortent clairement de la courbe des hématoblastes et de celle qui représente le rapport $\frac{N}{H}$ des hématies aux hématoblastes. Le premier effet de l'opération a été tout naturellement, puisque la défibrination entraine ces organites, une diminution considérable dans leur nombre, de sorte que le rapport R' de $\frac{1}{26,6}$ est tombé brusquement à $\frac{1}{46}$. Mais, immédiatement après, la production des hématoblastes est activée, il se fait une poussée hématoblastique. Au fur et à mesure que les globules rouges se détruisent, les hématoblastes augmentent, si bien que, tandis que la courbe des hématoblastes s'élève progressivement, celle du rapport des hématies aux hématoblastes suit pendant toute cette période descendante des globules rouges une marche parallèle à celle des hématies. Ainsi, tout en se détruisant, le sang prépare la rénovation qui va commencer.

Car nous voyons se produire alors cette remarquable période de reconstitution que nous avons étudiée à propos des émissions sanguines. Le nombre des hématies augmente rapidement; celui des hématoblastes reste encore élevé, mais fléchit légèrement au moment où il se fait une production intense de globules rouges.

Sans vouloir tirer d'une seule expérience, quelque probante qu'elle paraisse être, des conclusions définitives, j'estime qu'on peut considérer comme démontrée la proposition suivante : La transfusion de sang défibriné chez un animal, l'opération étant faite avec son propre sang, équivaut à une saignée en quelque sorte à longue échéance.

D'ailleurs cette proposition s'est trouvée vérifiée dans notre seconde expérience que, malheureusement, nous n'avons pu suivre au delà du 8e jour. Pendant ces 8 jours, la marche des phénomènes a été identique à celle que nous venons de décrire. Voici du reste les faits essentiels de cette expérience.

Exp. XLV. Chien bouledogue mâtiné, pesant environ 10 kilog. 500, vigoureux, ayant le jour de la transfusion (28 janvier) 5 231 000 globules rouges.

Saignée de 400^{cc} par la fémorale droite, soit d'environ $\frac{1}{43}$ du poids du corps; le sang défibriné est réinjecté par la saphène externe gauche. Température avant la saignée 38°,6, après la transfusion 37°,9.

Le lendemain le nombre des globules rouges n'a pas

varié ; le surlendemain il est de 5 559 000 ; à partir de ce moment, diminution progressive, surtout prononcée les 7ᵉ et 8ᵉ jours. Le 8ᵉ jour il n'y a plus que 3 463 000 globules.

Le 6 février, l'animal est pris d'une hémorragie secondaire dont l'importance n'a pu être appréciée ; cette complication nous a empêché de suivre plus longtemps les effets de la transfusion.

Vous voyez que les résultats obtenus jusqu'au jour de l'hémorragie ont été les mêmes que chez le premier chien. Il n'y a qu'une différence à signaler ; c'est qu'on ne trouve pas, ici, le lendemain de la transfusion cette augmentation des hématies notée dans l'autre expérience. Cela peut tenir à ce que notre second animal ayant continué à manger le jour de l'opération le sang ne s'est pas sensiblement épaissi. D'ailleurs la prise de sang a été ici très inférieure, $\frac{1}{43}$ au lieu de $\frac{1}{27}$.

Quant aux hématoblastes, nous voyons que leur nombre n'a pas diminué malgré l'introduction de sang défibriné. Au premier abord, ce fait est difficile à expliquer. Toutefois peut-être aurait-on trouvé un chiffre moins élevé d'hématoblastes, si l'on avait examiné le sang immédiatement après la transfusion ; en ne faisant cette numération que plus tard, on a laissé à ces éléments le temps de repulluler. Il est du reste probable que chez ce chien la régénération des hématoblastes était très facile ; car, au lendemain d'une saignée qu'on lui fit subir le 22 février, alors qu'il était encore très anémié, on trouva une augmentation très sensible dans leur nombre.

Tableau représentant l'état anatomique du sang.

DATES.	N.	H.	B.	G.
28 janvier..........	5 231 800	223 700	4 700	0,72
29 —	5 230 100	333 600	12 700	0,70
31 —	5 559 000	254 200	11 900	0,69
1er février........	5 014 000	324 000	11 100	0,78
2 —	5 115 000	247 800	10 320	0,75
4 —	4 118 000	219 200	7 940	0,70
5 —	3 463 000	277 000	13 500	0,64

Exp. XLV.

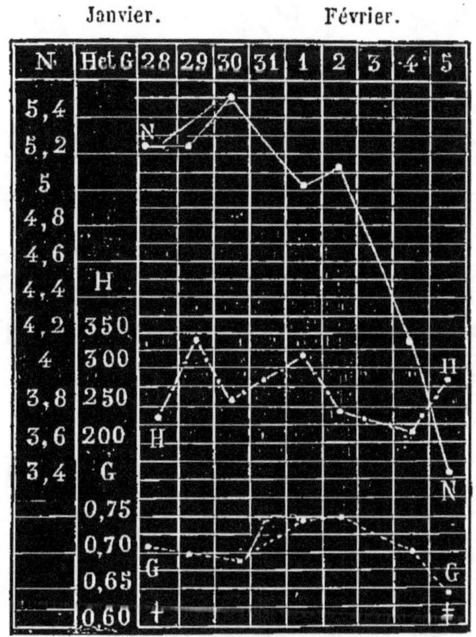

Fig. 38.

Cette expérience est également représentée sous la forme d'un graphique (*fig.* 38).

Ces deux expériences mettent en évidence un fait de la plus haute importance physiologique ; pour la première fois elles montrent qu'en modifiant le moins possible la masse du sang par la transfusion de sang défibriné, c'est-à-dire en remplaçant simplement une partie du sang d'un animal par ce même sang n'ayant subi que l'action de la défibrination, on fait une opération équivalant à une saignée de valeur correspondante.

Il n'y a qu'une très légère différence entre les résultats de cette opération et ceux d'une saignée, c'est que l'anémie post-hémorragique atteint son maximum un peu plus rapidement. Mais quoique plus tardive, l'anémie est tout aussi prononcée après la réinjection de sang défibriné qu'après la saignée. Elle paraît dépendre, dans l'un et l'autre cas, de la quantité de sang impliquée dans l'opération.

Nos prévisions étaient donc absolument fondées et déjà nous pouvons dire que le sang défibriné est voué à une mort certaine. Le sang d'un animal ne peut être impunément tiré hors de l'organisme et mis en contact avec des corps étrangers avant d'être réintroduit. Il est tué, ou pour parler d'une manière plus exacte, il est frappé à mort, et tous les arguments tirés des considérations anatomiques doivent céder le pas devant le fait physiologique mis ici en évidence, et qu'il serait impossible de déduire des expériences de Worm Müller.

Ainsi dores et déjà il est établi que le sang d'un animal, lorsqu'il a été défibriné, fût-ce dans les meilleures conditions, ne peut plus être greffé, non pas à un animal de la même espèce, mais à l'individu même qui l'a fourni.

L'opération qui consiste à réinjecter une partie du sang d'un animal après défibrination ne ressemble pas à la saignée uniquement par l'anémie qu'elle produit. Elle met également en activité ou plutôt elle suscite comme cette dernière une suractivité de la puissance rénovatrice du sang.

La manière dont nous comprenons l'étude anatomique du sang a cela de particulièrement intéressant qu'elle nous

oblige constamment à compter avec les phénomènes
d'évolution de ce liquide. Ici encore la physiologie reven-
dique tous ses droits, et, en fixant sur ce point notre attention, nous constatons que ces faits physiologiques sont
toujours soumis aux mêmes lois.

Toute atteinte portée à l'état normal du sang est suivie
d'un même effort de réparation. Aussi la rénovation à la
suite de l'opération que nous avons pratiquée s'est-elle
faite dans des conditions analogues à ce que l'on observe
à la suite de la saignée.

Il est certain que si on eût laissé la réparation du sang
s'effectuer, dans notre expérience XLIV, sans intervenir,
on eût vu les hématoblastes et les globules rouges revenir
peu à peu à leur chiffre normal.

Mais il nous a paru plus intéressant, cherchant à acquérir en peu de temps le plus grand nombre de résultats
possibles, de rechercher ce qui adviendrait en interrom-
pant cette réparation par une nouvelle opération semblable à la première.

Le 4 mars on fait une seconde transfusion, dans les
mêmes conditions que la première fois, avec une quantité de sang équivalant environ à $\frac{1}{27}$ du poids du corps. Le
lendemain on constate un épaississement peu considérable du sang, 5 822 000 globules au lieu de 5 922 000. Puis
les jours suivants, le nombre des hématies s'abaisse d'une
manière plus ou moins régulière. Six jours après l'opération, le 10 mars, on ne trouve que 4 254 000 globules. Il est
fâcheux que l'examen n'ait pu être fait le 11 mars, mais
déjà le 12 mars on entre dans la période de réparation qui
marche très rapidement. Les hématoblastes, après avoir
légèrement diminué le lendemain de l'opération ont réaug-
menté avec une grande activité, et atteint des chiffres supérieurs à tous ceux qui avaient été notés jusqu'alors.

Cette expérience est fort instructive. Au premier abord

le résultat en paraît paradoxal. On pouvait s'attendre, chez un animal encore anémié, non revenu de la première épreuve, à produire, en répétant une opération relativement si grave, un effet au moins aussi prononcé que la première fois. Et cependant on a enrayé pour quelques jours seulement le processus réparateur, et déterminé une anémie beaucoup moins accentuée qu'à la suite de la première épreuve.

Nous serions dans l'impossibilité d'interpréter un semblable résultat, si nous ne faisions appel aux phénomènes de rénovation.

. Il est difficile d'admettre qu'à ce moment, alors que le sang était plus altéré qu'au début de l'expérience, les globules rouges aient eu plus de résistance, se soient détruits en moins grand nombre qu'après la première transfusion. Si donc leur destruction a été aussi active, cette atténuation de l'appauvrissement du sang en globules ne peut être attribuée qu'à une suractivité du processus de rénovation. Il semble que la fonte globulaire, s'étant produite au moment où le sang est en voie de réparation, ait été plus facilement compensée, et que le processus de reconstitution ait pu prendre plus facilement le dessus sur celui de destruction.

Au fait que nous énoncions tout à l'heure relativement à l'équivalence entre la réinjection de sang défibriné et la saignée vient donc s'en ajouter un autre, à savoir, que, lorsque l'opération est effectuée dans le cours du processus de rénovation, elle est suivie d'une anémie relativement moins considérable, atteignant plus rapidement un maximum moins prononcé, et que la réparation sanguine en est encore suractivée.

La conséquence importante de ces premières recherches c'est que, dans l'étude des effets de la transfusion de sang défibriné, il faut tenir compte des conditions dans lesquelles l'opération intervient, et ne jamais perdre de vue, ici, comme pour les émissions sanguines, les phénomènes d'évolution du sang.

Un vaste champ s'ouvre donc à l'expérimentation. Car, si, poursuivant ces recherches on voulait étudier toutes les modifications que la transfusion amène dans l'évolution sanguine, dans celles de ces conditions qui sont réalisables par la méthode expérimentale, longue et ardue serait cette tâche, et nombreuses les recherches auxquelles elle pourrait entraîner.

Le temps nous ayant fait défaut pour entreprendre toutes les expériences que cette étude comporterait, il a fallu nous borner à l'examen de quelques points principaux.

Prévenu de l'importance des conditions expérimentales, nous avons tenu tout d'abord à répéter l'expérience de Worm Müller sur les effets de l'injection du sang défibriné sans saignée préalable, mais en laissant l'animal manger à son appétit, et en étudiant les modifications évolutives du sang.

Cette expérience, bien qu'elle n'ait pas été poursuivie assez longtemps, n'en est pas moins fort instructive.

Exp. XLVI. Chienne de terre-neuve pesant 22 kilogrammes. Le 22 janvier, nombre des globules rouges, 4 734 000. Injection par la saphène droite de 240^{cc} de sang défibriné emprunté à un autre chien vigoureux. Le sang avait été recueilli la veille au soir et contenait un très petit nombre de globules rouges, mûriformes, ou d'apparence mycrocytique.

Une demi-heure après la transfusion, les globules rouges tombent à 4 258 000. Les jours suivants, augmentation à peu près régulière jusqu'à un maximum de 5 878 000, atteint le 28, soit 6 jours après la transfusion. Le nombre des hématies reste très élevé, et 5 jours après, soit 11 jours après l'opération, il est encore de 5 585 000, dépassant de 851,000 le chiffre initial. Quant aux hématoblastes, ils diminuent immédiatement après l'opération dans des proportions très notables (215 000, au lieu de 346 000); puis leur nombre augmente, dépasse le chiffre initial pour atteindre, 3 jours après l'opération, 438 500, et baisse de nouveau pour s'élever jusqu'à 454 000 le 9ᵉ jour.

Tableau concernant l'état anatomique du sang.

DATES.	N.	H.	B.	G.
22 janvier (avant....	4 734 000	346 300	6 350	0,69
22 janvier (après....	4 258 000	215 600	4 766	0,71
23 —	5 052 000	355 900	7 260	0,64
24 —	5 026 800	355 900	6 350	0,72
25 —	4 975 900	438 500	4 760	0,70
26 —	4 702 000	359 750	6 350	0,65
27 —	5 249 000	328 600	7 260	0,60
28 —	5 878 000	322 400	10 320	0,58
31 —	5 414 400	454 300	7 940	0,60
1ᵉʳ février..........	5 700 000	413 000	4 760	0,61
2 —	5 585 000	311 500	7 260	0,65

Le fait le plus saillant de cette expérience est l'augmentation des globules rouges. A quoi l'attribuer ? A un épaississement du sang, la masse sanguine revenant rapidement à son point de départ ? Cette supposition est peu vraisemblable ; car vu le poids relativement faible de sang injecté, la masse sanguine a dû être peu influencée, et, d'un autre côté, les expériences de Worm Müller et d'autres expérimentateurs nous ont appris qu'alors même qu'elle est augmentée dans de plus fortes proportions, elle revient beaucoup plus rapidement à la normale. Ce n'est donc pas à une résorption lente du sérum sanguin qu'on peut rattacher uniquement cette augmentation dans la richesse globulaire. D'ailleurs l'augmentation des globules rouges s'est accentuée tout à coup après une période de cinq jours, alors que la masse du sang, faiblement augmentée, était revenue à son état primitif.

Les données générales que je vous ai fournies sur l'évolution du sang sont seules capables d'expliquer ce résultat. Suivez en effet les fluctuations des hématoblastes et de la valeur individuelle des globules, G, et vous verrez que l'opération a immédiatement déterminé une suractivité dans la production des hématoblastes. On peut admettre que ceux-ci ont passé rapidement par toutes leurs phases évolutives ; d'où une poussée intense d'hématies nouvelles qui d'ailleurs ont peut-être pu trouver dans l'hémoglobine apportée par le sang transfusé les matériaux nécessaires à leur nutrition.

Exp. XLVI.

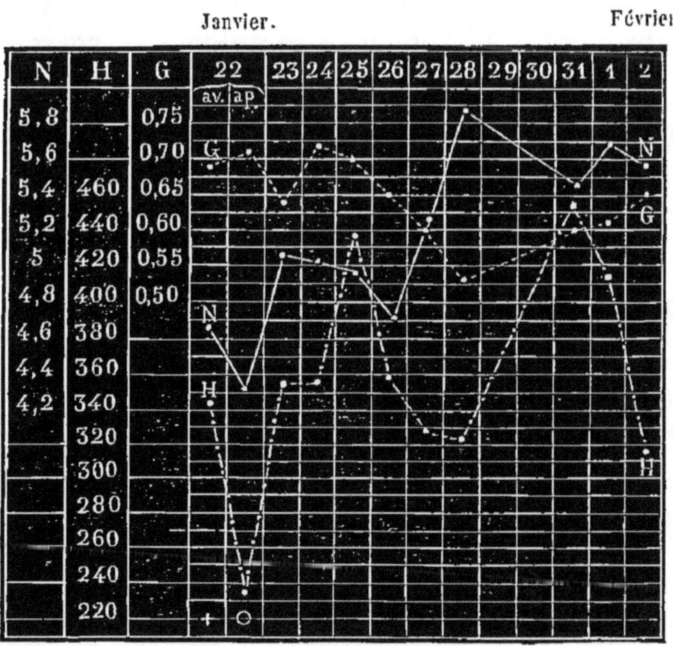

Fig. 39.

En effet, comme, malgré la dissolution des globules démontrée par les expériences de Worm Müller et les nôtres, on ne voit survenir ni hémoglobinurie ni albuminurie, nous sommes conduit à admettre soit que l'hémoglobine est brûlée rapidement dans l'économie, soit plutôt qu'elle sert directement ou indirectement à la formation des globules nouveaux qui apparaissent en grand nombre au moment même où se fait cette dissolution.

Il est regrettable, ai-je dit, que ce chien n'ait pas été suivi plus longtemps. Il aurait été intéressant de voir au bout de combien de jours il serait revenu à son état antérieur.

Quoi qu'il en soit, voici déjà un résultat opposé à celui de nos premières expériences, et qui met en évidence une différence essentielle entre la réinjection du sang après défibrination, ou, ce qui revient au même, entre l'injection de sang défibriné après une saignée préalable, et l'injection de sang défibriné sans saignée, le sang nouveau se surajoutant à l'ancien resté intact et possédant toutes ses propriétés physiologiques.

Nous nous serions donc trompé en portant un jugement sur les effets de la transfusion de sang défibriné d'après les premières expériences seules. En poursuivant notre étude nous voyons de plus en plus nettement que ces effets sont nécessairement variables suivant les conditions dans lesquelles intervient la transfusion.

Faire pénétrer du sang défibriné dans un sang d'ailleurs sain, est une opération qui, loin d'équivaloir à une saignée, a pour résultat d'exciter le sang primitif à former des globules nouveaux. Ainsi, sur le terrain où nous nous sommes placé, nous arrivons à une conclusion tout à fait différente de celle de Worm Müller. Comme lui, nous croyons, sur la foi de nos expériences, que la survie des globules réinjectés est temporaire ; mais ce qu'il n'a pas vu, et ce qui nous paraît évident, c'est que l'introduction de ce sang nouveau détermine la formation de nouveaux éléments.

Remarquez d'ailleurs que le fait fondamental reste toujours le même ; nous le retrouvons à chaque atteinte que nous portons au sang. Ici tous les globules anciens sont probablement conservés et les globules nouveaux s'ajoutent à eux ; d'où pléthore globulaire temporaire, tandis que dans les premières expériences les globules du propre sang de l'animal sont détruits avant que les nouveaux aient eu le temps de prendre leur place.

La différence dans les résultats, comme dans tout phénomène physiologique, n'est donc en rapport qu'avec les variations dans les conditions expérimentales, la loi physiologique restant toujours simple et invariable.

Ces nouveaux faits, s'ils sont bien interprétés, vont encore trouver leur confirmation dans des expériences ultérieures.

23ᵉ LEÇON

Sommaire : Expériences personnelles. (Suite.) — Injection de sang défibriné emprunté à un autre animal, après saignées préalables. — Conclusions générales sur la valeur de la transfusion de sang défibriné. *Transfusion de sang complet.* — Objections adressées par les physiologistes à cette opération. — Expériences anciennes. — Phénomènes généraux produits par ce mode de transfusion.

Messieurs,

Après avoir constaté que, lorsque l'on n'a pas fait de saignée préalable, la transfusion de sang défibriné produit immédiatement, chez un animal du reste sain, une pléthore globulaire et une rénovation plus active du sang, j'ai voulu voir si l'on pouvait tirer le même bénéfice de cette opération pratiquée chez des animaux profondément anémiés. Je me plaçais ainsi dans des conditions très voisines de celles dans lesquelles se fait le plus souvent la transfusion chez l'homme. Aussi importait-il de savoir si, dans ces circonstances, la transfusion de sang défibriné peut avoir quelque utilité, et surtout faciliter la réparation du sang, ce qui doit arriver si l'hypothèse que nous avons émise est exacte.

L'expérience que j'ai faite dans ce but a été traversée, ainsi qu'on va le voir, par une fâcheuse complication ; elle n'en est pas moins très probante.

Aussi dois-je vous en donner les résultats avec quelques détails.

Exp. XLVII. Chienne griffonne ayant subi le 26 ma' une saignée moyennement forte ($\frac{1}{57}$ du poids du corps)

et revenue le 13 juin à très peu près à son état antérieur.

Le 26 mai, poids... .. ..   11k,400
Nombre des globules rouges........   5 789 400
    —   des hématoblastes..........   349 500
    —   des globules blancs........   8 700
Valeur globulaire   0,67
Le 13 juin, poids.................   11k,300

Nombre des globules, 5 630 000. (Voir le tableau ci-
joint.) On lui fait quatre saignées successives.

Le 13 juin de 350cc
14   —   50
15   —   50
21   —   370

A la suite de ces abondantes émissions sanguines, le
nombre des globules rouges est tombé, le 22 juin, à
2 200 000. On injecte alors par la saphène 450cc de sang
défibriné frais, pris à un chien de chasse vigoureux,
contenant environ 8 000 000 de globules. Comme vous le
voyez, je me suis placé dans les conditions les plus favorables à un relèvement rapide des forces, en injectant
une quantité considérable d'un sang très riche en globules, et, je dois l'ajouter, en hémoglobine ; la valeur globulaire de ce sang était, en effet, de 0,79.

L'opération ne fut suivie que de symptômes peu accusés, un léger frisson, un peu d'oppression (54 respirations).
L'appétit fut conservé.

Le lendemain, par malheur, une complication se
produit. La chienne avorte, et met bas deux petits à peu
près à terme, pesant ensemble près de 500 grammes. Ce
jour, elle mange peu. L'avortement ne donne lieu à aucun phénomène ultérieur ; il n'y a pas d'hémorragie ; dès
le lendemain, l'appétit revient ; depuis ce jour, elle s'est
toujours bien portée. Cependant son poids était tombé,
le 27, à 9 kil. 800.

Quoi qu'il en soit, cet incident a compliqué d'une manière fâcheuse l'expérience. Cependant, étant donnée l'absence d'hémorragie et la netteté des résultats expérimentaux, il n'enlève pas aux faits constatés leur valeur démonstrative.

Tableau des chiffres concernant l'état anatomique du sang.

DATES.	N.	H.	B.	G.	OPÉRATIONS.
26 mai.........	5 789 400	349 500	8 700	0,67	Saignée de $\frac{1}{57}$ p. c.
13 juin	5 630 000	390 000	3 100	0,70	Saignée de 350cc.
14 —	»	»	»	»	— 50cc.
15 —	»	»	»	»	— 50cc.
21 —	»	»	»	»	— 370cc.
22 —	2 205 000	406 700	6 800	0,65	Transfusion de 450cc de sang
23 —	5 274 600	204 600	26 400	0,71	défibriné.
24 —	5 484 300	271 000	15 300	0,71	
26 —	5 592 000	314 500	10 000	0,67	
27 —	6 075 000	260 500	10 000	0,64	
28 —	6 482 000	400 000	10 600	0,61	
30 —	6 285 000	399 000	13 500	0,62	
1er juillet	5 928 700	326 800	10 600	0,65	
2 —	5 903 700	263 700	7 150	0,65	
4 —	5 242 000	247 800	7 150	0,70	
5 —	5 293 700	263 000	6 350	0,71	
7 —	6 144 200	123 900	4 760	0,73	
8 —	6 348 600	228 700	7 250	0,73	
9 —	5 630 700	250 800	7 250	0,73	

Cherchons à interpréter les faits constatés.

Le premier qui soit mis en évidence est l'augmentation des globules rouges.

Dès le lendemain, ces éléments ont plus que doublé de nombre (2 205 000 à 5 274 650). Ils continuent à augmenter les jours suivants et atteignent, six jours après l'opération, le nombre relativement très élevé de 6 482 000. Puis survient une période de descente, sans que toutefois les globules tombent au-dessous de 5 242 000. Douze jours après l'opération, la constitution du sang, après

avoir indiqué temporairement une pléthore globulaire
assez intense, était redevenue à peu près normale au
point de vue du nombre des globules rouges (1).

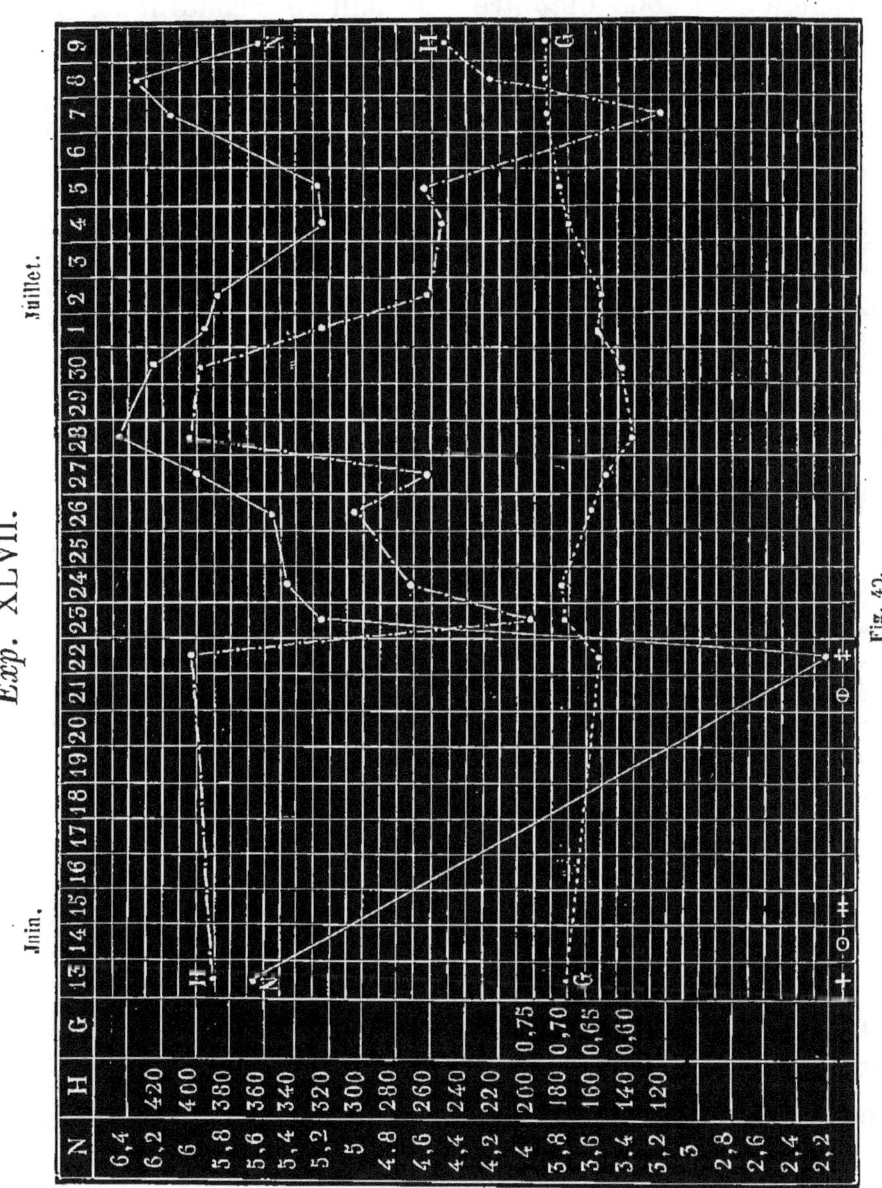

(1) L'observation de ce chien a été continuée depuis cette leçon. Elle
est remarquable par les grandes variations dans l'état du sang, sans que
l'animal soit devenu cependant de nouveau anémique. Ce chien étant au
laboratoire depuis le mois de mai, ce résultat s'explique par l'état mala-

Cette augmentation des globules rouges est d'autant plus remarquable qu'elle a été obtenue le lendemain de saignées multiples et copieuses. Or, l'étude des émissions sanguines nous a montré que, dans ces conditions, le minimum des globules n'est atteint que le lendemain ou le surlendemain du jour qui suit la dernière saignée ; fait qui est d'autant plus net que l'hémorragie est abondante, comme dans le cas actuel. Ainsi la transfusion a été pratiquée au moment où le nombre des globules n'était pas encore tombé à son minimum ; elle a arrêté la ligne de descente, la chute globulaire due aux saignées préalables pour déterminer une rapide élévation de la courbe.

Les saignées préalables n'ont donc servi qu'à rendre plus sensible l'action de la transfusion ; nous voyons qu'ici, comme dans l'expérience précédente, l'injection d'un sang emprunté à un autre animal a produit des effets précisément contraires à ceux qu'amène la transfusion faite avec le sang de l'animal lui-même.

Mais comment expliquer cette élévation du chiffre des globules rouges ? Plusieurs hypothèses se présentent à notre esprit.

Devons-nous l'attribuer exclusivement à la survie des globules rouges du sang transfusé ? Nous avons déjà vu, dans l'expérience qui a consisté à réinjecter le sang pris à l'animal lui-même, que les hématies sont rapidement détruites. D'autre part, sans prétendre que le phénomène de la destruction ultérieure des hématies dans l'organisme soit toujours régulier, sans nier les variations qui peuvent se produire à cet égard suivant diverses

dif dont tous nos chiens ont été atteints au bout de quelque temps de séjour à l'attache dans notre chenil. Aussi ne publions-nous cette observation que jusqu'au 9 juillet. A ce moment, le chien pesait 11 kilos ; il avait repris un peu d'embonpoint ; plus tard il s'affaiblit et s'amaigrit au point de ne plus peser que 8 kilos, bien qu'à ce moment son sang fût redevenu très riche en globules rouges (7 500 000).

circonstances, il est pour le moins difficile de supposer que les hématies empruntées à un autre animal soient plus résistantes que celles de l'animal lui-même. Or, pour expliquer les chiffres trouvés par la survie des globules rouges, il faudrait admettre que les globules transfusés n'aient subi aucun commencement de destruction, au bout de 6 jours au moins.

Peut-on, d'autre part, rapporter cette augmentation de nombre aux modifications de la masse du sang? Évidemment non. Nous savons qu'à la suite de saignées multiples et relativement abondantes, le sang continue à se diluer et que la masse du sang reste un certain temps avant de redevenir normale ou plutôt sensiblement stationnaire. Or, nous avons tiré une quantité de sang s'élevant en 8 jours au 13ᵉ environ du poids du corps, et c'est précisément pendant la période de dilution que le nombre des globules augmente tout à coup. On ne saurait supposer que cette période a été supprimée par l'injection du sang, à ce point que la transfusion aurait déterminé immédiatement une condensation relative. Si cette cause d'élévation des globules rouges est certaine, pendant les premières heures qui suivent l'opération, elle ne peut être invoquée que temporairement et ne pourrait expliquer que dans une faible proportion le fait dont nous cherchons l'interprétation. Rappelez-vous, en effet, que, chez les chiens auxquels on réinjecte du sang défibriné, l'augmentation dans le nombre des éléments, consécutive à cette opération, ne dure que 24 heures.

De plus, tout en reconnaissant que l'avortement de la chienne a dû faire monter les globules rouges, en privant l'animal d'appétit pendant quelques heures, nous sommes obligé de conclure que toutes ces causes réunies pourraient à peine servir à expliquer l'élévation du chiffre des globules pendant le premier jour, ou tout au plus pendant les 2 premiers.

C'est donc à une production active de globules rouges qu'il faut nécessairement rapporter cette ascension si accusée de la courbe globulaire. Très vraisemblablement, aussitôt après la transfusion, le sang est entré en voie de rénovation, d'où cette poussée d'éléments nouveaux à laquelle nous avons assisté.

L'étude de la courbe des hématoblastes vient confirmer cette interprétation des phénomènes.

Rappelez vous, en effet, qu'au moment de la transfusion, l'animal se trouvait sous l'influence des saignées répétées, dont la première remontait déjà à près d'un mois, que, par conséquent, l'activité formatrice du sang était très intense. Le nombre élevé des hématoblastes et la tendance à l'abaissement de la valeur individuelle des globules nous en fournissent la preuve.

Nous injectons alors du sang défibriné, c'est-à-dire privé d'hématoblastes ; aussi, le lendemain, le nombre de ces éléments tombe-t-il de 406 700 à 204 600. Mais immédiatement après ils se multiplient ; il semble que la transfusion se soit ajoutée, comme cause d'activité formatrice, aux saignées préalables.

En résumé, augmentation du nombre des globules rouges et poussée intense d'hématoblastes, voilà deux faits parallèles dont la simultanéité ne peut être attribuée qu'à une formation rapide d'hématies jeunes. D'où cette conclusion qu'une bonne partie du bénéfice produit incontestablement par la transfusion, après émissions sanguines répétées ayant entraîné une anémie intense, doit être rapportée à l'exaltation du processus de rénovation sanguine chez le transfusé.

Après avoir étudié les effets de la transfusion du sang défibriné dans l'*anémie aiguë* due aux saignées coup sur coup, et constaté les modifications que l'opération fait subir à la réparation sanguine post-hémorragique, il nous a paru intéressant de rechercher les phénomènes qu'on observerait dans un cas d'*anémie chronique* aussi semblable que possible aux cas fournis par la pathologie humaine.

Un des chiens, dont nous avons rapporté l'observation à propos de l'étude des saignées coup sur coup (*Exp.* XXXVII) et qui fut pris d'hémorragie secondaire par l'une des plaies, nous a donné l'occasion de faire cette recherche.

Exp. XLVIII. Chien griffon du poids de 18 kilog., au moment où il fut mis en observation. Les saignées furent faites du 12 au 15 avril, et nous avons déjà relaté son observation jusqu'au 15 juin. (*Exp.* XXXVII, p. 254.) A cette époque il était encore très anémique ; épuisé par de nombreuses hémorragies et vivant dans un milieu peu favorable (chenil du laboratoire), il se remettait difficilement. Dans ces conditions son sang prit assez rapidement les caractères anatomiques propres aux anémies chroniques. Après avoir eu quelque temps un nombre peu élevé de globules rouges, il se produisit tout à coup, sous l'influence d'un effort intense de sanguification un grand nombre de globules rouges, petits, irréguliers, peu colorés, de sorte que la valeur individuelle de ces globules devint relativement très faible. Elle était le 17 juin de 0,38 seulement. En même temps les hématoblastes, très variables de nombre, ont éprouvé les modifications qualitatives que nous avons décrites dans les faits de cet ordre.

En continuant à examiner ce chien de temps en temps, on constate que, malgré le retour de l'appétit, il reste apathique, un peu faible, qu'il maigrit. Son sang renferme toujours, comme celui des anémiques, de petits globules, des hématoblastes volumineux et des éléments intermédiaires Il est analogue à celui qui a servi à faire la figure 31, page 299.

Le 13 juillet, le chien ne pèse plus que 15 kilog.

L'examen du sang donne comme résultat :

$$N = 7\ 645\ 000 - H = 95\ 300, - B = 4\ 760, - G = 0,36.$$

On lui injecte, à 5 heures du soir par la saphène 430^{cc} de sang défibriné emprunté à un chien dont le sang a la composition suivante :

$$N = 4\ 448\ 000, - G = 0,59.$$

Cette quantité de sang injecté représente environ $\frac{1}{33}$ du poids du corps.

Une heure après, les globules rouges atteignent le chiffre très élevé de 8 197 000; ce qui prouve que très certainement le sang s'était déjà condensé. Les jours suivants les globules se multiplient encore, et restent définitivement très nombreux, ainsi qu'on peut le voir sur le tableau et les graphiques ci-joints.

Tableau concernant l'état anatomique du sang.

DATES.	N.	H.	B.	G.	OPÉRATION.
17 juin	7 192 000	403 500	12 700	0,38	
20 —	7 257 000	292 300	8 700	0,36	
21 —	6 926 000	317 000	6 350	0,36	
23 —	5 878 000	231 900	16 670	0,42	
2 juillet	7 000 000	295 500	12 700	0,35	
4 —	7 911 000	406 000	9 000	0,33	
7 —	7 276 000	219 000	15 000	0,39	
11 —	7 276 000	273 200	11 200	0,39	
13 — { avant.	7 645 000	95 300	4 760	0,36	Transfusion.
{ après.	8 197 000	130 000	10 320	0,45	
14 —	8 344 000	142 900	11 000	0,33	
15 —	8 738 000	285 000	10 200	0,42	
16 —	7 950 000	201 000	8 700	0,39	
18 —	8 051 700	282 700	7 950	0,38	
19 —	7 994 500	193 800	5 300	0,47	
20 —	7 174 700	190 000	10 600	0,43	
21 —	7 422 600	219 200	8 700	0,43	
23 —	7 836 700	149 300	14 520	0,42	
25 —	7 657 000	139 800	10 000	0,43	
27 —	7 892 250	245 600	7 940	0,44	
1er août	7 378 000	155 700	4 760	0,45	
13 —	7 562 000	184 200	6 350	0,50	
29 —	7 499 000	177 700	3 990	0,51	

Exp. XLVIII.

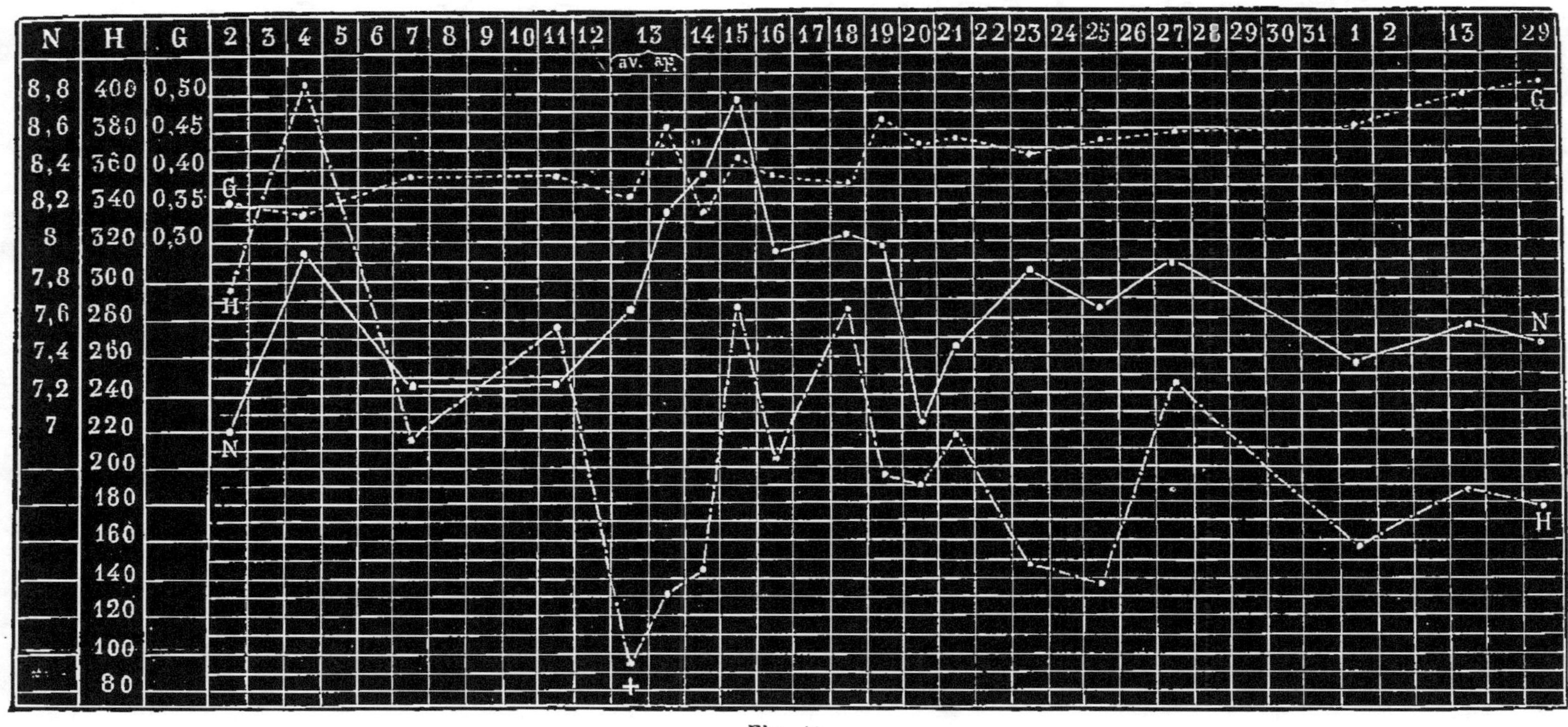

Fig. 41.

+ indique le jour de la transfusion.

Il suffit d'examiner avec soin les chiffres et les courbes pour voir qu'ici encore la transfusion a amené immédiatement un résultat avantageux.

Cependant le chien, tout en possédant plus de globules rouges qu'avant toute opération, reste anémique. La valeur globulaire se relève, mais elle est encore beaucoup plus faible qu'à l'état physiologique et même, un mois après la transfusion, alors que le nombre des globules rouges peut être considéré comme normal, elle n'est que de 0,50 (au lieu de 0,70).

Seize jours plus tard, le 29 août, l'état du sang n'a pas varié, il est stationnaire.

Il a donc été impossible, à l'aide de la transfusion, de faire sortir ce chien de son état d'anémie chronique. Toutefois il faut tenir compte, encore ici, de ce fait que le chien vivait au laboratoire depuis plus de 4 mois dans des conditions hygiéniques s'opposant probablement à son rétablissement complet. On remarquera que ce chien a présenté avant et après l'opération de grandes fluctuations dans l'état anatomique du sang. C'est une particularité que nous avons observée, ainsi que nous l'avons déjà dit, dans tous les cas d'anémie chronique.

Nous sommes maintenant en mesure de résumer succinctement les données expérimentales sur la valeur de la transfusion de sang défibriné. Lorsque cette opération est faite sans saignée immédiate préalable, que l'animal soit sain ou anémié par des émissions sanguines antérieures, elle produit des effets bien différents de ceux de la transfusion pratiquée avec le propre sang de l'animal. Elle suractive le processus de rénovation sanguine chez le transfusé. Ce sont donc toujours les modifications de l'évolution sanguine qui priment l'histoire de la transfusion comme celle des saignées. On ne peut ni retrancher ni ajouter quelque chose à la masse sanguine, sans éveiller le processus de rénovation, ni sans faire subir au sang des modifications qui dépendent de circonstances multiples dont il faut savoir apprécier la valeur.

D'autre part, ces résultats sont, ce semble, fort encourageants ; car, non seulement nous pouvons espérer résoudre, par ces procédés d'étude, les problèmes les plus intéressants pour la pratique ; mais encore mettre en lumière diverses particularités de l'évolution sanguine qui éclairent cette question si obscure de la pathologie générale du sang.

J'aborde maintenant l'étude de la *transfusion faite avec du sang complet*. Elle ne m'arrêtera pas longtemps; car elle a été pour ainsi dire délaissée par les expérimentateurs modernes. Nous n'aurons à vous citer aucun travail physiologique sur les effets du sang complet, comparés à ceux du sang défibriné.

C'est en s'appuyant presque uniquement sur des vues théoriques, et non sur des preuves empruntées à l'expérimentation que les uns ont fait le procès de la défibrination, pendant que d'autres ont préconisé à outrance le sang défibriné.

Les physiologistes contemporains semblent s'être surtout préoccupés des difficultés pratiques que présente l'emploi du sang complet, et c'est dans ce but qu'ils se sont efforcés d'établir que le sang défibriné vaut le sang complet. Pendant ce temps, quelques médecins, convaincus à ce point de la supériorité du sang complet, qu'ils refusent à l'injection de sang défibriné jusqu'au nom de transfusion, ont entrepris une campagne en sens inverse; mais, au lieu de demander à l'expérimentation la solution du problème, ils se sont attachés, en perfectionnant notre outillage, à rendre pratique et innocente l'opération qu'ils recommandaient. De part et d'autre, on est resté dans le domaine de la théorie.

Il importe donc de reproduire ici tous les reproches

qu'on a adressés à la transfusion de sang complet, et d'examiner jusqu'à quel point ils sont fondés.

Nous suivrons ici le même plan que pour l'étude du sang défibriné; après avoir fait un exposé critique des travaux de nos prédécesseurs, nous vous donnerons la relation de nos propres expériences.

En premier lieu, on a prétendu que la transfusion de sang complet exposait à la formation de caillots dans les instruments et par suite à la production d'embolies. Cette accusation est, en principe, justifiée par les faits. Mais si le danger peut être considéré comme réel, il ne faut pas s'en exagérer la gravité. En effet, le sang de l'homme est beaucoup moins coagulable que celui des animaux sur lesquels a le plus souvent porté l'expérimentation, celui du lapin et du chien par exemple. D'autre part, en fait, ce danger peut être écarté par l'emploi d'une bonne disposition instrumentale, — et sous ce rapport il a été réalisé de grands progrès dans ces derniers temps, — et cela d'autant plus facilement qu'il parait aujourd'hui établi qu'il est inutile de transfuser une grande quantité de sang. Enfin, rappelez-vous que la transfusion de sang défibriné n'est pas complètement exempte de dangers de cet ordre, ainsi que vous avez pu en juger par quelques-unes des expériences que je vous ai rapportées.

Passons à un second grief. L'emploi de sang veineux doit être condamné en raison de sa richesse en acide carbonique et de sa pauvreté relative en oxygène. Injecter du sang veineux doit surcharger l'économie d'un principe délétère, au lieu de lui apporter le gaz vivifiant par excellence. A l'appui de cette objection, on a invoqué les expériences de Bischoff et de M. Brown-Séquard [1] sur les animaux asphyxiés qu'un sang chargé d'acide carbonique tue rapidement, pendant que ce même liquide les ranime promptement, quand il renferme une proportion élevée

[1] CCI.

d'oxygène. Ce fait ne peut être révoqué en doute ; mais la transfusion intervient-elle uniquement, intervient-elle même ordinairement dans l'asphyxie ? Évidemment non. Dans les conditions habituelles, quand le sang passe de veine à veine, il n'arrive pas au système nerveux avec sa surcharge en acide carbonique ; tout au contraire il s'en débarrasse dans les poumons et on sait avec quelle rapidité se produisent à ce niveau les échanges respiratoires qui substituent l'oxygène à l'acide carbonique. L'objection est donc beaucoup moins grave qu'elle ne semble au premier abord ; néanmoins il y aura lieu d'en déterminer la valeur réelle en étudiant, par la méthode expérimentale, l'utilité comparative des divers modes de transfusion.

Enfin, on reproche à la transfusion de sang complet la nécessité d'un outillage compliqué qui pourrait faire défaut dans les cas urgents, dans les endroits éloignés des grands centres, sur les champs de bataille, etc., et qui de plus expose à divers accidents l'individu qui fournit le sang. Ces derniers arguments ne sont évidemment pas sans valeur.

A ces objections les partisans de la transfusion de sang complet n'ont répondu que par des affirmations aussi absolues que dénuées de preuves, en niant la valeur du sang défibriné qui « ne serait pas du sang » et aussi en inventant des instruments plus ou moins ingénieux qui tous rempliraient d'une manière parfaite le but à remplir.

Les expériences physiologiques faites sur la transfusion directe ont été peu nombreuses.

Panum[1] n'a fait que deux expériences. Dans la première il se produisit une augmentation de la masse du sang de 83, 4 0/0. Le chien fut tué par hémorragie 4 jours après.

Dans la seconde, il fit deux transfusions successives,

XIX.

élevant la première fois la masse du sang de 50 0/0, la seconde de 85, 8 0/0. L animal fut tué par hémorragie au bout de 2 jours.

Panum constata une augmentation des globules rouges et le retour rapide de la masse à son chiffre initial.

Plus récemment Mittler [1] (1868) a augmenté de 1/6 la masse du sang chez le chien sans produire d'autres phénomènes que ceux d'une pléthore passagère durant à peine 24 heures.

De même Casse (1873) a pu doubler la quantité de sang d'un animal sans compromettre sa santé.

Enfin Lesser en 1875 s'est surtout préoccupé des modifications de pression et a comparé, sous ce rapport, le sang complet et le sang défibriné. Nous avons déjà parlé de ces recherches à propos des prétendus dangers de la pléthore lorsqu'on fait la transfusion sans déplétion préalable.

Ces expériences ont conduit le plupart des auteurs à admettre que les effets de la transfusion sont les mêmes avec du sang complet qu'avec du sang défibriné. Mais ces conclusions vous paraîtront bien hâtives, car en réalité, on n'a, vous le voyez, étudié qu'un côté très restreint de la question.

Les recherches expérimentales nous faisant presque entièrement défaut, c'est à l'observation clinique chez l'homme que j'emprunterai la *description des phénomènes généraux* consécutifs à la transfusion de sang complet. Les observateurs nous fournissent sur ce point des renseignements assez précis.

Habituellement cette opération ne produit pas de manifestations morbides très accusées. Vers le milieu de l'injection la face se colore légèrement, les yeux deviennent brillants, puis des gouttes de sueur perlent sur le front, le visage et la partie supérieure du tronc; la respi-

[1] CCII.

ration est plus profonde, le pouls plus vif, plus plein. Pendant et après l'opération le transfusé accuse une sensation de chaleur interne ; celle-ci est quelquefois ressentie le long de la veine où se fait l'injection, comme les premiers observateurs l'avaient déjà noté.

Très fréquemment, dans les trois quarts des cas, d'après Roussel[1], à qui l'on doit une bonne étude de ce genre de transfusion, il se produit un *frisson*. Généralement c'est 20 minutes environ après l'opération qu'il commence, pour durer une demi-heure environ. D'intensité très variable, il n'est jamais d'ailleurs extrêmement accusé. Roussel a reconnu que ce frisson, dont la pathogénie est du reste à élucider, paraît être en rapport avec la dose de sang injecté ; ainsi, quand elle ne dépasse pas 150 grammes, il fait défaut ; léger, quand elle atteint 200 grammes, il devient violent aux environs de 250 grammes. Ce sont les doses pour l'homme. Sans que ce phénomène présente une régularité absolue, on peut encore dire qu'il est plus précoce, plus prolongé chez les individus atteints d'anémie chronique, dont les veines sont rétrécies.

Quant à la température, elle s'élève de 1/2 à 1° d'après Roussel, pendant que le malade accuse une sensation de froid et que les extrémités paraissent refroidies. D'ailleurs le mouvement fébrile n'a pas été mieux étudié chez l'homme que chez les animaux. Chez ceux-ci il se produit un abaissement immédiat de la température quand il y a eu émission sanguine préalable, mais ce phénomène paraît dû, en partie du moins, à ce que le sang a eu le temps de se refroidir à l'air extérieur. L'influence de l'opération est d'ailleurs plus accusée chez les animaux, car on leur injecte, en général, des doses de sang beaucoup plus élevées qu'à l'homme. Plus tard, chez les chiens, la température remonte et s'élève de 1° à 1°,5 au-dessus de la normale.

[1] CLXX.

Le pouls s'accélère chez l'homme de 10 à 15 pulsations pendant l'opération et reste ensuite plein et rapide ; il ne redevient normal qu'après le sommeil.

Enfin, outre la poussée sudorale faible, limitée à la face, qui se montre pendant l'opération, on observe une sudation plus prolongée après le frisson et alors même que ce phénomène fait défaut.

Ajoutons que, contrairement à ce qui se voit quand on se sert de sang emprunté à des animaux d'espèce différente, le malade n'accuse jamais de démangeaisons, ne présente point d'exanthème.

Presque toujours, une heure environ après la transfusion, à la fin de la période de sueur, le malade s'endort ; ce sommeil, qui est de bon augure, dure de 2 à 4 heures. A son réveil l'opéré éprouve un bien-être marqué, a de l'appétit.

Enfin, on observe dans presque tous les cas une urination abondante et une exonération intestinale plus ou moins copieuse.

Notons enfin quelques phénomènes rares, tels que des maux de tête, des vomissements, ou même des convulsions (Moncoq). Les vomissements et les convulsions seraient dus, d'après cet auteur, à ce que l'on aurait injecté le sang avec trop de précipitation.

Maintenant que vous êtes au courant de l'état actuel de la question, je puis, et ce sera l'objet de la prochaine leçon, vous donner la relation de nos propres expériences qui, comme vous le verrez, ont jeté quelque lumière sur certains points obscurs de l'histoire de la transfusion de sang complet.

24ᵉ LEÇON

Sommaire : Expériences personnelles sur le sang complet. — *Transfusion entre animaux d'espèce différente.* — Phénomènes consécutifs à cette opération.

Messieurs,

L'étude de la transfusion avec sang complet est, comme l'exposé des recherches de nos prédécesseurs vous l'a démontré, encore moins avancée que celle de la transfusion avec sang défibriné. Il y aurait donc lieu de faire un grand nombre d'expériences nouvelles, pour lesquelles, malheureusement, le temps nous a manqué.

Cependant nous avons obtenu, sur ce point, par la voie expérimentale, quelques résultats intéressants.

Vous vous souvenez que l'expérience qui nous a montré d'une manière tout à fait évidente que le sang défibriné est frappé à mort, est celle où du sang défibriné emprunté à l'animal lui-même lui a été réinjecté. Il m'a semblé en quelque sorte indiqué de faire une étude semblable avec du sang complet.

Pour pratiquer ce genre de transfusion, je me suis servi du modèle du transfuseur de M. Roussel, adapté aux expériences sur les animaux. Que l'inventeur reçoive ici nos remerciements pour avoir bien voulu donner au laboratoire cet instrument commode et qui ne se trouve pas aisément chez nos fabricants. En répétant bientôt devant vous quelques opérations, je vous ferai apprécier la facilité relative de son maniement.

Il permet, entre autres avantages, de doser d'une manière assez rigoureuse la quantité de sang employé, chaque coup de pompe correspondant à 10 grammes de sang à très peu près. En retardant, autant qu'un instrument peut le faire, la coagulation du sang, il est précieux pour les transfusions pratiquées sur le chien dont le sang est très coagulable.

A cet égard, je dois dire que, dans les expériences multiples exécutées au laboratoire, les dangers qui proviendraient de la coagulation du sang dans les instruments m'ont paru singulièrement exagérés. Bien que l'appareil, lorsqu'il fonctionne, soit traversé constamment par du sang nouveau, on ne constate pas la formation de petits caillots qui pourraient être entraînés par le jeu de la pompe, et nous n'avons jamais, chez nos chiens, déterminé d'embolies. Voici simplement ce qu'on observe :

Au bout d'un certain temps, qui nous a paru à peu près égal à celui que met le sang à se coaguler spontanément lorsqu'on le recueille dans un vase, le sang qui remplit l'instrument se prend en gelée presque tout à coup et l'on en est averti par l'inefficacité de la compression de la pompe. Il faudrait alors exercer une pression très vigoureuse pour faire sortir, par la canule placée dans la veine du sujet récepteur, un fragment de sang coagulé qui pénétrerait dans la veine sous la forme d'un cylindre mou, comme passé à la filière.

Encore faudrait-il une manœuvre particulière pour fragmenter ce cylindre qui fait corps avec le reste du caillot, pour en déterminer le morcellement et la pénétration dans la circulation. En tout cas, il suffit de s'arrêter, lorsqu'on veut injecter le plus de sang possible, dès que la résistance éprouvée en comprimant la pompe devient tout à coup très forte.

Ce que nous avons vu avec cet instrument doit vraisemblablement se passer avec la plupart des autres. Il n'y a donc pas là d'argument sérieux contre l'emploi du sang complet.

Cela posé, j'arrive à notre expérience. Elle a consisté à faire passer le sang d'un chien d'une jugulaire dans l'autre.

Exp. XLIX. Chien bien portant, très vigoureux, du poids de 25 kilos. $N = 8\,252\,000$. T. R. avant l'opération 39°.

Le 18 juillet, on fait passer à l'aide de l'appareil Roussel, d'une jugulaire externe à l'autre, environ 500 grammes de sang. Pendant les manœuvres de l'opération l'animal perd environ 40 grammes de sang.

Après la transfusion, le chien est un peu essoufflé et fatigué. 20 minutes après on ne compte pas plus de 7 513 000 globules rouges.

Il ne survient pas de frisson. — Trois quarts d'heure après l'opération, la température rectale est de 39°, 4 et, au bout de 3 heures, de 39°. Le soir, l'animal ne mange pas.

Le lendemain, il mange; paraît bien portant, est vif, gai; cependant il ne pèse plus que 24^k,250. T. R. 39°,4.

Le 21, les plaies sont en bon état, l'animal continue à se bien porter. Poids 24^k,500. T. R. 39°.

Le 22 le chien a recouvré son poids initial. T. R. 39°.

Le 3 août, les plaies sont presque complètement cicatrisées et l'animal paraît être aussi bien remis que possible.

En consultant les chiffres qui représentent l'état anatomique du sang, on voit que le nombre des globules rouges, après avoir légèrement diminué, puis augmenté le 3e jour après l'opération, a atteint le 6e jour un minimum de 6 324 000. A partir du 8e jour il a augmenté de nouveau, et cela d'une manière assez rapide. Toutefois, au bout de 22 jours, l'animal a encore moins de globules qu'avant l'expérience. Il ne récupère le chiffre initial que le 26e jour.

Tableau représentant l'état anatomique du sang.

DATES.	N.	H.	B.	G.
18 juillet	8 252 000	248 000	5 800	0,57
19 — (1)	7 513 000	103 200	5 450	0,58
20 —	7 489 600	173 600	8 742	0,57
21 —	7 502 000	173 600	10 323	0,56
22 —	7 936 000	151 900	8 587	0,54
23 —	7 502 000	170 500	11 200	0,55
25 —	6 324 000	167 400	5 425	0,64
26 —	6 634 000	235 600	10 000	0,60
27 —	6 385 000	243 000	14 291	0,64
29 —	6 665 000	186 000	10 300	0,61
1er août	7 006 000	186 000	5 050	0,60
3 —	7 254 000	164 000	3 875	0,59
6 —	7 564 000	155 000	10 000	0,57
10 —	7 774 000	161 000	8 700	0,60
14 —	8 413 000	121 000	7 180	0,58

(1) Vingt minutes après l'opération.

Les hématoblastes ont éprouvé des variations relativement peu considérables. Cependant on remarquera qu'ils ont présenté immédiatement après la transfusion un minimum de 103 200.

Si nous ajoutons aux 500 grammes de sang transfusé les 40 grammes perdus, nous voyons que 540 grammes de sang représentaient pour cet animal environ le $\frac{1}{46}$ du poids du corps. Or, en comparant les effets d'une saignée de même importance avec ceux que nous avons obtenus dans ce cas, il nous est impossible de ne pas être frappé de la ressemblance entre les fluctuations des globules rouges dans l'une et l'autre de ces opérations.

Cependant il existe entre la saignée et la transfusion de sang complet des différences sur lesquelles j'appelle toute votre attention.

Le 2e jour après la transfusion, le nombre des globules rouges reste relativement élevé et augmente même le

3ᵉ, avant de subir les 4ᵉ, 5ᵉ, 6ᵉ jours un abaissement progressif.

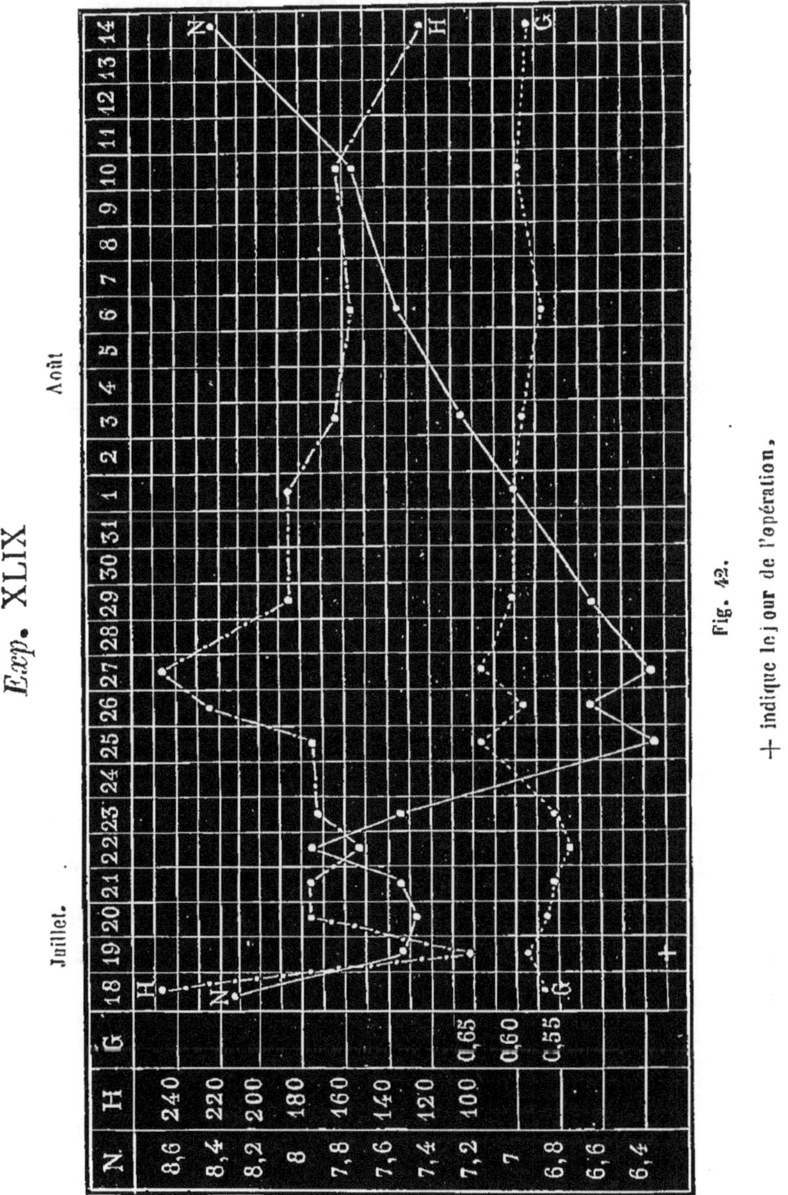

Dans une saignée équivalente, le minimum des globules rouges est plus rapidement atteint, fait que nous
avons déjà remarqué en transfusant au chien son propre
sang défibriné, mais qui est ici plus saillant encore.

Il est donc évident que les globules rouges ont survécu, au moins en partie, pendant les trois premiers jours et ne se sont détruits ensuite que lentement, particularités importantes qui établissent une certaine différence entre les effets du sang complet et ceux du sang défibriné. Cette différence a été beaucoup plus accusée dans l'expérience suivante qui a consisté à remplacer une partie du sang d'un chien, par une quantité de sang complet d'un autre chien, équivalente au point de vue de la richesse globulaire.

Exp. L. On choisit deux chiens bien portants, un griffon du poids de 8 k. 500 et un autre grand chien épagneul.

Le sang du premier contient :

$$N = 5\ 900\ 000\ ;\ H = 206\ 500\ ;\ G\ 0,74.$$

Le sang du second renferme :

$$N = 7\ 685\ 900\ ;\ H = 282\ 700\ ;\ G = 0,66.$$

Le rapport entre les richesses globulaires des deux sangs est approximativement de $\frac{220}{260}$; de sorte qu'en faisant perdre au griffon 260 grammes de sang (soit environ le $\frac{1}{32,7}$ du poids du corps,) il suffira de lui transfuser 220 grammes du sang de l'épagneul pour que la richesse globulaire de son sang reste sensiblement la même.

Le 28 novembre, on saigne le griffon de 260 grammes par l'artère fémorale gauche. L'appareil Roussel est installé d'avance entre l'artère fémorale droite de l'épagneul et la veine fémorale droite du griffon. Dès que la saignée est terminée, on fait passer 220 grammes de sang complet (22 coups de pompe) dans les vaisseaux du griffon. L'opération marche à souhait.

Après avoir été pansé et détaché le transfusé a soif, il paraît un peu fatigué, mais il n'a pas de frisson.

Tableau concernant l'état anatomique du sang.

DATES.	N.	R.	H.	B.	G.
21 novembre............	5 650 000	4 181 000	267 800	8 730	0,74
26 — { avant.....	5 900 000	4 366 000	205 500	8 730	0,74
26 — { après.....	7 505 000	5 778 850	330 400	3 170	0,77
27 —	6 431 000	5 249 100	285 000	13 200	0,81
28 —	7 168 400	5 017 600	212 700	10 090	0,70
29 —	6 553 300	5 049 600	174 700	16 670	0,77
30 —	6 285 000	4 839 450	216 000	12 700	0,77
1er décembre............	6 040 900	4 718 900	273 200	7 250	0.78
2 —	6 350 000	4 839 500	203 300	8 700	0,77
3 —	5 884 700	4 589 500	193 800	7 260	0,78
5 —	6 729 900	5 181 300	226 200	6 350	0,77
7 —	6 558 300	5 115 200	228 700	8 700	0,78
8 —	»	»	»	»	»
9 —	6 330 000	4 874 000	247 800	7 940	0,77
10 —	6 100 000	4 658 000	232 000	5 950	0,78
11 —					
12 —	5 960 000	4 545 000	216 000	7 940	0,77
13 —					
14 —	5 744 900	4 444 000	333 500	3 200	0,78

Temp. rec. avant l'opération 38,° 6, après 37,° 3. Le
lendemain 27, le chien mange bien. Température 38,° 8.
Le 28, tempér. 38,° 8, le 29 — 38,° 6, le 30 — 38,° 3,
le 1er décembre 38,° 3, le 2 déc. 38,° 3, le 3 déc. 37,° 9,
le 4 déc. 37,° 7 et depuis 37,° 5. Le 7, le chien paraît
aussi bien remis que possible, les plaies sont en parfait
état et presque guéries.

L'examen du sang a donné des résultats d'une interprétation assez difficile, mais très intéressants, en ce sens
qu'ils diffèrent entièrement de ceux qui succèdent à l'injection du sang défibriné.

Dans le tableau qui résume l'observation, on voit qu'une
demi-heure après l'opération le nombre des globules
rouges a augmenté d'une manière remarquable; il est
supérieur au nombre des hématies du chien qui a fourni
le sang. En même temps la valeur globulaire est égale-

ment augmentée tandis que le mélange des deux sangs aurait dû donner un abaissement de cette valeur. Un pareil résultat ne peut s'expliquer que par la coïncidence de l'épaississement du sang et de la destruction d'un certain nombre de globules rouges.

Cet épaississement a dû être assez considérable puisque malgré cette destruction globulaire le nombre des globules trouvé dans l'unité de volume est très augmenté.

Vous voyez que, malheureusement pour la simplicité des faits, les fluctuations de la masse sanguine qui se font tantôt dans un sens, tantôt dans un autre, suivant des conditions encore mal déterminées, compliquent nos résultats numériques qui, vous le savez, ne peuvent nous donner que des valeurs relatives.

Le lendemain, bien que le chiffre des globules rouges soit encore plus élevé qu'avant l'opération, il a diminué d'environ un million.

Évidemment après s'être épaissi le sang s'est dilué, mais cette dilution du sang n'est pas seule en cause, car la valeur globulaire s'est encore sensiblement accrue pour atteindre son maximum (0,81), fait qui ne peut s'expliquer que par la dissolution d'une partie des hématies transfusées. D'ailleurs on constate dans la préparation du sang faite pour la numération la présence d'assez nombreux stromas décolorés. Le 3e jour, nouvelle augmentation dans le nombre des globules rouges, mais cette fois accompagnée d'une très sensible diminution de la valeur globulaire qui tombe au-dessous du chiffre initial. Nous croyons pouvoir attribuer ce résultat, à la fois, à la destruction ou à l'élimination de l'hémoglobine dissoute les jours précédents et à la production d'éléments nouveaux. Cette interprétation est d'autant plus acceptable qu'après avoir augmenté les hématoblastes sont maintenant en voie de décroissance. Les jours suivants, les fluctuations du sang sont moins sensibles ; elles indiquent seulement que l'équilibre sanguin n'est pas encore atteint, et, comme la valeur de Greste plus élevée qu'au début, nous pouvons supposer que les globules du sang transfusé non encore détruits se dissolvent peu à peu dans leur nouveau milieu.

Quelle que soit la valeur de toutes ces hypothèses, le fait indéniable est celui-ci : L'opération, loin de produire une anémie progressive, comme lorsqu'il s'agit de sang défibriné, détermine, au contraire, une pléthore globulaire, dans le cas au moins où les globules du sang transfusé sont plus nombreux que ceux du sang perdu.

Le chien ayant été suivi longtemps après la période des fluctuations dans la masse du sang, le résultat général de l'expérience nous paraît très important. Ne doit-on pas en conclure, en effet, que les globules injectés n'ont pas été détruits en masse ? Si cette destruction paraît avoir marché assez vite pendant les deux premiers jours, comme dans l'expérience précédente, plus tard elle a été assez lente pour permettre au sang du transfusé de se réparer au fur et à mesure.

Pour continuer cette enquête sur la transfusion du sang complet, il y avait lieu d'étudier la transfusion directe chez les animaux rendus préalablement anémiques par des saignées successives.

Le sang défibriné, on l'a vu, facilite dans ce cas la réparation sanguine. Ce bénéfice serait-il plus accusé avec le sang complet ? Telle est la question à laquelle l'expérience suivante devait répondre.

Exp. LI. Chien de chasse, paraissant un peu malade, mais vigoureux, du poids de 24 kilogr. Le 22 juin, saignée de 800^{cc}. Le 24 juin, saignée de 250^{cc}, le 27 juin de 280^{cc}, le 30 juin de 400^{cc}. Le 5 juillet de 575^{cc}, soit en tout dans l'espace de 9 jours une perte de 2 litres, 305^{cc}, c'est-à-dire d'environ $\frac{1}{10}$ du poids du corps.

Avant la première saignée le sang contient 7 378 000 hématies dont la valeur globulaire est de 0,79. Le 6 juillet, le lendemain de la dernière saignée, il renferme 3 158 400 globules rouges dont la valeur globulaire est de 0,78.

On pratique ce jour-là une transfusion directe d'environ 300 grammes à l'aide de l'appareil Roussel. L'opération marche bien, mais on ne peut dépasser cette quantité à cause de la coagulation du sang de l'animal transfuseur dans l'instrument.

Le sang du chien transfuseur a la constitution suivante :

$$N = 5\ 026\ 400\ ; H = 470\ 200\ ; B = 11\ 900\ ; G = 0,78.$$

Aucun accident après l'opération.

Le chien est suivi pendant très longtemps, mais malgré un très fort appétit, il maigrit et reste souffrant.

L'autopsie, pratiquée pendant le mois d'août, a fait voir qu'il était atteint de strongles rénaux. Nous ne donnerons donc le tableau de l'examen de son sang que jusqu'au 26 juillet, et nous ne noterons pas ici les modifications du poids du corps.

Tableau des chiffres concernant l'état anatomique du sang.

DATES.	N.	H.	B.	G.	OPÉRATIONS.
22 juin	7 378 000	294 700	4 500	0,79	Saignée de $\frac{1}{28}$ d. p. d. corps.
24 —	»	»	»	»	Saignée de $\frac{1}{92}$ d. p. d. corps.
27 —	»	»	»	»	Saignée de $\frac{1}{80}$ d. p. d. corps.
28 —	4 558 900	»	»	0,65	
29 —	4 079 900	197 000	15 088	0,65	
30 —	»	»	»	»	Saignée de $\frac{1}{55}$ d. p. d. corps.
2 juillet	3 685 000	205 000	15 800	0,67	
5 —	3 971 000	254 100	3 175	0,82	Saignée de $\frac{1}{36}$ d. p. d. corps.
6 — { avant.	3 158 000	222 000	5 300	0,78	Transfusion directe de 300 gr.
6 — { après.	3 552 400	212 800	5 300	0,70	représentant le $\frac{1}{73}$ d. p. d. corps.
7 —	4 702 000	220 000	9 530	0,69	
8 —	4 804 300	295 500	4 700	0,67	
9 —	4 925 000	257 000	7 200	0,66	
10 —	4 772 600	294 400	7 940	0,64	
12 —	4 842 500	336 800	4 760	0,63	
13 —	5 731 500	231 900	3 970	0,59	
15 —	5 331 800	616 000	8 700	0,59	
16 —	5 446 200	518 000	11 900	0,61	
19 —	4 963 200	152 500	3 970	0,62	
20 —	5 338 000	177 900	2 380	0,70	
23 —	5 681 300	235 100	3 970	0,66	
25 —	5 935 000	244 400	5 300	0,65	
26 —	6 545 000	192 200	3 175	0,58	

On peut voir sur ce tableau qu'immédiatement après la transfusion le nombre des globules rouges augmente. Le lendemain on en compte 4 702 000, soit 1 544 000 de plus qu'avant l'opération. Sept jours après la transfusion, c'est-à-dire le 13, on en compte 5 731 500.

Ce résultat est d'autant plus remarquable qu'après des saignées multiples le sang continue à se diluer encore pendant plusieurs jours, et que la réparation sanguine ne commence qu'au bout d'un certain temps, et reste traînante pendant la première période (Voir notre étude des émissions sanguines).

HAYEM. — SANG.
36
Juin.
Juillet.
N H G
7,4 600 —
7,2 580
7 560 0,80
6,8 540 0,75
6,6 520 0,70
6,4 500 0,65
6,2 480 0,60
6 460 0,55
5,8 440
5,6 420
5,4 400
5,2 380
5 360
4,8 340
4,6 320
4,4 300
4,2 280
4 260
3,8 240
3,6 220
3,4 200
3,2 180
3 160
140
22 23 24 25 26 27 28 29 30 1 2 3 4 5 6 7 8 9 10 11 12 13 14 15 16 17 18 19 20 21 22 23 24 25 26
av. ap.
N
G
H
N
G
H

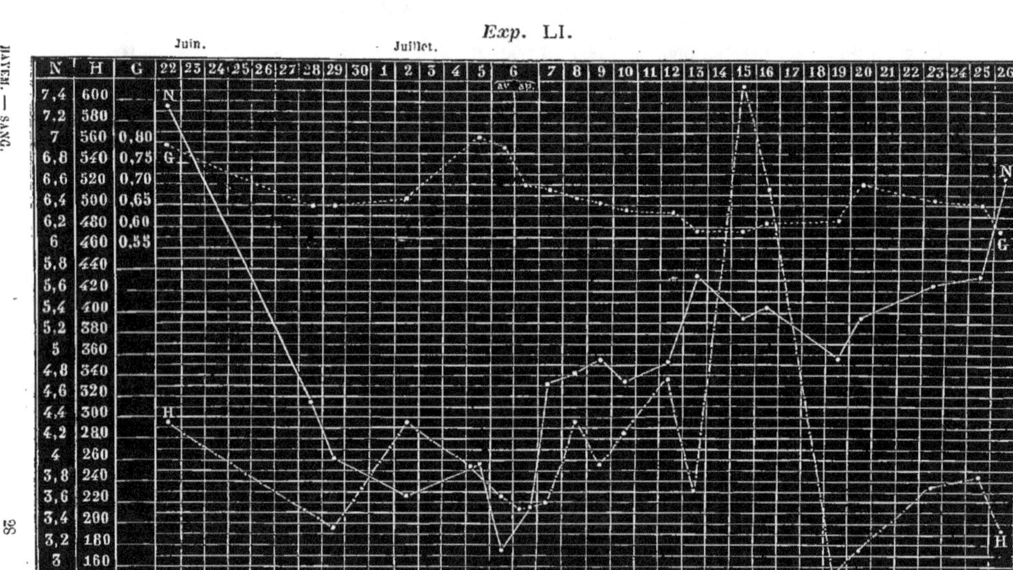

Fig. 43.

Cette observation est encore intéressante par l'intensité de la crise hématoblastique qui s'est produite 8 jours après la transfusion.

Mais si nous comparons les résultats de cette expérience à ceux des transfusions faites dans des conditions analogues avec du sang défibriné, nous ne trouvons pas de différences très sensibles. Cependant la réparation sanguine a été plus active avec le sang complet qu'avec le sang défibriné.

Cette étude de la transfusion de sang complet est évidemment insuffisante. Cependant nous croyons pouvoir conclure de ces trois expériences et surtout des deux premières, que les hématies du sang complet survivent plus longtemps après l'opération de la transfusion, que celle du sang défibriné.

Pendant que se poursuivait l'étude expérimentale de la transfusion entre animaux de la même espèce, soit avec du sang défibriné soit avec du sang complet, il se produisait une sorte de scission entre les transfuseurs modernes ; quelques médecins contemporains cherchaient à faire prévaloir les anciennes pratiques, c'est-à-dire l'emploi du sang *d'animaux d'espèce différente*, et pour l'homme donnaient la préférence au sang d'agneau.

A la tête de ce mouvement nous trouvons M. Oré, en France ; Gesellius[1] et Hasse[2], à l'étranger. On peut, disent ces médecins, obtenir les mêmes résultats avec le sang d'animaux qu'avec le sang humain ; il n'est donc pas permis d'exposer un homme bien portant aux dangers d'une opération, quelque inoffensive qu'elle soit en général. De plus, le respect bien naturel de la vie ou de la santé de notre semblable oblige à la plus grande circons-

---

pection dans l'emploi de la transfusion, dont on hésite à se servir, alors qu'elle pourrait rendre des services.

Vous concevez d'ailleurs, Messieurs, qu'au premier rang des défenseurs de la transfusion entre animaux d'espèce différente figurent les médecins contemporains qui ont préconisé l'usage de cette opération dans une foule de maladies, où son efficacité est plus que problématique, comme la phtisie, le cancer, l'aliénation mentale.

Évidemment toutes ces considérations ont une grande valeur; la transfusion serait bien plus souvent pratiquée s'il ne fallait pas employer du sang humain. Mais est-elle efficace dans ces conditions?

Toute la question est là.

Or, quelles que soient les analogies que certains animaux présentent entre eux, il n'en est pas moins évident que chaque espèce a, en quelque sorte, son sang avec des caractères physico-chimiques et anatomiques particuliers; aussi *à priori* pouvait-on avoir quelque répugnance à admettre que l'élément essentiel du sang, les globules rouges, pussent vivre dans un milieu autre que leur milieu physiologique? L'expérimentation, comme vous allez le voir, a pleinement justifié ces craintes.

C'est par des expériences faites en dehors de l'organisme, *in vitro*, que ce mode de transfusion a été surtout étudié. Nous devons à Creite[1] et à Landois des observations microscopiques fort nombreuses et assez démonstratives sur cette question. Elles ont consisté à mélanger du sang, hors de l'organisme, avec le sérum emprunté à des animaux d'espèces différentes : vous comprenez que ces combinaisons peuvent être variées à l'infini.

Landois a fait beaucoup d'essais de ce genre, particulièrement avec le sérum du chien. Il a constaté que

[1] CCIV.

celui-ci possède une action dissolvante très énergique; après lui viennent, en suivant un ordre décroissant, les sérums de chat, de porc, de l'homme, de mouton, des bêtes à cornes, de lapin, de cheval, enfin de cochon d'Inde.

Cette action dissolvante, qui ne fait jamais défaut, ne s'exerce pas avec la même intensité sur tous les sangs; il y a même, sous ce rapport, de grandes différences suivant les espèces.

Ainsi, pour nous en tenir au chien, chez qui ces résultats offrent le plus grand intérêt au point de vue expérimental, cet animal posséderait, au dire de Landois, des globules relativement très résistants ; dans le sérum humain ils ne se dissoudraient qu'au bout de deux jours, et dans le sérum du mouton ils seraient à peine altérés au bout de deux à trois jours.

Malheureusement ces résultats sont évidemment entachés d'erreur ; car le procédé employé par Landois, pour étudier la dissolution des globules rouges, manque de précision. Se fondant sur ce que l'hémoglobine mise en liberté par suite de la fonte globulaire teinte le sérum, c'est par la coloration laquée que prend ce liquide qu'il juge du moment et de l'intensité de la dissolution globulaire ; de plus il soumet les éléments du sang à un examen microscopique. Or, il est évident qu'en faisant la numération des hématies comparativement dans un sérum qui les conserve bien et dans le sérum à essayer, on obtiendrait des résultats plus précis, à l'abri de toute conteste ; cette étude demanderait à être reprise à l'aide de ce procédé.

Voici du reste un exemple des résultats que l'on obtient par la numération. Le 12 février dernier je trouve comme nombre des globules du sang d'un chien, en me servant d'un sérum artificiel convenable, 5 630 000 ; le même sang, examiné immédiatement dans du sérum humain provenant d'une saignée, ne donne que 3 690 000 globules. Cette différence énorme nous permet de mesurer la puissance dissolvante du sérum humain à l'égard des globules du chien. Pendant que l'on faisait la préparation, les globules encore existants s'étaient déjà altérés ; ils étaient gonflés, sphériques, très réfringents, mal répartis, distribués par amas un peu confus ; c'est à peine s'il existait quelques rares éléments encore intacts, non déformés. — Une heure après on ne comptait plus, dans le sérum humain, que 2 460 000 globules ; il avait donc disparu plus de la moitié de ces éléments ; la destruction avait surtout porté sur ceux qui étaient disposés en amas.

Il faut faire remarquer, toutefois que lorsqu'on mélange un sang quelconque avec un liquide qui conserve mal les globules, la dissolution des hématies dépend du titre du mélange. En général, plus le sang est dilué, plus la destruction est grande, particularité dont il n'a pas été tenu compte et dont l'importance pourrait être déterminée par la numération. Plus la quantité du sang étranger transfusé est porportionnellement faible, plus rapide est la destruction des hématies dans ce sang.

L'expérience précédente nous montre combien les évaluations de Landois sont encore sujettes à caution ; cependant, comme les faits généraux que cet auteur avance sont exacts, nous allons vous indiquer les résultats principaux de ses recherches ; mais nous n'insisterons pas sur ces données ; car en vérité, cette question ne mérite pas, vous allez le voir, qu'on l'étudie dans tous ses détails.

C'est du sang d'agneau que l'on se sert habituellement pour la transfusion sur l'homme ; or, d'après Landois, les globules humains se dissoudraient dans le sérum de cet animal au bout de 7 heures ; de même, les globules d'agneau disparaissent rapidement dans le sérum humain.

La température aurait sur ce phénomène une influence marquée; à la température du corps la dissolution se ferait beaucoup plus vite encore qu'à celle de l'atmosphère. Inutile d'insister, Messieurs, sur les conséquences de ce fait, au point de vue pratique.

Enfin il importe de remarquer que cette influence dissolvante est réciproque. Non seulement les globules introduits dans un organisme étranger s'y détruisent rapidement, mais encore ceux de l'animal récepteur se dissolvent sous l'action du sang injecté. Non seulement celui-ci ne peut pas survivre, mais encore il compromet la vitalité du sang de l'animal transfusé.

Creite et Landois ont suivi au microscope les altérations que présentent les globules lorsqu'on les place dans un sérum étranger : ils changent de forme, prennent un aspect mûriforme ou deviennent vésiculeux, polyédriques, se gonflent ; puis ils tendent à se réunir en amas, dans lesquels les globules sont fortement accolés, d'où la possibilité d'embolies globulaires. Creite a remarqué que l'on peut dissocier ces amas et disjoindre les globules qui les composent en employant du sérum au chlorure de sodium, et non en ajoutant à la préparation du sérum de sang.

Les globules perdent peu à peu leur hémoglobine, qui se dissout dans le plasma ; mais les stromas albuminoïdes des hématies persistent, et Landois, qui leur a donné le nom de *stromas-fibrine*, admet qu'ils peuvent agir à la façon de bouchons de fibrine et, eux aussi, produire des oblitérations vasculaires. Il pense également, avec Naunyn, que l'hémoglobine dissoute dans le plasma de l'animal récepteur sollicite la coagulation du sang et provoque la formation de thrombus.

Vous voyez qu'il s'agit d'altérations profondes qui doivent entraîner les effets les plus fâcheux. Nous sommes ainsi amené à l'étude des *phénomènes* observés à la suite de ce genre de transfusion.

Nous prendrons surtout pour exemple ce qui se passe chez le chien, puisque c'est sur cet animal qu'a d'ordinaire porté l'expérimentation.

Les premières expériences dans cet ordre d'idées remontent à plus de deux siècles. Dès 1667, King nous donne la relation d'une transfusion directe de sang de mouton au renard. Elle fut suivie d'un fort frisson et la mort survint au bout de 24 heures ; après la mort il se produisit un écoulement de sang par le nez. A l'autopsie King trouva les cavités thoraciques et abdominales pleines de sérosité sanguinolente ; les vaisseaux étaient dilatés et les membranes de l'intestin paraissaient enflammées.

Ces altérations, de nature hémorragique, furent constatées à la même époque (1667-1668) par Magnani sur trois chiens transfusés avec du sang de mouton. Ces animaux moururent rapidement, après avoir rendu des urines sanglantes. L'autopsie d'un de ces animaux révéla l'existence de lésions hémorragiques fort étendues. Magnani trouva des exsudats sanguinolents dans le péritoine, des exhalations de même nature dans le tube digestif, les reins, la vessie, le cœur, enfin dans la cavité cranienne.

Après King et Magnani le silence se fait sur cette question, et il nous faut arriver à l'époque contemporaine pour assister à la reprise de ces études. Parmi les expérimentateurs modernes, nous citerons Panum, Mittler, Landois, Ponfick, Worm Müller, etc.

C'est à leurs travaux que nous emprunterons la description des phénomènes qui suivent la transfusion entre animaux d'espèce différente.

Au moment de l'opération, les mouvements respiratoires s'accélèrent d'ordinaire et l'animal est pris d'une dyspnée plus ou moins accusée, parfois considérable. Peu après survient de l'hémoglobinurie, presque toujours aussi des hémorragies capillaires au niveau de la plaie ; plus rarement le sang coule par d'autres voies.

Quand on injecte une très grande quantité de sang étranger à la fois, la mort peut survenir dans un court espace de temps ; elle est généralement précédée de convulsions. On a remarqué que de tous les animaux les lapins étaient les moins résistants.

Landois et Ponfick ont montré que ces phénomènes ne font défaut que dans le cas où l'on n'injecte qu'une très faible quantité de sang.

Ils sont, du reste, variables suivant l'animal auquel on fait la transfusion et aussi celui auquel le sang est emprunté.

On admet qu'ils sont moins prononcés quand le transfuseur et le transfusé appartiennent à des espèces très voisines. Il serait intéressant sous ce rapport d'examiner les résultats que fourniraient les transfusions entre lapins et lièvres, chevaux et ânes, etc. Les renseignements manquent sur ce point.

D'après Ponfick, la mort survient, chez les chiens, après transfusion de sang d'agneau.

Au bout de 15 heures pour une injection de 1/5,5 de la masse du sang.
   —   9   —   1/3,85   —
   —   2   —   1/2,4   —

L'*hémoglobinurie* apparaît de 50 à 80 minutes environ après l'opération ; elle est d'autant plus accusée, d'autant plus persistante que la proportion de sang étranger est plus grande.

C'est Mittler le premier, je crois, qui fit remarquer qu'il n'y a de sang en nature ni dans l'urine ni dans les voies urinaires. Hasse rapporta ce phénomène à la destruction rapide des globules du transfusé. Landois et Ponfick ont complété ces données ; à ce dernier est due la dénomination d'hémoglobinurie. D'après des expériences de Landois, dans lesquelles il examinait la sécrétion urinaire à l'aide d'une fistule vésicale, la durée de l'hémoglobinurie peut être de 12 heures et davantage.

Quant à la réaction albumineuse de l'urine, elle semble liée à la présence de l'hémoglobine, car elle apparaît et cesse avec l'hémoglobinurie. Cependant elle pourrait provenir aussi d'un sérum étranger. Jakowicky, comme Cl. Bernard et Creite, a constaté l'alhuminurie après de simples injections de sérum.

Mais quels sont les éléments qui fournissent l'hémoglobine?

Dans des expériences sur la transfusion de sang d'agneau au chien, Landois dit que l'hémoglobine mise en liberté dans le plasma du chien provient exclusivement des globules d'agneau et non des globules du chien.

Il a constaté *in vitro* que le sérum d'agneau ne dissout pas les globules du chien. La rougeur du plasma persiste aussi longtemps que l'hémoglobine étrangère n'est pas éliminée ou transformée dans l'organisme. Cette coloration rouge disparaît progressivement et le sérum du chien redevient normal au bout de 20 à 30 heures.

Mais, de son côté, Ponfick a remarqué qu'on peut injecter du sérum d'agneau au chien dans la proportion d'au moins 65 0/0 de la masse normale, sans qu'il survienne d'hémoglobinurie ni d'albuminurie, tandis qu'une quantité beaucoup plus faible de sang d'agneau produit ces phénomènes. Ce résultat est en contradiction évidente avec l'hypothèse de Landois, qui rapporte l'hémoglobinurie à la fonte des hématies du transfusé.

Je crois, pour mon compte, que ces faits doivent être interprétés d'une façon différente. Lorsqu'on injecte, comme nous l'avons fait dans des expériences rapportées précédemment, au lapin, au chien, une notable quantité d'eau, et vous savez avec quelle rapidité ce liquide amène la dissolution des globules, on n'observe pas d'hémoglobinurie. Par contre, ce phénomène se produit d'une manière constante quand on injecte du sang d'espèce différente ; c'est donc aux globules de ce sang qu'il faut l'attribuer. J'admettrais volontiers que l'hémoglobine étrangère, mise en liberté dans le sang, est plus mal tolérée, et par suite plus complètement éliminée que l'hémoglobine provenant de l'animal lui-même. Celle-ci serait facilement utilisée ou brûlée dans l'organisme, tandis que l'hémoglobine étrangère jouerait en quelque sorte le rôle d'un corps étranger, et serait par suite éliminée rapidement en nature par les diverses voies d'excrétion et notamment par l'appareil urinaire. Cette interprétation cadre bien avec les faits observés. D'ailleurs l'hémoglobine étrangère ne paraît pas elle-même être éliminée en totalité. Landois, du moins, admet qu'une partie est retenue dans l'organisme pour prendre part au mouvement nutritif de la même manière que l'albumine du sérum ; cela explique pourquoi une faible injection de sang étranger peut être supportée et ne pas déterminer le phénomène hémoglobinurique.

Continuons l'analyse des manifestations observées dans ce genre de transfusion. Diverses sécrétions présentent une coloration sanguinolente ; il en est ainsi pour le mucus bronchique, le liquide intestinal, les liquides sécrétés par les parties sexuelles des femelles, l'humeur aqueuse, etc.

L'urine hémoglobinurique est fortement alcaline, d'après Panum, et renferme parfois des cylindres épithéliaux colorés par l'hémoglobine ; son poids spécifique est abaissé, ce qui tient sans doute à la diminution de l'urée.

L'oxyhémoglobine ayant une réaction acide, l'alcalinité de l'urine parait due à un excès de sels et d'albuminates. La diminution de l'urée a plusieurs origines : perte d'appétit et lésions rénales, d'où à la fois diminution dans la production et dans l'excrétion.

Enfin on trouve encore dans l'urine de la matière colorante de la bile. Celle-ci peut provenir d'une transformation de l'hémoglobine. Tarchanoff a constaté en effet, dans l'urine de la matière colorante de la bile après injection d'une solution d'hémoglobine dans les veines d'un chien. Il est bon de rappeler toutefois que les chiens ont assez souvent une urine ictérique.

Quant aux hémorragies capillaires qui ont lieu au niveau de la plaie d'une manière à peu près constante, elles se produisent rarement pendant ou immédiatement après l'opération ; elles surviennent parfois dès les premières heures qui suivent la transfusion, parfois plus tard.

A côté de ces phénomènes, on observe un mouvement fébrile, une période de réaction qui ne fait jamais défaut. Elle débute par un frisson qui commence de 20 minutes à 1 heure et demie après l'opération ; la température s'élève et atteint son acmé environ à la troisième heure ; il existe d'ailleurs à cet égard d'assez grandes irrégularités, mais la température revient au bout de peu de temps à son degré initial.

Enfin on a encore noté les phénomènes suivants : secousses et contractions dans certains groupes de muscles, raideur des extrémités, inquiétude de l'animal, impossibilité de garder le repos, enfin parfois sialorrhée.

L'examen du sang du transfusé pouvait seul compléter cette étude expérimentale. Landois, en prenant un échantillon de sang par coupure de l'oreille et en l'examinant dans le liquide de Pacini, est arrivé aux estimations suivantes, relativement à la transfusion du sang d'agneau au chien. Lorsqu'on fait une injection de $\frac{1}{7}$ à $\frac{1}{8}$ de la masse du sang de chien, les globules d'agneau disparaissent au bout de 10 à 11 minutes. Pour une injection de $\frac{1}{5}$ ils disparaissent au bout de 13 minutes. Landois n'ayant jamais trouvé dans les autopsies d'accumulation de globules d'agneau en a conclu que ces éléments se dissolvent ; d'ailleurs, ainsi que nous l'avons dit plus haut, il aconstaté directement que les globules d'agneau se détruisent dans le sérum du chien à la température normale. Worm Müller est le seul auteur qui, dans l'étude de cette question, ait employé la numération des globules, d'après une méthode analogue à celle qui lui permit de suivre les effets de la transfusion entre animaux de la même espèce. Il s'est rapproché des conditions de cette opération chez l'homme en injectant au chien du sang d'agneau. Comme il le fait observer avec raison, les grandes différences de diamètre entre les globules du mouton et ceux du chien devaient lui permettre de distinguer dans la combinaison de ces deux sangs les éléments qui appartiennent au transfuseur de ceux du transfusé. Cependant, ainsi que Panum l'a montré, il ne faut pas oublier qu'à l'état normal le sang du chien contient de petits globules, mais ils ne seraient au maximum que dans la proportion de 11 à 12 pour 100. Nos déterminations confirment cette évaluation ; mais il importe de tenir également compte d'un autre fait, à savoir que toute opération sur le sang a pour résultat de modifier et généralement d'augmenter la proportion des petits globules.

Malheureusement les expériences de Worm Müller, quelque intéressantes qu'elles soient, sont entachées d'une cause d'erreur, car cet auteur a eu la fâcheuse inspiration d'employer un sérum artificiel renfermant 5 0/0 de sulfate de soude, sérum dont l'usage a été souvent préconisé, même en France. Or, on ne saurait trop le répéter, ce liquide détruit rapidement un grand nombre de globules du sang des animaux, ainsi que j'ai eu maintes fois l'occasion de le constater.

Toutes réserves faites sur l'exactitude absolue des résultats obtenus par Worm Müller, ses expériences n'en méritent pas moins de vous être rapportées succinctement, car elles nous fournissent des données générales sur les modifications du sang à la suite de transfusions entre animaux d'espèce différente.

Worm Müller a fait quatre séries d'expériences. La *première* comprend 4 transfusions de sang défibriné d'agneau sur le chien ; 3 furent faites sans saignée déplétive ; il fut injecté une quantité égale à 31, 38, 49 0/0 de la masse totale, de sorte que la masse du sang préexistante fut augmentée dans la proportion de 22, 30,5 et 44 0/0. Dans la quatrième expérience, après avoir fait une saignée déplétive, Worm Müller injecta une quantité de sang correspondant à 48 0/0 de la masse normale. Tous ces animaux moururent plus ou moins rapidement.

Les expériences de la *seconde* série consistèrent en injection de sang défibriné de mouton sur le lapin. Worm Müller augmenta ainsi la masse sanguine jusqu'à concurrence de 10, 26 (deux fois), 37 0/0.

Dans celles de la *troisième* série, du sang de chat fut injecté au chien, de manière à élever la masse de son sang de 44 et 33 0/0.

Enfin Worm Müller transfusa directement le sang de l'agneau au chien, d'ordinaire en le faisant passer de l'artère carotide à la veine jugulaire. Dans ces expériences l'injection fut poussée jusqu'à ce qu'elle équivalût à 16, 29 et 32 0/0 de la masse du sang du transfusé.

Voici maintenant les résultats généraux de ces recherches, fort multipliées, comme vous pouvez en juger.

Il existe une différence frappante entre les effets de la transfusion faite dans ces conditions et ceux de cette même opération pratiquée entre animaux de même espèce. Quand l'injection à un chien du sang de mouton, par voie directe on indirecte, s'élève à 20 0/0 de la masse normale, la mort du transfusé est certaine. Sur ce point, Worm Müller ne fait que confirmer à peu près (ces évaluations ne sont pas toutes concordantes) les données recueillies avant lui par divers expérimentateurs.

Ce n'est pas à l'augmentation de la masse sanguine qu'il faut attribuer la mort, car le résultat est le même qu'on ait fait ou non une saignée déplétive préalable.

Les numérations montrent que les globules d'agneau, qu'il s'agisse de sang défibriné ou de sang complet, introduits dans les vaisseaux du chien, y sont détruits en très peu de temps. Mais la rapidité de la fonte globulaire varie suivant la proportion de sang injecté. Ainsi, quand celle-ci est très faible, les globules d'agneau paraissent immédiatement détruits ; dans le cas contraire, on en trouve encore habituellement quelques-uns intacts le deuxième jour après l'opération.

Les globules du chien sont plus résistants, ils ne se détruisent qu'en faible proportion. Jamais Worm Müller n'a pu constater une dissolution intense de ces éléments, ce qui est conforme aux observations de Landois.

Une dernière remarque. Quelques-uns de ces animaux ont été soumis après l'opération à l'inanition. Dans ces conditions leur sang a dû s'épaissir, se condenser, et, par suite, le nombre des globules s'est nécessairement élevé. C'est une cause d'erreur dont il eût fallu tenir compte pour avoir une idée exacte de la proportion de globules détruits.

25ᵉ LEÇON

Sommaire : *De la transfusion du sang d'espèce différente.* (Fin.) — Lésions trouvées chez les animaux. — Phénomènes observés chez l'homme. — Lésions trouvées chez l'homme.

Messieurs,

Les autopsies des animaux soumis à des transfusions de sang emprunté à des espèces différentes complètent les renseignements que l'expérimentation nous fournit sur les conséquences de cette opération.

De toutes les lésions observées, celles des reins doivent être placées au premier rang. De tout temps on avait signalé la congestion de ces organes ; mais c'est surtout Mittler qui a attiré l'attention sur les altérations de l'appareil uropoiétique. Il a constaté que quand la transfusion est faite avec du sang de la même espèce, le rein ne présente pas d'autre modification pathologique qu'un état hyperhémique, qui lui-même n'est pas constant, tandis que, dans les transfusions de sang étranger, les reins ont une coloration rouge foncé due en partie à l'imbibition, en partie à des infarctus. Landois confirme ces faits et donne une description plus complète des lésions rénales. La substance corticale est pâle, ou colorée en brun gris sale et présente des taches ou des traînées couleur café foncé ; les pyramides de Ferrein sont réduites à l'état de traînées d'un jaune grisâtre ; on trouve dans les calices et le bassinet une sérosité brunâtre.

L'examen microscopique nous montre des altérations profondes : dégénérescence graisseuse de l'épithélium rénal, présence de bouchons solides dans les canaux colecteurs ; accumulation dans les canalicules non de globules, mais d'une substance semblable à l'hémoglobine, d'aspect hyalin ou granuleux. Ajoutons que plusieurs de ces lésions n'ont été observées que chez des animaux qui avaient survécu un certain temps.

D'un autre côté, Panum a constaté que l'urine est peu abondante, pauvre en urée.

Dans les viscères on trouve des lésions de même nature. Ainsi pour les poumons, ce sont des foyers circonscrits d'hyperhémie, ou même des hémorragies interstitielles qui, en se réunissant, atteignent parfois des dimensions assez considérables ; ce sont dans certains cas des infarctus ou un exsudat sanguinolent dans les bronches. Les lésions du tube digestif sont généralement plus circonscrites. L'estomac est ordinairement à peu près normal ; il est rare d'y rencontrer des infarctus hémorragiques ou des altérations de la muqueuse ; mais sa surface est recouverte d'un mucus brunâtre. Les intestins sont plus malades ; on y trouve dans certaines régions, en particulier le duodénum, des masses irrégulières d'un rouge grisâtre, constituées par de l'hémoglobine, recouvrant une muqueuse grisâtre, fortement tuméfiée avec saillie des villosités. D'après Ponfickle gonflement et l'hyperhémie de la muqueuse seraient surtout prononcés dans le côlon et l'S iliaque.

Les séreuses ne sont pas plus indemnes ; à la surface des plèvres, du péritoine, ou même des méninges peuvent se voir des suffusions sanguines ou plutôt hémoglobiques.

Le foie est généralement congestionné ; au dire de Landois, son parenchyme est atteint de dégénérescence graisseuse.

Enfin le système vasculaire renferme de nombreuses coagulations.

Vous voyez que toutes ces lésions sont du même ordre ; elles relèvent évidemment soit d'une altération du liquide sanguin, soit d'une perturbation fonctionnelle de la circulation ; malheureusement il manque à ce tableau l'examen du sang contenu dans les différents organes.

Maintenant que nous connaissons et les symptômes présentés par les animaux pendant la vie et les lésions produites par l'opération, nous devrions être en mesure d'établir la pathogénie de ces divers accidents et aussi de la mort. Or il n'en est rien ; c'est là un point encore obscur et fort contesté.

L'hypothèse de l'anémie ne peut être acceptée, car les vaisseaux sont remplis de sang et la destruction globulaire ne porte que sur une partie des éléments. Celle de la réplétion exagérée, de la pléthore n'est pas davantage admissible, puisque, comme nous l'avons vu, l'augmentation dans une proportion considérable de la masse de sang n'est pas suivie de phénomènes graves.

La théorie de Landois est-elle plus satisfaisante? Pour lui, tous les accidents sont dus aux coagulations vasculaires produites soit par des amas de globules étrangers, soit par des conglomérats de stromas-fibrine dans les capillaires et les petits vaisseaux. Les hémorragies capillaires au niveau de la plaie seraient imputables à l'augmentation de pression dans les vaisseaux non oblitérés.

Worm Müller repousse cette interprétation. En autopsiant rapidement les animaux, il n'a pas trouvé les thromboses vasculaires signalées par Landois. De plus celles-ci n'expliqueraient pas tous les phénomènes observés, en particulier les hémorragies qui surviennent pendant et immédiatement après l'opération. Worm Müller met en avant une autre théorie. Tous ces accidents seraient dus à une altération rapide de la paroi vasculaire, elle-même causée par le sang étranger injecté dans l'organisme. Ainsi s'expliquerait la présence des hémorragies au niveau de la plaie.

Ce n'est là évidemment qu'une hypothèse et encore une hypothèse peu satisfaisante. Car les injections de sérum étranger chez le chien ne sont pas aussi redoutables, tant s'en faut, que celles de sang, et on ne voit pas pourquoi le sérum n'agirait pas aussi rapidement et de la même manière sur les parois vasculaires.

Pourrait-on, pour expliquer la mort, invoquer l'urémie, en se fondant sur les altérations si accusées des reins, sur la diminution de l'urée? Pourrait-on, comme l'a fait Ponfick, attribuer la mort aux lésions rénales et particulièrement à l'insuffisance urinaire? Évidemment non. Lorsqu'en effet la mort est rapide, l'affection rénale n'a pas le temps de jouer un rôle important, capital, comme on le suppose dans cette hypothèse. On ne peut guère songer à l'urémie quand on voit des lapins mourir 2 à 3 heures après la transfusion. D'ailleurs, quand la vie se prolonge, on n'observe pas de symptômes urémiques; les chiens meurent tranquillement, sans présenter ni convulsions, ni coma, ni sopor.

D'un autre côté, la fibrine n'exerce aucune action pathogénique ; car, ainsi que nous l'avons vu, les accidents sont les mêmes, que la transfusion se fasse avec du sang complet ou du sang défibriné.

Mittler a cependant trouvé à cet égard une différence; il a admis que la transfusion de sang défibriné est moins dangereuse que celle de sang complet; mais cette opinion n'a pas encore été confirmée.

Vous voyez qu'en somme on ne connaît pas le mécanisme de ces manifestations morbides et surtout de la mort.

La plupart des causes indiquées, et particulièrement celles que Landois met en avant, n'expliquent que les altérations locales. Pour qu'il y ait mort et surtout mort rapide, comme dans quelques observations, il faut une cause plus générale, soit une sorte d'intoxication produite par le sang étranger frappé de mort, soit une altération de la vitalité du sang du transfusé, avant disparition des éléments anatomiques. Ces deux causes peuvent d'ailleurs agir à la fois et unir leur influence.

Il me reste, pour épuiser cette étude, à vous faire connaître les *phénomènes observés chez l'homme* lorsqu'on lui injecte du sang d'un animal, et, comme vous le savez, c'est presque toujours d'un agneau qu'il s'agit.

Déjà, dans la première opération de ce genre, celle de Denis, on nota un accident hémorragique; le malade perdit au bout de deux heures quelques gouttes de sang par le nez. Dans une autre transfusion faite avec du sang de veau, Denis observa de la fièvre, de la douleur dans la région lombaire, une épistaxis, enfin une hématurie, nous dirions aujourd'hui une hémoglobinurie, qui dura 3 jours.

Les recherches modernes, celles en particulier d'auteurs qui, comme Gesellius et Hasse, ont voulu réhabiliter ce mode de transfusion, nous permettent de tracer un tableau exact des phénomènes qui se produisent chez l'homme. Landois surtout, compulsant toutes les observations antérieures, en a donné une description aussi complète que possible, que nous vous rapporterons succinctement, bien que les symptômes constatés chez l'homme offrent une similitude presque absolue avec ceux que l'expérimentation nous révèle chez les animaux.

Pendant l'opération, il se produit une sensation de chaleur ou de cuisson dans le bras, sensation plus forte que quand on se sert de sang humain.

Puis les vaisseaux se dilatent; il en résulte une stase veineuse qui peut, surtout quand l'injection est faite rapidement, aller jusqu'à la cyanose. La teinte cyanique se montre diffuse ou par plaques, sur le visage, le tronc. La sueur perle à la face et au front.

Il se produit des hémorragies par les plaies, les ulcérations, diverses muqueuses; on observe des crachements de sang chez les individus atteints de lésions pulmonaires.

Puis survient de la dyspnée accompagnée ou plutôt suivie d'un sentiment de plénitude, d'oppression avec profond malaise.

Les pulsations cardiaques sont fortes et précipitées.

Du côté du tube digestif, on note une exagération des mouvements péristaltiques, qui se traduit par des nausées, des vomissements, des évacuations alvines involontaires, enfin du ténesme.

Comme symptômes nerveux, on a noté des symptômes d'excitation comparables à l'exaltation qui suit l'administration du chloroforme, des bourdonnements dans les oreilles, des troubles visuels, des vertiges, de la céphalalgie plus ou moins intense, parfois une perte de connaissance de courte durée. Tôt ou tard le malade accuse de la rachialgie; phénomène constant, mais d'intensité variable, qui dure quelques heures, en présentant des rémissions.

De dix minutes à une heure après l'opération se produit la réaction fébrile. Le frisson se montre de cinq minutes à cinquante-cinq minutes après l'opération et peut durer jusqu'à deux heures. Au frisson, qui est parfois très violent, succède peu à peu un stade de chaleur pendant lequel la température s'élève de plusieurs degrés, puis une période de sueur. Dans un cas, d'ailleurs mortel, Hasse a vu monter la température au chiffre énorme de 42°,8. Puis l'opéré tombe dans un état d'accablement et de somnolence.

L'urine présente quelques particularités remarquables. D'ordinaire, immédiatement après la transfusion ou le lendemain, elle renferme de l'albumine et de l'hémoglobine. Lors même qu'il n'y a pas d'hémoglobinurie franche, elle présente toujours le premier jour une coloration foncée. Dans un cas, Czerny [1] y a trouvé une quantité d'hématine représentant la totalité de l'hémoglobine du sang transfusé.

Du côté des téguments, en dehors des plaques cyaniques qui se produisent pendant ou immédiatement après l'opération, et qui indiquent une stase veineuse, on a observé presque constamment, au bout de quelques jours, l'apparition d'une urticaire plus ou moins intense. Dans deux cas on vit survenir de l'ictère.

Vous voyez, Messieurs, que le tableau symptomatique est le même que pour les animaux. Aussi ne serez-vous pas étonnés d'apprendre qu'on trouve la même destruction globulaire et les mêmes altérations organiques qu'à la suite des recherches expérimentales faites sur les animaux.

D'ailleurs les expériences directes de Landois déjà rapportées ont montré que les globules d'agneau se dissolvent très rapidement dans le sérum humain ; les globules humains ne se dissolveraient, au contraire, que lentement et en petite quantité dans le sérum d'agneau. Landois admet que la dissolution des globules d'agneau dans le sang humain fournit l'hémoglobine qui passe dans les urines.

Quelle est la quantité de sang d'agneau qu'il est nécessaire d'injecter à l'homme pour qu'il se produise de l'hémoglobinurie ? Sur ce point, les résultats sont variables. Dans quelques cas, 150, 200 et même 240 grammes de sang d'agneau n'ont pas donné lieu à l'albuminurie. Dans d'autres, elle a été constatée après injection de 140, 150, 200 grammes et, dans un cas, même de 120.

La destruction des globules du sang transfusé a été

constatée une fois directement par Bruegelmann [1], qui, au bout de deux jours, ne retrouva plus un seul globule d'agneau chez un phtisique auquel on avait transfusé 117 centimètres cubes de ce sang.

Il est probable aussi que les lésions sont analogues pour l'homme et les animaux, bien que Gesellius et Hasse affirment n'avoir rien découvert à l'autopsie. Du reste, Masing [2] a trouvé les reins criblés d'infarctus hémorragiques miliaires.

Cependant, en examinant les observations cliniques, on voit qu'en général les phénomènes consécutifs à ce genre de transfusion sont moins prononcés chez l'homme que chez les animaux. Cette différence s'explique par ce fait que, chez le premier, la transfusion porte sur une quantité de liquide qui, relativement à la masse totale de son sang, est toujours plus faible que dans les expériences. Il est d'ailleurs regrettable que la proportion de sang injectée n'ait pas été le plus souvent calculée d'une manière rigoureuse.

Vous possédez maintenant, Messieurs, tous les éléments d'un jugement définitif sur la valeur de ce mode de transfusion. Il est inutile, je crois, d'insister longuement et de développer toutes les considérations qui le condamnent d'une manière absolue.

Cette pratique repose sur une connaissance imparfaite des propriétés physiologiques du sang. Si une telle ignorance était fort excusable à l'époque des premières transfusions, il y a deux siècles, elle ne l'est plus de nos jours, et cet essai de réhabilitation ne peut plus trouver d'écho. On doit, au nom de la science, repousser avec énergie, quoi qu'il nous en coûte au point de vue des applications de la transfusion, une opération qui ne peut que faire courir au malade des dangers sérieux sans lui procurer, en compensation, le moindre bénéfice.

[1] CCVI. — [2] CCVII.

26ᵉ LEÇON

Sommaire : *Utilité de la transfusion.* — Valeur des grandes convulsions comme critérium de la mort imminente permettant d'apprécier l'utilité de la transfusion. — Comparaison, à ce point de vue, des divers genres de transfusion. — Action du sang défibriné. — Du sang complet.

Messieurs,

La transfusion n'est pas encore entrée, permettez-moi cette expression, dans nos mœurs; beaucoup d'entre vous termineront leurs études sans avoir assisté à aucune opération de ce genre. Les chirurgiens français, moins hardis ou moins téméraires que nos collègues étrangers, reculent devant une pratique thérapeutique dont les effets physiologiques ne sont encore connus que d'une manière fort imparfaite, dont l'utilité n'est pas nettement démontrée, dont les indications ne sont pas posées d'une façon précise.

La transfusion ne deviendra une opération courante que lorsque deux conditions auront été remplies, lorsque, d'une part, les conséquences physiologiques de ce mode d'intervention seront bien établies et que, d'autre part, on aura déterminé dans quels cas et jusqu'à quel point elle peut être utile.

C'est la dernière question que nous ayons à résoudre et elle n'est pas la moins importante. Les conditions dans lesquelles on a eu recours à cette opération sont tellement multiples que l'expérimentation ne saurait intervenir pour résoudre tous les problèmes cliniques, ainsi soulevés. Ainsi pour prendre un exemple, elle ne peut évidemment nous fournir aucune donnée sur l'emploi de la transfusion dans l'aliénation mentale, préconisé par certains médecins italiens.

D'autre part, je sais bien que les résultats des expériences de saignées et de transfusions faites sur des animaux ne peuvent s'appliquer d'une manière rigoureuse à l'homme. Mais, il ne faut pas vous attacher aux questions de doses et de résistance individuelle et ici, comme dans toutes les questions de thérapeutique expérimentale, nous ne devons pas oublier que les faits physiologiques sont soumis chez les animaux et chez l'homme à des lois communes.

Or, vous l'avez vu dans l'étude soit des saignées, soit de la transfusion, ce sont les faits d'ordre physiologique qui ont dû nous préoccuper avant tout.

Les anémies d'origine expérimentale nous fournissent un excellent terrain pour étudier les avantages de la transfusion.

Prenons le cas où ce genre d'intervention paraît le mieux indiqué, les hémorragies profuses menaçant l'existence. De ce que, dans un cas en apparence désespéré, cette opération a été suivie de guérison ou d'une amélioration soutenue, on ne peut avec certitude en conclure que le résultat obtenu soit le fait de la transfusion.

A quel critérium, en effet, reconnaître que le malade était perdu sans ressource au moment où la transfusion a été pratiquée, et de quel droit pouvons-nous rapporter à cette opération le bénéfice d'une guérison qui se fût peut-être produite par les seules forces de la nature ?

De même dans les anémies chroniques, comment établir, sans le secours de l'étude des modifications dans l'évolution et dans la constitution du sang, le résultat obtenu par la transfusion ?

L'expérimentation me semble donc pouvoir répondre aux deux questions principales qui se posent ici et que nous formulerons dans les termes suivants :

1° La transfusion est-elle utile dans les cas d'anémie aiguë, lorsque la perte du sang met la vie en danger, ou mieux encore lorsqu'il y a mort imminente ?

Dans le cas de réponse affirmative, à quel mode de transfusion doit-on donner la préférence ?

2° La transfusion est-elle utile dans les cas d'anémie chronique ?

A cette dernière question nous répondrons en énonçant les conclusions des expériences que nous vous avons exposées.

Au contraire, pour résoudre la première, il est nécessaire de compléter notre étude expérimentale sur ce point spécial, assez important pour qu'on y revienne en détail.

Ici, il nous faut faire appel aux notions que nous avons acquises en étudiant les pertes de sang mortelles. Aujourd'hui très nombreuses sont les expériences où il est dit que les animaux saignés à mort sont revenus à la vie, grâce à la transfusion. Quelle foi faut-il accorder à ces faits de prétendue résurrection ? C'est ce qu'il importe de discuter.

Nous avons vu que les animaux et l'homme peuvent perdre une quantité relativement très considérable de sang, avoir une syncope prolongée, se trouver en état de mort apparente et, cependant, revenir à la santé, sans aucune intervention. Dans ces cas, ce qu'il reste de sang dans l'organisme suffit pour l'entretien de la vie, jusqu'à ce qu'une poussée de nouveaux globules rétablisse défi-nitivement l'équilibre sanguin. On peut donc se demander si tous les faits de résurrection par la transfusion sont bien imputables à cette opération.

D'un autre côté, si elle n'intervient que pour faciliter la rénovation sanguine, son utilité devient discutable ; et dès lors, en raison des difficultés que présente la transfusion dans ces cas, il est malaisé d'affirmer qu'elle soit formellement indiquée.

Aussi, pour démontrer expérimentalement que la transfusion est utile dans l'anémie aiguë, qu'elle peut empêcher une mort imminente, il faut chercher tout d'abord à l'aide de quels signes on reconnaîtra qu'un animal doit forcément succomber à une hémorragie. Si, au moment où ces symptômes se produisent, l'injection de sang nouveau assure son rétablissement, la preuve sera faite de l'utilité de la transfusion dans ces circonstances.

Cette question préjudicielle ne semble avoir en aucune façon préoccupé les expérimentateurs. Or, supposons le cas le plus simple, une hémorragie abondante chez un animal d'ailleurs sain. Vous connaissez tous les phénomènes, d'ailleurs variables, que l'on constate. En est-il un qui puisse servir de critérium d'une mort imminente? A cet égard, nous ne trouvons que dans le travail déjà cité de M. Paul Bert[1] une indication précise sur ce point. Après avoir passé en revue les phénomènes qui précèdent la mort, il montre que tous peuvent s'observer sans que la mort soit inévitable, tous, à l'exception d'un seul, les *grandes convulsions*. Chaque fois que ces dernières manifestations se produisent, le dénouement fatal est, d'après lui, certain.

Les faits que nous avons recueillis viennent à l'appui de cette manière de voir. Si quelques-uns de nos animaux ont succombé sans présenter de grandes convulsions, tous ceux qui ont présenté ces phénomènes sont morts.

Nous avons déjà décrit les grandes convulsions à propos de la mort par hémorragie. Revenons ici sur quelques particularités qu'elles présentent.

Le plus souvent, ces convulsions se montrent dans le cours même de la saignée, surtout si le sang coule bien et rapidement. Habituellement, ainsi que l'a vu

[1] LXXIX.

M. Bert, dès qu'elles apparaissent, l'animal est condamné, alors même qu'on arrête l'hémorragie. Elles ont donc une signification précise, bien que, dans certains cas exceptionnels, les chiens soient morts sans présenter de convulsions.

Il faut éliminer de ces cas ceux dans lesquels les animaux sont restés attachés ; ce qui est arrivé dans plusieurs de nos expériences qui n'avaient pas pour but de mettre en évidence les symptômes des hémorragies. Dans ces circonstances les convulsions ont pu se produire sans être remarquées, et il faut avoir soin, quand on veut poursuivre ces recherches, de détacher les animaux dès qu'après la première période d'agitation survient celle de résolution.

Dans quelques cas, l'hémorragie s'arrête avant les convulsions ; le sang ne coulant plus, on débouche la canule ; cette manœuvre demeurant sans effet, on retire cet instrument, et parfois l'artère reste béante sans que le sang coule de nouveau. Le plus souvent, au contraire, au bout de quelques instants, la circulation redevient plus active, et il se produit une nouvelle hémorragie qui conduit aux grandes convulsions. De même, si on ouvre un autre vaisseau, celles-ci apparaissent et la mort ne tarde pas à survenir.

Mais lorsqu'on a tiré tout le sang qu'on peut extraire d'un seul vaisseau, il arrive parfois que le chien reste en résolution, l'hémorragie paraît arrêtée ; on lie le vaisseau, et l'animal succombe tardivement. C'est ce qui s'est produit dans une des expériences faites antérieurement devant vous, à propos des symptômes des hémorragies, et que nous rapporterons ici :

Exp. LII. Chien de 6 k. 200. T. R. 39°,2.

Saignée par la fémorale droite. Le sang sort avec une lenteur relative, l'artère étant petite. Le chien s'agite et s'essouffle vers 250^{cc}, puis l'hémorragie s'arrête vers

300cc ; l'animal urine, paraît affaissé, il n'a pas de convulsions.

On ouvre la fémorale gauche ; on obtient environ 75cc de sang qui sort goutte à goutte. Affaissement plus grand. Défécation. Pas de convulsions. Le chien a perdu environ $\frac{1}{18}$ du poids du corps.

La température rectale prise trois quarts d'heure après la saignée est de 36°,5.

Le lendemain, on trouve l'animal mort dans sa niche.

Ce chien n'ayant pas succombé sous nos yeux, on peut se demander s'il n'a pas eu de convulsions terminales. Mais, dans d'autres expériences, nous avons vu mourir des chiens sans qu'ils eussent présenté de convulsions. La mort peut donc exceptionnellement survenir sans accidents de cet ordre.

Mais ce fait ne retire rien à la valeur qu'on doit attribuer aux grandes convulsions lorsqu'elles se produisent, ce qui est le cas le plus ordinaire, on pourrait dire normal, quand on pousse l'hémorragie aussi loin que possible, en ouvrant, s'il le faut, plusieurs vaisseaux.

On peut donc prendre *les grandes convulsions* comme critérium des recherches sur l'utilité de la transfusion dans les hémorragies.

Cela posé, examinons à l'aide des expériences de nos prédécesseurs la réponse qui pourrait être faite à la question telle que nous venons de la définir.

Dans quelques-unes des expériences relativement anciennes, il est fait mention des convulsions. Ainsi Blundell a produit des résurrections avec du sang complet chez des animaux qui paraissent avoir eu de grandes convulsions. Pareil fait est peut-être arrivé à Dieffenbach, mais la lecture de son travail ne permet pas de l'affirmer.

Une des expériences les plus concluantes à cet égard, est celle que fit Longet, dans cet amphithéâtre, le 13 juin 1863, à l'instigation de Moncoq.

Pour mettre en relief l'utilité de cette opération, Moncoq partait de cette donnée qu'un chien auquel on avait soustrait une quantité de sang égale au dix-huitième du poids du corps est condamné à une mort certaine ; il n'avait pas remarqué, comme M. Paul Bert, l'importance des grandes convulsions, que nous avons choisies avec ce physiologiste comme critérium de la mort imminente. Mais l'expérience dont il s'agit n'en a pas moins une réelle valeur, à cause 1° de la perte sanguine énorme $\frac{1}{14}$ du poids du corps), qui peut être considérée comme certainement mortelle, s'il n'y a pas eu d'erreur dans cette estimation ; 2° de la probabilité des convulsions. Le chien « s'était agité convulsivement », dit la relation de Moncoq.

Quoi qu'il en soit, il revint parfaitement à la santé après une injection de 250 grammes de sang, emprunté à la veine crurale d'un autre chien.

Avant et depuis cette époque, des recherches de même ordre sur l'efficacité de la transfusion ont été faites à plusieurs reprises ; mais comme on ne s'est jamais préoccupé de savoir si les animaux étaient réellement en mort imminente, au moment où l'injection de sang nouveau était pratiquée, touts ces essais ne nous donnent pas les éléments d'une solution définitive.

Vous voyez qu'il était indispensable d'entreprendre des expériences nouvelles. Commençons par celles qui sont relatives au sang défibriné.

Exp. LIII. Chien de 7k,500. T. R. 38°,6.

Saignée rapide par la fémorale droite. Vers 400^{cc} le sang coule moins vite, une des pattes postérieures devient raide. Puis apparaît la raideur des membres antérieurs. On arrête la saignée. Tétanos complet avec suspension complète de la respiration. En touchant la cornée, on produit encore le réflexe des paupières. Pupilles dilatées jusqu'à effacement presque absolu de l'iris.

A ce moment, on pratique la respiration artificielle ; le

trismus rend très difficile l'ouverture de la gueule. Muqueuses très pâles.

On injecte alors lentement par la fémorale gauche 400^{cc} de sang défibriné. Peu à peu la contracture cesse, on continue la respiration artificielle jusqu'à ce que l'animal respire spontanément — Température 37°,8.

Le chien reste affaissé, mais respire tranquillement ; les muqueuses sont de nouveau colorées. Mis sur pattes, il marche lentement en boitant à cause de la gêne produite par les plaies.

Le lendemain il est souffrant, ne mange, ni ne boit, reste couché, mais peut se tenir debout.

On le trouve mort à 3 heures 1/2, après l'avoir vu vivant encore à 11 heures 1/2. Il est déjà en état de rigidité cadavérique.

Il a vécu environ 24 heures.

En somme, la transfusion a dans ce cas, produit une véritable résurrection, mais le chien n'a pas tardé à mourir. A quoi attribuer la mort ? Nous avions employé du sang conservé dans de la glace qui, par suite de l'élévation de la température extérieure, avait fondu. Le sérum était-il altéré ? Avait-il eu, dans ces conditions, une action toxique ? Cette hypothèse n'ayant rien en soi d'invraisemblable, nous avons recommencé l'expérience avec du sang défibriné frais.

Exp. LIV. Chien pesant 12 kilog. 500, ayant une température de 38°,7. On le saigne jusqu'à concurrence de 600^{cc}, $\frac{1}{20}$ environ du poids du corps. A ce moment, il se trouve en rigidité tétanique ; une injection de 500^{cc} de sang défibriné frais amène une véritable résurrection. T. 37°,8 quelques minutes après l'opération.

Le lendemain matin, on l'a trouvé mort en état de rigidité cadavérique ; il a vécu certainement moins de 10 heures.

Quelle est la cause de ces deux morts, survenues tardivement, alors que la transfusion paraissait avoir complètement réussi ? Nous chercherons plus tard à l'expliquer par les autopsies de ces animaux.

En attendant, il paraît acquis que les injections de sang défibriné sont impropres à ranimer définitivement un animal en mort imminente.

Le *sang complet* donne-t-il, comme l'expérience de Moncoq tendrait à le faire croire, des résultats plus satisfaisants ? Nous allons faire devant vous une expérience de ce genre.

Exp. LV. Voici un petit chien terrier bull, très vigoureux du poids de 7 kilog., 500. On le saigne par la fémorale. Vers 400^{cc}, vous voyez apparaître des convulsions tétaniques violentes; en même temps, la respiration se suspend. Les convulsions se répètent, la cornée est insensible, la respiration reste arrêtée.

Ce chien est évidemment sur le point de mourir. A l'aide de l'appareil Roussel, nous lui injectons du sang emprunté à cet autre chien vigoureux, en faisant passer ce sang d'une veine fémorale à l'autre. Voilà une minute 1/2 que nous pratiquons la respiration artificielle; dès le second coup de pompe, il se fait un mouvement respiratoire spontané.

L'opération continuant, le chien est pris de convulsions. Les yeux sont convulsés en dedans, les mâchoires serrées; les membres se raidissent avec force, les muscles sont agités de contractions fibrillaires. Évidemment il s'est passé quelque chose de particulier. En examinant l'appareil à transfusion, je constate que l'on a oublié de serrer fortement le clamp du tube qui plonge dans la solution de carbonate de soude. Vous assistez aux phénomènes produits par l'introduction de ce sel dans le sang.

Continuons néanmoins l'expérience. Le chien toujours tétanisé respire. On a donné 17 coups de pompe qui devraient représenter 170 grammes de sang.

Le chien reste à peu près dans le même état ; les membres, d'abord étendus, sont fléchis avec une grande force. Nous vous dirons plus tard ce qu'il deviendra.

Cette expérience ayant été manquée par suite d'une erreur dans le manuel opératoire, je vais vous rapporter celles que nous avons faites dans de meilleures conditions au laboratoire.

Exp. LVI. Chien de 8 kilog., 400. T. R. 37°,9. Saignée jusqu'à apparition des grandes convulsions. Elles se montrent au moment où le sang extrait s'élève à 405 grammes, soit $\frac{1}{20}$ environ du poids du corps.

Raideur des quatre pattes, renversement de la tête en arrière, suspension de la respiration, de temps en temps (3 ou 4 fois pendant la minute qui précède la transfusion) un grand effort respiratoire. Pupilles tout à fait dilatées.

Injection par la veine fémorale du sang emprunté à la veine fémorale d'un autre chien.

Pendant les premiers coups de pompe, les convulsions se renouvellent ; la respiration reste rare ; puis elle devient superficielle et précipitée. — Vers la fin de l'injection et pendant quelques minutes après, on constate un peu de trismus, des convulsions des yeux avec dilatation pupillaire, un état de flexion avec raideur légère des pattes antérieures. La quantité de sang injectée est de 170 grammes de sang environ (17 coups de pompe).

La raideur des membres et les convulsions oculaires cessent 3 à 4 minutes après l'opération ; le chien se remet sur pattes, traînant un peu les membres postérieurs. Il boit, mais reste un peu affaissé. Au bout de 12 minutes, T. R. 37°, 4. Au bout de 20 minutes, le chien est bien remis, tout en étant fatigué comme après une hémorragie.

35 à 40 minutes après l'opération, frissonnement, issue par la plaie de quelques gouttes de sang. Pendant qu'on cherche la source de cette hémorragie, on constate que les

membres sont encore un peu raides, la respiration est précipitée ; l'animal affaibli est sans défense ; il reste volontiers accroupi. T. R. 37°, 3. Le soir, le chien refuse la nourriture.

Le lendemain, il mange un peu de viande, paraît vif et gai.

Poids	8ᵏ,050	T. R.	37°,2
Le surlendemain...........	7,750	—	37°,5
Le 3ᵉ jour après l'opération.	7,750	—	37°,5
Le 4ᵉ jour................	7,750	—	37°,7

Le 5ᵉ jour, il se bat avec un autre chien ; sa plaie se met à saigner et il meurt d'hémorragie. Nous pouvons affirmer que le chien se serait rétabli définitivement si cet accident ne s'était pas produit.

Voici, d'ailleurs, une autre expérience du même genre, à la suite de laquelle il ne s'est pas produit d'hémorragie accidentelle. Je vous la résume brièvement.

Exp. LVII. Chien de 8 kilog. 200. T. R. 39°, 4. Saignée par la fémorale jusqu'à raideur des membres antérieurs. Miction pendant la saignée.

On dispose le transfuseur de manière à injecter par la veine fémorale préalablement mise à nu le sang fourni par la veine jugulaire d'un autre chien. Puis on laisse le sang s'écouler encore ; il sort goutte à goutte. Grandes convulsions, dilatation pupillaire, respiration rare, défécation, flexion forte du train postérieur sur l'abdomen.

On commence la transfusion. Les convulsions ne se reproduisent pas ; le chien devient haletant, les muqueuses se colorent, les pupilles cessent d'être dilatées. Quantité de sang perdue $\frac{1}{18,6}$ du poids du corps.

Quantité de sang injectée, 220 grammes environ de sang (22 coups de pompe).

Immédiatement après l'opération, le chien court dans le laboratoire, il paraît peu affaibli. Au bout d'un 1/4 d'heure

T. R. 38°, 5. Le chien boit avidement, mais refuse la viande.

Il se rétablit rapidement et définitivement les jours suivants ; mais la température ne remonte que lentement à la normale. Le chien a servi ultérieurement à d'autres expériences, après avoir continué à se bien porter.

La transfusion directe avec du sang artériel réussit tout aussi bien. En voici un exemple.

Exp. LVIII. Jeune chien de 14 kilog. T.R. 39°, 1. Saignée par la fémorale gauche jusqu'à production de contractions tétaniques des membres, renversement de la tête en arrière ; la respiration continue, mais elle est rare et représentée par des efforts convulsifs.

Tout étant disposé d'avance pour la transfusion, l'hémorragie ayant été arrêtée au moment de la production des grandes convulsions, on cherche à obtenir une nouvelle perte de sang. On débouche, on ôte la canule, on retire un peu de sang coagulé de l'artère, rien n'y fait ; impossible d'obtenir une goutte de sang, bien que les convulsions n'aient été que passagères et ne se soient pas reproduites. Le chien est dans la résolution ; respiration de plus en plus rare, défécation ; le chien est évidemment condamné à mort, bien qu'il n'ait perdu que $\frac{1}{20,7}$ du poids du corps.

On ne se décide à faire la transfusion que 3 à 4 minutes après le début de la période convulsive. On la pratique à l'aide du sang artériel fourni par la carotide d'un autre chien, sang que l'on fait pénétrer dans la veine fémorale.

Presque immédiatement la respiration devient précipitée, haletante. On donne 30 coups de pompe, ce qui représente environ 300 grammes de sang.

Après les ligatures faites, le chien marche en traînant un peu le train postérieur, il est affaibli. Quelques minutes plus tard, il est pris de fortes tranchées, fait des efforts de défécation, suivis ou non d'effet, a le ventre déprimé.

Cependant la respiration redevient normale, et, au bout d'une demi-heure, les tranchées abdominales paraissent calmées. T. R. 37°, 2.

Quelque temps après, les tranchées réapparaissent et sont suivies de quelques selles diarrhéiques, dans lesquelles il y a de nombreux fragments de tænias. Le soir, le chien boit, mais il ne mange pas. T. R. 38°.

Dès le lendemain, il paraît bien remis. T. R. 38°, 4. Cependant les jours suivants, son poids s'abaisse jusqu'à un minimum de 13^k, 650 (3 jours après l'opération) et la température reste abaissée.

Cet abaissement de la température s'est montré constant dans nos expériences de transfusion ; il a toujours été d'au moins 1° et a duré parfois plusieurs jours. Il en a été de même de la diminution du poids. L'abaissement immédiat de la température s'explique évidemment par le refroidissement du sang pendant son passage à travers l'instrument.

Quant aux coliques signalées dans cette expérience, elles ne sont pas notées dans nos autres transfusions.

27ᵉ LEÇON

Sommaire : *Utilité de la transfusion.* — Cause de la mort après la transfusion de sang défibriné. — Injection de sérum du sang, de sérums artificiels. — *Conclusions.* — Indications générales de la transfusion dans les anémies aiguës et chroniques.

Messieurs,

Avant de reprendre l'exposé de nos recherches sur l'utilité de la transfusion, je tiens à vous faire savoir ce qu'est devenu le chien opéré devant vous dans la dernière leçon, et qui avait été pris de violentes convulsions à la suite d'une erreur dans le manuel opératoire. Les accidents étaient bien imputables au carbonate de soude, comme je vous le disais immédiatement, car l'animal est mort, le lendemain soir, après être resté contracturé et avoir eu des vomissements. La mort est évidemment due à l'empoisonnement par le sel sodique. Remarquez d'ailleurs que, malgré cet accident, le chien a survécu plus longtemps que les animaux chez lesquels nous avons essayé de produire une résurrection à l'aide de sang défibriné.

Les expériences rapportées dans la précédente leçon nous mettent en présence d'une différence fondamentale entre le sang défibriné et le sang complet. Cette différence a été rendue sensible par nos essais de résurrection.

Par ce mot nous entendons que les animaux étaient évidemment sur le point de mourir au moment où l'opération a été pratiquée ; mais il importe que vous sachiez qu'il ne s'agit pas du retour à la vie d'un véritable cadavre, car lorsque les chiens exsangues ont rendu le dernier soupir, il est absolument impossible de les faire revenir à eux quels que soient les moyens que l'on emploie.

Vous vous souvenez que depuis Magendie on a fait sur divers animaux, saignés préalablement ou intacts, un nombre considérable d'injections de sang défibriné. Les animaux ayant survécu ou n'ayant présenté que des phénomènes passagers peu inquiétants, on en a conclu à l'innocuité du sang défibriné. Il en est résulté que presque tous les expérimentateurs ont recommandé la défibrination du sang. Et cependant il fallait au préalable savoir si le sang défibriné est, oui ou non, capable d'entretenir la vie.

Qui a raison de Magendie ou des partisans de la défibrination ?

Dans les expériences de Magendie, que je vous ai rapportées, les conditions expérimentales sont complexes. Ces expériences permettent d'invoquer, pour expliquer la mort prompte des animaux, l'épuisement, le choc traumatique, aussi bien que les troubles mécaniques de la circulation et les dangers multipliés de l'introduction de caillots ou de corps étrangers. Ces diverses objections n'ont pas manqué d'être faites par divers expérimentateurs contemporains.

Pour éviter les causes d'erreurs, pour simplifier les conditions de l'observation, nous avons étudié les effets du sang défibriné à la suite d'une seule injection. Nous avons saigné à mort nos chiens et remplacé une partie du sang perdu par du sang défibriné.

Or, vous l'avez vu, les chiens sont revenus à eux, nous avons obtenu une véritable résurrection. Mais cette survie n'a été que temporaire. Au bout de quelques heures, de moins de 24 heures, les animaux ont succombé. Ce résultat ayant été constant, nous pouvons dire en toute assurance

Quand on remplace par du sang défibriné une quantité de sang dont la perte serait immédiatement mortelle, on ne fait que retarder la mort.

Tout autre est le résultat obtenu avec du sang complet. La même opération est suivie dans ce cas d'une survie définitive.

Voilà un fait important, qui a échappé jusqu'à ce jour aux expérimentateurs et qui doit nous faire conclure avec Magendie à l'impossibilité d'entretenir la vie avec du sang défibriné.

Mais, remarquez-le bien, il a fallu, pour mettre ce fait en évidence, que nos animaux fussent réellement en état de mort imminente et dans les cas où les animaux ont subi des pertes de sang considérables, sans toutefois être condamnés à coup sûr à une mort immédiate, l'injection de sang défibriné et même, vous le verrez bientôt, celle d'autres liquides ont permis aux animaux de survivre. Telle est, sans doute, la raison pour laquelle on a cru à l'efficacité non seulement du sang défibriné, mais aussi de diverses sérosités.

Voici, comme exemple, un cas dans lequel l'animal a survécu après une transfusion de sang défibriné.

Exp. LIX. Chien de 10 k., 500. Saignée par la fémorale. Le sang sort très rapidement jusqu'à ce que la perte atteigne environ 350^{cc} ; puis plus lentement.

Agitation, essoufflement, puis urination. On détache l'animal. Bientôt il est pris de raideur légère des pattes antérieures, puis survient un mouvement de flexion des pattes postérieures. Les pupilles sont très larges, mais les mouvements réflexes des paupières sont conservés ; pas de défécation. On arrête immédiatement l'hémorragie. La quantité de sang perdue est de 425^{cc} (434 grammes). On injecte lentement en une seule fois 210^{cc} de sang défibriné, emprunté à un autre chien, par le bout périphérique de l'artère. Après l'injection, le chien se remet rapidement

et marche en traînant la jambe sur laquelle a porté l'opération. Le lendemain le chien est assez vif et gai, il mange
bien. Les jours suivants il se remet très rapidement. La
quantité de sang perdue s'élève au $\frac{1}{24,1}$ du poids du
corps.

Nous sommes maintenant conduit à rechercher la cause
de la mort à la suite de la transfusion de sang défibriné,
faite dans les conditions que nous avons spécifiées.

Les autopsies des animaux nous renseignent-elles à
cet égard? Voici les lésions que nous avons trouvées
chez les deux chiens examinés peu de temps après la
mort (Exp. LIII et LIV).

1er *Chien.* Infiltration diffuse du tissu cellulaire du
membre inférieur gauche (côté de la transfusion), s'éten-
dant sur le trajet de la veine fémorale et remontant le
long de la veine abdominale ; en même temps œdème de
ces régions.

Les veines sous-cutanées de l'abdomen et du thorax
sont gorgées de sang ; la veine fémorale et les veines qui
s'y rendent sont remplies de sang au-dessus de la ligature,
vides au-dessous.

La vessie est distendue par de l'urine brun-foncé, contenant de la matière colorante de la bile, mais pas d'albumine.

Les viscères sont encore chauds. La rate est normale,
pèse 41 grammes. Les reins sont normaux, légèrement
congestionnés. Les poumons sont hyperémiés, rouges,
splénisés à la base ; ils renferment, le droit surtout, quelques suffusions hémorragiques. Les veines pulmonaires
sont pleines de sang, les grosses veines qui avoisinent le
cœur sont remplies de sang noirâtre, à peine coagulé. Le
ventricule gauche est en état de rigidité cadavérique ;
les cavités droites sont remplies de sang à peine coagulé

(gelée de groseille foncée). Le ventricule gauche est presque vide.

Foie mou, de coloration normale ; vésicule biliaire distendue par de la bile. Estomac vide. Pas de lésions intestinales. Rien de particulier dans les vaisseaux mésentériques.

La veine cave inférieure, l'iliaque externe droite renferment du sang liquide.

Rien de particulier dans le cerveau.

Les globules du sang recueillis dans la veine cave sont altérés ; dans les préparations on trouve un grand nombre de cristaux d'hémoglobine.

2ᵉ *Chien*. Pas d'infiltration séro-sanguine du membre, sauf au niveau de la plaie, sang fluide dans les veines fémorale et iliaque externe, un peu de sang liquide dans le cœur gauche.

Cavités droites distendues par du sang gelée de groseilles. Poumon gauche assez congestionné sans infarctus. Poumon droit congestionné à la base seulement.

La rate est marbrée à la surface par une série de taches lie de vin, et présente à la coupe, au niveau de ces taches, de petites suffusions. Le foie paraît normal.

Dans les vaisseaux voisins du cœur, sang fluide, mélangé avec des caillots mous, noirâtres.

Le sang recueilli dans la veine sous-clavière contient de nombreux globules épineux et des cristaux d'hémoglobine.

Ces autopsies nous montrent que les animaux n'étaient plus anémiques ; mais le sang, qui distendait les vaisseaux, était profondément altéré, en voie de dissolution. L'hémoglobine, mise en liberté par la destruction rapide d'un très grand nombre de globules, donnait lieu dans les préparations microscopiques sans l'intervention des réactifs à des cristaux abondants ; et cependant il n'y avait ni albumine dans les urines, ni hémoglobinurie.

Peut-être même ces cristaux, les autopsies ayant été faites peu après la mort, existaient-ils pendant la vie. Quoi qu'il en soit, ces altérations du sang ont amené une congestion intense des principaux viscères et donné lieu à des infarctus capillaires disséminés.

Cela posé, comment comprendre la mort ? Les globules sont en voie de destruction, mais ils sont loin d'être tous détruits ; un grand nombre d'entre eux avaient même conservé leurs caractères morphologiques. Avant d'émettre une hypothèse quelconque, il y avait lieu de se demander si les globules rouges, tout en n'étant pas modifiés en apparence dans leurs caractères anatomiques, n'avaient pas perdu leurs propriétés physiologiques, particulièrement celle d'entretenir l'hématose, ainsi qu'on le voit dans l'empoisonnement oxycarbonique.

Il était d'autant plus intéressant de chercher à résoudre cette question que les animaux, comme l'avait déjà remarqué Magendie, semblent mourir asphyxiés et présentent des lésions ayant une certaine analogie avec celles de l'asphyxie. A cet égard, je vous rappelerai que nos animaux ont été pris presque immédiatement après la mort de rigidité cadavérique.

Pour élucider ce point qui devait compléter notre étude physiologique de la transfusion avec sang défibriné, nous avons institué une expérience dont je vous donnerai simplement le résultat.

Vous savez que l'hémoglobine, même lorsqu'elle est dissoute, possède encore la propriété de fixer l'oxygène. Aussi n'a-t-on pas, dans la détermination de la capacité respiratoire du sang, à se préoccuper de la destruction des hématies amenée par le mélange du sang avec l'eau et encore moins de l'altération des globules due à la défibrination.

La détermination du rapport entre le contenu hémoglobique du sang et la capacité respiratoire après injection de sang défibriné ne pouvait donc donner aucun renseignement sur l'état physiologique du sang. Nous avons alors fait l'analyse des gaz du sang artériel avant la saignée, et 6 heures et demie environ après la transfusion. En comparant les résultats de ces analyses au pouvoir colorant du sang, la différence relative pour le contenu en oxygène n'a été que de 6 0/0.

Les globules rouges ne paraissent donc pas privés de leur principale fonction; ils continuent à se charger d'oxygène dans les poumons.

Voici d'ailleurs les chiffres se rapportant à deux échantillons de sang ayant le même pouvoir colorant :

	O·	CO².	Az.
1ʳᵉ prise avant la transfusion...........	16,30	36,60	2,55
2ᵉ — 6 heures après la transfusion..	15,30	36,30	2,80

Les animaux ne meurent donc pas par insuffisance de globules rouges anatomiquement normaux ; ils ne paraissent pas non plus succomber par paralysie fonctionnelle des globules. Cependant, sur ce point, il sera nécessaire de reprendre ces expériences, en faisant des prises successives de sang jusqu'au moment de la mort.

Quelle hypothèse pouvons-nous donc émettre?

Nos recherches précédentes sur les variations numériques des éléments du sang à la suite de la transfusion de sang défibriné et de sang complet ne nous ont fait voir entre ces deux espèces de sang aucune différence importante au point de vue de la survie des hématies. Dans l'un et l'autre cas les globules réintroduits dans l'organisme sont destinés à disparaître ; mais, tandis que leur destruction est immédiate et très rapide quand on emploie du sang défibriné, elle est plus tardive avec le sang complet.

Cette différence dans la marche d'un même phénomène suffit-elle à expliquer la mort dans un cas, la survie dans l'autre ?

Dans cette hypothèse, la destruction globulaire s'effectuant très rapidement un certain temps après la transfusion donnerait lieu à des phénomènes analogues à ceux que détermine le sang dissous ou laqué : arrêt des stromas et peut-être des cristaux d'hémoglobine dans les capillaires, tendance à la formation de petits caillots sous l'influence de l'hémoglobine dissoute dans le plasma, phénomènes qui seraient évités ou fort atténués quand on emploie du sang complet. Cette explication est fort plausible, mais vous approuverez ma réserve, du moment où je n'ai pas encore de faits décisifs à vous énoncer.

Il n'en reste pas moins acquis qu'on ne peut impunément remplacer une certaine dose de sang complet par du sang défibriné ; que ce dernier est impropre à l'entretien de la vie et qu'il n'est souffert par l'organisme que lorsqu'il est mélangé avec une dose de sang qui pourrait à elle seule suffire ou peu s'en faut à l'entretien de la vie.

Messieurs, il nous reste à examiner une dernière question qui sera pour ainsi dire le complément des expériences précédentes.

Nous avons, vous le voyez, une tendance à rapporter la mort à la suite de la transfusion *in extremis* du sang défibriné à une action nocive de ce sang. Dès lors nous sommes en droit de révoquer en doute la valeur de la transfusion, qu'elle soit pratiquée avec du sang défibriné ou avec du sang complet.

Vous allez me comprendre. Je vous ai dit, à propos des émissions sanguines que, lorsqu'un animal meurt d'hémorragie, il reste encore dans l'organisme une quantité de sang assez notable, mais que les vaisseaux sont trop vides pour que ce sang puisse circuler. Ne pourrait-on pas, en augmentant le contenu des vaisseaux à l'aide d'un liquide qui n'altèrerait pas ce qui reste de sang dans l'économie, ranimer la circulation et par suite faire survivre les animaux ? Ne serait-ce pas ainsi que le sang complet, qui n'exerce pas la même action nocive que le sang défibriné, empêche les animaux de succomber, puisqu'en somme les éléments de ce sang sont eux aussi destinés à disparaître. En un mot, la transfusion n'intervient-elle pas en quelque sorte d'une manière mécanique, c'est-à-dire en rendant mécaniquement possible la circulation ?

Quelques observateurs n'ont pas craint de l'affirmer. Ainsi Goltz[1] a prétendu qu'après les hémorragies abondantes la mort était due, non à la perte des globules, mais à l'impossibilité mécanique de la circulation.

Cependant Eulenburg et Landois n'ont pas pu rappeler à la vie des animaux saignés jusqu'à la « résolution paralytique », en leur injectant des liquides privés de globules. Dè même M. Brown-Séquard[2], dans des expériences analogues, n'a pu ranimer les animaux qu'en ajoutant au sérum injecté au moins 3 à 4 parties de sang pour 10 de sérum.

Landois cite comme exemple de ces échecs l'expérience suivante : Il saigne jusqu'à résolution un chien de 11 kil., 100 et lui injecte 90^{cc} de sérum de chien. L'animal meurt, bien que la respiration artificielle soit pratiquée.

Les expérimentateurs ont été plus heureux avec le sérum artificiel.

Gaule[3] avait déjà montré qu'on peut ranimer le cœur de la grenouille en employant une solution de sel marin, lorsque MM. Jolyet et Laffont[4] eurent l'idée d'étudier les effets des injections d'eau salée dans le système circulatoire des animaux exsangues.

Dans la note laconique qu'ils ont publiée sur ce sujet,

----

[1] CCVIII. — [2] CCIX. — [3] CCX. — [4] CCYI.

ils disent simplement que l'eau salée à 0,5 0/0, ne détruisant pas les globules rouges, permet mécaniquement à la circulation de se rétablir lorsque les animaux ont été saignés à blanc.

Peu de temps après, Kronecker et Sander[1] faisaient connaître des expériences analogues. Deux chiens pesant l'un 13 kil., l'autre 7 kil., subirent une saignée carotidienne qu'on laissa se prolonger tant que le sang continua à couler. Le premier perdit ainsi 600 grammes de sang (1/21,6 du poids du corps) ; le second 275 gr. (1/25,4 du poids du corps). Le cœur de ces chiens ne battait plus que très faiblement lorsqu'on leur injecta dans la jugulaire externe une quantité de liquide salin égale à celle du sang perdu, liquide composé de 6 grammes de sel marin et de 5 centigrammes d'hydrate de sodium par litre d'eau distillée.

Les deux chiens se rétablirent, l'un et l'autre, très promptement.

Rappelons encore que M. P. Bert, pour se rendre compte de la valeur de l'oxygène dans la transfusion, injecta à des animaux du sang dissous, une solution d'hémoglobine oxygénée, après l'avoir soigneusement filtrée pour éviter tout accident. Il n'a pu ranimer ses animaux ; d'ailleurs nous connaissons déjà les qualités nuisibles de ce liquide.

Telles sont les données actuelles sur cette question dont nous avons cherché à élucider certains points par plusieurs expériences que je vais vous rapporter.

Nous avons commencé par étudier les effets produits par le sérum du chien. Nous savions déjà par nos recherches sur la masse totale du sang qu'on peut remplacer impunément une assez forte quantité de ce liquide par du sérum et qu'à la suite de cette opération les animaux se rétablissent comme après une simple saignée.

CCXII.

Dans une première expérience nous avons poussé l'hémorragie jusqu'à la mort imminente.

Exp. LX. Jeune chienne de chasse croisée. Poids 11 kil., 500. T. R. 38°,9. Saignée par la fémorale. Le sang coule rapidement. Au bout de 3 minutes, urination ; au même instant le sang coule goutte à goutte par suite de la formation d'un caillot dans le tube. 3 minutes après, le tube étant débouché, le sang coule de nouveau ; une minute après on remarque un léger mouvement convulsif dans une des pattes postérieures ; le mouvement convulsif se produit encore deux fois, mais pas de raideur tétanique.

On arrête l'hémorragie. Les mouvements respiratoires sont superficiels et précipités. On commence l'injection par la saphène à l'aide de sérum en poussant lentement. Les respirations sont toujours précipitées puis deviennent plus profondes. La quantité de sang injectée est de 260^{cc}. Le chien est abattu, reste sans mouvement sur la table ; mis sur pattes, il fait quelques pas en titubant comme à la suite d'une forte hémorragie.

5 minutes après l'opération, T. R. 37°, 8.

Poids du sang extrait 550 grammes, soit $\frac{1}{20,9}$ du poids du corps.

2 jours après, poids, 10 kil., 700. T. R. 39°,7.

3 jours plus tard (5 après l'opération) P. 11 kil. T. R. 38°,2. Le chien s'est bien rétabli et a servi ultérieurement à d'autres expériences.

On peut donc au début de la période agonique faire survivre les animaux en leur injectant du sérum. La même expérience répétée sur deux autres chiens a donné le même résultat. Dans l'un des cas l'hémorragie, arrêtée dès les premiers mouvements convulsifs, s'est élevée à $\frac{1}{23,7}$ du poids du corps. Dans l'autre, la perte de sang représentait $\frac{1}{19,4}$ de ce poids.

On n'obtient pas le même succès quand l'animal est tout à fait sur le point de rendre le dernier soupir, ainsi que le prouve l'expérience suivante :

Exp. LXI. Bouledogue très fort, pesant 13 kilogr. 500, T. R. 38°,5. Saignée par l'artère fémorale. Le sang coule très rapidement jusqu'à 500^{cc}. A ce moment agitation, essoufflement, respirations profondes. Le chien est encore très fort, se débat. Urination. Le sang coule un peu moins vite, devient un peu plus noir.

A 600^{cc}, respiration remarquablement profonde, les pupilles commencent à se dilater ; les mouvements réflexes cornéens sont conservés. On détache l'animal ; il s'agite beaucoup sans avoir de convulsions. Le sang coule moins vite.

A 650^{cc} le chien est affaibli, haletant ; on peut le détacher. Le sang coule goutte à goutte. A chaque respiration le creux sous-sternal s'enfonce extraordinairement. Le chien est affaissé, les respirations sont irrégulières. Le sang s'arrête presque complètement. Pas de convulsions. Urination nouvelle, plus abondante.

Tout à coup raideur des membres et quelques petites secousses dans les pattes postérieures, renversement de la tête en arrière, état tétanique des muscles du dos. On arrête la saignée qui d'ailleurs ne donne plus que de temps en temps une goutte.

Dans le bout périphérique du vaisseau on introduit la canule. Cela demande environ une minute. Le chien est presque mort ; cependant il respire encore faiblement de temps en temps. On pousse lentement du sérum de sang de chien recueilli la veille. Petites convulsions dans les pattes postérieures ; les pattes antérieures se résolvent. L'injection poussée lentement paraît réveiller quelques respirations.

Hoquet avec mouvement de flexion de la tête, pupilles très dilatées, cornée insensible. La respiration s'arrête définitivement et ne reprend ni par la continuation de l'injection, ni par la faradisation, ni par la respiration artificielle.

Depuis les premières convulsions, jusqu'à la cessation complète des mouvements respiratoires, il s'est écoulé environ 2 min. 1/2. Ces convulsions n'ont été ni très marquées, ni très violentes.

La perte du sang très rapide et presque sans aucune interruption a donné 700^{cc}, $\frac{1}{19}$ du poids du corps environ. Quantité de sérum injectée environ 300^{cc}.

Vous voyez qu'ici nous n'avons pas même eu la survie temporaire qu'on peut obtenir avec du sang défibriné.

Il ne nous reste plus qu'à examiner la valeur des injections d'eau salée.

Voici le résultat d'une tentative de ce genre, faite devant vous, lorsqu'à la fin de la leçon dernière je voulus vous rendre temoins d'une expérience analogue à celle de Kronecker et Sander.

Exp. LXII. Chien robuste de 9 kilogr. 300.

Saignée par la fémorale de 600^{cc}, $\frac{1}{15}$ environ du poids du corps, jusqu'à production de convulsions tétaniques. Renversement de la tête en arrière, suspension de la respiration, dilatation extrême des pupilles, hochement de la tête, urination, mais pas de défécation.

On est obligé, pendant qu'on prépare la seringue, de faire la respiration artificielle. Le chien paraît mort. Injection par la veine fémorale de 320^{cc} de sérum artificiel $\left(\text{à } \frac{6}{1000} \text{ de NaCl} \right)$. L'injection est poussée lentement. On continue à faire la respiration artificielle.

L'injection est terminée depuis plus d'une minute quand la respiration reprend spontanément, en même temps les pupilles sont moins dilatées, les battements du cœur redeviennent sensibles. Le chien se remet lentement. Au bout de 10 minutes environ, il peut se tenir sur les pattes de devant, mais les pattes de derrière ne le soutiennent pas, il reste affaissé.

C'est une véritable résurrection et il est intéressant de faire remarquer que dans ce cas l'injection de sérum artificiel s'est montrée plus efficace que dans l'expérience précédente, faite avec du sérum de chien.

Le lendemain matin, l'animal est trouvé mort dans sa niche, sans avoir perdu de sang.

Autopsie. Caillots récents dans la veine fémorale (côté de l'injection) au-dessus de la ligature. Veines iliaques et caves remplies de sang en partie coagulé. Un peu de sang coagulé dans les cavités cardiaques droites et gauches.

Tous les viscères paraissent sains.

Le sang pris dans la veine cave a les caractères suivants : globules rouges, non empilés, épineux, quelques-uns sphériques ; globules blancs, gonflés, granulations protoplasmiques presque toutes disparues ; noyaux devenus remarquablement clairs et visibles.

L'expérience suivante témoigne également de l'inefficacité de la transfusion de sérum artificiel.

Exp. LXIII. Chien de 8 kilogr. 750 ayant déjà subi il y a 30 jours une saignée de 400^{cc}.

Saignée par l'artère fémorale gauche de 450^{cc}, environ $\frac{1}{19,4}$ du poids du corps, jusqu'à production d'état tétanique avec renversement de la tête en arrière ; la respiration n'est pas complètement suspendue et on ne pratique pas la respiration artificielle.

L'injection de sérum (même formule) est faite 1/2 minute après l'apparition des grandes convulsions. On la pousse par la veine fémorale droite, jusqu'à 300^{cc}. Immédiatement cessation de l'état tétanique, les pupilles primitivement dilatées à un haut degré se rétrécissent, puis la respiration redevient normale.

Dès que l'opération est terminée, le chien se tient debout, en traînant un peu le train postérieur, comme à la suite des fortes saignées non mortelles. Presque immédiatement défécation.

Quatre heures après, l'animal est couché, mais lève encore la tête quand on attire son attention; la respiration est un peu précipitée. Une heure après, on le trouve mort.

L'autopsie donne les mêmes résultats que pour l'autre chien.

Dans ce cas, la survie a encore été moins longue qu'avec le sang défibriné.

Je crois utile de vous dire ici quels résultats m'a donnés l'examen direct des effets de la solution employée sur les globules rouges. Un mélange est fait à parties égales de sang de chien et de sérum à $\frac{6}{1000}$ de NaCl; dans un certain volume de ce mélange on compte 212 globules rouges; une heure après, on n'en compte plus que 110, et une dizaine sont devenus vésiculeux et pâles.

Cherchons maintenant à tirer de ces diverses expériences les conséquences qui en découlent naturellement.

Vous avez vu que nous avons pris les grandes convulsions comme critérium d'une mort imminente, mais à l'égard de ce phénomène ultime nous avons à faire une remarque importante.

Pour avoir un critérium précis, il faut pousser l'hémorragie jusqu'à production non pas de petits mouvements convulsifs, mais de raideur tétanique bien caractérisée. Si l'on n'obtient pas ces convulsions, — et nous savons que plusieurs chiens sont morts sans les présenter, et même que quelques animaux sont morts après avoir perdu une quantité relativement faible de sang, — on n'a pas de base assez solide pour conclure.

Tantôt les manifestations convulsives surviennent alors qu'il reste encore une assez grande quantité de sang dans l'organisme; tantôt elles se produisent plus tardivement alors que la perte de sang est énorme. Il nous a semblé qu'au point de vue des effets immédiats ou ultérieurs de la transfusion ces deux cas doivent être envisagés à part.

Dans le premier cas, les convulsions sont peu accusées et très passagères, le danger est moins imminent, et si l'animal est abandonné à lui-même, l'écoulement du sang étant arrêté, la mort est plus tardive. Il n'est même pas démontré d'une manière absolue que lorsque les convulsions n'ont pas été générales et répétées, l'animal est infailliblement condamné à mort, si l'on n'intervient pas. Sur ce point spécial, de nouvelles expériences seraient nécessaires. En tout cas, ces faits correspondent, en général, à des pertes de sang qui sont en moyenne de $\frac{1}{25}$ à $\frac{1}{20}$ du poids du corps.

Dans le second cas, l'émission sanguine s'élevant de $\frac{1}{20}$ à $\frac{1}{14}$ du poids du corps, le dénouement fatal se précipite; peu de secondes après le début des grandes convulsions la respiration se suspend; les convulsions se répètent et s'accompagnent d'une sorte de hochement de la tête qui nous a paru du plus mauvais augure; et, dans l'espace de 1 à 4 ou 5 minutes au plus, la mort est définitive, alors même qu'on pratique la respiration artificielle.

Cette distinction établie, voici ce qu'on observe relativement à l'efficacité des divers modes de transfusion.

Dans les cas où, après une saignée abondante, les animaux sont affaiblis, plus ou moins résolus, mais non condamnés à une mort certaine, on les fait revenir rapidement et définitivement à eux en pratiquant une transfusion non seulement avec du sang, mais avec tout liquide remplissant les vaisseaux, sans détruire les globules.

C'est à des cas de ce genre que s'appliquent les faits observés par Jolyet et Laffont, Kronecker et Sander (avec des sérums artificiels), ceux aussi que nous avons obtenus avec du sérum de sang de chien, et enfin un grand nombre de prétendus cas de résurrection, attribués par les auteurs à l'emploi du sang défibriné.

Lorsque les animaux saignés entrent dans la période des grandes convulsions et sont condamnés à une mort immédiate, les résultats des transfusions sont tout différents.

La nature du liquide employé a ici une grande importance.

Avec du sang défibriné, nous avons pu, plusieurs fois, ranimer nos animaux; mais, comme vous l'avez vu, leur survie n'a pas été longue.

Le sérum artificiel semble avoir la même efficacité relative que le sang défibriné; ici encore rétablissement passager, mais mort prompte.

Au contraire, avec le sérum naturel, emprunté à un animal de la même espèce, on peut faire survivre les animaux; mais on ne réussit pas constamment. Néanmoins, comme il me paraît certain que ce genre de transfusion a empêché la mort d'animaux qui auraient succombé s'ils avaient été abandonnés à eux-mêmes, de celui, par exemple, qui avait subi une perte s'élevant à $\frac{1}{10,4}$ du poids du corps, nous pouvons formuler une réponse au sujet de l'action mécanique de la transfusion.

Oui, certes, il nous paraît évident que certaines hémorragies sont mortelles alors que l'organisme contient encore assez de sang pour en entretenir le jeu. Qu'on dilue alors le sang restant, la vie redevient possible. Mais il faut que cette dilution soit effectuée avec un liquide n'altérant pas les hématies de l'individu anémié, ou n'introduisant pas dans la circulation des éléments frappés à mort et devenant nuisibles par leurs profondes et brusques altérations. Voilà pourquoi le sérum du sang du chien a été efficace dans des conditions analogues à celles dans lesquelles nous avons échoué, soit avec du sérum artificiel, soit avec du sang défibriné. Mais lorsqu'il ne reste probablement plus assez de sang pour l'entretien de la vie, dans les cas de mort véritablement imminente par anémie absolue, *seul* le sang complet peut amener à coup sûr un rétablissement durable, définitif de l'animal.

La transfusion, pour produire une véritable résurrection, doit apporter alors non seulement un liquide capable de remplir de nouveau les vaisseaux, mais encore des éléments globulaires.

S'ensuit-il que le sang d'un animal puisse être remplacé par celui d'un autre de la même espèce? Évidemment non. Cette substitution ne serait possible que si les hématies étaient des éléments fixes, indestructibles. Il ne peut donc y avoir, même dans les conditions les plus favorables, véritable greffe sanguine. Bien plus, en nous reportant à nos expériences de numération, nous voyons que les globules ainsi transportés, non pas même d'un organisme dans un autre, mais d'un point du même organisme à un autre point, en passant par un instrument, sont en quelque sorte voués à une mort prématurée. Toutefois, tandis que les hématies disparaissent, elles sont remplacées par d'autres que l'animal a lui-même fabriquées, et c'est probablement parce que les globules du sang complet vivent assez longtemps pour permettre un commencement de réparation que la transfusion de sang complet produit la survie définitive des animaux sur le point de succomber à une hémorragie.

En tout cas, nous devons, au nom de la physiologie, considérer comme absolument dénuée de fondement la prétention de modifier par la transfusion d'une manière définitive ou même très profonde la constitution du sang d'un individu malade.

Au point de vue pratique, on se trouve rarement dans les conditions où nous nous sommes placé avec intention dans nos expériences ; c'est ce qui explique qu'on peut réussir avec divers modes de transfusion et même en employant un autre liquide que le sang. Mais nos recherches montrent que dans les cas rares où il faut lutter contre une hémorragie qui menace de devenir rapidement mortelle, on ne devrait se servir que de sang complet, ce qui n'est pas toujours possible. Dans ces circonstances, le sang défibriné et le sérum artificiel nous paraissent dangereux ; il serait préférable de se servir de sérum naturel.

Quant à employer le sang défibriné, à titre palliatif, je ne l'oserais pas davantage, vu notre ignorance des causes de la mort après transfusion de ce genre. Je donnerais plutôt la préférence au sérum artificiel qu'on pourrait peut-être employer pour prolonger la vie, en attendant qu'on pût faire une injection de sang complet.

Il en résulte que, malheureusement pour la pratique et la vulgarisation de la transfusion, dans le seul cas où cette opération est d'une incontestable utilité, dans les hémorragies menaçant l'existence, elle est rendue impraticable par la nécessité de se servir de sang complet. Comment sur le champ de bataille, au moment d'un accident, ou même dans un service de chirurgie, pourrait-on faire une transfusion de sang complet chez un individu en imminence de mort, alors que dans un laboratoire, où tout est disposé pour l'opération, quelques-uns de nos chiens ont succombé sous nos yeux, sans que nous ayons eu le temps de pratiquer la transfusion? Quant au sérum naturel, il est impossible d'y songer dans la pratique ; il serait encore plus difficile et plus long de s'en procurer.

Il y aurait encore à se demander combien il faut injecter de sang pour produire une résurrection définitive.

Une de nos expériences dans laquelle l'instrument s'est dérangé montre que lorsqu'on n'injecte qu'une très faible quantité de sang, la survie n'est que temporaire. Il a été malheureusement impossible de doser exactement le sang injecté.

Vient maintenant la question de l'emploi de la transfusion dans les hémorragies répétées, et d'une manière générale, dans l'*anémie chronique*. Sur ce point nos expériences montrent que cette opération est d'une incontestable utilité, à condition toutefois qu'on se serve de sang humain.

Dans ce cas, le sang défibriné paraît avoir à peu près la même valeur que le sang complet; cette contradiction apparente s'explique par ce fait seul que la transfusion a surtout pour résultat de favoriser d'une manière puissante la réparation sanguine préparée par la suractivité des fonctions hématopoiétiques. Il semble que, dans ces conditions, l'hémoglobine provenant des globules frappés à mort par la défibrination peut être utilisée pour la rénovation globulaire et par suite facilite la régénération du sang.

Mais il n'en saurait être de même pour l'hémoglobine du sang d'animaux appartenant à des espèces différentes. Celle-ci ne paraît pas pouvoir être assimilée; tout au contraire, agissant à la façon d'un corps étranger, elle tend à s'éliminer dès qu'elle est mise en liberté par dissolution des globules. Impropre à faire partie intégrante des éléments nouveaux nécessaires à l'entretien de la vie, loin de faciliter ce travail d'hématopoièse qui doit être le salut du malade, elle peut être l'origine d'altérations viscérales, rénales en particulier.

Il resterait à examiner, en s'appuyant sur les faits cliniques, quelles sont les indications rationnelles de la transfusion aux anémies chroniques survenues en dehors du traumatisme, idiopathiques, c'est-à-dire en apparence spontanées, ou symptomatiques d'un processus morbide quelconque.

Mais ce n'est plus une question de thérapeutique expérimentale; et bien que les notions que nous avons acquises sur l'évolution du sang, soit dans les cas pathologiques, soit sous l'influence des divers modes de transfusion. puissent ici trouver, jusqu'à un certain point, leur application, il nous est impossible, au moment de terminer ce cours, de sortir de notre cadre et d'entrer dans des considérations qui seraient en partie nouvelles pour vous.

Sachez seulement que, dans la grande majorité des cas, l'anémie chronique d'origine pathologique, celle de la chlorose par exemple, s'accompagne, comme l'anémie traumatique non aiguë, d'une production relativement considérable d'hématoblastes et que, dans ces diverses conditions, la régénération du sang se fait d'après le même mécanisme, obéit aux mêmes lois. Aussi est-il logique d'admettre que, dans ces cas, la transfusion, même avec du sang défibriné, doit agir comme à la suite des pertes de sang, et, notamment activer le travail d'hématopoïèse, et favoriser la formation de nouveaux globules. Mais il est aussi à prévoir que le plus souvent la transfusion n'aura, dans ces circonstances, qu'une action palliative. Alors que l'évolution imparfaite du sang est le trait dominant d'un processus morbide, demander à la transfusion une guérison absolue, ce serait courir au-devant de mécomptes certains, car elle ne peut avoir sur l'hématopoïèse qu'une influence passagère. Mais, si, à ce titre, elle prolonge l'existence du malade, et donne à une autre intervention thérapeutique le temps d'agir, le bénéfice de cette opération n'en sera pas moins indéniable.

Je m'arrête, messieurs; j'espère que malgré les lacunes de ce cours, malgré l'obscurité qui plane encore sur tant de points, vous avez acquis quelques notions précises sur la physiologie pathologique du sang et sur le mode d'action des émissions sanguines et de la transfusion. Nous poursuivrons ces études, heureux si nous avons pu inculquer à quelques-uns d'entre vous le goût de ce genre de recherches, si délicates, mais si fécondes. Vaste est le domaine qui s'ouvre à votre activité.

FER

Iʳᵉ LEÇON

Sommaire : *Répartition et rôle physiologique du fer dans l'organisme.* — Rôle physiologique du fer dans le sang. — Variations du fer ou de l'hémoglobine dans le sang à l'état physiologique.

Messieurs,

Le fer est un des principes les plus importants de l'organisme et le seul métal dont la présence soit indispensable au maintien de la vie. Il existe dans toutes les parties de l'économie, mais nulle part il n'acquiert autant d'importance que dans le sang. Déjà en 1663, Cardan, puis, presque en même temps, Galeati, Manghini, Badia, en ont signalé la présence dans ce liquide, et cependant il s'est écoulé deux siècles avant que les travaux de C. Schmidt vinssent nous apprendre définitivement qu'il appartient exclusivement aux hématies. Si quelques auteurs ont pu en trouver dans le sérum, c'est sans doute à cause de la dissolution d'un certain nombre de globules rouges dans le sang sorti des vaisseaux et recueilli pour l'analyse. C'est donc un élément propre au globule rouge, ce qui indique déjà combien est naturel l'emploi du fer dans les maladies qui comptent au nombre de leurs caractères anatomiques une lésion des hématies.

Avant de considérer le fer comme médicament, il est indispensable de rappeler brièvement les notions qui concernent son rôle physiologique.

Préoccupons-nous tout d'abord de la quantité totale que le corps humain en contient.

Cette quantité dépend principalement, d'une part, de la constitution anatomique du sang, d'autre part, de la masse totale de ce liquide.

La première de ces valeurs, c'est-à-dire la quantité de fer contenue dans une unité de volume de sang, est assez bien déterminée, au moins pour quelques animaux. On ne peut accorder, au contraire, qu'une valeur assez limitée aux recherches qui ont été faites par les différents physiologistes sur la masse totale du sang.

Lorsqu'on cherche à extraire chez un animal la totalité du sang, la lymphe se précipite dans les vaisseaux rouges et devient une cause très sensible d'erreur dont beaucoup d'auteurs n'ont pas tenu compte. De plus, les organes retiennent une certaine quantité de sang dont on ne peut les débarrasser complètement. La méthode du *lavage* de Welcker, considérée comme la meilleure, ne nous a fait connaître que d'une manière très approximative la quantité de sang que possèdent certains animaux.

En appliquant ces données à l'homme, on a admis que, chez les animaux supérieurs, la masse du sang est sensiblement proportionnelle au poids du corps. Comme rien ne prouve qu'il en soit réellement ainsi, on peut dire que la quantité de sang contenue dans le corps humain est encore très imparfaitement définie.

Ces réserves faites, pour fixer nos idées sur ce point intéressant, acceptons les chiffres fournis par les auteurs les plus compétents. D'après Preyer, le sang renfermerait chez l'homme 0,057 pour 100 de fer. Si l'on admet avec Bischoff que l'homme possède 7,7 0/0 de son poids en sang, il en résultera que le sang d'un homme de 70 kilogrammes représentera 3 gr. 07 de fer.

On s'accorde depuis quelques années à admettre que le fer n'est pas diffusé uniformément dans les hématies. La constitution histologique et chimique de ces éléments est loin d'être simple, et il semble bien établi que le fer appartient en propre à la matière colorante rouge, connue aujourd'hui sous le nom d'*hémoglobine.*

L'étude physiologique du fer se trouve donc identifiée à celle de l'hémoglobine.

Or, l'hémoglobine offre une composition si complexe, que malheureusement son poids moléculaire n'est pas encore définitivement fixé. Elle paraît constituée par une matière colorante combinée intimement avec une matière albuminoïde. On y a retrouvé les éléments suivants : C, H, Az, S, Fe et O. Ces éléments forment un corps bien défini qui, dans certaines conditions, donne lieu à la précipitation de cristaux. Vraisemblablement dans chaque espèce animale l'hémoglobine offre une composition constante; mais cette composition n'est pas la même chez tous les animaux.

De nombreux faits viennent confirmer cette dernière proposition; il est bon de les rappeler. D'une espèce à l'autre, on observe des variations dans la forme et le volume des cristaux, dans la facilité plus ou moins grande avec laquelle ils se forment.

De plus, on note des différences dans la quantité d'eau de cristallisation, dans la solubilité des cristaux, et enfin dans leur pouvoir colorant, ce qui indique, ainsi qu'Hoppe-Seyler l'a fait remarquer avec raison, que la matière colorante est unie, suivant les animaux, à une proportion variable de matière albuminoïde.

Il serait intéressant de savoir sous quelle forme le fer est engagé dans l'hémoglobine. Jusqu'à présent aucune des hypothèses émises sur ce point n'a pu recevoir de démonstration scientifique. On hésite entre le phosphate basique, le carbonate ferreux, le sous-oxyde de fer, un sel ferrique.

La proportion de fer combiné à l'hémoglobine est encore indéterminée chez l'homme.

Pour le sang du chien, Hoppe-Seyler et C. Schmidt l'ont fixée à 0,43 0/0.

La présence du fer dans l'hémoglobine a une importance physiologique capitale. En effet, la fonction globulaire, c'est-à-dire la fixation de l'oxygène, appartient à l'hémoglobine, et celle-ci emprunte cette remarquable propriété au fer. Hoppe-Seyler et Preyer ont montré qu'un atome de fer fixe deux atomes d'oxygène. Cette proportion étant constante, il en résulte qu'on peut doser l'hémoglobine d'après la quantité maximum d'oxygène qu'elle absorbe.

Le composé défini formé par l'hémoglobine et l'oxygène a reçu le nom d'*oxyhémoglobine*. C'est grâce à l'instabilité de cette combinaison que le globule du sang peut jouer son rôle physiologique dans les échanges gazeux, c'est-à-dire prendre et reprendre alternativement de l'oxygène. Il paraît probable que ces mutations sont dues au passage facile et réciproque du fer de l'état de sous-oxyde à l'état d'oxyde. Sur ce point encore nous ne sommes pas suffisamment éclairés.

Un élément jouant un rôle aussi important devait nécessairement fixer l'attention des physiologistes et des médecins. En poursuivant des recherches cliniques sur ce sujet, on pratiqua d'abord le dosage du fer par les procédés chimiques; puis on chercha à lui substituer le dosage plus expéditif de l'hémoglobine. Rien, nous l'avons vu, n'était plus légitime. Mais avant même qu'on eût imaginé des procédés de dosage de l'hémoglobine, Vierordt et Welcker eurent l'idée de compter les globules rouges, et pensèrent avoir trouvé ainsi un moyen pratique de mesurer la quantité d'hémoglobine ou de fer. Nous allons voir, que si ces prétentions sont fondées lorsqu'il s'agit du sang physiologique, elles sont inexactes quand on opère avec le sang des malades.

Le dénombrement des hématies, n'exigeant que quelques gouttes de sang, est un procédé essentiellement clinique. Toutefois la méthode de Vierordt était si longue et si pénible qu'elle ne put être appliquée que dans une mesure très restreinte. Aujourd'hui la découverte de procédés expéditifs de numération des éléments du sang a fait entrer l'hématologie pathologique dans une voie nouvelle et féconde.

De nombreux travaux ont été ainsi suscités, et ces travaux ont d'autant plus d'intérêt pour nous qu'ils peuvent servir à résoudre diverses questions importantes de pharmacothérapie.

Au point de vue clinique, la numération des globules, ou mieux l'examen anatomique du sang, offre de grands avantages et constitue un progrès réel. Il peut être renouvelé chaque jour, et au besoin plusieurs fois dans les vingt-quatre heures, ce qui permet de suivre les changements produits dans la lésion hématique soit par une maladie, soit par un traitement; de plus, tout en n'exigeant que très peu de temps, il fournit des données plus nombreuses et au moins aussi précises que les analyses chimiques.

Au début des recherches sur la numération des globules, on s'est préoccupé exclusivement du chiffre brut des hématies; on ne soupçonnait pas la variabilité extrême de la valeur de ces éléments en hémoglobine, et l'on traduisait habituellement la quantité d'hémoglobine en chiffres d'hématies ou, réciproquement, on admettait l'existence d'un rapport fixe entre le nombre des globules rouges et la richesse du sang en matière colorante. Il est bien loin d'en être ainsi, et, dans toute étude clinique ou pharmacothérapique, il importe absolument de ne pas oublier que les hématies éprouvent, de la part des processus morbides ou des actions médicamenteuses, des modifications sensibles, parfois singulièrement accentuées. En d'autres termes, en pathologie et en pharmacodynamique, il est inexact de considérer la quantité d'hémoglobine du sang et le nombre des globules rouges comme des valeurs proportionnelles. Pour arriver à des résultats indiscutables, il faut placer en regard du nombre des globules la dose d'hémoglobine que contient l'unité de volume du sang.

Beaucoup de travaux, même parmi ceux qui se produisent aujourd'hui, n'ayant pas été faits conformément à ce précepte, n'ont pas la signification qu'on leur accorde.

Il était indispensable de rendre également pratique et applicable aux recherches cliniques le dosage de l'hémoglobine, qui, jusque dans ces derniers temps, exigeait une quantité relativement grande de sang. Le procédé très simple dont je me sers est un procédé chromométrique dans lequel on prend pour étalon les globules du sang normal, la quantité d'hémoglobine étant, à l'état sain, sensiblement proportionnelle au nombre de ces éléments. Récemment on en a imaginé d'autres qu'il serait trop long de vous décrire. Je me bornerai à vous mettre en garde contre quelques-uns d'entre eux. Si vous vous souvenez que l'hémoglobine varie d'une espèce animale à l'autre, il vous sera impossible d'accorder confiance aux dosages dans lesquels on prend, pour apprécier le sang humain, le sang d'une espèce différente, celui du chien par exemple. De même, lorsqu'on applique au dosage de l'hémoglobine le procédé de M. Schützenberger, fondé sur le pouvoir d'absorption du sang pour l'oxygène, on commet pour la même raison une erreur quand on prend, pour base des calculs relatifs au sang humain, la quantité d'oxygène absorbée par le sang d'un animal quelconque.

J'ai fait connaître à diverses reprises les appareils que j'utilise tant pour la numération des éléments du sang que pour le dosage de l'hémoglobine. Inutile d'en reprendre devant vous la description assez longue. Pour vous permettre de comprendre les développements qui vont suivre, je vous rappellerai uniquement que l'examen anatomique et chromométrique du sang nous fait connaître, outre les caractères histologiques variables de ce liquide complexe, les facteurs suivants : 1° le nombre des globules rouges contenu dans l'unité de volume, valeur que je représente par la lettre N ; 2° la quantité d'hémoglobine contenue dans la même unité, exprimée sous le nom de *richesse globulaire* en nombre de globules normaux et représentée par la lettre R ; 3° le rapport $\frac{R}{N}$ déduit des deux valeurs précédentes et exprimant, sous la lettre G, le contenu en hémoglobine d'une hématie ; 4° enfin, pour être complet, le nombre des globules blancs (B) et celui des hématoblastes (H). Vous voyez jusqu'à quel point on peut pénétrer ainsi dans l'intimité de la composition du sang, et cependant je néglige dans cet exposé d'autres caractères anatomiques dont l'indication nous éloignerait de notre sujet.

Les nouveaux procédés que je vous signale ont permis de reprendre l'étude du sang à divers points de vue, et dans ces dernières années les travaux de ce genre se sont beaucoup multipliés. Les uns se rapportent à l'histoire naturelle et à la physiologie du sang, d'autres comprennent des recherches pathologiques et pharmacothérapiques. Il serait certes intéressant de les résumer devant vous, mais nous nous bornerons à vous rappeler les données qui doivent nous servir à comprendre l'action du fer et des ferrugineux.

Après avoir pris connaissance du rôle général du fer dans le sang, complétons cette étude par l'examen des variations qu'éprouve la quantité de fer ou d'hémoglobine dans diverses circonstances. Nous allons avoir à invoquer, à côté des résultats nouveaux, les faits révélés par les chimistes, et particulièrement par les auteurs français, qui, depuis près d'un demi-siècle déjà, ont fait des recherches extrêmement remarquables sur ce sujet.

Bien des circonstances peuvent faire varier la richesse du sang en globules. Parmi les *conditions physiologiques*, je vous signalerai la constitution, l'individualité, le mode de vie, le sexe, l'âge, la menstruation, la grossesse, l'alimentation, le passage du sang à travers certains organes.

1° *Constitution, individualité, mode de vie.* — Des recherches nombreuses, parmi lesquelles il suffit de citer celles de Denis, Lecanu, Andral et Gavarret, Delafond, Becquerel et Rodier, ont montré qu'il existe des différences individuelles assez grandes sous le rapport du poids des globules rouges contenus dans le sang. Lecanu a trouvé chez les hommes robustes 136 pour 1 000, chez les hommes faibles 116 pour 1 000 seulement; chez les femmes robustes la proportion est de 126 pour 1 000, chez les femmes faibles de 117.

Depuis, la numération nous a appris que les hommes robustes ont environ 5 millions d'hématies par millimètre cube de sang, tandis que les individus d'une constitution faible n'en ont, en moyenne, que 4 500 000. Ces résultats concordent donc avec ceux que les analyses chimiques ont fait connaître.

Le mode d'existence est une source de différences sensibles. C'est ainsi que Pettenkofer et Voit, puis Ranke, ont vu que les animaux maintenus dans un repos musculaire presque complet possèdent moins d'hématies que les animaux de la même espèce vivant en liberté. La numération confirme également ce fait.

2° *Sexe*. — Tous les chimistes ont trouvé plus de globules chez le mâle que chez la femelle, et cette loi est vraie aussi bien pour l'espèce humaine que pour les animaux.

Nasse a trouvé chez l'homme 0,05824 pour 100 de fer, et chez la femme 0,0499. Les chiffres indiqués par Becquerel et Rodier sont à peu près les mêmes, soit pour l'homme 0,0565, pour la femme 0,011. Schmidt, Scherer et d'autres sont arrivés à des résultats analogues. Welcker, en se servant d'un procédé chromométrique particulier, a trouvé chez l'homme 5 millions de globules et chez la femme 4 700 000. J'ai obtenu depuis, à l'aide de la numération, des moyennes analogues. Récemment Korniloff, en se servant d'une autre méthode, le spectroscope de Vierordt, a observé les mêmes écarts légers entre le sang de l'homme et celui de la femme. C'est donc là un fait acquis et dont nous pourrons tenir compte dans l'appréciation de l'état des malades.

3° *Age*. — Les auteurs s'accordent à reconnaître que, dans l'espèce humaine, le sang du fœtus est plus riche en hémoglobine ou en fer que le sang de l'adulte. Denis, en dosant l'hématine et l'oxyde de fer, a trouvé une plus forte proportion de ces corps dans le sang fœtal que dans le sang maternel. D'après Poggiale, cette différence n'existerait que chez l'homme et le chien, et non chez les autres animaux. On a eu tort, en général, dans ces appréciations, de comparer le sang de l'enfant à celui de la nouvelle accouchée, qui est toujours plus ou moins anémiée. Néanmoins le fait est exact et l'examen anatomique du sang a permis de le préciser et d'en reconnaître la cause.

Pendant la première semaine après la naissance, le sang du nouveau-né humain est, en général, au moins aussi riche que celui de l'adulte le plus robuste. Cette particularité est la conséquence non seulement du nombre élevé des hématies, lequel varie de 5 à 6 millions, mais encore de la richesse plus grande des globules en hémoglobine. Il ne faudrait pas en inférer que les hématies du nouveau-né ont une constitution particulière ; elles sont simplement plus grandes, en moyenne, que celles de l'adulte, ainsi que l'établissent les mesures micrométriques.

Divers chimistes, parmi lesquels je citerai Denis, Nasse, Poggiale, Verdeil, Preyer, ont vu chez divers animaux le sang s'appauvrir après la naissance. Chez l'homme, j'ai constaté également qu'au bout d'un certain temps le sang devient, peu à peu et d'une manière définitive, moins riche en globules que celui de l'adulte, sans avoir pu encore déterminer l'âge à partir duquel le sang acquiert ses caractères définitifs.

On a dit que chez les vieillards le sang subissait un appauvrissement plus ou moins notable. D'après les résultats qui m'ont été fournis par la numération, le sang de l'homme resterait, au contraire, sensiblement le même jusqu'à un âge avancé.

4° *Grossesse et menstruation*. — A une époque encore peu éloignée de nous, où l'on saignait fréquemment les femmes pendant le cours de la grossesse, on a eu l'occasion de constater que cet état détermine une déglobulisation plus ou moins notable. Les chiffres fournis par Nasse, Popp, Andral et Gavarret, Regnault, Becquerel et Rodier, etc., ne laissent aucun doute à cet égard. Cette diminution dans la richesse globulaire du sang est extrêmement variable. D'après les auteurs précédents, elle dépasse rarement la proportion d'un cinquième ou d'un quart, lorsqu'on reste dans la limite des faits physiologiques. Les numérations que j'ai eu l'occasion de faire paraissent confirmer ces données, qui mériteraient d'être complétées à l'aide de nouvelles recherches. Elles montrent que la grossesse est certainement, d'une manière générale, une cause d'aglobulie, mais que quelques femmes la supportent sous ce rapport bien mieux que d'autres. Ce sont les femmes jeunes et primipares qui perdent le plus de globules, particulièrement dans le cours des deux derniers mois. Chez d'autres femmes, ayant habituellement des règles très abondantes, le nombre des globules ne diminue pas pendant les premiers mois de la grossesse, parfois même il augmente, et ce n'est qu'à la fin de la grossesse qu'il présente une tendance à s'abaisser.

La menstruation met la femme dans les conditions d'une perte sanguine temporaire, se réparant en quelques jours. Elle produit, au point de vue de l'évolution physiologique du sang, des modifications très intéressantes.

La richesse du sang en hémoglobine diminue un peu, mais le nombre des globules augmente.

Cette contradiction apparente est la conséquence de l'effort réparateur qui verse dans le torrent circulatoire de nombreux éléments nouveaux, plus petits que les adultes, et possédant par suite moins de matière colorante. Nous verrons se reproduire le même fait à la suite de toutes les hémorragies temporaires.

5° *Alimentation*. — Les recherches multipliées de Denis, Becquerel et Rodier, Verdeil, Panum, Voit, etc., établissent que la richesse globulaire est sous la dépendance de la qualité et de la quantité des aliments. Les carnivores ont plus de globules que les herbivores, et, chez les omnivores, le régime azoté fait monter le chiffre des globules. C'est, en effet, l'alimentation azotée qui fournit le plus de fer. Il résulte cependant des travaux de Gmelin, Popp, Thompson qu'une alimentation riche en graisse accroît sensiblement le chiffre des globules. Ce fait joue probablement un rôle dans l'action reconstituante de l'huile de foie de morue, la plus assimilable de toutes les graisses. Le régime mixte, à la fois azoté et gras, paraît donc être le plus favorable à la reconstitution du sang.

Il serait intéressant d'étudier chez l'homme, à l'aide des procédés de numération, les différences relatives aux races, aux climats, aux divers genres de vie. Sans aller bien loin, on pourrait trouver l'occasion de comparer le sang des paysans, qui se nourrissent presque exclusivement de végétaux, avec celui des citadins, usant largement de l'alimentation azotée.

6° *Passage du sang à travers certains organes.* — Beaucoup de physiologistes ont pensé que le sang subit de profondes modifications sur son parcours, notamment en traversant certains organes.

C'est ainsi que diverses recherches, parmi lesquelles je citerai celles de Prévost et Dumas, Funke, Béclard, ont assigné des caractères particuliers au sang sortant de quelques organes, notamment de la rate et du foie. Ces travaux n'avaient pas jeté une bien vive lumière sur l'origine des éléments du sang, lorsqu'on commença à appliquer à ces études les procédés de numération.

M. Malassez, dans sa thèse inaugurale, annonça des différences sensibles dans la constitution anatomique du sang, suivant les départements vasculaires, et rappela ainsi l'attention sur ce sujet.

J'ai repris cette étude pendant l'année 1877, et, dans un travail que je n'ai pas encore publié, j'ai obtenu des résultats opposés. Le sang m'a paru contenir à peu près partout le même nombre de globules blancs et d'hématies, les différences constatées dans mes numérations n'ayant jamais dépassé d'une manière sensible la limite des erreurs possibles.

Lesser, de son côté, en se servant d'un procédé différent, c'est-à-dire d'une modification de la méthode chromométrique de Hoppe-Seyler, est arrivé au même résultat :

le sang contiendrait partout, à très peu près, la même
quantité d'hémoglobine.

Ces faits ne prouvent pas que la composition du sang
reste invariable dans tout le trajet circulatoire, car à côté
des oscillations dans le nombre des éléments il y a bien
d'autres facteurs à considérer dans le sang ; mais, au point
de vue de l'étude du fer, ils ne nous permettent pas
encore d'admettre l'existence de centres producteurs
d'hémoglobine, et ils ne nous ont pas fait encore découvrir d'organes formateurs du sang.

Le fer de l'organisme, avons-nous dit, n'est pas con-
finé dans le sang. On en trouve dans toutes les autres
parties de l'économie, et cette revue physiologique resterait incomplète si nous la limitions aux faits qui concernent le sang.

Depuis longtemps déjà on a signalé la présence du fer
dans la lymphe et le chyle. Hensen, ayant recueilli le
liquide qui s'écoulait d'une fistule lymphatique du pénis,
a trouvé dans les cendres du sérum de cette sécrétion
0,53 0/0 de fer. Lehmann, au contraire, n'a pas trouvé
de fer dans le sérum de la lymphe.

En 1840, Simon signala la présence de l'hématine dans
le chyle du canal thoracique chez le cheval, et Schmidt a
depuis évalué la proportion de cette substance à 0,06 0/00.
Quelques auteurs ont prétendu que ce résultat était acci-
dentel et que la présence du fer dans le chyle était la
conséquence de la pénétration d'un nombre plus ou
moins grand de globules rouges provenant des vaisseaux
sanguins, dans le canal thoracique. Hyrtl, en se fondant
sur des recherches anatomiques, a considéré, au contraire, comme normale la présence des hématies dans la
lymphe. C'est en traversant les ganglions lymphatiques
que la lymphe acquerrait, d'après cet auteur, de l'hémoglobine.

La présence des hématoblastes dans la lymphe et le chyle, éléments qui contiennent déjà de l'hémoglobine, explique les résultats obtenus dans les analyses chimiques. Nous ferons, de plus, observer que les globules blancs des voies lymphatiques sont plus riches en hémoglobine que ceux du sang et prennent, par conséquent, une certaine part dans les résultats obtenus.

Dans le tissu musculaire il existe, chez tous les animaux, une notable quantité de fer. Celle-ci est variable d'une espèce à l'autre, parfois chez le même animal d'un muscle à l'autre.

On s'est demandé si le fer, qui se trouve engagé encore ici dans une matière colorante absolument la même que l'hémoglobine, était réellement un principe constituant du muscle. Kühne, après avoir lavé avec soin divers muscles à l'aide d'une solution chlorurée sodique, y a constaté encore de l'hémoglobine, qui serait, d'après lui, un des corps constituants du tissu musculaire. D'après Brozeit, au contraire, l'hémoglobine serait apportée par le sang, et la chair musculaire en serait simplement imbibée. Critiquant les recherches de Kühne, Prussak a fait remarquer avec raison que le lavage du muscle à l'aide d'une solution de chlorure de sodium injectée dans les vaisseaux, fait diffuser l'hémoglobine jusque dans les éléments propres du muscle.

D'autres travaux entrepris sur la même question n'ont pas encore donné de résultat définitif et n'ont pu établir l'existence de l'hémoglobine dans le plasma musculaire propre.

Toutes les analyses de l'encéphale et des nerfs signalent l'existence du fer dans le tissu nerveux. Quelques chimistes en ont signalé des traces dans les os ; von Bibra, au contraire, après avoir soumis ces organes à l'épuisement par l'eau, n'a pu y reconnaître d'une manière certaine la présence de ce métal. Enfin on en trouve encore dans les cartilages, dans les dents, dans la cornée et l'épiderme, dans les cheveux et dans tous les pigments.

Certains viscères, tels que le foie et la rate, en sont très riches. D'après les recherches de M. Picard, la rate contiendrait même plus de fer que le sang, et serait par conséquent pour ce métal un lieu d'emmagasinement. Ce résultat ne prouve pas cependant que le fer appartienne en propre à la rate ; il est probable qu'il y est apporté par le sang, qui y subit des modifications encore inconnues.

Lorsque les poumons ont été débarrassés complètement du sang qu'ils contiennent par le lavage, on y trouve encore, comme dans tous les organes contenant du pigment, une proportion variable de fer.

En résumé, bien que le fer soit répandu partout, il paraît appartenir en propre au sang, soit au sang tout formé qui circule dans les vaisseaux rouges, soit au sang en voie d'élaboration qui remplit les vaisseaux blancs. C'est au sang, et probablement exclusivement au sang rouge, que les tissus et les organes paraissent l'emprunter en s'imbibant d'une quantité plus ou moins grande d'hémoglobine ou en produisant à l'aide de cette matière colorante les divers pigments de l'économie. L'histoire physiologique du fer est donc en dernière analyse intimement liée à celle du liquide nourricier.

Connaissant maintenant la répartition générale du fer dans l'économie, il nous reste encore, pour compléter ces notions physiologiques, à envisager l'étude de ce métal au point de vue de la nutrition générale.

Dans les conditions de la vie normale, tout le fer que nous possédons nous est fourni par les aliments. Ce corps est répandu avec une telle profusion dans la nature que tous nos aliments en contiennent des proportions sensibles.

Parmi les aliments particulièrement riches en fer, nous

citerons certains féculents, l'avoine, les haricots, les lentilles ; puis les œufs, la viande. M. Boussingault a réuni sous forme d'un tableau, reproduit dans tous les livres classiques, les résultats de ses nombreuses recherches sur ce sujet. Ce tableau est utile à consulter lorsqu'on cherche à faire pénétrer le plus de fer possible dans l'organisme.

Les aliments solides ne constituent pas la source unique à laquelle nous puisons ce principe. Moleschott a prouvé que toutes les boissons, et entre autres l'eau potable elle-même, en renferment également.

On s'est demandé avec raison quelle est la quantité de fer nécessaire à l'entretien normal. A cette question importante on n'a encore répondu que d'une manière imparfaite et en se servant d'un moyen détourné. Cette quantité a été calculée, en effet, d'après la ration d'entretien.

Les chiffres de M. Boussingault indiquent, pour la ration du marin français — $0^g,0661$ de fer ; pour celle du soldat — $0^g,078$; pour celle de l'ouvrier irlandais — $0^g,0912$; pour celle du galérien — $0^g,0591$. La quantité moyenne de fer renfermé dans l'alimentation d'un adulte est donc d'environ $0^g,07$. Mais que devient ce fer ? Est-il absorbé ? Dans quelle proportion est-il utilisé ? Quelle perte vient-il combler ? La réponse à ces questions se trouvera comprise dans l'étude pharmacodynamique du fer.

2ᵉ LEÇON

Messieurs,

Examinons tout d'abord comment le fer, considéré
comme médicament, peut pénétrer dans l'organisme. Les
préparations de fer mises en usage en médecine sont
extrêmement nombreuses, et il ne sera pas utile de les
étudier toutes individuellement. Pour la compréhension
des faits généraux dont nous nous occupons, il suffit de
se rappeler que ces préparations se divisent en solubles
et en insolubles.

Elles peuvent être mises en contact avec la peau, le
tissu cellulaire sous-cutané, les diverses muqueuses.

L'absorption par la peau saine, même lorsqu'il s'agit
des composés les plus solubles, doit être considérée,
d'après diverses expériences, et en particulier celles
d'A. Mayer, comme nulle.

Quand la peau présente une solution de continuité ou
une ulcération, toutes les préparations solubles, non styptiques, sont facilement absorbées. De même le fer peut
pénétrer dans l'organisme lorsque des composés ne détruisant pas les tissus, comme le citrate de fer par exemple,
sont injectés dans le tissu cellulaire sous-cutané. On a
tenté récemment d'utiliser cette voie d'introduction. Quand
les préparations employées sont styptiques ou caustiques,

comme le perchlorure de fer, les phénomènes locaux paraissent s'opposer complètement à l'absorption.

C'est par la voie stomacale que le fer est vulgairement introduit dans l'organisme. Dans la bouche, les préparations insolubles ne subissent aucune modification ; pour celles qui sont solubles, l'absorption pourrait déjà, suivant Mitscherlich, s'y effectuer dans une certaine mesure. Toujours est-il que ces composés colorent les dents et les gencives en noir, en formant soit un albuminate de fer (Mayer), soit un sulfure (Buchheim, Schroff), soit un tannate (Baruel), soit enfin une combinaison avec la substance même des dents (Smith). C'est là un des inconvénients des sels solubles, inconvénient auquel il est facile de remédier en administrant ces composés de manière à les empêcher de se dissoudre dans la salive.

Les phénomènes qui se passent dans l'estomac et les intestins sont de beaucoup les plus importants, et, bien qu'ils aient déjà donné lieu à de très nombreuses recherches, ils sont encore assez imparfaitement déterminés.

Quand on dose la quantité de fer éliminée avec les fèces, on est surpris de la trouver presque égale à celle qui a été introduite dans le tube digestif. Aussi quelques physiologistes ont-ils nié l'absorption de cette substance, tandis que d'autres l'ont considérée tout au moins comme très restreinte. Aujourd'hui on admet généralement que les préparations de fer sont absorbées, en notable proportion, dans l'estomac, et on fonde cette opinion sur des expériences assez nombreuses dont je vous indiquerai seulement les principales conclusions.

Au sujet du mode de pénétration, on est en présence de trois hypothèses principales.

1° Pénétration directe du fer dans le sang sous la forme d'un sel inorganique et combinaison de ce composé avec les substances albuminoïdes du sang ;

2° Combinaison du fer et des albuminoïdes directement dans l'estomac et l'intestin, avant l'absorption;

3° Absorption par ces deux procédés à la fois.

Cette dernière opinion qui, dans son éclectisme, concilie les deux premières hypothèses, est celle que Scherpf a adoptée récemment dans un travail intéressant qui résume parfaitement l'état de la science sur ce point.

Prenons comme exemple une préparation insoluble, la limaille de fer ou le fer réduit. Voici quelle sera la marche des phénomènes :

En premier lieu, le fer s'oxyde, puis en présence de l'acide du suc gastrique il se forme du chlorure de fer (Rabuteau, Scherpf). Pendant l'oxydation, une certaine quantité d'eau étant décomposée, il se produit dans l'estomac de l'hydrogène libre déterminant l'éructation si souvent signalée. Lorsqu'on se sert d'oxyde de fer, ce dernier phénomène est par suite écarté.

Dès que le chlorure de fer est formé, il paraît pouvoir être absorbé directement, au moins en partie, en formant au fur et à mesure de sa pénétration dans le sang un albuminate de fer, rendu soluble par les bases alcalines du sang, de sorte que le métal est, en définitive, entraîné sous la forme d'un albuminate double.

Toutefois, une autre partie du chlorure, peut-être la principale, rencontrant des albuminoïdes ou des peptones d'abord dans l'estomac, puis dans l'intestin, en même temps que des alcalis (chlorure de sodium surtout), forme immédiatement de l'albuminate ou du peptonate double de fer et d'une base alcaline (Na, par exemple), sel inoffensif pour le sang et pouvant être facilement assimilé.

Cette théorie, à l'appui de laquelle ont paru en dernier lieu les recherches de Mitscherlich, Buchheim, Dietl, Scherpf, semble être la plus acceptable. Mais a-t-elle une portée générale?

Elle s'applique vraisemblement à toutes les préparations insolubles, à l'exception des phosphates; mais quelques composés solubles se comportent d'une manière particulière. Ainsi l'iodure de fer entraîne son iode avec lui, probablement aussi en combinaison avec l'albumine, et le métalloïde agit à sa façon et se retrouve bientôt dans l'urine.

De plus, il existe au moins deux composés solubles, les ferro et ferricyanures de potassium, qui pénètrent dans le sang sans se modifier et se retrouvent intacts dans les urines. C'est là un fait intéressant que nous aurons plus tard l'occasion d'utiliser.

Les transformations chimiques subies par les ferrugineux dans l'estomac et l'intestin montrent sous quelle forme le fer peut être absorbé; examinons maintenant quels sont les lieux et voies d'absorption. Les recherches de Tiedemann et Gmelin ont apporté sur ce point peu d'éclaircissements. Après avoir injecté dans l'estomac chez le chien 5 grammes de chlorure de fer, ces observateurs ont retrouvé, au bout de cinq heures, dans le cæcum une quantité presque égale de fer, ce qui a conduit certains auteurs à mettre en doute l'absorption de ce métal. Plus récemment, E. Wild a publié des faits très significatifs. Il a mélangé au foin consommé par des moutons une quantité déterminée de fer et a pratiqué à certains intervalles l'examen des diverses portions du tube digestif. Cette méthode lui a permis d'établir que le fer diminue par absorption dans l'estomac et dans la première portion de l'intestin, puis qu'il redevient peu à peu plus abondant au fur et à mesure qu'on se rapproche du rectum. Sur 0,236 0/0 de fer introduit dans l'estomac, on en retrouve 0,217 0/0 dans la dernière portion du tube digestif.

Ces faits prouvent donc que le fer absorbé par l'estomac est, d'autre part, excrété par l'intestin. Toutefois, la majeure partie de ce corps, surtout lorsqu'on l'emploie à haute dose, échappe à l'absorption. On sait qu'il colore les selles en noir, et cette coloration n'est pas mieux expliquée que celle des dents.

On ne peut avec Baruel invoquer la présence dans l'intestin du tannin des aliments, puisque A. Mayer a observé la coloration noire chez les malades soumis au régime lacté. Trousseau et Pidoux ont admis une modification de la bile, tandis que Buchheim et A. Mayer croient simplement, ce qui paraît très vraisemblable, à la formation de sulfure de fer.

L'apport du métal absorbé a-t il lieu par le sang ou par le chyle?

Pour résoudre cette question, Westrum et Panizza ont fait la ligature du canal thoracique, et ils ont vu que cette opération ne s'oppose pas au passage du fer dans le sang général.

Les analyses du chyle faites par Menghini, Mayer, Wright pendant l'absorption du fer confirment le résultat précédent. Elles n'ont pas montré, en effet, d'augmentation du fer dans le chyle. De même, Tiedemann et Gmelin, après avoir injecté du sulfate de fer dans l'estomac chez des chiens et des chevaux, n'ont pas retrouvé le métal dans le chyle ; mais ils en ont constaté une grande quantité dans la veine porte et ses branches. Le fer paraît donc être absorbé par les veines mésaraïques, qui le conduisent au foie avant de le livrer à la circulation générale.

Pendant que s'accomplit cette introduction du métal dans l'organisme, il s'en fait une élimination constante par les voies les plus diverses.

Toutes les excrétions contiennent, en effet, une quantité variable et parfois très notable de fer. Dans la sueur, sa présence a été signalée par Gorup-Besanez, Vitale et Latini, Schottin. D'après Lehmann, ce sont les débris épithéliaux qui renfermeraient le fer. Dans un cas de cyanhydrose observé par Kollmann, la coloration bleue de la sueur était due à la présence de phosphate de fer.

La salive paraît n'en contenir que des traces. C. Bernard n'a pu en trouver dans la salive parotidienne, cependant G. Besanez, Wright et Enderlin en ont constaté dans la salive mixte. Dans le calcul du canal de Sténon, analysé par Humbert et Lassaigne, il existait une notable proportion de fer.

Ce sont les sécrétions du tube digestif qni en renferment le plus. Tous les observateurs qui ont fait des analyses du suc gastrique en ont trouvé dans ce liquide une assez forte proportion. Vous pourrez consulter entre autres les chiffres donnés par Braconnot, Berzelius, Frerichs, Tiedeman et Gmelin, C. Bernard, E. Wild, A. Mayer.

D'après des recherches faites sur l'homme, C. Schmidt estime qu'un adulte de 64 kilogrammes sécrète par jour 3 centigrammes de fer par le suc gastrique, ce qui représente près de la moitié du fer introduit avec les aliments. Il est vrai qu'une partie peut être réabsorbée dans le reste du tube digestif.

Le même métal est encore une des parties constituantes du suc pancréatique. C. Schmidt et Kraiger, Bidder et Schmidt l'y ont mis en évidence.

Un calcul analogue au précédent indique pour un homme de 64 kilogrammmes une perte de $0^{g},0064$ de fer par le pancréas.

C'est par la bile que se fait la déperdition la plus importante. Ce liquide, riche en matière colorante ferrugineuse, en a constamment décelé une proportion très notable dans les analyses faites par un grand nombre de chimistes (Thénard, Bizio, Enderlin, Quevenne, Rose, etc.). En poursuivant les estimations rapportées à un homme du poids de 64 kilogrammes, on trouve une perte quotidienne du 0,0428 de fer par la bile.

Les calculs biliaires en renferment une certaine quantité (Wurzel, Ritter, etc.).

Nous savons qu'il en existe aussi normalement dans l'urine, en combinaison avec une matière colorante, décrite par Scherer et Harley sous le nom d'*urohématine*, et qui vraisemblablement provient de l'hémoglobine. Sur l'importance de cette voie d'élimination on a émis des opinions contradictoires. Tandis que quelques-uns ont signalé une augmentation du fer de l'urine pendant l'administration des ferrugineux, d'autres n'ont pas observé un semblable résultat, et c'est même là une des raisons invoquées pour mettre en doute l'absorption du fer.

Mayer et Schroff, ayant repris l'examen de cette question, ont trouvé que les variations du fer de l'urine, sous l'influence des ferrugineux, étaient très inconstantes, tandis que Hamburger, plus récemment, a été conduit par ses recherches à considérer la quantité de fer de l'urine comme à peu près invariable. Nos connaissances sur cet intéressant point de l'histoire du fer sont donc encore insuffisantes. L'urohématine elle-même, ainsi que les matières extractives, qui, d'après M. Magnier, peuvent retenir du fer, sont incomplètement étudiées, et il sera important d'entreprendre de nouvelles recherches physiologiques et pathologiques sur ces diverses substances. Quoi qu'il en soit, il peut s'effectuer dans certains cas pathologiques une élimination surabondante de fer par l'urine, car on trouve ce métal dans les sédiments et dans les calculs. L'un de mes confrères dont la santé ne laisse rien à désirer a expulsé spontanément, il y a quelques années, un calcul composé presque uniquement de fer.

Les larmes elles-mêmes peuvent en contenir, puisque Wurzer a extrait d'un calcul lacrymal 9 0/0 d'oxyde de fer.

Dans le lait, il doit être regardé comme un principe

constant, indispensable d'ailleurs au développement du nouveau-né. La proportion dans laquelle il s'y trouve est variable; elle augmente par l'administration des ferrugineux et l'on a calculé que l'élimination en devenait sensible par cette voie environ au bout de quarante heures.

Il est probable que tous les produits d'exsudation renferment également du fer. A l'appui de cette proposition, on peut citer une analyse de Mayer concernant la sérosité du péricarde.

En somme, ce sont les liquides du tube digestif qui en entraînent le plus au dehors. Aussi l'exonération rectale constitue-t-elle de beaucoup la plus importante des voies d'élimination. Les fèces contiennent d'ailleurs non seulement le fer de la bile et des autres liquides digestifs, mais aussi l'excès de fer alimentaire ou médicamenteux. Dans les conditions normales, on y trouve chez l'homme 2,50 d'oxyde de fer sur 100 parties de cendres. D'après Bidder et Schmidt, la perte faite de ce côté serait cinq à six fois plus élevée que l'élimination par les urines.

Lorsqu'on réunit et qu'on compare tous ces chiffres, il s'en dégage un fait intéressant, à savoir qu'à l'état normal l'organisme perd à peu près autant de fer qu'il en absorbe.

Cela peut se comprendre de deux façons bien différentes, et le choix que l'on doit faire entre elles a une très grande importance. On peut prétendre, en effet, que le fer absorbé n'arrive pas dans le sang général et qu'arrêté par divers organes, notamment par le foie, il retourne par la bile dans l'intestin sans avoir passé par tout l'organisme.

Dans une autre hypothèse, le fer ne passerait dans les excrétions qu'après avoir fait partie intégrante des globules.

Paganuzzi, dans des recherches intéressantes portant

sur l'élimination du fer par la bile, a émis l'opinion que ce métal parcourait la petite circulation entéro-hépatique sans pénétrer dans la grande, et divers auteurs, parmi lesquels je citerai Lussana, se sont fondés sur ces expériences pour admettre que le fer, comme d'ailleurs d'autres métaux, était arrêté par le foie et ne le franchissait pas aisément. Cette opinion s'appuie encore sur ce fait que l'urine contient une quantité de fer à la fois faible et à peu près constante. C'est sur des considérations analogues que divers observateurs, parmi lesquels il faut citer Cl. Bernard, se sont basés pour restreindre l'action du fer à une excitation spéciale des organes digestifs. Il importerait donc de savoir exactement ce qu'il faut penser sur ce point de la physiologie du fer.

A défaut d'expériences décisives, nous opposerons à la théorie précédente quelques objections qui nous portent à la rejeter. Plus tard, en nous occupant des faits pharmacothérapiques, nous accumulerons les arguments qui nous paraissent militer en faveur de la ciculation du fer à travers tout l'organisme.

S'il est vrai que la bile est réellement la principale voie d'élimination, nous avons vu qu'elle est loin d'etre la seule. Il se produit de toutes parts dans l'organisme une dépense évidente de fer, et ce métal abandonnant l'économie, cela seul suffit déjà à montrer que l'organisme serait épuisé au bout d'un certain temps, s'il ne fixait pas de nouvelles quantités de fer. Nous savons que tout ce er est très vraisemblablement emprunté au sang. Pour que la composition du sang reste constante, il faut donc que l'hémoglobine détruite soit remplacee par une formation incessante d'hématies. On veut imiter la circulation du fer au trajet entéro-mésentérique ; mais ce corps n'est-il pas contenu dans la matiere colorante de la bile, qui très vraisemblablement dérive elle-même (Kundel) d'une transformation de celle du sang? C'est donc à l'hémoglobine des hématies que le foie emprunte le fer nécessaire à l'élaboration de la bile, et rien ne prouve que cet organe puisse l'utiliser directement, lorsqu'il ne s'y trouve encore qu'à l'état de dissolution dans le plasma.

L'opinion que nous cherchons à réfuter suppose implicitement un état statique à peu près immuable du sang. Nous pensons, contrairement à cette hypothèse, que le sang est en voie d'évolution continue et que ce milieu obligé des échanges nutritifs est renouvelé d'une manière constante et assez rapide par le sang blanc. C'est en se détruisant que les hématies abandonnent les substances qui entrent dans leur composition, et entre autres la matière ferrugineuse qui les colore; incessamment d'autres hématies viennent les remplacer après avoir fixé une nouvelle quantité d'hémoglobine.

L'étude des hématoblastes ne permet guère de conserver des doutes à cet égard. Bien que ces éléments soient abondants dans le chyle, on n'en compte jamais dans le sang général plus d'un certain nombre, soit environ un vingtième des hématies.

Il faut donc que pendant l'évolution de ces petits éléments, incessamment introduits dans le sang, un vingtième des éléments anciens disparaisse. Quelle est la durée de cette évolution et, par suite, en combien de temps les globules rouges sont-ils complètement renouvelés? Il m'est encore impossible de le dire; mais l'étude de certains faits pathologiques et expérimentaux, en particulier celle de la réparation sanguine post-hémorragique, sur laquelle nous reviendrons prochainement, montre que cette évolution est beaucoup plus rapide qu'on ne l'a cru jusqu'à présent.

On doit à Dietl des expériences intéressantes qui viennent parfaitement confirmer l'hypothèse du renouvellement incessant du fer dans l'économie.

En nourrissant des chiens avec des aliments presque dépourvus de fer, il a constaté que l'élimination de ce corps en dépassait l'absorption. En vingt-sept jours un chien dont la nourriture ne contenait que $39^{mm},5$ de fer en élimina $89^{mm}, 5$, tandis qu'après, en quatre jours, en ayant absorbé 116 milligrammes, il en élimina $144^{mm},5$.

Il serait utile de poursuivre ces recherches et de compléter la description des phénomènes qui résulteraient de la privation plus ou moins absolue de ce principe alimentaire de premier ordre.

On s'est occupé plus volontiers des modifications qui surviennent dans l'organisme sous l'influence des ferrugineux. Malheureusement cette étude a été faite surtout sur des malades, de sorte que nous ne connaissons pas encore nettement les effets physiologiques de cet agent, effets dont nous devons nous occuper avant d'entreprendre l'étude pharmacothérapique.

Les préparations ferrugineuses ont une saveur astringente, styptique, un goût d'encre plus ou moins prononcé suivant le degré d'oxydation ou de solubilité du composé employé.

Les doses faibles, surtout celles des préparations insolubles, n'éveillent aucune sensation stomacale; parfois elles excitent l'appétit. Lorsqu'on emploie des do ses pus fortes on peut voir survenir assez rapidement quelques désordres gastriques : pesanteur après les repas, parfois gastralgie et pyrosis. Si l'on continue néanmoins l'emploi du fer, la langue devient saburrale, tous les symptômes d'un véritable embarras gastrique se prononcent. Du côté de l'intestin, les petites doses ne déterminent d'abord rien de notable ; puis, au bout d'un temps variable, survient habituellement de la constipation. Ce phénomène dépend de la préparation employée; il arrive cependant de voir chez certaines personnes se déclarer de la diarrhée sous l'influence de ferrugineux qui produisent habituellement la rareté des exonérations. La prolongation exagérée du traitement ferrugineux, même lorsque les doses du médicament sont modérées, amène une dyspepsie caractérisée par les phénomènes déjà signalés, auxquels se surajoute souvent du météorisme stomacal et intestinal. Parfois la circulation abdominale s'alanguit, les veines hémorroïdales se gonflent, l'appétit se perd, la langue se couvre d'un enduit saburral, le teint devient bilieux; en un mot, il se fait une sorte de saturation des premières voies.

Il est probable que, dans ces conditions, ainsi que l'admettent Mayer et Schroff, l'estomac est légèrement irrité par l'excès de fer non transformé. On peut supposer également qu'un usage trop prolongé du fer apporte une entrave plus ou moins grande à la peptonisation. C. Bernard a rapporté ces troubles à l'oxydation du fer, phénomène qui se ferait, d'après lui, aux dépens de l'oxygène du sang des capillaires de l'estomac. Contre cette opinion, nous ferons remarquer que les mêmes phénomènes morbides peuvent se montrer lorsqu'on utilise des préparations dans lesquelles le fer est oxydé.

Il est certain que tous les martiaux ne se comportent pas dans l'estomac de la même façon, et il serait très important de connaître le pouvoir d'absorption du tube digestif pour les principaux d'entre eux.

Nous ne sommes pas encore complètement renseignés sur ce point, les auteurs qui en ont fait l'étude ayant eu trop souvent la préoccupation de chercher à démontrer la supériorité d'une préparation au détriment des autres.

Leurs recherches ont établi toutefois que les actes digestifs étaient peu modifiés par la présence du fer, et elles ont fait voir qu'il est avantageux de prescrire les ferrugineux, surtout les insolubles, au moment des repas, afin d'en faciliter la dissolution dans le suc gastrique (Quevenne).

La médication ferrugineuse suffisamment prolongée peut-elle, comme quelques auteurs l'ont admis, déterminer des phénomènes de pléthore? Pour trancher cette quest on, il faudrait faire quelques expériences sur l'homme sain et rechercher si le fer peut, chez lui, augmenter à la fois le nombre et le pouvoir colorant des globules. En me fondant sur un certain nombre de cas cliniques, je crois qu'il est possible de susciter une sorte de pléthore d'origine martiale. Plusieurs fois, chez des jeunes filles chlorotiques guéries, j'ai fait continuer l'usage des ferrugineux et il en est résulté quelques désordres, tels que de la céphalalgie, des épistaxis, des règles redoublées, phénomènes qui ont coïncidé avec une surélévation du contenu des hématies en hémoglobine. Ces symptômes ont toujours été passagers et fort peu inquiétants; ils ont cessé dès qu'on a suspendu l'usage des ferrugineux.

On se fonde souvent sur un travail de Pokrowsky pour admettre que le fer détermine une élévation de la température et une augmentation dans l'excrétion de l'urée. Cette fois encore les observations ont été faites sur des malades et réclament par suite de nouvelles recherches. Pour ma part, je n'ai jamais noté chez les chlorotiques soumises au fer d'élévation sensible de la température.

De cette étude physiologique résultent, en résumé, les principaux faits suivants :

C'est par l'intermédiaire des hématies que le fer joue dans l'économie le rôle important qui lui est dévolu. Ces éléments, après l'avoir fixé, le transportent partout avec eux et lui empruntent la propriété de servir aux échanges respiratoires des tissus et à divers actes de nutrition intime. Le jeu régulier de ces phénomènes semble exiger le passage constant à travers l'organisme d'une quantité relativement importante de ce métal, qui, dégagé par la destruction d'un certain nombre d'hématies, quitte l'économie après avoir accompli sa tâche sous différentes formes et

par les voies les plus variées. Cette élimination constante,
même lorsque l'alimentation n'en introduit que des quantités insuffisantes, prouve bien que les hématies sont des
éléments peu fixes, en voie d'évolution continue, et nous
sommes ainsi conduit, pour comprendre la pharmacothérapie du fer, à remonter jusqu'à la question de la formation et de la régénération des éléments du sang. C'est
ce que nous ferons en abordant maintenant l'étude du
mode d'action du fer envisagé comme agent médicamenteux.

Nous commencerons par jeter un coup d'œil rapide
sur les variations du fer dans les maladies, afin de bien
préciser les conditions particulières dans lesquelles on
fait intervenir la médication martiale.

Les difficultés sont ici les mêmes que lorsqu'il s'agit
des modifications physiologiques, en ce sens que les procédés applicables à l'étude du sang ne peuvent nous rendre compte que des altérations survenues dans un volume déterminé de sang et non des fluctuations de la
masse totale. Au point de vue qui nous occupe, nous ne
pouvons apprécier que le contenu relatif en fer, à l'aide
du dosage de l'hémoglobine ou du dénombrement des hématies. A cet égard, il est utile de faire observer que
cette quantité peut rester sensiblement invariable, au
moins pendant un certain temps, dans des états pathologiques graves qui, sans aucun doute, amènent une diminution sensible de la masse totale du sang. Il en est ainsi
dans le cours de la plupart des maladies aiguës. La diète
observée forcément pendant ces maladies produit une diminution de la masse totale du sang, sans que les procédés
dont nous parlons indiquent une modification notable
dans le nombre des hématies, et par suite dans la richesse
en fer.

Il est même assez commun d'observer au début de ces

maladies une augmentation dans la richesse du sang en hémoglobine.

Dans ces conditions, les modifications hématiques sont analogues à celles qu'on détermine chez les animaux soumis à l'inanition. Rappelez-vous les expériences dont je vous ai exposé les résultats dans nos premières leçons. Pendant l'inanition, vous avez vu le nombre des hématies ainsi que le pouvoir colorant du sang augmenter, jusqu'au moment de la mort. Il semble que, dans ces conditions, le liquide nourricier ait une tendance à se concentrer de plus en plus.

D'après des observations qu'il serait trop long de vous rapporter ici, la formation des hématies paraît suspendue ou tout au moins entravée dans le cours des maladies aiguës, surtout dans celles qui durent longtemps (fièvre typhoïde, variole), de sorte qu'au moment de la convalescence, lorsque le sang est dilué par l'apport de nouveaux flots de lymphe, on voit survenir des altérations globulaires et une diminution du pouvoir colorant du sang. Mais la convalescence est une remarquable période de rénovation et, tandis que tous les tissus altérés se réparent, la régénération du sang se fait presque toujours avec facilité grâce au retour de l'appétit et à la reprise des fonctions digestives. Le fer contenu dans les aliments suffit dans la plupart des cas aux frais de la reconstitution hématique. Nous n'aurons donc guère à nous préoccuper des fluctuations du fer dans les maladies aiguës. Dans les maladies chroniques, la détermination de la proportion de fer ou d'hémoglobine acquiert, au contraire, une très grande importance.

La masse du sang y reste probablement, comme à l'état physiologique, en rapport avec le poids du corps, et le dosage de l'hémoglobine ou du fer conserve alors toute sa signification. C'est dans ces états morbides qu'on voit survenir, par suite de troubles prolongés dans la nutrition générale, ces altérations profondes dans la constitution anatomique du sang, qui caractérisent essentiellement l'aglobulie et qui sont la conséquence d'une perturbation évidente dans le processus de formation ou plutôt de génération de ce liquide.

Le groupe des maladies avec lésion dans l'évolution sanguine contient des types divers et, sous le nom générique d'anémies, on confond des états du sang d'origine variable n'ayant de commun entre eux que l'aglobulie.

Au point de vue thérapeutique, il y a lieu de distinguer les *anémies primitives* (I) et les *anémies symptomatiques* (II).

I. — *a)* Le type de l'anémie dite spontanée est l'anémie chlorotique. Déjà Sydenham, en 1681, avait reconnu empiriquement la valeur du fer dans la chlorose avant même que cette maladie fût bien définie par Fr. Hoffmann (1753). Depuis on a beaucoup discuté sur l'origine et la nature de la chlorose sans que l'efficacité du fer ait été mise sérieusement en doute.

Laissons de côté ces discussions du domaine de la pathologie, et cherchons simplement s'il est possible de comprendre les effets des ferrugineux.

Les guérisons obtenues dans la chlorose ont d'abord paru bien naturelles aux médecins connaissant la richesse du sang en fer. La première hypothèse émise pour les expliquer était parfaitement simple et logique : on regarda le fer, avec Richter, comme favorisant la production des hématies. C'était là une proposition générale n'exprimant qu'un résultat. Pour adapter cette opinion aux idées acceptées en physiologie, on admit que le fer rendait plus facile la transformation des globules blancs en globules rouges, sans oser toutefois pénétrer plus avant au cœur de la question.

Dans presque tous les traités de matière médicale, le

fer fut considéré comme le type des hématogènes ou hématiniques (Pereira).

Tous les auteurs cependant n'acceptèrent pas cette opinion, qui obligeait à considérer comme résolue la question controversée de l'absorption et de l'assimilation du fer.

En France, les expériences de Cl. Bernard firent admettre par de nombreux médecins que les martiaux agissaient principalement sur le tube digestif à la façon d'un topique, et les ferrugineux comptèrent uniquement pour eux au nombre des agents dits eupeptiques. Trousseau et Pidoux ont professé une théorie analogue en attribuant à ces agents la propriété d'exciter les fonctions végétatives et les forces d'assimilation et de réparation. Par là, tout en reconnaissant les bienfaits de la médication martiale, ils ont laissé la porte ouverte à ses détracteurs. Ceux-ci, moins nombreux aujourd'hui qu'à toute autre époque, et notamment qu'au temps du physiologisme, n'osent plus mettre absolument en doute l'action du fer ; en général, ils se bornent à prétendre qu'il est tout au plus l'égal des moyens qui peuvent être mis en usage pour obtenir les effets attribués au fer par Trousseau et Pidoux. Récemment M. Dujardin-Beaumetz s'est fait l'apôtre de cette croisade contre le fer. Il a cherché à soutenir, non sans talent, que pour guérir la chlorose il suffit d'activer la nutrition, et que ce résultat s'obtient plus aisément par un grand nombre d'autres moyens que par le fer. L'idée n'est pas nouvelle ; elle ne nous paraît pas pour cela mieux fondée.

Pour déterminer la valeur du fer dans la chlorose, il fallait faire l'étude de l'altération du sang dans cette maladie et suivre les modifications apportées à cette lésion par l'administration des ferrugineux.

Les analyses chimiques nous ont appris que le poids des globules subit une diminution plus ou moins prononcée. Plus tard on s'est adressé à la numération des hématies et on a obtenu des résultats variables. Tantôt on a compté moins de globules qu'à l'état normal, mais assez souvent aussi on a été surpris de trouver le nombre des hématies fort élevé, parfois même plus grand qu'à l'état sain. Ces méthodes sont insuffisantes. L'altération n'est décelée qu'à l'aide de l'examen anatomique complet du sang, combiné avec le dosage de l'hémoglobine. Lorsqu'on emploie les procédés dont j'ai déjà fait mention, on constate que dans la chlorose le sang évolue d'une manière anomale, et que l'altération des hématies est la conséquence de cette élaboration imparfaite. J'ai déjà eu plusieurs fois l'occasion de décrire les modifications du sang dans la chlorose et, sans insister davantage sur ce point, que je puis considérer comme connu de vous, je vous rappellerai simplement qu'en général il se fait dans le sang une accumulation de formes jeunes, d'éléments intermédiaires ; de sorte que l'altération anatomique est caractérisée à la fois par des modifications dans les dimensions, la forme et la couleur des hématies.

La lésion globulaire est plus ou moins prononcée suivant le degré d'anémie. Si l'anémie est d'intensité moyenne, le nombre des globules s'éloigne peu du chiffre normal, il peut même le dépasser ; mais les altérations qualitatives sont très prononcées. Dans ces cas, bien que la formation des éléments du sang ait conservé toute son activité, les hématies avortent en quelque sorte, parce qu'elles ne trouvent pas dans l'organisme les conditions nécessaires à leur développement complet. L'anémie prend-elle des proportions plus sérieuses, les hématies sont à la fois peu nombreuses et altérées.

Telle est l'importance de cette lésion que la quantité d'hémoglobine, et par suite de fer, se trouve réduite habituellement à la moitié, souvent au tiers et parfois au quart ou même au cinquième, de sorte que, s'il est possible de faire fond sur les données physiologiques précé-

demment exposées, le sang, au lieu de contenir environ
3 grammes de fer, n'en renferme plus dans l'anémie chlorotique qu'une quantité variant de 1 gr. 50 à 0,75.

Le déficit à combler est donc considérable, quoi qu'en
aient dit certains médecins insuffisamment renseignés.
Si, de plus, nous nous souvenons que le fonctionnement
organique entraîne une perte quotidienne de fer très sensible, nous nous formerons une idée à peu près exacte
des conditions dans lesquelles intervient la médication
martiale.

Examinons ce qui va se produire sous l'influence de
l'administration du fer dans un cas où les hématies présentent à la fois des modifications qualitatives et quantitatives.

Je mets sous vos yeux diverses courbes résumant quelques-unes de mes observations sous une forme graphique.
(Voir le tableau ci-contre concernant une de ces observations.)

Voici la ligne N représentant les oscillations dans le
nombre des hématies, la courbe R, celles des fluctuations
de la richesse globulaire appréciée en globules sains par
la chromométrie, et enfin la courbe G, déduite des deux
premières et qui traduit les modifications de la valeur
individuelle des hématies. En vous reportant aux explications que je vous ai données au commencement de notre
étude, il vous sera très facile de saisir immédiatement la
signification de ces tracés.

La courbe N suit, vous le voyez, une marche irrégulièrement ascendante. Par moments le nombre des globules s'élève tout à coup, pour retomber ensuite ; mais l'ensemble de la courbe se relève et, après des oscillations
multiples, elle indique, au bout d'un certain temps, des
chiffres qu'on peut considérer comme normaux. Remarquez que ces derniers sont sensiblement inférieurs à
plusieurs de ceux qui ont été trouvés pendant le cours

du traitement et que, par conséquent, le dénombrement des globules ne renseignerait pas à lui seul sur la valeur de la médication.

La seconde courbe R suit d'abord une marche analogue, puis elle devient rapidement ascendante et se rapproche peu à peu de la première, de sorte qu'à un certain moment les deux courbes se rencontrent pour rester définitivement confondues et parfois même s'entre-croiser.

C'est la troisième courbe qui résume la marche des modifications produites par le fer. Vous voyez que cette courbe G, indiquant la valeur individuelle des hématies, s'élève d'abord par oscillations. Pendant cette première partie de son trajet, les minima de la valeur de G correspondent aux maxima de la ligne N, c'est-à-dire que les globules contiennent d'autant moins d'hémoglobine qu'ils sont plus nombreux, le sang charriant avec lui un grand nombre d'éléments jeunes, incomplètement développés ; et inversement, les maxima de la ligne G correspondent aux minima de la ligne N, ce qui indique qu'après les poussées de formation globulaire il se produit une sorte de période de perfectionnement pendant laquelle les éléments nouvellement formés se rapprochent de l'état normal. Puis cette courbe G devient presque directement ascendante, et enfin horizontale au moment où les globules restent définitivement physiologiques. Il y a donc en quelque sorte deux périodes dans le processus de régénération du sang. Pendant la première, le fer paraît exciter la formation des globules ; puis ces globules nouveaux, produits par poussées successives, plus altérés souvent qu'avant le début du traitement, deviennent peu à peu physiologiques. Ce dernier phénomène caractérise la deuxième phase des effets du fer et il est de beaucoup le plus important.

Lorsque l'anémie est moins intense, la première phase est très courte ou même totalement supprimée, et l'on

peut voir alors la médication martiale produire une guérison rapide, bien que parfois elle entraîne, dans ces circonstances, une diminution dans le nombre des globules.

On peut résumer d'un mot ces effets en disant que la
médication martiale ramène à l'état normal l'évolution des
hématies.

La guérison n'est obtenue, et c'est là un des points les
plus importants à connaître, que lorsque les globules sont
devenus normaux et restent tels pendant un certain temps.

Il me serait facile de mettre sous vos yeux une vingtaine d'observations analogues à celle qui est représentée
par ces courbes.

Toutes les fois que la médication ferrugineuse est bien
supportée, les modifications du sang suivent les mêmes
phases et vous verriez les autres observations se traduire
par des graphiques analogues.

Voilà, messieurs, le fait empiriquement connu de la
valeur de la médication martiale, revêtu d'une forme
scientifique. Mais il ne s'agit encore que de l'expression
d'un fait.

Toutefois, sous cette nouvelle formule, non seulement
celui-ci acquiert plus de précision, mais encore il se prête
mieux à la discussion des opinions émises pour l'expliquer.

A l'époque où j'ai publié mes premières recherches sur
le mode d'action du fer, M. le professeur Regnauld a
pensé qu'il était possible de vérifier, à l'aide des procédés
que j'avais mis en usage, l'hypothèse d'après laquelle le
fer agirait en excitant les fonctions de nutrition pendant
son passage à travers l'organisme.

En employant le ferrocyanure de potassium, dont je
vous ai déjà parlé, il était facile, en effet, de se rendre
compte des effets produits par un ferrugineux non assimilable, ne pouvant agir que par sa présence, soit dans le
tube digestif, soit dans le sang.

Les observations que nous avons faites, M. Regnauld et moi, dans deux cas d'anémie chlorotique, et qui sont résumées sous la forme de tracés que je mets sous vos yeux, nous ont conduit à des résultats extrêmement nets. Le ferrocyanure de potassium, administré à des doses élevées et pendant plus de deux mois, n'a déterminé aucune modification appréciable dans l'altération globulaire. L'état des malades s'est un peu amélioré, le nombre des globules rouges est devenu plus considérable et la richesse globulaire elle-même s'est élevée ; mais le même résultat peut être obtenu, ainsi que j'ai pu le constater souvent, par le repos et les toniques. Toutes les fois que des jeunes filles malades, qui souvent luttent avec énergie avant de se présenter à l'hôpital et travaillent jusqu'à ce que leurs forces soient épuisées, sont soumises à un repos absolu et vivent dans des conditions relativement bonnes, l'état de leur sang ne tarde pas à s'améliorer ; dans ces circonstances, toutes les médications paraissent produire une amélioration notable. Il ne faut pas s'y laisser tromper : la maladie persiste, elle n'est même pas influencée lorsque les globules rouges nouveaux avortent dans leur développement, et que, par suite, la valeur individuelle des globules reste sensiblement la même. Bien que cette altération globulaire ne soit qu'un des éléments de l'aglobulie, elle peut servir en quelque sorte de critérium lorsqu'il s'agit, dans les circonstances actuelles, de déterminer la valeur d'un mode de traitement. Dans les cas auxquels je fais allusion, il a suffi d'administrer, après le ferrocyanure de potassium, un ferrugineux assimilable, le chlorure ferreux, pour amener rapidement la guérison durable de l'anémie chlorotique [1].

Il restait encore à examiner l'hypothèse d'après laquelle le fer porte son action sur le tube digestif et rétablit la

[1] CCXIII.

santé en augmentant l'appétit et en activant la nutrition générale. Cette question a pu être résolue, je crois, par la comparaison de l'action de l'oxygène avec celle du fer.

Vous savez que les troubles gastriques jouent un rôle important dans la chlorose. Beaucoup de malades ont un appétit capricieux, bizarre, un dégoût persistant pour toute alimentation substantielle ; souvent aussi il y a de la gastralgie, des vomituritions ou même des vomissements, et la nutrition devient alors tellement languissante qu'il est logique d'attribuer à cet état une large part dans la production de l'anémie.

En choisissant des malades présentant ces phénomènes et en les soumettant aux inhalations d'oxygène, on peut faire disparaître, en général très rapidement, les troubles gastriques et produire une augmentation considérable de l'appétit ainsi que du pouvoir d'assimilation. L'état général des malades s'améliore, mais malgré la continuation pendant plusieurs mois des inhalations d'oxygène, il est impossible d'obtenir une modification bien appréciable des altérations globulaires. Quelques malades, se sentant mieux, abandonnent tout traitement et ne tardent pas à retomber dans un état maladif aussi prononcé qu'avant le commencement des inhalations ; celles qui, au contraire, sont soumises après cette première médication à un traitement ferrugineux suffisamment prolongé guérissent plus ou moins rapidement.

On est en droit de conclure, d'après ces recherches, que le fer des aliments n'agit pas chez les chlorotiques comme le fer donné sous la forme médicamenteuse, soit parce que la quantité de fer assimilée dans les conditions d'une alimentation habituelle ne suffit pas pour réparer les pertes subies par l'organisme malade, soit parce que le passage dans le sang d'une quantité surabondante de fer est nécessaire pour que l'action pharmacothérapique se produise.

En tout cas, la valeur du fer ne saurait être niée ; bien employé, cet agent est des plus précieux, et il est véritablement fâcheux que des praticiens de mérite se soient laissés entraîner un peu à la légère à se prononcer contre son emploi.

Dans l'anémie chlorotique, un de ses principaux effets consiste dans l'augmentation du contenu des hématies en matière colorante.

Ce résultat caractérise à tel point l'action du fer qu'il est possible de l'obtenir dans les anémies symptomatiques, alors même que l'évolution anomale du sang est entretenue par une lésion organique, telle qu'un cancer par exemple.

Le fer paraît donc apporter aux hématies l'élément nécessaire à leur évolution complète, et lorsqu'il pénètre en excès dans le sang, il augmente, même dans les conditions pathologiques les plus défavorables, la proportion d'hémoglobine des hématies, jusqu'à déterminer la sursaturation de ces petits éléments.

Telle est, d'une façon indéniable, l'action intime de la médication martiale.

Pour en revenir au traitement de la chlorose, s'ensuit-il, comme on me l'a fait dire à tort, que cette maladie ne peut guérir sans fer ?

Rien ne me paraît plus utile, en pratique, que de se bien expliquer sur ce point. La chlorose est une affection dont la durée et l'intensité sont extrêmement variables. Tandis que nombre de jeunes filles y sont condamnées pendant des années, d'autres en sont à peine atteintes et s'en remettent aisément en quelques mois. Abandonnée à elle-même ou traitée inconsidérément, elle ne s'éternise pas et tend d'elle-même à s'affaiblir avec les progrès de l'âge. Elle ne devient grave que par l'intervention de diverses circonstances fortuites dont tout clinicien saura tenir compte. Si donc elle est capable de s'acheminer d'elle-même vers une solution favorable, rien n'est plus naturel que de la voir s'amender sous l'influence des traitements les plus divers.

Les considérations qu'on a fait valoir en faveur de ces traitements s'appliquent le plus souvent à la chlorose, tandis que notre étude du fer vise uniquement un des éléments de cette maladie, soit l'anémie chlorotique.

Il est indispensable de rappeler que cette anémie joue dans la chlorose un rôle très variable, souvent considérable, mais parfois aussi tellement effacé que, dans quelques cas, rares à la vérité, mais qui paraissent incontestablement appartenir à cette maladie, on ne constate aucune altération appréciable du sang. Dans ces dernières circonstances, les phénomènes nerveux et dyspeptiques dominent, et par conséquent le traitement de la maladie ne sera pas celui de l'aglobulie. Je ne pense pas que ces distinctions aient été toujours suffisamment faites. L'examen méthodique du sang, sur lequel se trouve fondée l'étude pharmacologique du fer, ne permet pas de les négliger. Lorsqu'on en tient compte, les observations des malades démontrent d'une manière péremptoire que, chez les chlorotiques, plus l'aglobulie domine, plus la maladie est justiciable de la médication martiale.

Lorsqu'il existe des troubles dyspeptiques plus ou moins prononcés, les inhalations d'oxygène peuvent rendre de grands services en permettant, par leurs effets sur l'estomac, de faire intervenir des préparations ferrugineuses préalablement mal supportées. Nul doute que l'aérothérapie et peut-être l'hydrothérapie recommandées par quelques praticiens ne soient d'un secours analogue.

Encore un mot pour achever cet important sujet. Bien que je vous représente le fer comme l'agent le plus efficace à opposer à l'anémie chlorotique, je ne vous le donne pas comme mettant plus que tout autre à l'abri des récidives. Celles-ci sont très fréquentes dans l'anémie chlorotique, soit parce que les malades s'exposent de nouveau aux causes qui ont déterminé leur état morbide, soit parce que la disposition constitutionnelle à l'anémie persiste et reproduit bientôt les mêmes effets lorsqu'on abandonne l'organisme à ses propres ressources.

Il est cependant possible d'éviter ces récidives, et c'est encore le fer qui nous en procure le moyen. En réitérant de temps en temps l'examen du sang chez les malades qui paraissent définitivement guéries, il est facile de surprendre la moindre tendance au retour de l'aglobulie, avant même que l'état du sang se soit révélé par quelques phénomènes pathologiques. Une reprise, pendant quelques semaines, de la médication martiale, enraye alors la menace de récidive.

C'est toujours d'après l'état individuel des globules, plus encore que d'après le nombre de ces éléments, qu'on jugera de l'opportunité de ces nouvelles interventions thérapeutiques, bien que, je le répète, la valeur individuelle des globules (G) ne soit qu'un des facteurs de l'état anatomique du sang.

J'ai insisté particulièrement sur l'étude pharmacothérapique du fer dans la chlorose, parce que l'anémie chlorotique constitue précisément l'indication principale du fer et qu'elle nous a fourni l'occasion de discuter les diverses opinions émises sur le mode d'action de ce précieux médicament.

Nous compléterons rapidement cette étude par celle des autres indications de la médication martiale.

b) L'anémie *par pertes de sang* est un sujet pathologique des plus intéressants, mais malheureusement fort incomplètement connu. Il est, du reste, extrêmement vaste si l'on veut lui faire embrasser toutes les variétés d'hémorragies primitives et symptomatiques.

Essayons de distinguer les principales conditions dans lesquelles surviennent ces pertes, puisque c'est à ces circonstances que nous devrons conformer notre conduite.

1° Une hémorragie plus ou moins prolongée, mais temporaire, survenant chez un sujet sain ayant le sang normal, telle que celle résultant d'une épistaxis, d'une saignée, d'un traumatisme, d'une métrorragie, constitue le cas le plus simple.

Dès que la perte sanguine s'arrête, la réparation hématique se produit spontanément et se fait, en général, aisément, même lorsque la quantité de sang perdue a été très abondante.

A l'état normal, l'organisme sain possède un pouvoir de sanguification très remarquable, qui varie nécessairement suivant des circonstances extrinsèques et intrinsèques multiples, mais qui presque toujours est au niveau de sa tâche. Le fer nécessaire à la rénovation du sang est emprunté à l'alimentation, et lorsque celle-ci est suffisamment réparatrice, il n'y a pas nécessité d'intervenir à l'aide de la médication martiale.

Il serait cependant intéressant de rechercher si le fer n'assurerait pas à cette réparation spontanée plus de promptitude et de solidité.

2° Examinons maintenant ce qui se passe lorsque surviennent des hémorragies multiples, séparées par des intervalles trop courts pour que la réparation hématique ait le temps de s'effectuer complètement entre chacune d'elles (hémoptysies ou épistaxis répétées, métrorragies par corps fibreux, etc.).

Les observations cliniques montrent, ainsi qu'on pouvait s'y attendre, qu'en pareils cas les lésions du sang deviennent peu à peu absolument semblables à celles de l'anémie dite spontanée. D'ailleurs, toutes les aglobulies chroniques, quelle qu'en soit l'origine, sont caractérisées par les mêmes lésions. Au point de vue anatomique, on ne trouve que des variations dans l'intensité de ces altérations. Mais lorsqu'on se place au point du vue physiologique et qu'on cherche à tenir compte de l'évolution du sang, on peut distinguer deux cas bien différents.

Dans le premier, les hémorragies ayant été modérées et peu fréquentes, le pouvoir sanguificateur n'est pas atteint. Les accidents cessent-ils à ce moment, la réparation hématique peut encore s'effectuer spontanément, mais elle marche lentement et demande, pour se parfaire, un temps d'autant plus long que l'aglobulie est plus prononcée.

Lorsque la fréquence et l'importance des hémorragies ont affaibli tout l'organisme au point de porter un préjudice sérieux aux fonctions hématopoiétiques, on se trouve alors en présence de cas analogues à ceux de l'anémie chlorotique : le pouvoir sanguificateur est plus ou moins profondément altéré et la réparation sanguine n'a plus de tendance à se faire spontanément ; l'évolution du sang reste pendant un temps plus ou moins long définitivement anomale.

Dans l'un et l'autre cas, l'intervention du fer est utile, avec cette différence que dans le dernier on peut la considérer comme formellement indiquée.

Elle le sera encore lorsque les pertes se reproduisent, et dans cette grave occurrence le fer soutiendra efficacement l'organisme dans sa lutte. Chez des malades arrivés à un degré extrême d'anémie, ce médicament produira tout au moins une amélioration, en faisant augmenter la proportion d'hémoglobine contenue dans les quelques hématies persistantes.

Si nous voulions traiter ce sujet d'une manière complète, nous devrions nous demander ici quelle est la valeur du fer comme hémostatique ; son intervention dans les hémorragies a été, en effet, considérée par les médecins comme ayant un double but. N'ayant encore aucune explication à donner de l'effet hémostatique du fer employé à l'intérieur, nous laisserons de côté ce point intéressant, que nous chercherons plus tard à résoudre par la voie expérimentale.

3° Jusqu'à présent nous avons supposé les individus atteints d'hémorragie parfaitement sains au moment où les pertes se produisent. Il y a lieu de placer dans une catégorie distincte les cas dans lesquels ces accidents se montrent chez des malades déjà anémiés, ayant un pouvoir sanguificateur amoindri. Citons par exemple les hémorragies (épistaxis, métrorragies, pertes sanguines accompagnant un avortement ou un accouchement, etc.) dont peuvent être atteintes les chlorotiques.

Une perte qui serait presque insignifiante pour une personne saine devient ici la cause d'un état souvent grave, capable de compromettre rapidement l'existence. C'est ainsi qu'ont pris parfois naissance certains faits de prétendue anémie pernicieuse progressive.

Inutile d'insister longuement sur les indications qui s'imposent ici avec évidence. L'administration du fer ne saurait être trop hâtive et il y faut adjoindre tous les moyens d'en rendre l'assimilation facile et prompte. En pareille circonstance la transfusion a été souvent pratiquée ; en apportant quelques éléments au sang, elle a rendu curables des états qui paraissaient au-dessus des ressources de l'art.

II. — *a*) Nous pouvons ranger dans un groupe commun les *maladies hémorragipares :* purpura, scorbut, hémophylie.

Toutes ces affections déterminent une anémie plus ou moins rapide et profonde ; mais il est clair que les efforts de la médication doivent porter avant tout sur la maladie elle-même qui tient les pertes sanguines sous sa dépendance. La première indication est évidemment de tarir la source de la perte sanguine ; et, dans l'application de ce précepte, le fer n'intervient qu'à titre d'hémostatique.

1875. Sept. Oct. Nov.

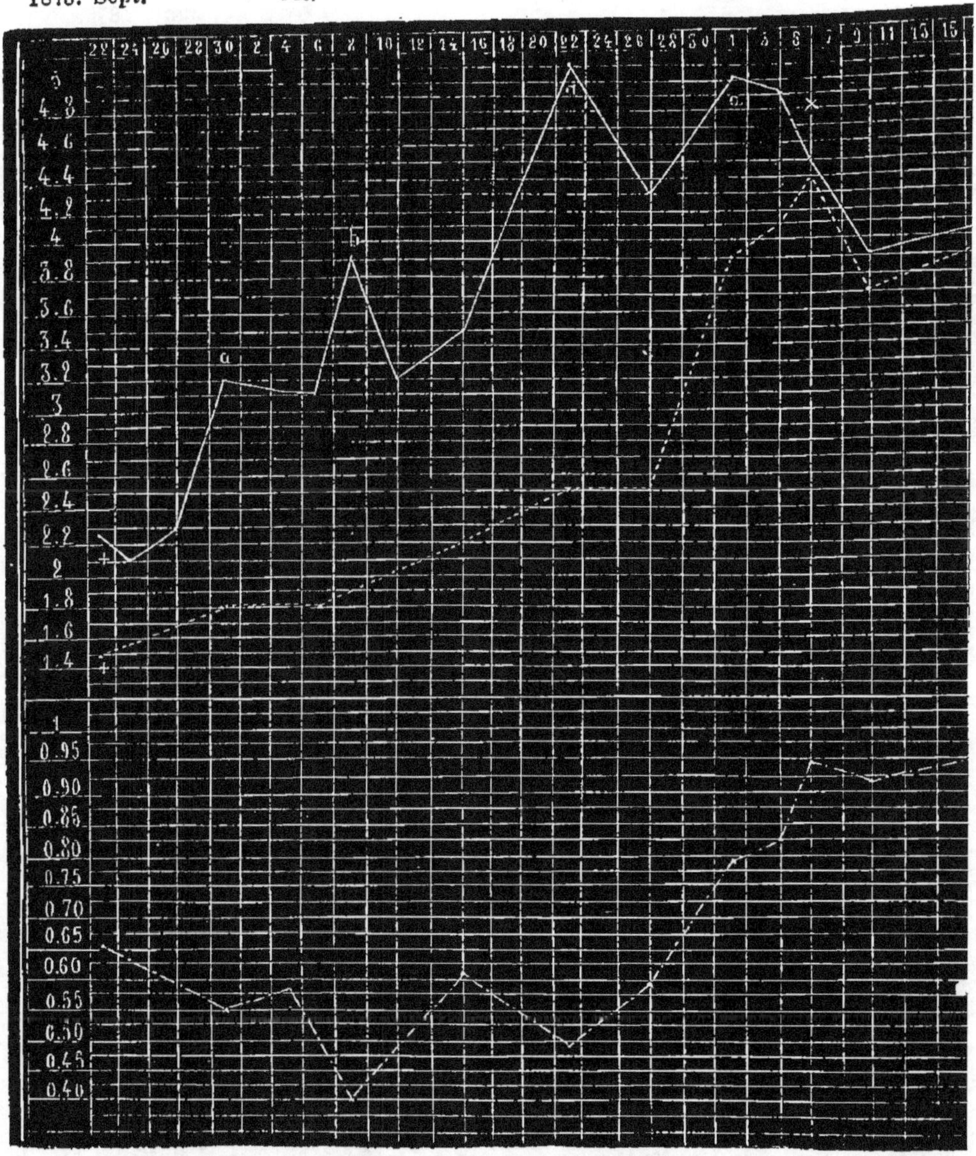

+ Commencement du traitement. *a*. Apparition d'un grand nombre de petits glob
de globules nouveaux. × Globules à]

N. Courbe du nombre des globules rouges. — R. Courbe de la richesse globulaire

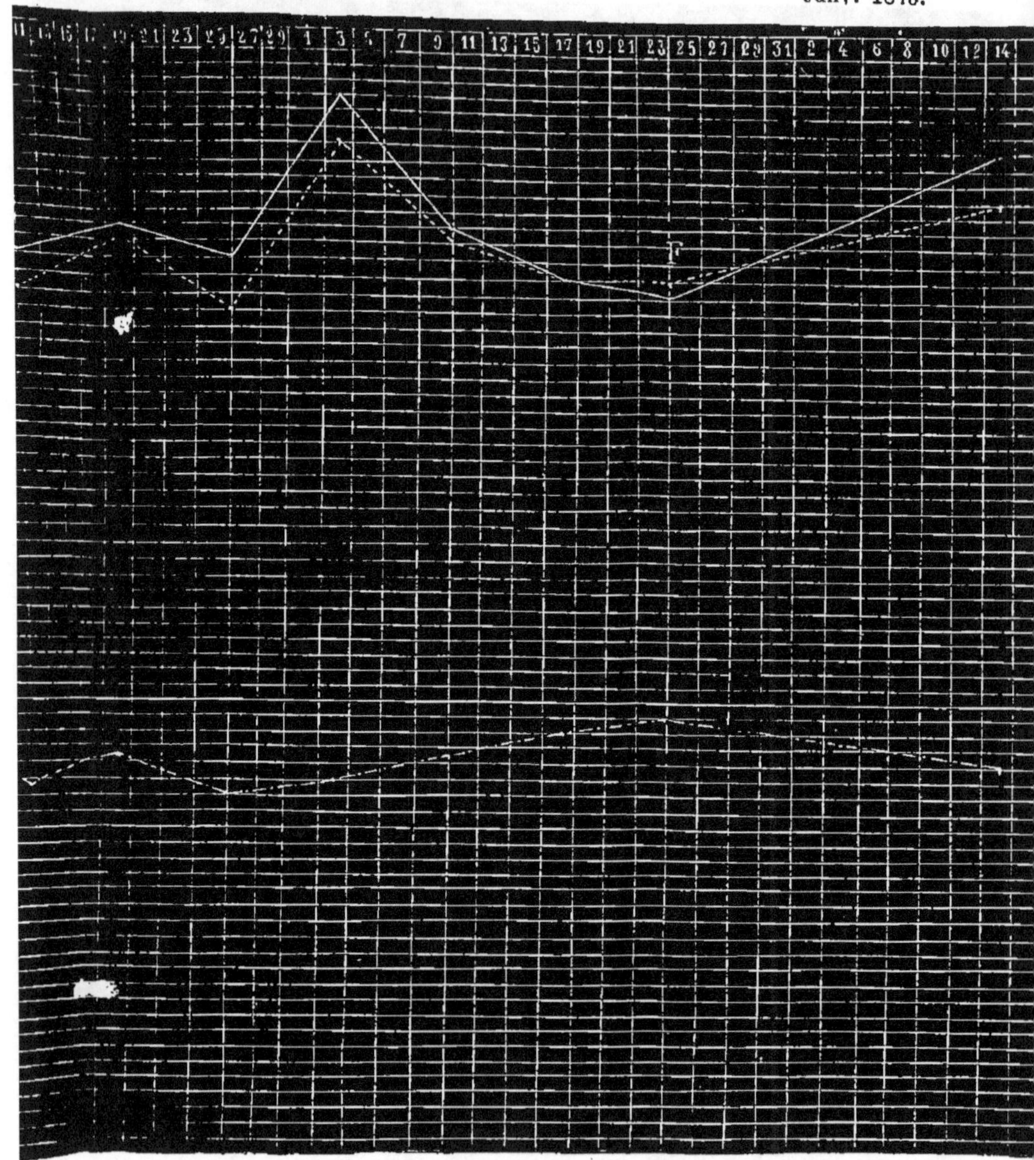

etits globules. *b*. Augmentation sensible des altérations globulaires coïncidant avec l'apparition
bules à peu près normaux. F. Fin du traitement.

bulaire exprimée en globules sains. G. Courbe de la valeur individuelle des globules rouges.

Rien de plus obscur encore que la physiologie pathologique de ces maladies. Toutefois, au point de vue restreint qui nous occupe, nous pouvons dire que le traitement de l'anémie n'est indiqué ici qu'au moment de la convalescence, lorsque la réparation hématique est languissante (scorbut, purpura hemorragica).

b) Dans l'*anémie des convalescences* (variole, fièvre typhoïde, etc.), nous avons vu que la réparation hématique s'effectue en général facilement par le simple emprunt du fer à une alimentation convenable. Le fer n'est donc pas nécessaire, bien que parfois, surtout lorsque le tube digestif le supporte, il puisse rendre des services. Nous signalerons cependant l'indication de l'employer lorsque la maladie aiguë aura frappé une personne atteinte antérieurement d'anémie, lorsque par exemple on sera en présence de la convalescence d'une fièvre typhoïde survenue chez une jeune fille chlorotique. Cette fièvre continue, qui habituellement laisse intact, après elle, le pouvoir de sanguification, aggrave sensiblement les lésions du sang chez les chlorotiques et se termine alors par une convalescence traînante, difficile, réclamant l'emploi de tous les agents réparateurs.

c) Il ne nous reste plus, pour achever cet examen rapide, qu'à indiquer la valeur du fer dans les anémies symptomatiques liées aux affections les plus diverses (affections du tube digestif et de ses annexes, scrofulose, tuberculose, syphilis, cancer, cachexies cardiaque, rénale, etc.).

Le traitement de l'anémie occupe toujours ici un plan secondaire et, lors même que la médication martiale sera utile, elle ne remplira qu'une indication symptomatique souvent accessoire. Mais il est bien des circonstances pathologiques dans lesquelles on est réduit au traitement des principaux symptômes et, à cet égard, on n'a peut-être pas étudié d'une manière suffisamment précise

les avantages qu'on peut retirer d'un réparateur aussi
énergique que le fer.

Nous ne pouvons qu'attirer votre attention sur cette
vaste et importante question des anémies secondaires,
dont chacun des principaux types mériterait une étude
distincte. Je me bornerai à énoncer sous la forme d'une
proposition générale les résultats qui ressortent d'un
certain nombre d'observations cliniques dans lesquelles
le sang des malades a été examiné par les méthodes
dont je vous ai parlé.

Dans tous les états pathologiques qui se compliquent
d'aglobulie, le fer tend à produire les mêmes effets que
dans les anémies primitives. Néanmoins, comme le plus
souvent il ne peut en rien modifier l'évolution de la maladie principale, la lésion hématique se reproduit sans
cesse. Il pourra cependant être utile en soutenant l'organisme dans cette lutte constante et en atténuant une
des plus fâcheuses conséquences de la maladie (dyspepsie, tuberculose, cancer, intoxications chroniques,
etc.).

En somme, l'action pharmacothérapique du fer ne
fait jamais défaut, on peut compter sur elle toutes les
fois qu'il existe de l'aglobulie ; mais tandis que cette
action est curative dans les anémies primitives, elle
reste palliative dans les anémies secondaires.

TABLE DES MATIÈRES

CINQUIÈME LEÇON.

SIXIÈME LEÇON.

SEPTIÈME LEÇON.

HUITIÈME LEÇON.

NEUVIÈME LEÇON.

DIXIÈME LEÇON.

ONZIÈME LEÇON.

DOUZIÈME LÉÇON.

TREIZIÈME LEÇON.

QUATORZIÈME LEÇON.

VINGT-DEUXIÈME LEÇON.

VINGT-TROISIÈME LEÇON.

VINGT-QUATRIÈME LEÇON.

VINGT-CINQUIÈME LEÇON.

VINGT-SIXIÈME LEÇON.

VINGT-SEPTIÈME LEÇON.

FER.

PREMIÈRE LEÇON.

DEUXIÈME LEÇON.

Paris.—Société d'imprimerie Paul DUPONT, 41, rue J.-J.-Rousseau. (Cl.) 204.12.81.

ERRATA

Page 34,   ligne 3, au lieu de *loxicologie*, lire *toxicologie*.

Page 93,   14ᵉ ligne, au lieu de *emploi antifermentescible*, lire *emploi comme antifermentescible*.

Page 119, dernière ligne, au lieu de *cnromo-cytomètre*, lire *chromo-cytomètre*.

Page 123, avant-dernière ligne, au lieu de *on se préserve des rayons lumineux horizontaux formant*, lire *on se préserve des rayons lumineux horizontaux en formant*.

Page 145, 19ᵉ ligne, au lieu de *la syncope par anémie absolue*, lire *la syncope par anémie relative*.

Page 222, tableau, 1ʳᵉ colonne, au lieu de 10, 20, 30, 40, 50, 60, lire 1ʳᵉ, 2ᵉ, 3ᵉ, 4ᵉ, 5ᵉ, 6ᵉ.

Page 280, 23ᵉ ligne, au lieu de *voir les tracés, fig. 24, p. 269*, lire *voir les tracés, fig. 25, p. 271*.

Page 281, 6ᵉ ligne, au lieu de *fig. 24*, lire *fig. 23*. — 7ᵉ ligne, au lieu de *fig. 25*, lire *fig. 24*. — 23ᵉ ligne, au lieu de *abaissement des globules*, lire *abaissement du nombre des globules*.

Page 281, 16ᵉ ligne, au lieu de *un groupe d'altérations importantes*, lire *un groupe d'altérations important*.

Page 296, graphique, au lieu de *mars 1876*, lire *mars 1879*.

Page 297, graphique de la température, au lieu de *mars 1872*, lire *mars 1879*.

Page 314, au lieu de *Lediberder*, lire *Le Diberder*.

Page 384, 13ᵉ ligne, au lieu de *p. 275*, lire *p. 375*.

Page 398, 24ᵉ ligne, au lieu de *5 822 000 globules au lieu de 5 922 000*, lire *5 922 000 globules au lieu de 5 822 000*.

Page 442, 18 et 19ᵉ lignes, au lieu de *hémoglobinurique*, lire *hémoglobinurie*.

Page 449, 15ᵉ ligne, au lieu de *la masse de sang*, lire *la masse du sang*.

Page 474, 22 et 23ᵉ lignes, au lieu de *ne nous ont fait voir entre ces deux espèces de sang aucune différence*, lire *nous ont fait voir entre ces deux espèces de sang une différence*.

www.ingramcontent.com/pod-product-compliance
Lightning Source LLC
Chambersburg PA
CBHW050655070726
47595CB00014B/46